新世纪高等学校教材

特殊教育学系列教材

U0646663

Teshu Ertong

Binglixue

特殊儿童病理学

刘艳虹／著

北京师范大学出版集团
BEIJING NORMAL UNIVERSITY PUBLISHING GROUP

北京师范大学出版社

图书在版编目（CIP）数据

特殊儿童病理学/刘艳虹著. —北京：北京师范大学出版社，
2011.8（2025.2 重印）

（新世纪高等学校教材　特殊教育学系列教材）

ISBN 978-7-303-13181-5

Ⅰ．①特…　Ⅱ．①刘…　Ⅲ．①小儿疾病：残疾-病理学-
高等学校-教材　Ⅳ．①R72

中国版本图书馆 CIP 数据核字（2011）第 149646 号

出版发行：北京师范大学出版社 https://www.bnupg.com
　　　　　北京市西城区新街口外大街 12-3 号
　　　　　邮政编码：100088
印　　刷：北京虎彩文化传播有限公司
经　　销：全国新华书店
开　　本：730 mm×980 mm　1/16
印　　张：26.5
字　　数：475 千字
版　　次：2011 年 8 月第 1 版
印　　次：2025 年 2 月第 9 次印刷
定　　价：35.00 元

策划编辑：郭兴举　　　　　责任编辑：齐　琳
美术编辑：焦　丽　　　　　装帧设计：焦　丽
责任校对：陈　民　　　　　责任印制：马　洁

前　言

2023 年 5 月 29 日，习近平总书记在主持中共中央政治局第五次集体学习时强调，教育兴则国家兴，教育强则国家强。教育强国，特殊教育的发展尤为关键。只有包括残疾人在内的所有人受教育水平提高了，中华民族整体素质提高，才能为中华民族伟大复兴提供有力支撑。党的二十大提出"强化特殊教育普惠发展"，正是建设教育强国的强基之策和重要任务。

特殊儿童和健全儿童的最大区别是身体上有一定的缺陷，这些缺陷的存在使得普通的教育不适合他们。因此，作为一名特殊教育工作者，要了解导致儿童残疾的常见原因，认识疾病的现象与本质，最大限度规避风险的发生；并掌握不同的身体缺陷给个体带来的感知特点和行为差异，一方面为后续的有关特殊儿童教育与心理的课程学习打下基础，另一方面，也能够从物质的层面上了解特殊儿童的差异。对特殊儿童的了解越多，特殊教育的效益越大。

"特殊儿童病理学"是高等特殊教育专业的专业必修科目。本书定位于高等特殊教育院校或专业的教材，也可作为特殊教育学校教师的教学参考书以及继续教育用书。

本书初版于 2011 年，第一章的第二节"残疾儿童流行病学特征"源自我国第二次残疾人抽样调查（简称"二抽"）数据。时隔十余年，由于我国尚未进行新一轮的残疾人抽样调查，故本节的数据未作改动。近些年来，孤独症的发病率越来越高，研究机构和学者们对孤独症的研究越来越深入，借此机会，对第十一章的第一节和第三节的部分内容进行了修改。

1

　　本书在编写过程中，参考了很多专家、学者的论著和科研成果。在此，一并表示真诚的感谢！

　　由于能力和资料有限，本书还存在许多不足，恳请读者提出宝贵意见，以利今后修改完善。

刘艳虹

2023 年 7 月于北京师范大学英东楼

目 录

第一章　残疾的发生

第一节　疾病的本质

一、健康与疾病

（一）健康的概念

健康概念的演变是与社会进步联系在一起的。过去，人们把健康单纯理解为"无病、无残、无伤"。这种生物医学的观点把人简单地当做生物有机体来研究，忽略了人具有丰富的内心世界，忽略了人的社会属性。随着社会的发展，人们认识到健康的含义是多元的：人的精神、心理状态和行为对自己与他人甚至对社会都有影响。1947 年世界卫生组织（World Health Organization，WHO）将健康定义为："健康不仅仅是没有疾病和虚弱，而且是在身体、心理和社会适应上的一种完好状态。"1989 年，WHO 又提出了健康的新概念包括生理健康（指人体的结构完整和功能正常，是其他健康的基础），心理健康（指人的精神、情绪和意识方面的良好状态），道德健康（指按照社会认为规范的准则来约束自己，支配自己的行为，具有辨别是非的观念与能力），社会适应健康（指一个人的心理活动和行为能适应当时复杂的环境变化，并表现出社会认可的行为）。只有实现这四个方面的健康才是真正意义的健康。

（二）疾病的概念

疾病与健康是生命活动过程中一组对立的表现。随着社会的进步和科学的发展，人们对健康与疾病的认识不断深化，人类疾病的模式大致经历了宗教神学的医学模式、自然哲学的医学模式、机械唯物论的医学模式、生物医学模式和生物心理社会医学模式等几个阶段。生物心理社会医学模式从人的生物属性、意识属性和社会属性的三个方面看问题。人的生物属性从本质上把人看成自然界中最高层次的生物体，致病因素引起的结构和功能变化以及对各种治疗方法产生的反应都同生物界有类似之处，这是生物医学的核心。人在生物属性

1

的基础上形成意识属性，有思维，有复杂的精神活动，从而有别于其他生物。因此，人的健康不单是躯体的健康，还应有心理的健康；反之，患病也不单只是躯体受损，同时也包括心理障碍或精神疾患。社会的人，是一切社会关系的总和。人是社会化的高等动物，人不能脱离社会群体独存，因而人更具有社会属性。现代社会工业化污染所致的公害病、交通伤害、家庭冲突、吸毒、自杀、性传播疾病、人口老龄化、各类恐怖活动，以及从未间断过的局部战争等问题更驱使医学社会化。

现代医学认为，疾病是指在一定的条件下，致病因子作用于身体使之发生形态结构改变、功能代谢紊乱和精神、社会适应异常的状态。

从健康到疾病是一个由量变到质变的过程，不能说不生病就是健康。例如，有的人大脑并无器质性病变，也没有精神疾病，但性格古怪，心理状态很不稳定，不能视为健康。吸烟、酗酒等不良生活方式和不完善的社会关系，也是社会层面上不健康的表现。心理与社会上不良状态为疾病的发生埋下了隐患。

二、疾病的发生

(一)疾病发生的病因

任何疾病都有致病因素，简称病因。病因是指能引起疾病发生并决定疾病特异性的内外因素。病因的作用有两大特征。第一，病因是疾病发生不可缺少的因素。没有这个因素，相应的疾病就不能发生。某些原因暂时不明的疾病往往被冠以"原发性"或"特发性"，如原发性青光眼、特发性癫痫等。随着医学科学的发展，这些病因迟早总是可以被发现的。第二，病因决定疾病的特异性。例如，麻疹由麻疹病毒引起，小儿麻痹症由脊髓灰质炎病毒引起。引起疾病的病因很多，可分为外部因素和内部因素，通常归为八大类。

1. 生物性因素

包括各种病原微生物(如细菌、病毒、真菌、立克次体、衣原体、支原体、螺旋体等)和寄生虫(如蛔虫、原虫、绦虫、血吸虫等)，统称为病原体。这些病原体侵入人体后可以继续繁殖，并能在人群之间传播，产生传染病和寄生虫病。生物性病因致病有三个特点：①病原体有一定的入侵门户和定位；②病原体必须与机体相互作用才能引起疾病；③病原体作用于机体后，在机体内发生一系列损伤与抗损伤的斗争。一方面病原体对机体造成损伤，另一方面机体对病原体发生免疫反应。

2．物理性因素

主要包括机械力（引起创伤、震荡、骨折、脱臼等）、温度（高温或低温可引起烫伤、烧伤、冻伤等）、气压（降低或升高可引起高山病或潜水员病）以及电流、放射、噪声等。物理性病因致病有三个特点：①造成人体表面伤口或人体内部组织的损伤；②损伤作用取决于其作用于机体的强度、时间及范围等；③多数只引起疾病的发生，但对疾病的进一步发展往往不起作用。

3．化学性因素

包括无机物、有机物和动植物等毒性物质，即引起机体中毒的各种毒物，如煤气中毒、铅中毒、汞中毒、蛇毒、食物中毒等。临床上使用的各种药物对机体亦有一定的毒副作用。化学性病因致病有两个特点：①致病作用与其性质、剂量（或浓度）及作用的时间有关，②致病性与体内代谢有关。

4．营养因素

各种营养物质是生命活动的物质基础。营养因素致病有两个特点。①机体营养物质的缺乏可以引起细胞功能和代谢的变化而致病，严重时可以致死。例如，维生素 D 缺乏引起小儿的佝偻病，脱水可引起休克。②营养物质的过剩也能导致疾病。例如，长期大量摄入高糖和高脂饮食易引起肥胖病；营养不良或营养过剩不但可以引起疾病，而且可以成为许多疾病发生的条件。

5．先天性因素

包括能够损害胎儿生长发育而导致先天性疾病的内外因素。内部因素主要指遗传性因素。遗传物质的异常能够引起遗传性疾病并将带缺陷的遗传物质传给后代。遗传性因素致病作用主要有两种。一种是直接致病作用，指通过遗传物质基因突变（基因的化学结构改变）或染色体畸变（染色体总数或结构的改变）发病；另一种是遗传易感性，指个体对某种环境因素特别敏感而容易患病，这些疾病往往具有家族性的特征，如精神分裂症等。外部因素指胎儿发育时所处环境的理化因素发生异常变化，包括母体子宫和外界环境因素。例如，孕妇早期感染风疹病毒、流感病毒、腮腺炎病毒、水痘病毒等可能引起胎儿发育畸形；孕妇的不良习惯如吸烟、酗酒等可以影响胎儿的生长发育；孕妇腹部接受 X 线照射，可引起脊柱裂。

6．免疫性因素

这是指因免疫功能异常而导致疾病的发生。免疫性因素致病机制主要有三种。第一种是超敏反应，指某些非致病性的物质对于某些过敏体质的人也可以引起疾病。这是由于机体免疫系统对外来的某些抗原刺激产生异常强烈的反应，致使组织细胞损伤和生理功能障碍。例如，青霉素、鱼、虾、蛋以及空气中游离的花粉、气味可引起过敏性休克、支气管哮喘、过敏性鼻炎、荨麻疹、结膜炎等。过敏与行为之间的关系也越来越引起人们的重视。第二种是自身免疫性疾病，指某些个体可以对自身抗原发生免疫反应而引起疾病，如全身性红斑狼疮、类风湿性关节炎等。第三种是免疫缺陷病，指因体液免疫或细胞免疫缺陷而引起的免疫缺陷病，如艾滋病。各种免疫缺陷病的共同特点是易反复发生致病微生物的感染。细胞免疫缺陷的另一后果是容易发生恶性肿瘤。

7. 精神、心理、社会性因素

精神、心理与社会关系的不良状态为疾病的发生埋下了隐患。例如，强烈的精神创伤或长期的忧虑、悲伤、恐惧等不良情绪易导致某些精神疾病或躯体疾病的发生。变态心理和变态人格可导致身心疾病的发生。经济状况、教育水平和社会环境、政策等与某些疾病的发生密切相关。

世界卫生组织认为，20 世纪的前 60 年被称为"医学时代"，大规模的疫苗接种和广泛使用抗菌药治疗感染性疾病是维护健康的主要方法。而现在发达社会正在进入"后医学时代"，人们躯体健康主要受社会及环境因素的影响，包括个体行为（吸烟、过度饮食等）、社会组织失败（孤独）、经济因素（贫穷）以及物理环境（污染）等，这些都不是医学发展可以直接解决的问题。在 21 世纪的后医学时代，健康的生活方式作为改善人们健康状况的手段具有越来越重要的意义。

8. 不良的生活方式

缺乏运动、高脂和高胆固醇饮食、紧张、吸烟、酗酒、肥胖和药物滥用等不良的生活方式都会引起严重的健康问题和早死。例如，高脂饮食导致动脉硬化和心脏病；长期精神紧张容易导致精神疾患；吸烟与肺癌相关；酗酒导致肝硬化；肥胖是许多疾病的根源；不加保护的性行为和通过静脉注射毒品可增加感染艾滋病的危险等。

（二）疾病发生的条件

在病因作用于机体的前提下，对疾病发生、发展能产生一定影响的机体状态（如年龄、性别等体内条件）和客观环境（如气温、地理环境等自然条件）因素，称为疾病发生的条件。疾病发生的过程是病因与条件相互作用的过程。虽然疾病的发生一定有病因的存在，但有了病因，并不一定会发生疾病。例如，在同一教室里上课的学生，有的人患了感冒，而有的人没有患感冒。条件本身不能直接引起疾病，但条件在疾病发生中有两个作用：一是作用于病因，增强或削弱病因的致病力；二是作用于机体，增强或削弱机体的抵抗力。例如，夏季高温潮湿既有利于细菌的繁殖，增强肠道致病菌的致病力，又可以抑制肠道蠕动和消化液分泌而降低机体的抵抗力，使夏季肠道传染病发生率高。而高温消毒，可以预防许多生物性因素的疾病的发生。因此，条件因素对疾病的影响，可表现为促进作用，也可能起到阻碍作用，对许多疾病的发生、发展有重要的影响。人为地改变疾病发生的条件可延缓或阻止疾病的发生，如锻炼身体、讲究卫生可以提高机体的抗病能力，降低疾病的发生率。

通常，把那些促进或加强病因致病作用的某些条件因素称为疾病的诱发因素，简称诱因。例如，精神刺激是某些精神疾患发生的诱因。病因和诱因的区分不是绝对的，是可以相互转化的。同一因素在一种情况下是诱因，而在另一种情况下却可以成为病因。例如，营养不良使机体的抵抗力下降，是促使感染性疾病发生的诱因；而长期的营养不良，特别是婴幼儿维生素 A 的缺乏，本身就是角膜软化症的病因。

与疾病发生、发展有密切关系，但尚未完全确定其性质究竟是引起某疾病的病因还是条件的某些因素称为危险因素。例如，吸烟、酗酒等被认为是导致胎儿畸形的危险因素。

三、疾病的发展

(一)疾病发展的一般规律

1. 病因与反应的交替转化

疾病发生发展过程中体内出现的一系列变化，都是病因与反应的交替转化的结果。原始病因作为一种刺激因素，引起机体发生一系列的变化；机体的这些变化又作为新的病因，引起新的变化，出现新的结果。如此因果不断交替着相互转化，推动疾病朝着两个方向发展：①良性循环，即通过机体对病因的代偿反应和适当治疗，疾病向好的方向发展，直至痊愈；②恶性循环，即病因对机体的损伤不断加重，疾病向坏的方向发展。在疾病的发生发展过程中，正确分析疾病的发展方向，有利于促进疾病向良性循环的康复方向发展。

2. 损伤与抗损伤的相互斗争

疾病的本质是机体在一定病因的作用下发生的损伤与抗损伤相互作用的过程。一方面病因对机体造成损伤性反应，如有关的器官、组织、细胞的形态结构、机能和代谢发生各种各样的损伤性变化；另一方面同时激发机体调动各种防御和适应功能产生的抗损伤性反应，如炎症和组织的修复、代偿等。损伤与抗损伤这种既相互对立斗争又相互依存的关系，贯穿于疾病的全过程。如果损伤较轻，通过机体的抗损伤反应和适当的及时治疗，疾病沿着良性循环的方向发展，机体可恢复健康；如果机体损伤与抗损伤力量此起彼伏，症状时轻时重，则疾病呈慢性迁延之势；如果损伤的力量占优势，机体的抗损伤措施不足以对抗损伤变化，又无适当的治疗，则疾病沿着恶性循环的方向发展甚至导致机体死亡。因此，在疾病过程中，损伤与抗损伤的斗争促使疾病不断发展和演变，力量强弱的对比决定着疾病发展的方向和结局。

3. 局部与整体的协调统一

机体是一个整体，任何疾病都存在着局部与整体的关系。局部的病理变化可影响机体全身性的代谢和功能，如上呼吸道感染可导致发烧、疲倦无力；机体整体的功能与代谢状况也影响局部病变的发生和发展（恶化或好转），如体质弱者容易局部的感染不容易恢复。在每一个疾病发展的过程中，局部与整体之间的关系随病程的发展又不断发生转化，有时是全身占主导地位，有时是局部占主导地位，因此在病情的不同阶段，治疗的重点是有所差别的。

（二）疾病的经过与转归

绝大多数疾病都有一个明显的发生、发展和转归的连续过程，特别是急性传染病的病程有一定的规律性，可明显地分成潜伏期、前驱期、临床症状明显期和转归期四个阶段。尽管肿瘤及某些慢性疾病的阶段性表现不太明显，但依然存在从发生至康复或死亡的全过程。

1. 潜伏期

潜伏期（period of incubation）指从病因侵入机体到该病出现最初症状的这一段时间。各种疾病的潜伏期的长短随病因的特异性和人体自身的特征而不同，有的数天，有的数月，有的数年甚至数十年不等。有些疾病，如创伤可没有潜伏期。多数传染病的潜伏期比较恒定，这有助于各种传染病的诊断以及对检疫期限的确定。一般参考某种传染病的最长潜伏期决定该传染病的检疫期限。例如，麻疹的潜伏期为 1～3 周，经被动免疫者可延长至 3～4 周。因此凡接触麻疹的易感儿童（没有经过预防接种的儿童）应隔离观察 3 周，曾做被动免疫注射的儿童，检疫期限为 4 周。潜伏期是机体的防御代偿的抗损伤反应与病因的损伤作用作斗争的时期，患者没有症状和体征。如果抗损伤反应能够战胜病因的损伤作用，疾病即终止；如果病因的损伤作用占主导作用，疾病继续发展进入前驱期。

2. 前驱期

前驱期（prodromal period）指从潜伏期结束到出现明显的症状之前的一段时期。其时间长短不一，由数小时到数天。此期的特点是损伤与抗损伤性变化均加重，主要表现出一些非特异性的症状，如发热、头痛、乏力、食欲减退、全身不适等。传染病的前驱期有病原体的排除，因此此期具有传染性。其病急骤者，可不出现前驱期。

3. 症状明显期

症状明显期(period of clinical manifestation)指逐渐出现本病特征性表现的时期。由于各种病原体繁殖的部位与致病作用不同，机体可产生不同组织与器官的病理变化。患者所表现出的特殊症状和体征是疾病诊断的重要依据。例如，麻疹的出疹期，此期病情最为严重。整个症状明显期的时间随疾病种类和机体的状况而长短不一。在传染病的症状明显期，患者排出的病原体最多，传染性最强。由于此期患者病情严重，需要护理，因而感染周围人的机会也较多。

4. 转归期

转归期(stage of outcome)指疾病发展的最后结局。疾病的最后结局取决于机体损伤与抗损伤的斗争，及时的诊断和适当的治疗对疾病的转归有重要影响。不论病期长短、病情轻重、治疗是否适当，其结局无非是康复和死亡两种可能。

康复分成完全康复和不完全康复两种。完全康复，又称痊愈，是指病因已经消除，机体的代谢、功能以及形态结构均完全恢复正常，疾病时所发生各种症状和体征消失，机体对外界的适应能力，包括劳动力也完全恢复正常。不完全康复指疾病的主要的症状、体征或行为异常得到控制，但基本病理变化尚未完全消失，机体功能长期未恢复正常而留有不能消失的症状或体征，即后遗症，需要机体通过各种代偿才能维持正常的生命活动。后遗症符合残疾标准者为疾病致残。残疾是疾病不完全康复的一种形式。

死亡是指机体作为一个整体功能永久性的停止。长期以来临床上判断患者死亡的标志是心跳停止、呼吸停止和各种反射消失。由于社会、法律及医学的需要，特别是复苏技术的提高和器官移植的开展，人们对死亡的概念及判定死亡的标准提出了新的认识，整体死亡的判定标志是脑死亡(brain death)，即指全脑功能(包括大脑皮层和脑干)不可逆转的丧失。脑死亡并不意味着各组织器官同时均死亡，死者除脑以外的重要生命器官可以是存活的，可供器官移植使用。脑死亡有别于"植物人"，"植物人"的脑干功能存在，昏迷只是由于大脑皮层受到严重损害或处于突然抑制状态，患者可以有自主呼吸、心跳和脑干反应；而脑死亡是全脑功能(包括自主呼吸)永久、不可逆性的丧失。确定脑死亡可确定终止复苏抢救的界线，停止不必要的无效抢救，减少经济和人力的消耗，同时为一些法律问题提供依据。

第二节　残疾儿童流行病学特征

一、残疾的评定

　　残疾是指因外伤、疾病、发育缺陷或精神因素造成明显的身心功能障碍，以致不能或难以适应正常社会的生活、工作和学习的一种心身状态，因病致残称病残，因伤致残称伤残。构成残疾的要素主要有三个。①病理损害要素，指疾病或外伤所导致的一种器官或组织的结构与功能的病理损害无法完全"复原"的状态。病理损害要素是残疾的必备要素。②生理功能障碍要素，指病理损害导致的躯体生理功能或精神心理功能的低下或丧失。③社会角色障碍，指生理功能障碍或病理损害造成的在完成与其年龄、性别、文化相适应的社会角色方面的困难，又称社会功能障碍、社会环境障碍。全国第二次残疾人抽样调查界定，残疾人是指在心理、生理、人体结构上，某种组织、功能丧失或者不正常，全部或部分丧失以正常方式从事某种活动能力的人。

（一）国际残疾分类标准

　　1993 年起，世界卫生组织根据世界各国卫生事业发展的状况，开始制定新的残疾与健康分类体系：《国际功能、残疾和健康分类》（*International Classification of Functioning*，*Disability and Health*，ICF）。该分类系统建立了一种从生物、心理和社会角度认识残损所造成影响的理论模式。从残疾人融入社会的角度出发，将残疾人作为一种社会性问题来对待，指出残疾不仅仅是一种个人的特征，更是一种由社会环境形成的复合功能状态。2001 年 5 月第 54 届世界卫生组织大会上，各成员国通过了将《国际残损、残疾和残障分类》（第 2 版）改名为《国际功能、残疾和健康分类》的决议，2001 年 10 月世界卫生组织正式出版《国际功能、残疾和健康分类》。这是世界上有关残疾问题的标准体系中的第一个国际性的统一标准。2002 年 3 月世界卫生组织在中国举办《国际功能、残疾和健康分类》中文版首发仪式。2003 年 10 月，世界卫生组织在曼谷举行了亚太地区残疾统计会议，会议中明确提出要求有关国家运用 ICF 进行残疾人的调查与统计。我国在进行第二次全国残疾人普查工作时，采取 ICF 的方法与标准，并根据国情适当调整。

　　ICF 的对象不是以人为单位进行归类，而是对人的健康和与健康有关的状况进行分类，即按照其健康和与健康有关的领域去说明每个人所处的情况，而这些描述常常是在环境或个人因素的背景下做出的。

表 1-1 《国际功能、残疾和健康分类》的框架

	第一部分：功能和残疾		第二部分：背景性因素	
成分	身体功能和机构	结构和参与	环境因素	个人因素
领域	身体功能 身体结构	生活领域 （任务、行动）	功能和残疾的 外在影响	功能和残疾 的内在影响
结构	身体功能的改变 （生理的）	能力 在标准环境中完成任务	自然、社会和 态度、世界特 征的积极或消 极影响	个人特质的 影响
	身体结构的改变 （解剖的）	活动表现 在现实环境中完成任务		
积极方面	功能和结构的结合	活动、参与	有利因素	不适用
	功　能			
消极方面	损伤	参与局限性、活动受限	障碍 不利因素	不适用
	残　疾			

ICF 在健康的背景下，对相关的术语进行了界定。

身体功能：指身体各系统的生理功能（包括心理功能）。

身体结构：指身体的解剖部位，如器官、肢体及其组织成分。

损伤：指身体功能或结构出现的问题，如显著的变异或缺失。

活动：指由个体执行一项任务或行动。

参与：指投入到一种生活情境中。

活动受限：指个体在进行活动时可能遇到的困难。

参与局限性：指个体投入到生活情境中可能经历到的问题。

环境因素：指构成人们生活和指导人们生活的自然、社会与态度环境。

个人因素：指个体生活与生存的特殊背景（包括性别、种族、年龄、生活方式、受教育水平、社会阶层等）。

(二)中国残疾分类标准

2006 年 4 月 1 日至 5 月 31 日，我国进行了第二次残疾人抽样调查。这次调查的残疾筛查、残疾标准和评定方法的制定，既保持与第一次全国残疾人抽样调查标准的延续性，又反映变化了的新情况；既与国际接轨，又符合我国国情；既具有科学性，又具有可操作性。

1. 视力残疾

视力残疾的定义：是指由于各种原因导致双眼视力低下并且不能矫正或视野缩小，以致影响其日常生活和社会参与。

视力残疾的分级：视力残疾分为盲和低视力两类四个等级，见表1-2。

表 1-2　视力残疾的分级标准

类 别	级 别	最佳矫正视力
盲	一级	无光感～＜0.02；或视野半径＜5度
	二级	0.02～＜0.05；或视野半径＜10度
低视力	三级	0.05～＜0.1
	四级	0.1～＜0.3

注：①盲或低视力均指双眼而言，若双眼视力不同，则以视力较好的一眼为准。例如，仅有单眼为盲或低视力，而另一眼的视力达到或优于0.3，则不属于视力残疾范畴。

②最佳矫正视力是指以适当镜片矫正所能达到的最好视力或针孔视力。

2. 听力残疾

听力残疾的定义：是指人由于各种原因导致双耳不同程度的永久性听力障碍，听不到或听不清周围环境声及言语声，以致影响日常生活和社会参与。

听力残疾的分级：①听力残疾一级，听觉系统的结构和功能方面极重度损伤，较好耳平均听力损失≥91dBHL，在无助听设备帮助下，不能依靠听觉进行言语交流，在理解和交流等活动上极度受限，在参与社会生活方面存在极严重障碍；②听力残疾二级，听觉系统的结构和功能重度损伤，较好耳平均听力损失在81～90dBHL，在无助听设备帮助下，在理解和交流等活动上重度受限，在参与社会生活方面存在严重障碍；③听力残疾三级，听觉系统的结构和功能中重度损伤，较好耳平均听力损失在61～80dBHL，在无助听设备帮助下，在理解和交流等活动上中度受限，在参与社会生活方面存在中度障碍；④听力残疾四级，听觉系统的结构和功能中度损伤，较好耳平均听力损失在41～60dBHL，在无助听设备帮助下，在理解和交流等活动上轻度受限，在参与社会生活方面存在轻度障碍。

3. 言语残疾

言语残疾的定义：是指由于各种原因导致的不同程度的言语障碍，经治疗一年以上不愈或病程超过两年者，而不能或难以进行正常的言语交往活动，以致影响其日常生活和社会参与（3岁以下不定残）。

言语残疾包括：①失语，是指由于大脑言语区域以及相关部位损伤所导致的获得性言语功能丧失或受损；②运动性构音障碍，是指由于神经肌肉病变导致构音器官的运动障碍，主要表现为不会说话、说话费力、发声和发音不清等；③器官结构异常所致的构音障碍，是指构音器官形态结构异常所致的构音障碍，其代表为腭裂以及舌或颌面部术后造成的构音障碍，主要表现为不能说话、鼻音过重、发音不清等；④发声障碍（嗓音障碍），是指由于呼吸及喉存在器质性病变导致的失声、发声困难、声音嘶哑等；⑤儿童言语发育迟滞，指儿童在生长发育过程中其言语发育落后于实际年龄的状态，主要表现不会说话、说话晚、发音不清等；⑥听力障碍所致的语言障碍，是指由于听觉障碍所致的言语障碍，主要表现为不会说话或者发音不清；⑦口吃，是指言语的流畅性障碍，常表现为在说话的过程中拖长音、重复、语塞并伴有面部及其他行为变化等。

言语残疾的分级：①言语残疾一级，无任何言语功能或语音清晰度≤10%，言语表达能力等级测试未达到一级测试水平，不能进行任何言语交流；②言语残疾二级，具有一定的发声及言语能力，语音清晰度在11%～25%，言语表达能力等级测试未达到二级测试水平；③言语残疾三级，可以进行部分言语交流，语音清晰度在26%～45%，言语表达能力等级测试未达到三级测试水平；④言语残疾四级，能进行简单会话，但用较长句或长篇表达困难，语音清晰度在46%～65%，言语表达能力等级测试未达到四级测试水平。

4. 肢体残疾标准

肢体残疾的定义：是指人体运动系统的结构、功能损伤造成四肢残缺或四肢、躯干麻痹（瘫痪）、畸形等而致人体运动功能不同程度的丧失以及活动受限或参与的局限。

肢体残疾包括：①上肢或下肢因伤、病或发育异常所致的缺失、畸形或功能障碍；②脊柱因伤、病或发育异常所致的畸形或功能障碍；③中枢、周围神经因伤、病或发育异常造成躯干或四肢的功能障碍。

肢体残疾的分级如下。

肢体残疾一级：不能独立实现日常生活活动。①四肢瘫：四肢运动功能重度丧失；②截瘫：双下肢运动功能完全丧失；③偏瘫：一侧肢体运动功能完全丧失；④单全上肢和双小腿缺失；⑤单全下肢和双前臂缺失；⑥双上臂和单大腿（或单小腿）缺失；⑦双全上肢或双全下肢缺失；⑧四肢在不同部位缺失；⑨双上肢功能极重度障碍或三肢功能重度障碍。

肢体残疾二级：基本上不能独立实现日常生活活动。①偏瘫或截瘫，残肢保留少许功能（不能独立行走）；②双上臂或双前臂缺失；③双大腿缺失；④单全上肢和单大腿缺失；⑤单全下肢和单上臂缺失；⑥三肢在不同部位缺失（除一级中的情况外）；⑦二肢功能重度障碍或三肢功能中度障碍。

肢体残疾三级：能部分独立实现日常生活活动。①双小腿缺失；②单前臂及其以上缺失；③单大腿及其以上缺失；④双手拇指或双手拇指以外其他手指全缺失；⑤二肢在不同部位缺失（除二级中的情况外）；⑥一肢功能重度障碍或二肢功能中度障碍。

肢体残疾四级：基本上能独立实现日常生活活动。①单小腿缺失；②双下肢不等长，差距在 5 厘米以上（含 5 厘米）；③脊柱强（僵）直；④脊柱畸形，驼背畸形大于 70 度或侧凸大于 45 度；⑤单手拇指以外其他四指全缺失；⑥单侧拇指全缺失；⑦单足跗跖关节以上缺失；⑧双足趾完全缺失或失去功能；⑨侏儒症（身高不超过 130 厘米的成年人）；⑩一肢功能中度障碍或两肢功能轻度障碍；⑪类似上述的其他肢体功能障碍。

5. 智力残疾标准

智力残疾的定义：是指智力显著低于一般人水平，并伴有适应行为的障碍。此类残疾是由于神经系统结构、功能障碍，使个体活动和参与受到限制，需要环境提供全面、广泛、有限和间歇的支持。

智力残疾包括：在智力发育期间（18 岁之前），由于各种有害因素导致的精神发育不全或智力迟滞；或者智力发育成熟以后，由于各种有害因素导致智力损害或智力明显衰退。

智力残疾的分级如表 1-3 所示。

表 1-3　智力残疾的分级标准

级别	分级标准			
	发展商（DQ） 0～6 岁	智商（IQ） 7 岁及以上	适应性行 （AB）	WHO-DAS II 分值 18 岁以上
一级	≤25	<20	极重度	≥116 分
二级	26～39	20～34	重度	106～115
三级	40～54	35～49	中度	96～105
四级	55～75	50～69	轻度	52～95

注：智力残疾的诊断按诊断方法分为 0～6 岁和 7 岁及以上两个年龄段。0～6 岁人群智力残疾诊断方法：以盖塞尔（Gesell）发展诊断量表诊断结果，对照"智力残疾标准"确定残疾等级，对处于智力残疾临界状态的儿童，需用"婴儿～初中学生社会生活能力量表"辅助判断。7 岁及以上人群智力残疾诊断方法：以智商和适应行为水平都达到智力残疾标准即确定为智力残疾，智力残疾的分级则以适应行为水平为准。

相应的，智力残疾的诊断有"0～6 岁"和"7 岁及以上"两种不同程序，还要考虑到诊断过程中出现的特殊情况。WHO-DAS II 只用于残疾人活动与参与评定，不作为智力残疾分级的依据。

6. **精神残疾标准**

精神残疾的定义：是指各类精神障碍持续一年以上未痊愈，由于患者的认知、情感和行为障碍，影响其日常生活和社会参与。

精神残疾的分级：18 岁以上（含）的精神障碍患者根据《世界卫生组织残疾评定量表Ⅱ》（WHO-DASⅡ）分数和下述的适应行为表现；18 岁以下者依据下述的适应行为的表现，把精神残疾分为四级。

精神残疾一级：WHO-DASⅡ值≥116 分，适应行为严重障碍；生活完全不能自理，忽视自己的生理、心理的基本要求。不与人交往，无法从事工作，不能学习新事物。需要环境提供全面、广泛的支持，生活长期、全部需他人监护。

精神残疾二级：WHO-DASⅡ值在 106～115 分，适应行为重度障碍；生活大部分不能自理，基本不与人交往，只与照顾者简单交往，能理解简单照顾者的指令，有一定学习能力。在监护下能从事简单劳动。能表达自己的基本需求，偶尔被动参与社交活动；需要环境提供广泛的支持，大部分生活仍需他人照料。

精神残疾三级：WHO-DASⅡ值在 96～105 分，适应行为中度障碍；生活上不能完全自理，可以与人进行简单交流，能表达自己的情感。能独立从事简单劳动，能学习新事物，但学习能力明显比一般人差。被动参与社交活动，偶尔能主动参与社交活动；需要环境提供部分的支持，即所需要的支持服务是经常性的、短时间的需求，部分生活需由他人照料。

精神残疾四级：WHO-DASⅡ值在 52～95 分，适应行为轻度障碍；生活上基本自理，但自理能力比一般人差，有时忽略个人卫生。能与人交往，能表达自己的情感，体会他人情感的能力较差，能从事一般的工作，学习新事物的能力比一般人稍差；偶尔需要环境提供支持，一般情况下生活不需要由他人照料。

7. **多重残疾**

存在两种或两种以上残疾为多重残疾。多重残疾应指出其残疾的类别。多重残疾分级按所属残疾中最重类别残疾分级标准进行分级。

二、残疾儿童的分布特征

（一）残疾儿童的发生率

据世界卫生组织统计，当前全世界残疾人口数量占总人口的 10% 左右，总数约 6 亿，其中残疾儿童总数约 1.5 亿。

2006 年第二次全国残疾人抽样调查的共调查了 771797 户、2526145 人。根据调查初步汇总，被调查户中有残疾人的家庭共 142112 户，确定视力、听力、言语、肢体、智力、精神和多重残疾共 161479 人。根据调查数据推算，全国各类残疾人的总数为 8296 万人，占全国总人口的比例为 6.34%。各类残疾人的人数及各占残疾人总人数的比重分别是：视力残疾 1233 万人，占 14.86%；听力残疾 2004 万人，占 24.16%；言语残疾 127 万人，占 1.53%；肢体残疾 2412 万人，占 29.07%；智力残疾 554 万人，占 6.68%；精神残疾 614 万人，占 7.40%；多重残疾 1352 万人，占 16.30%。0～14 岁的残疾儿童为 387 万人，占全国残疾人总数的 4.66%。

(二)残疾儿童的年龄分布特点

根据 2006 年第二次全国残疾人抽样调查的数据分析，0～14 岁残疾儿童的发生率为 1.58%。其中，0～4 岁残疾儿童的发生率为 1.54%，占 0～14 岁残疾人数的 27.92%；5～9 岁残疾儿童的发生率为 1.66%，占 0～14 岁残疾人数的 33.11%；10～14 岁残疾儿童的发生率为 1.55%，占 0～14 岁残疾人数的 38.97%。各类残疾儿童的年龄构成见表 1-4。

表 1-4　各类残疾儿童的年龄构成

残疾类型	调查人口的残疾儿童		年　龄					
			0～4 岁		5～9 岁		10～14 岁	
	人数	构成(%)	人数	构成(%)	人数	构成(%)	人数	构成(%)
总计	7569	100	2113	100	2506	100	2950	100
视力残疾	373	4.93	69	3.27	144	5.75	160	5.42
听力残疾	290	3.83	47	2.22	84	3.35	159	5.39
言语残疾	633	8.36	231	10.93	237	9.46	165	5.59
智力残疾	2732	36.10	1040	49.22	791	31.56	901	30.54
肢体残疾	1171	15.47	149	7.05	382	15.24	640	21.70
精神残疾	161	2.13	26	1.23	53	2.12	82	2.78
多重残疾	2209	29.19	551	26.08	815	32.52	843	28.58

资料来源：第二次全国残疾人抽样调查办公室. 第二次全国残疾人抽样调查主要数据手册. 北京：华夏出版社，2008.

(三)残疾儿童的性别分布特点

根据 2006 年第二次全国残疾人抽样调查的数据分析，0～14 岁男童残疾的发生率为 1.73%，女童残疾的发生率为 1.41%。各类残疾类型均为男童多于女童。各类残疾儿童的性别构成见表1-5。

表1-5 各类残疾儿童的性别构成

残疾类型	调查人口的残疾儿童人数			
	合计 人数	男 人数	女 人数	性别比 （女＝100）
总计	7569	4451	3118	1.43
视力残疾	373	200	173	1.16
听力残疾	290	175	115	1.52
言语残疾	633	427	206	2.07
智力残疾	2732	1571	1161	1.35
肢体残疾	1171	659	512	1.29
精神残疾	161	101	60	1.68
多重残疾	2209	1318	891	1.48

资料来源：第二次全国残疾人抽样调查办公室．第二次全国残疾人抽样调查主要数据手册．北京：华夏出版社，2008.

（四）残疾儿童的残疾程度分布特点

根据2006年第二次全国残疾人抽样调查的数据分析，一半以上多重残疾儿童为重度残疾（一级），一半以上智力残疾、肢体残疾和精神残疾儿童为轻度残疾（四级），三级残疾和四级残疾的听力残疾儿童各占1/3左右，言语残疾儿童的残疾等级也主要分布在三级和四级，具体分布见表1-6。

表1-6 各类残疾儿童的残疾等级构成

残疾类型	调查人口的残疾儿童		严重程度							
			一级残疾		二级残疾		三级残疾		四级残疾	
	人数	构成（%）	人数	构成（%）	人数	构成（%）	人数	构成（%）	人数	构成（%）
视力残疾	373	100	59	15.82	40	10.72	31	8.31	243	65.15
听力残疾	290	100	56	19.31	30	10.35	94	32.41	110	37.93
言语残疾	633	100	77	12.16	93	14.69	192	30.33	271	42.81
智力残疾	2732	100	260	9.52	287	10.51	661	24.20	1524	55.78
肢体残疾	1171	100	65	5.56	110	9.39	253	21.61	743	63.45
精神残疾	161	100	18	11.18	20	12.42	27	16.77	96	59.63
多重残疾	2209	100	1414	64.01	414	18.74	255	11.54	126	5.73

资料来源：第二次全国残疾人抽样调查办公室．第二次全国残疾人抽样调查主要数据手册．北京：华夏出版社，2008.

(五)残疾儿童的受教育状况

根据 2006 年全国第二次残疾人抽样调查结果分析，6～14 岁学龄残疾儿童为 246 万人，占全部残疾人口的 2.96%。其中视力残疾儿童 13 万人，听力残疾儿童 11 万人，言语残疾儿童 17 万人，肢体残疾儿童 48 万人，智力残疾儿童 76 万人，精神残疾儿童 6 万人，多重残疾儿童 75 万人。学龄残疾儿童中，63.19%正在普通教育或特殊教育学校接受义务教育。各类别残疾儿童的相应比例为：视力残疾儿童 79.07%，听力残疾儿童 85.05%，言语残疾儿童 76.92%，肢体残疾儿童 80.36%，智力残疾儿童 64.86%，精神残疾儿童 69.42%，多重残疾儿童 40.99%。

(六)残疾儿童的致残原因

1. 视力残疾儿童的致残原因

根据 2006 年全国第二次残疾人抽样调查的数据分析，0～14 岁视力残疾（含多重残疾）儿童的致残原因依次为：遗传或先天异常或发育障碍(40.68%)、弱视(20.75%)、屈光不正(10.29%)、白内障(6.37%)、角膜病(4.25%)、视网膜/色素膜病变(3.92%)、视神经病变(3.11%)、原因不明(2.78%)、外伤(2.61%)、其他(2.61%)、青光眼(2.29%)、中毒(0.33%)。

2. 听力残疾儿童的致残原因

根据 2006 年全国第二次残疾人抽样调查的数据分析，0～14 岁听力残疾（含多重残疾）儿童的致残原因依次为：原因不明(30.59%)、遗传(18.7%)、中耳炎(13.18%)、药物中毒(11.29%)、母孕期病毒感染(5.41%)、其他(4.71%)、传染性疾病(4.24%)、新生儿窒息(3.06%)、创伤或意外(3.06%)、早产和低体重(2.35%)、全身性疾病(1.77%)等。

3. 言语残疾儿童的残疾原因

根据 2006 年全国第二次残疾人抽样调查的数据分析，0～14 岁言语残疾（含多重残疾）儿童的致残原因依次为：智力低下(22.72%)、原因不明(15.45%)、脑性瘫痪(14.35%)、其他(12.00%)、听力损失(11.04%)、腭裂(6.63%)、早产/低体重/过期产(4.66%)、脑炎(3.90%)、唐氏综合征(2.31%)、孤独症(1.55%)、癫痫(1.48%)、产伤(1.29%)、新生儿病理性黄疸(0.79%)、外伤(1.29%)等。

4. 智力残疾儿童的致残原因

根据 2006 年全国第二次残疾人抽样调查的数据分析，0～14 岁智力残疾（含多重残疾）儿童的致残原因依次为：原因不明(27.49%)、脑疾病

（18.83％）、遗传（13.63％）、新生儿窒息（8.55％）、早产/低体重/过期产（8.31％）、不良社会文化因素（7.40％）、其他（5.55％）、发育畸形（4.15％）、营养不良（3.20％）等。

5. 肢体残疾儿童的致残原因

根据 2006 年全国第二次残疾人抽样调查的数据分析，0～14 岁肢体残疾（含多重残疾）儿童的致残原因依次为：脑性瘫痪（31.58％）、发育畸形（20.61％）、其他外伤（11.38％）、其他先天性或发育障碍（11.07％）、其他原因（7.91％）、原因不明（5.56％）、脊髓灰质炎（3.47％）、交通事故（3.01％）等。

6. 精神残疾儿童的致残原因

根据 2006 年全国第二次残疾人抽样调查的数据分析，0～14 岁精神残疾（含多重残疾）儿童的致残原因依次为：癫痫（29.52％）、孤独症（21.91％）、其他（19.43％）、其他器质性精神障碍（10.29％）、痴呆（5.14％）、原因不明（4.95％）、精神分裂症（4.38％）等。

第二章　环境与残疾

　　环境因素是各种自然存在的和人为产生的因素总和，包括光、热、电、声、化学物质、微生物、寄生虫、生态环境以及心理社会环境等。环境因素的致残作用只有在特定的条件才会发生。环境因素致残有三条途径。①急性致残。这通常是某种物理因素引起躯体、器官、组织的严重损伤直接致残。例如，雷击的一瞬间，高压电流可立即毁坏躯体或器官。②慢性致残。这是环境因素致残的主要形式。环境因素先引起某种疾病，残疾作为疾病的一种结局。③潜在致残。有些环境因素对机体的影响达不到致残的水平，但这些因素可以积累，一旦达到这个水平，就可能致残。例如，农药污染的食物可引起某些基因的突变，这些基因的突变有累积的作用，并可传给下一代。有些多基因遗传病的发病受环境的影响很大。

第一节　物理因素致残

　　环境物理性因素的致残特点有三。①物理因素本身对人无害，只是在环境中的能量过高或过低时，才会造成损伤或残疾；②大多数情况下，物理因素致残一般是局部性的，一般不会影响很大的区域；③物理性致残因素没有后效作用，物理因素消除，致残作用立即消失。

一、声学致残

(一)次声损伤

　　次声波是一种频率为 $10^{-4}\sim20Hz$ 人耳听不到的声波。在自然界的火山爆发、地震、陨石落地、大气湍流、太阳磁暴、海峡咆哮、雷鸣电闪、气压突变，军事上的原子弹、氢弹爆炸试验，工厂的机械撞击、鼓风机、压气机、柴油机、电风扇、车辆发动机等，都可以产生次声波。次声波的波长长，传播距离远。例如，频率低于 $1Hz$ 的次声波，可以传到几千以至上万千米以外的地方。次声波具有极强的穿透力，不仅可以穿透大气、海水、土壤，而且还能穿透坚固的钢筋水泥构成的建筑物，甚至穿透坦克、军舰、潜艇和飞机。次声波的频率与人体器官的固有频率（3～12Hz）相近，次声波穿透人体时，严重威胁着人体的安全。倘若外来的次声波的频率与机体内脏的震动频率相似或相同，就会引起人体内脏的"共振"，使人产生头晕、头痛、烦躁、耳鸣、恶心、心悸、眼球震颤、视物模糊、吞咽困难、胃痛、肝功能失调、四肢麻木等一系列症状。有科学家发现，人晕车、晕船的根本原因也是由于次声波引起的。法国的实验还发现 7Hz 左右的次声波会影响大脑和神经，令人头晕目眩、神经疲劳，这可能是因为大脑的 α 节律的频率恰恰也在 7Hz 附近。如果次声波的功率很强，可导致呕吐不止、呼吸困难、肌肉痉挛、神经错乱、失去知觉，甚至内脏血管破裂而丧命。

预防措施：由于次声波的穿透力极强，几乎没有什么办法能够阻止它对人体的危害，因而预防的关键是减少次声波的产生，把它对人体的危害减小到最低程度，如给交通工具、马达、打桩机等安装减振器；建筑工程中采用隔振、吸声等工艺；居民住宅区、工矿企业区、城市街道、及乡村道路两侧加强植树绿化（树木既可吸收噪声，也可吸收次声波）。

(二)噪声损伤

噪声主要来源于交通噪声、工业噪声、建筑施工和生活噪声。噪声日益严重已成为人类社会环境的一大公害。

1. 神经系统损伤

长期处于噪声环境中，可使大脑皮层的兴奋和抑制失调，出现头晕、头痛、耳鸣、多梦、失眠、易怒、恐惧、自卑、记忆力减退、注意力不集中等噪声烦恼症，使精神活动受到障碍，成为酿成意外伤害的危险因素，严重者可产生精神错乱。这种症状，药物治疗疗效很差，但当脱离噪声环境时，症状就会明显好转。噪声可引起植物神经系统功能紊乱，表现在血压升高或降低，心率改变，心脏病加剧，使人唾液、胃液分泌减少，胃酸降低，胃蠕动减弱，食欲不振，引起胃溃疡。噪声对儿童的智力发育也有不利影响，据调查，在噪声环境下生活的儿童，智力发育水平要比安静条件下的儿童低 20%。

2. 听力损伤

噪声可以引起耳部的不适，如耳鸣、耳痛、听力损伤。据临床医学统计，若在 80dB 以上噪声环境中生活，造成耳聋者可达 50%。因儿童发育尚未成熟，各组织器官十分娇嫩和脆弱，不论是体内的胎儿还是刚出生的孩子，噪声均可损伤听觉器官，使听力减退或丧失。据研究报道，家庭噪声是造成儿童听力损伤的病因之一。近 20% 的学龄儿童听力损伤，其祸首为噪声。

3. 视力损伤

试验表明：当噪声强度达到 90dB 时，人的视觉细胞敏感性下降，识别弱光反应时间延长；噪声达到 95dB 时，有 40％的人瞳孔放大，视物模糊；噪声达到 115dB 时，多数人的眼球对光亮度的适应都有不同程度的减弱。长时间处于噪声环境中的人很容易发生视疲劳、眼痛、眼花和视物流泪等眼损伤现象。调查发现：在长期噪声影响下，其红、蓝、白三色视野可缩小 80％左右。

4. 其他

人体和动物实验证明，长期接触噪声可使体内肾上腺分泌增加，从而使血压上升，在平均 70dB 的噪声中长期生活的人，可使其心肌梗塞发病率增加 30％左右，特别是夜间噪声会使发病率更高。国内外专家研究发现，噪声对女工的月经和生育均有不良影响，并可导致孕妇流产、早产，甚至可致畸胎。

(三)噪声控制

1. 环境噪声的标准

1993 年国家环境保护局为贯彻《中华人民共和国环境保护法》及《中华人民共和国环境噪声污染防治条例》，保障城市的生活声环境质量而制定《城市区域环境噪声标准》(*Standard of environmental noise of urban area*)。本标准规定了城市五类区域的环境噪声最高限值。乡村生产区域可参照本标准执行。夜间突发的噪声，其最大值不准超过标准值 15dB。1996 年 10 月 29 日，第八届全国人民代表大会常务委员会第二十二次会议通过《中华人民共和国环境噪声污染防治法》，使得噪声的控制有法可依。

表 2-1　城市区域环境噪声

类别	(LAeq：dB)*		适 用 区 域
	昼间	夜间	
0	50	40	疗养区、高级别墅区、高级宾馆区等特别需要安静的区域。城郊和乡村的这一类区域分别按严于 0 类标准 5dB 执行。
1	55	45	以居住、文教机关为主的区域。乡村居住环境可参照执行该类标准。
2	60	50	居住、商业、工业混杂区。
3	65	55	工业区。
4	70	55	城市中的道路交通干线道路两侧区域，穿越城区的内河航道两侧区域。穿越城区的铁路主、次干线两侧区域的背景噪声(指不通过列车时的噪声水平)限值也行该类标准。

＊LAeq：等效连续 A 声级，即一定时间内测量 A 声级的均值。

按照国家标准规定，住宅区的噪音，白天不能超过 50dB，夜间（指 22 点到次日晨 6 点）应低于 45dB。在室内进行噪声测量时，室内噪声限值低于所在区域标准值 10dB（国家《城市区域环境噪声测量方法》中第 5 条 4 款规定）。

2. 噪声控制的途径

第一，降低声源噪声。选用低噪声的生产设备和改进生产工艺。

第二，阻断噪声传播。改变声源已经发出的噪声传播途径，如采用吸音、隔音、音屏障、隔振、多栽树等措施，以及合理规划城市和建筑布局等。

第三，个体防护。例如，在噪声暴露的环境中可以戴耳塞、耳罩或头盔等护耳器。

二、热学致残

(一)冻伤

冻伤即由于身体表面受低温损害而使血液循环发生障碍而产生的病变，一般分为全身冻伤和局部冻伤。全身冻伤出现各个脏器功能的变化和损害。体温逐渐下降，当体温降到 35℃以下时，患者感觉迟钝、四肢无力、嗜睡。最后，患者神志不清，出现呼吸抑制和循环衰竭，如不及时抢救，往往引起死亡。局部冻伤多发生在手指、足趾、耳垂、鼻子等处。

临床上按冻伤的严重程度分成四度冻伤。Ⅰ度冻伤：损伤在皮肤浅层（表皮层），产生红紫色斑点，局部发痒、刺痛、感觉异常等症状，数日后不经治疗自行消退，不留明显痕迹。Ⅱ度冻伤：损伤达皮肤深层（真皮层），红肿明显，水泡形成，局部疼痛较剧，但感觉迟钝，对针刺、冷、热感觉消失。如不合并感染，4～5 天后水肿减轻，水泡逐渐干燥，形成痂皮，2～3 周后开始脱痂痊愈，不留疤痕。Ⅲ度冻伤：皮肤的全层组织发生坏死，皮肤呈紫绀或紫红色，感觉消失，冻伤区周围疼痛较剧，病灶不易愈合，除愈合后留有疤痕外，可有长期感觉过敏或疼痛。Ⅳ度冻伤：皮肤、皮下组织、肌肉和骨组织都发生坏死，感觉丧失，愈后可有疤痕形成和功能障碍等后遗症。

(二)烧烫伤

导致烧烫伤的原因分为五种。①热液烫伤，如沸水、热汤、热油、热茶、洗澡水等。②火焰烧伤，如瓦斯爆炸、火灾或酒精燃烧等。③化学灼伤，如被泼洒硫酸、硝酸、强碱等，多发生于暴露的头颈胸部，常形成颜面及眼部的严重伤害。④电灼伤，如接触高压电、接触电插头所引起。⑤其他，如接触性烫伤（如机车排气管烫伤）、晒伤、冻伤、辐射线烧伤、蒸汽烫伤等。

烧烫伤的严重程度在于"面积"和"深度"。I度烫伤：皮肤红肿，感觉疼痛，数日痊愈。II度烫伤：皮肤有水泡，剧痛，1～2周内能治愈，有轻微疤痕；损伤部位较深时需要3～4周的时间才能痊愈，有瘢痕。III度烫伤：伤口变白，感觉不到疼痛，皮下组织坏死，瘢痕严重，范围过大时需要植皮。严重烧烫伤常遗留下后遗症，如白内障，眼睑瘢痕挛缩可致眼睑外翻，角膜溃疡、白癜；肢体瘢痕挛缩可致肢体运动受限等。按1980年世界卫生组织公布的"国际残损、残疾与残障分类"标准，深II度以上的烧伤可造成不同程度的残损、残疾与残障。

(三)冻伤与烧烫伤的急救

1. 冻伤的急救

首先须脱离寒冷环境，除去潮湿冰冷的衣物，接着可用皮肤对皮肤的方式温暖患处，或将冻伤部位置于温水中(42℃)逐渐复温。对全身严重冻伤的急救原则是防止患者继续丧失体温，并逐步协助患者恢复正常体温。在将患者带离恶劣的低温环境和脱掉潮湿冰冷的衣物后，马上以温暖的衣物、睡袋等裹住患者全身。若患者意识清醒，可让他喝一些热而甜的饮料。若患者呼吸及心跳停止，应进行呼吸、心跳的复苏，并尽快送往医院。

2. 热液烫伤急救

立即脱出被热液浸湿的衣服，避免高温的进一步损伤；并马上用冷水淋或浸泡，降低局部温度；伤势严重者送医院处理。

3. 火焰烧伤的急救

衣服着火，立即就地打滚扑灭火焰，或脱下烧着的衣服，或用水浇灭火焰。切忌奔跑呼喊，一方面奔跑时呼吸加深加快，容易吸入火焰引起吸入性损伤；另一方面跑动生风，风助火势，加重伤势。用消过毒的绷带包上烧伤口不可使用粉剂、油剂、油膏或油等敷料。脸部烧伤时，不要用水冲洗，也不要盖着。

4. 化学灼伤的急救

立即脱去被化学物质污染的衣服，并用大量清水冲洗患处20分钟以上。头面部受伤者，应就近用大量的自来水冲洗眼部，或将面部浸入水盆，拉开上下眼睑，摆动头部，将溅入眼内的化学物质彻底洗净。

三、光学致残

"光污染"，是21世纪直接影响人类身体健康的又一环境"杀手"，甚至有人将其称为"仅次于吸烟的又一致癌根源"。

(一)白亮污染

建筑物的玻璃幕墙、釉面砖墙、磨光大理石和各种涂料等装饰对强烈阳光的反射所造成的白亮污染,可伤害人眼睛的角膜、视网膜和虹膜,增加白内障的发病率,引起视力下降;可使人出现头昏、心烦、失眠、食欲下降、情绪低落、身体乏力等类似神经衰弱的症状。烈日下驾车行驶的司机突然遇到玻璃幕墙反射光的袭击,眼睛受到强烈刺激,很容易诱发车祸。有些玻璃幕墙是半圆形的,反射光汇聚还容易引起火灾。据测定,白色的粉刷面反射系数为69%~80%,而镜面玻璃的反射系数达82%~90%,比深色或毛面砖石装修的建筑物的反射系数大10倍左右。

(二)白昼污染

夜幕降临后,商场、酒店上的广告灯、霓虹灯以及美化城市夜景的各种照明灯、泛光灯,令人眼花缭乱,有些强光束甚至直冲云霄,使得夜晚如同白天一样。人们长期生活或工作在过量的或不协调的光辐射下可出现头晕、目眩、失眠、心悸和情绪低落等神经衰弱症状,成为酿成意外伤害的危险因素。

(三)彩光污染

娱乐场所安装的黑光灯、旋转活动灯、荧光灯以及闪烁的彩色光源构成彩光污染。据测定,黑光灯可产生波长为250~320纳米的紫外线,其强度大大高于阳光中的紫外线,人体如长期受到这种黑光灯照射,有可能诱发鼻出血、脱牙、白内障,甚至导致白血病和癌症。这种紫外线对人体的有害影响可持续15~25年。旋转活动灯的彩色光源令人眼花缭乱,不仅对眼睛不利,而且可干扰中枢神经系统,使人感到头晕目眩,站立不稳,出现头痛、失眠、注意力不集中、食欲下降等症状。荧光灯照射时间过长会降低人体的钙吸收能力,导致机体缺钙。歌舞厅的霓虹灯的闪烁灯光除有损人的视觉功能外,还可扰乱人体的内部平衡,使体温、心跳、脉搏、血压等变得不协调,引起头晕目眩、烦躁不安、食欲不振和乏力失眠等光害综合征。科学家最新研究表明,彩光污染不仅有损人的生理功能,而且对人的心理也有影响。"光谱光色度效应"测定显示,如以白色光的心理影响为100,则蓝色光为152,紫色光为155,红色光为158,黑色光最高,为187。如果人们长期处在彩光灯的照射下,其心理积累效应,也会不同程度地引起倦怠无力、头晕、月经不调、神经衰弱等身心疾病。

(四)光污染防治

防治光污染是一项社会系统工程,需要有关部门制定必要的法律和规定,采取相应的防护措施。我国的光污染防治总方略是以防为主，防治结合。第一，要尽快着手制定我国防治光污染的标准和规范，严格限制光污染的产生；第二，要建立健全光污染监管机制，做好建筑物外观、广告牌、霓虹灯及娱乐场所的光污染审查、鉴定和验收工作，力求将光污染对人体和环境的影响降到最低程度；第三，教育人们科学合理地使用灯光，注意调整亮度，不要再增加光污染；第四，个人如果不能避免长期处于光污染的环境中，应采用个人防护措施，如戴防护镜、防护面罩、防护服等；第五，已出现症状的应定期去医院眼科作检查，及时诊治。

四、电学致残

（一）触电

触电是指人体直接触及电源或高压电（电压为一万伏以上）经过空气及其他导电介质传递，电流通过人体时引起的组织损伤和功能障碍，重者发生心跳和呼吸骤停。人体损伤的轻重与电压高低、电流强弱、直流和交流电、频率高低、通电时间、接触部位、电流方向及所在环境的气象条件都有密切关系。当人体触电时，轻者立刻出现惊慌、呆滞、面色苍白，接触部位肌肉收缩，肌肉强烈收缩和抽搐可使四肢关节脱位和骨折；脊柱旁肌肉强烈收缩甚至引起脊柱压缩性骨折；肢体软组织大块被电灼伤后，其远端组织常出现缺血和坏死。重者出现昏迷、持续抽搐、心室纤维颤动、心跳和呼吸停止。少数受高压电损伤患者可发生胃肠道功能紊乱、肠穿孔、胆囊局部坏死、胰腺灶性坏死、肝脏损害伴有凝血机制障碍、白内障和性格改变等。

（二）雷击

电闪雷鸣时，人容易遭受闪电损伤，又称雷击。雷电击中人体，非死即伤。强大的雷电流通过大树流入地下向四周扩散时，会在不同的地方产生不同的电压，而人体站立的两脚之间存在着电压差可对人体造成伤害，通常称为跨步电压伤害。当人遭受雷电击的一瞬间，电流迅速通过人体传到地面，重者可导致心跳、呼吸停止、脑组织缺氧而死亡。另外，雷击时产生的是火花，也会造成不同程度的皮肤烧灼伤，所带指环、手表、项链或腰带处可以有较深的烧伤。闪电引起的强烈的突然肌肉收缩可造成骨折。雷击还可造成耳鼓膜破裂、爆震性耳聋、白内障、视神经及视觉中枢损伤性失明、肢体瘫痪、肢体坏死等。如果患者得以复苏，神经系统的异常（如健忘、精神紊乱、弛缓性麻痹、截瘫、感觉缺失或异常等）较其他软组织损伤显著。

(三)急救与预防

1. 触电与雷击的急救

(1)脱离电源

①关掉电闸、切断电源。

②无法关断电源时，可以用木棒、竹竿等将电线挑离触电者身体。如挑不开电线或其他致触电的带电电器，应用干的绳子套住触电者拖离，使其脱离电流。切忌用手去拉触电者。

③救援者最好戴上橡皮手套，穿橡胶运动鞋等。

(2)现场急救

①伤者丧失意识时要立即叫救护车，并尝试唤醒伤者。如果伤者衣服着火，应该马上躺下，也可往伤者身上泼水，或者用厚外衣、毯子裹住以扑灭火焰。

②呼吸停止，心搏存在者，就地平卧解松衣扣，通畅气道，立即口对口进行人工呼吸。

③心搏停止，呼吸存在者，应立即作胸外心脏按压。

④若发现其心跳呼吸已经停止，应立即进行口对口人工呼吸和胸外心脏按压等复苏措施(少数已证实被电死者除外)。一般抢救时间不得少于60～90分钟，直到使触电者恢复呼吸、心跳，或确诊已无生还希望时为止。

⑤在进行抢救的同时紧急联系求助就近送患者去医院进一步治疗，在医院医务人员未接替前救治不能中止。在转送患者去医院途中，除应使伤员平躺在担架上并在背部垫以平硬阔木板外，抢救工作不能中断，即使在移动患者上担架时，抢救中断时间不应超过30秒。

⑥现场抢救中，应注意有无其他损伤，如触电后弹离电源或自高空跌下，常并发颅脑外伤、血气胸、内脏破裂、四肢和骨盆骨折等。若伤者神志清醒，呼吸心跳均自主，应让伤者就地平卧，严密观察，暂时不要站立或走动，等待医务人员的到来。

⑦对电灼伤的伤口或创面不要用油膏或不干净的敷料包敷，而用干净的敷料包扎，或送医院后待医生处理。

2. 预防雷击

(1)室内预防

①闪电打雷时首先要关好门窗，防止球形雷窜入室内造成危害。②拔掉室内电视机、音响、电冰箱、空调机等电器设备的电源插头，以避免产生导电。③坐在房间正中央最为安全，不要停留在电灯正下面，不要靠近室内金属设备

（如暖气管道、自来水管、钢柱等），不要靠在墙壁边、门窗边以避免在打雷时产生感应电而发生意外。④不要穿湿衣服和拖鞋。⑤不要使用手机和普通电话。

（2）室外预防

①遇到闪电打雷时尽快寻找避雷场所。在野外无处躲避时，可以到低洼或山洞里躲避。②如果正在空旷的地方，应该双手抱膝蹲在地上，胸口紧贴膝盖，低头看地（头部最高容易遭雷击）。不要用手撑地，这样会扩大身体与地面接触的范围，增加遭雷击的危险。③不要在山顶或者高丘地带停留；不要在空旷的田野里行走或站立；不要站在高墙上、大树下、电杆旁或天线附近；不要撑带金属伞柄的雨伞；不要接触铁轨、电线；不要在雷雨中跑动、骑自行车或开摩托车；不要在江边、湖里和河里游泳、划船、垂钓等（水的电导率很高容易吸引雷电）。④车厢是躲避雷击的理想场所（车壳是金属的，因屏蔽作用，就算闪电击中汽车也不会伤人）。⑤把戴在身上的一切金属物（如手表等），尤其带金属框的眼镜一定要摘下来，以免产生导电而被雷电击中。

五、意外伤害致残

意外伤害是指突然发生的、对个人和社会带来巨大损失与灾难性后果的事件。主要包括交通事故、溺水、跌落、烧烫伤、窒息、切割伤、中毒、动物咬伤、触电、自杀、玩具伤害等。世界各国的调查显示：儿童意外伤害最常见的原因主要是车祸、跌落、烧伤、溺水、中毒和自杀等，但在不同国家存在一定差别。如美国的意外伤害以交通事故居首位，其次为他杀、自杀、溺水、火灾等。我国幼儿最常遭受伤害的类型依次为：同伴咬伤/打伤，坠落/摔伤/跌伤，烫伤/烧伤，运动器械致伤，尖锐物品戳伤等；学生最常遭受伤害的类型依次为：打架斗殴、交通事故、食物中毒、溺水、其他社会人员的违法犯罪等。过去把儿童意外伤害称作事故，现在把它算作一种疾病，可以进行预防、治疗。

随着我国经济的快速发展，人民生活和公共卫生条件得到了很大改善，儿童死亡率大幅下降。但随着城市化、工业化的进程的加快，道路、交通和市政设施的改变，儿童生活环境中面临的危险因素增加，意外伤害致死、致残的问题日显突出。2005年5月30日新华网报道：来自多项研究的数据表明，我国因意外伤害造成的儿童死亡占儿童死亡总量的26.1%，即每100名死亡儿童中有26人死于意外伤害。每年约有16万0～14岁儿童死于意外伤害，约有64万儿童因伤致残。无论是农村还是城市，意外伤害已成为我国14岁以下儿童的第一位死因，超过4种常见儿童疾病（肺炎、恶性肿瘤、先天畸形和心脏病）

死亡的总和，成为儿童致残的首要因素。同时相关研究还表明，男性儿童伤害的发生率明显高于女性儿童；城市儿童伤害发生主要原因为车祸，农村则为溺水；学龄儿童的伤害多发生在校园或上下学的路上；夏季儿童户外活动较多，穿着较少，对身体保护作用减弱，成为伤害的高发季节；此外，性格、情绪以及家庭关系等也会对儿童的意外伤害造成影响。2010 年 6 月 1 日，由民政部社会福利和慈善事业促进司、联合国儿童基金会、北京师范大学社会发展与公共政策学院共同发布的中国首份聚焦儿童福利政策的报告《中国儿童福利政策报告》特别提出：儿童作为特殊弱势群体，面临着各种伤害的威胁，5～14 岁儿童死亡案例中，超过 60％是伤害和事故造成的，中国青少年伤害年发生率高达 50％，全国每年约有 4000 万中小学生遭受各种意外伤害，人为暴力不容忽视。2010 年 3 月以来发生的一系列校园杀童事件，更是引起全社会的警惕。

(一)交通事故

据世界卫生组织《世界预防道路交通伤害报告》统计，全世界 5～14 岁的少年儿童中，因道路交通伤害死亡 13 万人(2002 年)，列为第二大主要死因。据公安部统计，2003 年，我国中小学生交通死亡人数高达 4104 人，占总数的 3.9％；受伤人数为 19196 人，占总数的 3.88％。步行交通事故中，危险人群为 5～9 岁儿童；在骑自行车、摩托车的事故中，危险人群是 10～14 岁儿童和 15～24 岁青少年。

1. 原因

我国的一项调查结果显示，车祸事故责任依次为：驾驶员责任占 64％，骑车者责任占 12％，行人过失占 11％，非驾驶员开车占 8％，车辆故障占 2％，其他因素占 3％。

(1)驾驶员违章

酒后开车、超速行车、疲劳驾驶等违反交通法规的不当行为是车祸的主要原因。另外，驾驶员经验不足、缺乏应变能力、处事惊慌，也是不可忽视的因素。据调查，广州近 15 年来 1/3 的车祸是由开车未满三年的 25 岁以下的驾驶员所致。

2005 年 11 月 14 日早 6 时左右，山西省长治市沁源县二中组织初二、初三两个年级的学生在公路上跑操。在学生返校的途中，一辆东方带挂货车由于驾驶员疲劳驾驶而驾车失控，直接冲进跑操的学生队伍中，造成 20 名学生和 1 名老师死亡，18 名学生受伤。公安交警在审查肇事司机时，发现驾驶员已连续驾车 8 个小时，不但有两个驾驶执照，且车辆年度审验及各项指标没检验就年审过关。

（2）儿童违规

儿童天真活泼，好奇心强，敢动敢玩，但自控能力较差，缺乏保护自身安全的常识，为图一时的方便，在步行或者骑自行车时不遵守交通信号灯、不走人行横道线、翻越隔离栏、乱穿公路、与机动车抢道等行为时有发生。有的学生在路上嬉戏、打闹并由此引发的交通安全事故。2005年中小学安全工作调查的结果显示，违反交通规则是导致中小学生受伤害的首要自身原因。而上下学路上最容易发生安全问题。据统计，学生交通事故90％以上是车辆临近时突然横穿马路、无序行走所致。特别是身材矮小的小学生，不容易看见别人或被别人看见，因而发生交通意外事故的几率较大，往往要高于成人好几倍。

儿童对于车辆驾驶人超速、超载等严重交通违法行为的危害性认识不足，缺乏自觉抵制乘坐超载车的意识，特别是在贫困地区，由于路途遥远，坐农用三轮车、低速货车或拖拉机等运输工具上学（回家）的学生非常多（无安全交通工具是客观上存在的问题），许多孩子家长明知有危险，但为了求学，也不得不让孩子坐这种车。另外，儿童没有防范交通事故的经验，一旦遇到危险情况就惊慌失措，不知道如何躲避。

2001年7月19日，一名11岁的儿童骑自行车带着自己的两个小表弟在公路上玩。骑车儿童突然将车骑向道路中央，与一中巴车相撞。三名同骑一辆自行车的儿童一死两伤。

（3）校车问题。

目前我国对校车及驾驶人应当具备什么条件缺乏明确的规定，安全管理存在许多漏洞。许多校车没有针对小学生身高、年龄等特点而设置低矮的扶手、靠背等。对于孩子来说，即使车辆轻微的晃动也可能让他们跌倒，甚至导致伤害。部分学校使用廉价的二手车、老旧车，甚至是报废机动车或低速载货汽车运送学生，车况不良，带病行驶，安全性无从保证。校车数量不足，严重超员载人，有的超员达一两倍。

2005年3月8日山东临沂发生特大校车火灾事故。一辆核载10人的金杯面包车，载运了某幼儿园师生22人（21名儿童，1名随车教师）。行驶在放学途中，车辆突然熄火，驾驶员打开发动机罩，用手将汽油泵上的回油管捏住后反复启动发动机，数次后回油管因压力过大而脱落漏油，汽油遇点火高压线跳火发生爆燃并迅速蔓延，车辆起火。造成12名儿童死亡、5人受伤（4名儿童、1名教师）。

2. 安全措施

全球儿童安全网络（www.safekidschina.com）向上海市中学生发出了"安

全骑车十条贴士"。①我在骑车前戴上防护用具，如头盔。②我每次上路前，首先检查车辆的刹车，以确保刹车系统完好。③我在马路上靠右行驶，并顺着车流的方向而行，不逆行。④我学会用正确的手势向机动车驾驶员打信号。⑤我严格遵守交通规则行驶，并在每一个红灯或任何禁行的信号灯前停止。⑥我在穿越交叉路口时先停下，向左、向右，再向左看，然后穿越。⑦我认识车的指示灯，以判别车辆移动的方向（如车子的转弯灯、后灯等）。⑧我骑车时不带人，不交谈，不与同学追逐嬉戏。⑨我在天气阴暗或下雨时，穿上或戴上颜色鲜亮的衣服或挂件，或有反光材料的衣物，方便机动车驾驶员看见我。⑩我骑车时不戴耳机，并在夜晚不独自骑车出行。

(二)跌落伤

跌落伤是指由于重力原因，人体突然跌倒或坠落，撞击在同一或较低水平面所致的伤害，不包括故意自害、被害及跌落入燃烧的建筑物、火焰或水中、运转的机械中和运输车辆下等。据报道，在美国，15岁以下的儿童每年约有140人死于跌落伤，300万儿童因跌落伤需要紧急医疗援助；0～4岁儿童跌落伤发生率高于5～15岁儿童。我国跌落伤是0～14岁城市儿童继溺水、交通伤害之后的第三大意外伤害死亡的原因，是非致死性伤害的首要原因，占35%。2～7岁儿童是跌落伤发生与死亡的高峰期。2002年的一项当代少年儿童人身伤害研究报告指出，在家庭中有56.7%的少年儿童有过摔伤的经历，而且摔伤经历的有无与儿童的年龄性别、家庭居住地、父母的学历的相关度都不显著。在发生意外跌落的孩子中，有33%的孩子误学1天至8周，6%的家庭花费了超过1000元的治疗费。2005年一项全国八省市幼儿家长的调查显示：幼儿游戏中摔伤或碰伤为76.6%；从床上摔下或跌落为66.8%；从楼梯上摔下或摔落为25.8%。

1. 原因

(1)儿童自身因素

儿童是发生跌落伤的高危人群。孩子年龄越小，越容易因跌落而受伤，1岁以下儿童跌落伤发生率高达54%。生性好动、活动范围广、好奇心强、喜欢冒险的男童的跌落伤的发生率是女童的两倍。随着年龄的增长，跌落伤发生率逐渐下降，但死亡率却升高。这是因为蹒跚学步的儿童多因走路不稳而跌伤，不会造成大的伤害。随着年龄增大，孩子活动的范围扩大了，一旦发生跌落伤，危害也随之增大。另外，孩子在骑自行车或在游戏场所做体育活动（如双杠、跑步、踢球）时容易发生跌落伤。容易冲动、注意力分散、活动较多的患有多动症的儿童及左利手儿童发生跌落伤的几率较高（因为大量设施都是为右利手的人设计的）。

（2）成人照顾不周

调查显示：家中是孩子跌落受伤的高发地点，特别在1～4岁的被调查人群中，有57.4%是在家中跌落的。客观因素是由于大部分家长上班工作，无法在家中照看孩子，再有假期儿童外出的时间较平时增多，假期成为儿童意外跌落的高发期。主观因素是家长们对如何预防和消除儿童意外伤害的认识不够，知识掌握得非常少。

（3）环境不安全

综合分析世界各国儿童跌落伤的现状可以发现：几乎一半的跌落伤，都发生在家庭及其周围环境（如路上、幼儿园、学校和游戏场所等）中。我国城市学龄前儿童跌落伤发生率高于农村，这主要与城市的居室设施，如阳台栏杆的高度、窗户的防护措施、楼梯坡度等有关。许多跌落都是婴幼儿从窗户、阳台上跌落而导致死亡或严重损伤。

高度是儿童跌落伤程度的决定因素。不同跌落高度所造成的跌落伤的损伤类型和严重程度差别较大。地面类型与儿童跌落伤的发生率密切相关。英国一项安全性调查表明，混凝土地面儿童受伤率显著高于革质和橡胶地面，橡胶地面儿童受伤率最低。

2002年3月14日，小雪和母亲一起到某商厦购物。行至三楼时，小雪的母亲在扶梯口旁的一柜台试穿皮衣，小雪则独自在三楼上行扶梯旁玩耍。母亲试完衣服到收银台交款时，好动的小雪坠落于商厦一楼自动扶梯旁。小雪摔伤后，被送到儿童医院抢救，进行了40多天的住院治疗。经诊断，小雪头部多处血肿，右桡尺骨折，右股骨干骨折。

2. 安全措施

防范跌落伤的安全措施为：①应加强防范意识，特别是要提高成年人的警觉性和责任心。②在公共游戏场所应多铺设革质地面或橡胶地面。③建筑物应符合安全标准，家庭窗户安装窗栏，楼梯的高度和坡度应适合儿童生长发育的特点，在洗手间、洗手盆前和楼梯等放上防滑垫。非逃生用途的窗要上锁，或装上窗栏。窗边不放置椅子、摇篮和其他家具。④儿童应在老师或家长的指导下进行体育运动，并佩戴适当的防护用品。⑤在给婴儿换尿布或衣服时，人不要离开婴儿，保持有一只手保护着婴儿。⑥教育儿童不要独自站在桌椅等高处，对具有事故倾向的儿童应给予特殊的关照。⑦清除家中的危险因素，如卷起的地毯、暴露的电线、绊脚的绳索等，对孩子经常活动的场地要检查是否安全，如地面是否平整等。

(三)溺水

在我国,溺水是 0～14 岁儿童意外死亡的第一大原因,约占我国 1～14 岁儿童意外总死亡的 1/3～1/2。其中 1～4 岁年龄组为最高发生率,每 10 万名就有 15.27 名儿童死于溺水,农村儿童为 21.46 名(2003 年《中国卫生统计年鉴》)。溺水后平均 5～6 分钟,呼吸心跳即可完全停止。一部分儿童溺水后发生喉头痉挛或心脏突然停搏,死亡时间更短。溺水即刻致死是由于水灌入呼吸道内引起窒息所致。据全国 5 岁以下儿童死亡监测和儿童意外死亡专题调查资料表明:溺水在全国各省、市都有发生,但以南方的湖泊水网地区发生率和死亡率最高。湖南、湖北、江苏、浙江、安徽、四川、江西省儿童溺水死亡几乎占全国儿童溺水死亡的一半。溺水事故一年四季都有发生,但以夏季发生最多,5～8 月溺水事故发生率占全年的一半以上。农村儿童溺水死亡显著高于城市,城市与农村儿童溺水死亡率比为 1∶7.8。此与池塘、沟渠、湖泊、水库、水井等水源主要分布在农村有密切关系。1～4 岁儿童溺水死亡率最高,约为 5～9 岁及 10～14 岁儿童的 4～6 倍。

1. 原因

(1)预防意识淡薄

美国的一项研究显示,88% 的溺水孩子是有监护者在场的情况下发生溺水的,而此监护者通常是家庭中成员,即 10 名溺水的孩子中有 9 名是在有监护者的情况下发生溺水的。在发展中国家,无人照看是 5 岁以下儿童溺水死亡的重要因素,尤其农忙季节家中无人照看孩子,孩子不慎落水发生较多。5 岁以下儿童溺水死亡地点主要发生在池塘或沟渠,约占 3/4,其他溺水死亡地点有粪坑、无盖水井、河流、湖泊等。溺水地点半数发生在距离家庭 30 米以内的水源,90% 以上在离家 500 米以内。

2010 年 8 月 10 日,安徽省怀宁县金拱镇里仁村两个孩子(姐姐 13 岁、弟弟 8 岁)的母亲徐某在其承包田里干完活后就在家休息。下午 1 时左右,母亲不见俩孩子的人影便四处寻找,在家门前的水塘边发现了孩子的衣服和鞋子等物品,立即喊来村民下塘寻找。由于池塘水面较大,塘水较深,至下午 3 时左右才将俩孩子打捞上岸,不幸的是俩孩子已经溺水身亡。

2010 年 6 月 10 日早晨,张女士像以往一样把孩子放进浴缸,还没来得及给孩子脖子上套游泳圈,卧室的电话就响了。张女士匆忙把孩子放到浴缸中,就回房间接电话,她没有意识到,浴缸此时还在不停放水。20 分钟后,张女士接完电话回到浴室,发现浴缸里放满了水,儿子面朝下一动不动趴在水中。她立即把孩子从水中抱出来送到医院抢救,但就近的医院抢救无效。他们立即来到市儿童医院，但孩子在到达医院前就离开了人世。

（2）预防措施不到位

尤其是没有专业救护人员和监护设施的河道湖泊，往往成为吞噬儿童生命的"黑洞"。学龄儿童溺水死亡则多由于游泳或戏水所致。

2010年8月6日，云南省泸西县消防大队接到110指挥中心命令，舞街铺镇山林哨村有两个小孩落水。消防大队立即出动抢险救援车一辆和7名官兵火速赶往事故现场展开救援。120急救中心、公安民警也相继赶到现场协助救助。正值雨季，河水混浊，能见度低，水流湍急，加之出事地段无人了解水深情况，搜救活动十分困难。经过观察发现在下游50米处由于石头拦截才使得河里水位上涨，指挥员立即联系公安部门调来炸药将堵住河道的巨大石头炸开，并找来一张村民捕鱼的大网拦截在爆破点上游两米处，防止水流将溺水儿童冲走。随后，两名溺水儿童被消防队员打捞上岸，但均已不幸身亡。经了解，两名落水儿童属表兄弟关系，哥哥13岁，弟弟12岁。

（3）儿童不慎落水

1～4岁儿童溺水死亡的主要原因不是游泳，而是不慎落水。大约3/4是在池塘、沟渠或湖河岸边行走或玩耍不慎落水所致，尤其1～2岁的幼儿由于行走不稳，平衡功能甚差，监护人稍不留意就会落入水中。幼儿落入水中后挣扎浮水的能力差，很快呛水窒息死亡。

2010年7月19日，宁波晚报刊登"生命至高无尚 安全责任为天"一文对某地区溺水安全问题进行事例回放。1月28日，某村附近一条小河内有一名3岁男孩溺水，经医院抢救，男孩的生命迹象逐渐回稳。1月30日，某镇两岁零3个月男孩溺水身亡。2月1日，某村，刚满两岁的女孩掉进河里，幸亏抢救及时脱离危险。2月26日，某村两男孩溺水身亡。六一儿童节前夕，某县3岁女孩在无护栏的水渠边玩耍时溺水身亡。7月7日，某村一名13岁的男孩在河中嬉戏时，被河坝附近涵洞水流牢牢吸住，幸亏路人和当地民警及时营救，男孩才侥幸脱险……

2. 安全措施

防范溺水的安全措施为：①需要提高儿童监护者的急救意识。成人对儿童高质量的监护是预防儿童溺水的关键。②安全的环境（如水池周围的护栏装置等）以及安全的救生器具要适合儿童。③没有家长或成人的陪同，不要让孩子单独去水池或泳池游泳，尤其是一些水流湍急、水位深的河流湖泊。④当孩子在船上、海边，或参加水上运动时，一定要穿上高质量的浮身物。⑤在泳池游泳时要严格遵守游泳安全规则。⑥不要让孩子在水中吃东西以免被呛噎，也不要在水里打闹。⑦最好让孩子学会正确的游泳，到一定年龄时，可以教孩子学习游泳。

(四)意外伤害的急救

发生意外事故后一定要注意现场立即抢救，或者边抢救边转送医院，千万不要只注意转送医院，而不进行急救，造成耽误抢救时机。积极有效的急救是降低死亡率和致残率的有效办法。据统计，交通事故发生后，在30分钟之内死亡的人占85％。这意味着在30分钟之内如果得到及时有效的急救，大部分伤员的生命就能够得到挽救。在送往医院途中，尽量让伤员保持平卧，以免加重休克；并严密观察呼吸、心跳等生命体征的变化。

1. 应急措施

保护现场，维护秩序，密切注意周围环境，防止其他危险再度发生。

2. 电话报警

报警时要说明：发生事故的地点，事故性质（如撞车、溺水、煤气中毒等），有无其他连锁事故（如起火、爆炸、建筑物倒塌等），多少人受伤，报警人的姓名。

3. 现场急救

(1)呼吸停止的急救

不管何种意外造成的呼吸已经极其微弱或停止，要立即进行人工呼吸。具体步骤为：①患者为仰卧位。②保持呼吸道的通畅。尽量清除患者口、鼻中的异物和分泌物。对于已昏迷者将其颈部抬高，头部后仰，以防舌根后坠，保持呼吸道的通畅。③口对口（鼻）吹气。救护者深吸一口气，用一只手捏住患者的鼻孔，另一只手握住患者下颌，使其口张开。救护者用口紧贴患者的口，向里吹气，这时应见到患者胸部扩张。每吹完一口气，口离开，放开双手，轻压其胸部，帮助呼气。若患者不张开口，也可对准鼻孔吹气。每隔3～4秒吹一次，有节奏地进行，直至将患者送到医院，或患者恢复匀称的呼吸。

(2)心跳停止的急救

当患者心跳停止时，要立即采用人工心脏按压法，维持患者体内的血液循环，使心脏重新跳动起来。具体步骤为：①患者仰卧于硬板或平整的地面上。②挤压心脏。救护者把右手掌放在胸骨偏下方，左手压在右手上，呈交叉式，以助右手之力。每分钟按压60～80次。对年幼小儿，救护者左手托其背，右手用手掌根部按压胸骨偏下方，垂直向下用力，使胸骨下陷约2厘米，然后救护者手放松（手不离开原位），完成一次心脏按压。如此有节奏进行按压，每分钟按压80次左右。

对于呼吸、心跳同时停止的患者，人工心脏按压与人工呼吸须同时进行。通常是每吹一口气，做心脏按压 4～5 次。吹气时，挤压动作暂停。也可先吹两口气，然后按压心脏 8～10 次。

（3）出血的处理

一般的伤口，用干净的纱布、棉花垫在出血处，用绷带包扎。大出血的情况时，要立即采取止血措施。大出血往往见于动脉的损伤。短时期内人体丢失全身血量的 30%，不及时抢救会有生命危险。通常临时使用指压止血法：用拇指按压血管的上端（近心端）以阻断血流。

头顶或太阳穴附近出血：用拇指压迫同侧耳屏前的血管搏动处。

面部出血：压迫同侧下颌角止血。

前臂出血：压迫肘窝的血管搏动处止血。

手部出血：压迫腕部动脉搏动处止血。

手指出血：捏住指根的两侧止血。

大腿出血：用力压大腿根部血管搏动处止血。

脚出血：压迫足背血管跳动处止血。

（4）骨折的急救

脊柱骨折：如果怀疑有脊柱的损伤，先在颈后面垫一小枕，保持颈部的生理屈曲度，并在头两侧各垫一小枕，以固定好头部。不能低头或转动头部，需要时，头和躯干必须同轴转动。不能轻易改变伤员体位，最好原位搬动，切忌一人抬上肢，一人抬下肢。正确的搬动方法是：3～4 人站在同侧，把手放在伤员背后，同时用力把患者平托起来放在硬板担架上，切忌扭曲脊柱，以免造成或加重脊髓的损伤。对伤情不了解时，不要扶伤员坐、立、行走，更不能乱按乱揉。

肋骨骨折：单纯肋骨骨折，没有明显呼吸困难时，可用宽布带将断骨固定；若有明显的呼吸困难，可能已伤及肺，不要包扎，赶紧速送医院。

肢体骨折：就地取材，用木板或木棍将伤肢固定。木板（棍）的长度必须超过肢体受伤处的上、下两个关节。在伤肢表面垫上一层棉花或布类软料，再用木板（棍）将伤肢的上、下关节都固定，使断骨不再有活动的可能性。注意观察手指或脚趾的颜色，以了解肢体血液循环的情况。若手指或脚趾苍白、冰凉，表明捆绑太紧，应重新固定。

一侧下肢的骨折，可以利用健肢做固定，即将伤肢体与健肢固定在一起。

（5）溺水的急救

首先，救出水面。由于儿童溺水造成死亡的过程很短，应以最快的速度将溺水儿童从河里或塘里救出水面。若儿童是溺入深水中，抢救者宜从背部将其头部托起或从上面拉起其胸部，使其面部露出水面，然后将其拖上岸。

其次，排除积水。儿童被救上岸后，用手清除溺水儿童的咽部和鼻腔里的泥沙及污物，同时清理其呼吸道内积水，以保证呼吸道畅通。注意倾水的时间不宜过长，以免延误心肺复苏。

置肩倒水法：抢救者将溺水儿童腹部置于肩部，使其头足下垂，抢救者快步奔跑，借跑步抖动以及利用头部下垂的重力学作用使溺水儿童呼吸道内的积水迅速排出。抢救者也可以用自己的双手举起溺水儿童的双手，边跑边颤动溺水儿童的双手，一方面促进呼吸道水外流，另一方面起到人工呼吸的作用。

提腰倒水法：抢救者将溺水儿童腰部抱起，背向上，头足下垂，并不时颠颤使溺水儿童体内积水外流。

卧腿倒水法：抢救者单腿跪地；另一腿屈起，将溺水儿童俯卧置于屈起的大腿上，使其头足下垂。然后颤动大腿或压迫其背部，使其呼吸道内积水倾出。

再次，心肺复苏。对呼吸及心跳微弱或心跳刚刚停止的溺水者，要迅速进行口对口（鼻）式的人工呼吸，并施行胸外心脏按摩。

最后，速送医院。溺水儿童经以上处理呼吸心跳恢复后，不要以为万事大吉，因为还会出现肺部、心脏及脑的并发症，所以一定要迅速护送到医院继续进行抢救治疗。

六、放射与辐射致残

（一）放射性物质致残

有些原子核不稳定，能自发地有规律地放出肉眼看不见、感觉不到、只能用专门的仪器才能探测到的射线（即 α 射线、β 射线和 γ 射线），这种性质称为放射性。原子核因放出射线而改变其结构转变为另一种原子核的这种现象称为核衰变。在核衰变过程中放射出的射线具有很强的穿透力，可对周围介质产生电离作用，造成放射性污染和损伤。人们的身体对放射性的承受能力有一定限度，过度了有可能引起不适和病变，即环境的放射性物质超过一定标准就会对人体造成危害。放射性物质所造成的放射水平超过国家所规定的标准即会产生放射性环境污染。

1.放射性物质的来源

（1）土壤

放射性物质广泛存在于地质层中。由于各地土壤成因不同，放射含量有所差别。放射性元素在衰变中产生的放射性物质为"氡"气。土壤中存在的氡气总是不断地向外微量释放，因此平房、楼房的地下室和半地下室内氡气含量相对偏高。

(2)核试验与核工业

核试验的沉降物以及核工业各个阶段均会产生"三废"，能对周围环境带来一定程度的污染。

(3)放射性物质的应用

放射性物质广泛应用于工业、医疗、军队、核舰艇等各个领域，因运输事故、遗失、偷窃、误用，以及废物处理等失去控制而对居民造成大剂量的污染环境；特别是放射性物质在医学上的广泛应用，已使医用射线源成为环境的主要人工污染源。

(4)战争

战争是导致放射性污染的重要因素。海湾战争中数万枚贫铀弹的使用，使成千上万的军民的健康受到影响，并且这种影响是长期的。

(5)生活用品

放射性发光表盘、夜光表产生的照射等，对环境造成一定程度的污染。

(6)建筑材料

天然石材存在一定的放射性物质，其放射性大小与石材取自的矿山(产地、地质结构和生成年代)不同有关。近年来，建筑陶瓷的放射性引起了人们的重视。建筑陶瓷主要是由黏土、沙石、矿渣或工业废渣和一些天然助料等材料成型涂釉经烧结而成。由于这些材料的地质历史和形成条件的不同，或多或少存在着放射性元素。特别是使用煤灰渣烧制成的墙体砖中，其放射性物质的含量更高。研究证明，儿童、老人和孕妇对建筑装饰材料放射性物质更为敏感。另外，室内装修中使用的各种化学物质的涂料、装修材料中的甲醛和苯类对人体有很大的伤害。

2. 放射性物质的危害

(1)急性放射病

急性放射病是机体在短时间内受到大剂量电离辐射照射引起的全身性疾病。急性放射病见于核战争、核电站泄漏、医疗事故等。根据照射剂量大小、病理和临床过程的特点，急性放射病分为骨髓型、肠型和脑型三型。按其病情的严重程度，又分为轻、中、重和极重四度。

骨髓型，又称造血型急性放射病，以骨髓造血器官损伤为特征。以白细胞数减少、感染、出血等为主要临床表现。

肠型，以频繁呕吐、严重腹泻、血水便等胃肠道症状为主要特征。造血器官损伤比骨髓型更为严重。但因病程短，造血器官的损伤尚未发展，小肠黏膜已发生了广泛坏死脱落。

脑型，以脑组织损伤为基本病变，以意识障碍、定向力丧失、共济失调、肌张力增强、抽搐、震颤等中枢神经系统症状为特殊临床表现。由于病程很短，造血器官和肠道损伤虽然更加严重却未充分显露。损伤遍及中枢神经系统各部位，尤以小脑、基底核、丘脑和大脑皮层为显著。上述病变很快引起急性颅内压增高，脑缺氧，以及运动、意识等一系列神经活动障碍，多在 1～2 天内死亡。

（2）慢性放射病

慢性放射病是指在较长时间内连续或间断受到超当量剂量限值的电离辐射作用，达到一定累积剂量后引起的多系统损害的全身性疾病。

神经衰弱症候群和植物神经功能紊乱，如疲乏无力、头昏头痛、睡眠障碍、记忆力减退、易激动、心悸气短、多汗、食欲减退等。部分患者出现神经反射异常。

慢性放射性皮炎。用手接触射线者可见手部皮肤粗糙、角化过度、皲裂、指甲变脆增厚等。

骨痛症候群。疼痛多见于四肢骨、胸骨、腰椎等部位，其特点是部位不确切，与气候变化无一定关系。

出血体征，如皮肤淤点，牙龈出血，鼻衄等。

早衰体征，如牙齿松动、脱发、白发、皮肤皱纹增多。

晶状体放射性损伤。在晶状体后极皮质下出现点状或小片状混浊，逐渐发展为环状浑浊，最后形成全白内障。

内分泌紊乱。男性患者还可能有性功能减退，女性患者则可能有月经失调，如经期延长、周期缩短或月经减少甚至闭经等。

（3）致畸、致癌

日本广岛的原子弹爆炸后，距爆炸中心 1200 米内幸存的 11 名孕妇中，所生的子女有 9 名为先天性畸形，而且此后该地区居民的新生儿畸形率明显上升。在原子弹爆炸时年龄在 15 岁以下的儿童，10 年后急性白血病患者显著增加。氡诱发肺癌的潜伏期在 15 年以上，世界上 1/5 的肺癌与氡有关。氡是除吸烟外肺癌的第二大因素，WHO 将其列为致癌的 19 种物质之一。

（二）电磁辐射致残

变动的电产生磁，变动的磁产生电，电与磁是一体两面。电磁波是电磁场的一种运动形态。电磁辐射是传递能量的一种方式。通讯设备和电器(如手机、电视、微波炉、电冰箱等)在使用过程中产生电磁波,电磁波在空间传播的现象称为电磁辐射。即只要电器处于操作使用状态,它的周围就存在着电磁场或电磁辐射。当电磁辐射的强度达到一定国家标准,对机体产生一定的负面影响时,称为电磁污染。现代人在享受现代通讯设备的便捷和电器所带来的舒适的同时,也越来越多地受到电磁辐射。

电磁辐射对人体危害的作用机制有三个方面。①热效应:人体内70%以上是水,水分子受到电磁波辐射后相互摩擦,产生热能,从而影响身体其他器官的正常工作。②非热效应:人体的器官和组织都存在微弱的稳定和有序的电磁场,外界电磁波一旦干扰人体的电磁场,将会造成人体的伤害。③累积效应:热效应和非热效应作用于人体后,在人体的伤害尚未来得及自我修复(即人体承受力)之前,再次受到电磁波辐射的话,其伤害程度就会发生累积。由于电磁辐射无色、无味、无形,对人体的影响是缓慢的和间接的,人们每天暴露在不同电磁辐射环境中并产生累积效应,因此电磁辐射危害性不可忽视。目前电磁辐射已成为继水、空气、噪声之后的第四大环境污染,并已被联合国人类环境会议列入必须控制的污染。

1. 电磁辐射的来源

(1)通讯器材

如中波和短波广播、调频广播、电视等发射天线,微波中继站和人造卫星通讯系统,雷达等。

(2)发电与电的输送

如发电厂、高压线、变电站等。

(3)办公设备

如医疗设备、复印机、电子仪器、电脑等。

(4)家用电器

如手机、电冰箱、VCD、电视机、空调、冷气机、电吹风、吸尘器、电动剃须刀、荧光灯和微波炉。同时使用几种电器,在使用中其间的磁场强度也是累加存在的。

2. 电磁辐射的危害

(1)神经系统与视觉器官

人脑对电磁场非常敏感,极易受到频率为数十赫兹的电磁波的干扰。在电磁波的作用下,生物电传递的信息受到干扰,可以出现头晕、头疼、失眠、多梦、易疲劳、注意力不集中、记忆力减退以及脑电图异常等。电磁辐射可损伤晶状体，导致白内障的发生。

（2）呼吸与循环系统

长期的电磁辐射，会出现多核白细胞、嗜中性白细胞、网状白细胞增多而淋巴细胞减少的现象。某些动物在低频电磁场的作用下有产生白血病的可能。高强度微波连续照射可使人心律失常、血压升高、呼吸加快等。

（3）内分泌与生殖系统

长期的电磁辐射，可发生甲状腺机能的抑制，肾上腺皮质功能障碍。长期受电磁波辐照，有可能使男性精子数减少，使精子基因畸形并可能变成不育或者畸胎；妇女易患不孕症。电磁辐射可阻止其早期细胞分裂，甚至造成细胞死亡，同时还会阻止胎盘的正常发育。在怀孕 1～3 个月的胚胎期，受到强电磁辐射有可能导致流产，也可能造成胎儿肢体缺损或畸形；在怀孕 4～5 个月的胎儿成形期，电磁辐射可能损伤中枢神经系统，导致婴儿智力低下；在怀孕 6～10 个月的胎儿成长期，其主要后果则是免疫功能低下，出生后体质弱，抵抗力差。有报道，在电脑前 1 周工作 20 小时以上的孕妇发生胎儿畸形的概率要比普通孕妇高 2～3 倍。

（4）诱发癌症

电磁辐射，特别是低频辐射，可导致癌细胞的产生。1969—1982 年，美国马里兰州有 951 名男子死于脑瘤，当时该地正在发展多项电器工业，而死者之中大部分就是电工或电器工程师。后来，得克萨斯州癌症医疗基金会针对一些遭受电磁波损伤的患者作抽样化验，发现那些在高压电附近工作的工人，他们的癌细胞的生长速度比一般人要快 24 倍。儿童长期暴露在电磁辐射的环境中，癌症的发病几率增加。

（三）放射与辐射的防护

1. 放射的防护

（1）妥善处理放射性废物

放射性废水、废气以及固体废弃物中的放射性物质，采用一般的物理、化学及生物学的方法是不能将其消灭或破坏，只有通过放射性核素的自身衰变才能使放射性衰减到一定的水平。而许多放射性元素的半衰期为数十年，并且衰变的产物又是新的放射性元素，因此放射性废物处理一定要按规定实施，尽量减少以至杜绝放射性物质扩散造成危害。

（2）选择低放射性水平的建材

新建住宅时应避开放射性强的地段，并尽可能选择放射性水平低的建材。居民在进行家庭装修时应注意选择放射性水平低的装饰材料。

（3）保持室内良好的通风

无论是天然石材，还是其他各种来源的放射性物质，增加室内通风是最方便、最有效的排除措施。冬季人们为避风寒门窗紧闭，夏季为避暑热安装空调，使得居室常常被营造成一个封闭的空间，造成室内氡逐渐积存，浓度上升。当门窗敞开时，室内氡迅速向外扩散。

2. 电磁辐射的防护

（1）远离电磁辐射

电磁辐射主要是由电器中的线圈和马达产生的，电磁波在传播的过程中随着距离的增加成倍递减，所以最好的防辐射方法是与使用中的电器保持一定的安全距离。例如，眼睛离电视荧光屏的距离，一般为荧光屏宽度的 5 倍左右；微波炉开启后要离开一米远，孕妇和小孩应尽量远离微波炉；手机在使用时，应尽量使头部与手机天线的距离远一些，最好使用分离耳机和话筒接听电话（手机接通瞬间释放的电磁辐射最大，为此最好在手机响过一两秒或电话两次铃声间歇中接听电话）。不要把家用电器摆放得过于集中或经常一起使用，以免使自己暴露在超剂量辐射的危险中，特别是电视、电脑、电冰箱不宜集中摆放在卧室里。不要在高压线变电器附近居住，减少长期大功率的电磁辐射。

（2）尽量避免长时间操作电器

尽量避免长时间操作电器。例如，电视、电脑等电器需要较长时间使用时，应注意每小时离开一次，采用眺望远方或闭上眼睛的方式，以减少眼睛的疲劳程度和所受辐射的影响。当电器暂停使用时最好是关掉电源，不要使电器处于待机状态，因为待机状态仍可产生较微弱的电磁场，长时间也会产生辐射积累。

（3）配戴安全防辐射设备

居住、工作在高压线、雷达站、电视台、电磁波发射塔附近的人，特别是抵抗力较弱的孕妇、儿童、老人等，有条件的应配备阻挡电磁辐射的遮罩防护服。电视、电脑等有显示屏的电器设备可安装电磁辐射保护屏，使用者还可佩戴防辐射眼镜。工作在电脑前的女性怀孕后，有条件者可暂时离开这个岗位，无法调离的则穿上防电磁辐射防护服。使用电脑后应及时洗脸。

第二节　化学因素致残

环境的化学致残物质广泛地存在于空气、土壤、饮水、食物以及日常生活的各个方面。国内外的许多研究表明，空气中二氧化硫浓度与总死亡率、各种疾病的发病率密切相关。以北京为例，当二氧化硫浓度增加一倍时，总死亡率增加 11%，慢性阻塞性肺病发病率增加 29%，心肺疾病增加 19%，心血管疾病增加 11%，其他慢性病增加 8%，癌症增加 2%。在一些重金属污染严重的地区，公害病的问题已经显现，如不引起重视，更多的人群将会受到严重危害。

一、重金属中毒

人体中的重金属来源途径主要有两条：一是直接饮用或食用了遭重金属污染的水、食物和药物（如中草药）；二是间接吸收被污染的空气、土壤中的重金属。重金属不能被生物降解，并且能在食物链的生物放大作用下高度富集，最后进入人体，造成重金属中毒。

（一）铅中毒

铅是一种资源丰富、用途广泛的金属元素，铅不但对人体无任何生物学价值，而且是一种作用于全身的毒性物质。

1. 铅的来源

（1）室外环境中的铅

含铅的汽油燃烧、含铅的油漆风化、工业污染等。

（2）室内环境中的铅

家庭装修、煤气、室内吸烟等。有人对在吸烟家庭中长大的孩子与在不吸烟家庭中长大的孩子进行对比发现，前者患铅中毒的比例比后者要高出 10 倍以上。对被动吸烟与幼儿血铅水平关系的研究也表明，幼儿的血铅水平和铅中毒率随家庭中吸烟量的增加及吸烟时间的延长而升高，年龄越小对烟雾铅污染越易感和脆弱，两岁左右血铅水平最高，可能两岁是儿童被动吸烟铅吸收的关键时期。

（3）水污染

自来水管线的焊头部分含铅，或者有些自来水管道本身是含铅管件，及其他原因导致的水铅污染。

（4）食品中的铅

松花蛋、爆米花、膨化食品、罐头以及长期食用马路边的蔬菜等。

（5）生活用品中的铅

塑料袋、化妆品、陶瓷、油漆、彩色涂料、儿童玩具和学习用品等。有报告表明，我国一般玩具表面油漆中可溶性铅的含量已超过国际最高允许量。铅笔的含铅量最高的超标 4.12 倍；课桌、椅的棕黑色油漆层超标 36.7 倍；教科书的彩色封面超标 13.6 倍；儿童小食品的包装图案、彩色蜡笔等的含铅量也严重超标。

2. 儿童是铅中毒的高危人群

血铅水平与环境的铅污染程度有关，也与年龄、身体状况以及他们的行为习惯密切相关。处于生长发育阶段的儿童，由于生理特点和行为习惯所决定，铅中毒的危险性更大。

（1）儿童消化道的铅吸收

一方面由于儿童的手—口行为特点，有些儿童习惯吮手指、咬衣角、啃笔头和玩具，有些儿童习惯用手指沾唾沫翻书，有些儿童喜欢边玩边吃儿童小食品，还有些儿童有异食癖，吃一些土块、油漆脱落物等；另一方面，儿童肠黏膜的通透性强，吸收比例大，儿童消化道对铅的吸收率高达 42%～53%，铅的吸收量是成人的 5 倍。当饮食中缺乏某些重要的微量元素（特别是铁、钙、锌等）或蛋白质或胃处于饥饿状态时，铅的吸收增多。饮水中的铅比食物中的铅较容易吸收；酸性环境中的铅较容易吸收。

（2）儿童呼吸道的铅吸收

铅经呼吸道和消化道的吸收率不同，前者是后者的 4～5 倍。大气中的铅颗粒主要漂浮在距地面 1 米左右的上空，正处于儿童的主要呼吸带；儿童呼吸活动比成人频繁，铅在儿童呼吸道中的吸收率是成人的 1.6～2.7 倍。由于年龄小的儿童不会吐痰，有些儿童习惯吞痰，一部分从呼吸道排送到咽部的痰被吞入消化道，在消化道又有一个铅吸收的过程。

（3）儿童皮肤的铅吸收

儿童皮肤表皮的角化层较薄，保护性功能较差，故容易受损伤。儿童皮肤单位面积的血液流量多，故吸收作用强。儿童常常在玩耍时损伤皮肤，灰尘和土壤中的铅微粒可通过皮肤进入血液。外用药、化妆品中的铅也很容易通过儿童的皮肤进入血液。汽油中的铅极易挥发，很容易通过皮肤吸收，这也是居住在公路边的儿童血铅升高的原因之一。

（4）儿童神经系统的某些生理特点

儿童的"血脑屏障"功能尚未发育完善，随血运行的铅很容易通过"血脑屏障"进入脑内，引起脑的内环境紊乱。另外铅具有亲神经的毒性，而儿童的神经系统正处于发育过程中，儿童脑组织对铅的毒性比成人敏感。

（5）儿童排铅能力弱

人体内新陈代谢所产生的废物以及外来的毒物等主要在肝脏解毒，通过肾脏排泄。进入机体的铅，主要经过肾脏和肠道排出。儿童的肝细胞分化不全，解毒能力差；儿童肾功能不成熟，排毒能力弱，因此儿童的排铅能力较低。并且，铅可直接损害肝细胞和肾脏，使儿童的排铅能力进一步减弱。

3. 铅中毒的表现

（1）临床性铅中毒

临床上的铅中毒是指铅进入人体内产生毒性作用，引起明显的症状反应。例如，损伤造血系统，导致贫血；引起消化系统紊乱，出现腹痛、腹泻、便秘、恶心、呕吐、消化不良等症状；严重铅中毒可引起多发性神经炎，表现为手足肌肉萎缩、腕下垂、足下垂，个别出现精神障碍，如易激动、性情急躁、抑郁、反应迟钝、幻觉等，少数有癫痫症状发作，甚至发展为铅性脑病而危及生命。

孕妇慢性铅中毒可以没有临床表现，但是游离血铅可以通过胎盘屏障，会导致死婴、流产、早产、胎儿畸形、胎儿营养不良、胎儿脑发育迟缓、智力低下、行为缺陷等多种严重后果。

（2）亚临床性铅中毒

20世纪40年代以前对儿童铅中毒的认识停留在临床阶段，只有出现明显的中毒症状反应时才考虑铅中毒的诊断。此后的研究发现，铅中毒对机体的损害早在出现临床症状以前已经存在，从而提出了亚临床性铅中毒的概念。

1943年国外学者首次报道铅对儿童神经行为和智力发育的远期危害，人们的研究焦点转移到新的方向：长期的、轻度的、远远低于出现临床症状水平的铅中毒对儿童学习记忆的影响，尤其是对婴幼儿和儿童的智力发育以及神经行为造成的损伤。研究发现，儿童脑中铅/钙的比例比骨中高30倍。铅引起行为功能损害的浓度明显低于细胞损害及形态改变所需要的浓度，当铅对接触量仅为引起明显临床症状的1/100～1/10时，即可以产生神经毒性作用，使儿童对外来的各种刺激非选择性地做出反应，探究行为能力减弱，产生情绪异常、语言理解力降低、学习困难、记忆力下降、听阈上升、注意力不集中、反应迟钝、嗜睡、动作失调、智力障碍以及行为偏离等问题的出现，并与成年后的犯罪行为有密切关系。

随着对铅毒性作用的研究不断深入，对影响儿童健康的血铅浓度也不断加以修正。1985年美国疾病控制中心（Centers for Disease Control，CDC）将儿童血铅最高容许上限值定为 $1.208\mu mol/L$。1988年美国毒物和疾病登记局（Agency for Toxic Substances and Disease Registry）评审了1988年以前发表的有关文献，认为铅对神经行为毒性作用的阈浓度为 $0.483\sim0.725\mu mol/L$。1991年美国CDC又重新评审了有关的文献，将儿童血铅最高容许浓度修订为

0.483μmol/L。根据血铅水平为 0.483μmol/L 的标准，目前我国儿童铅污染的总体比例约为 30%，其中血铅水平高于 0.966μmol/L 的占 2% 左右，大部分儿童属于亚临床铅中毒。

儿童血铅水平的"安全临界值"应为多少呢？美国疾病控制中心的 Hook 教授指出：如果铅对儿童的影响有一个临界浓度，那么它将是接近于零。如今环境的铅积累已到了一个相当高的水平。据长期观测结果显示，现代社会大气中的铅含量比 100 年前增加了 100 倍。即使在南半球最遥远的地方，血铅的水平也是自然水平的 50 倍。因此，理想的血铅水平可能根本就不存在。

(二)汞中毒

汞，俗称水银，是唯一在常温下呈液态的金属。汞在 36℃ 就开始蒸发，温度越高，蒸发越快。汞污染和损害主要有三个特点。第一，持久性。水域、土壤的汞污染是难以消除的。第二，易迁移性。汞在环境中可通过大气和河流/洋流两种介质长距离传输，其长距离传输和远距离沉降特征，使得汞的局地排放可能造成跨界污染，汞蒸气可以随着大气环流迁移到人迹罕见的北极。第三，高度的生物富集性汞可通过生物累积性和生物扩大性作用对环境与人体造成损害。汞已成为目前全球最引人关注的环境污染物之一。

1. 汞的来源

(1)煤炭的燃烧

燃煤是全球最大的汞的人为排放源。研究表明，1995 年欧洲人为排放源排放的总汞为 341.8 吨，其中燃煤电厂排放的汞占 26%，居已知污染源的首位。

(2)工业污染

化工厂、氯碱厂、农药厂、水泥厂、冶炼厂、造纸厂、仪表厂、灯泡厂、电池厂、颜料厂、医药厂、电器厂以及有色金属生产、钢铁生产等工业生产过程中，汞被溢流、渗漏及排放到大气、水及土壤中。

(3)废物处理、焚化

生活垃圾中含有汞的废弃物。垃圾填埋场以及废物(城市、医用、及危险品等)的焚化造成汞排放的重聚散。垃圾焚烧已成为西方发达国家最主要的人为大气排放汞源。

(4)生活过程中的汞排放

一支普通的棒式玻璃体温计约含汞 1 克；一台台式血压计中含汞约 50 克；一支管径为 36 毫米的日光灯含汞量为 25～45 毫克(我国现在每年生产日光灯约 10 亿支，按每支灯管含汞量为 30 毫克计，每年用于日光灯的汞约 30 吨)。

这些物品完好时汞被封闭是不会造成污染的，但如果一旦破碎，所含的汞将全部进入环境，释放出的汞就会对人类健康构成威胁。汞是一次性干电池的电极的组成成分之一（根据国家有关规定，氧化汞电池已明令禁止生产和销售。自2006年1月1日起，禁止在国内经销汞含量大于电池重量0.0001％的碱性锌锰电池）。已有一百多年的历史的补牙材料银汞合金（俗称银粉），它的成分是银、铜、锡、锌及水银。具有漂白、祛斑作用的化妆品多含有汞。国家规定在化妆品中的汞含量不得超过1mg/kg，但很多化妆品中的汞含量都出现超标的现象。2004年上半年北京职业病与中毒医学中心收治四例汞中毒患者，她们是在使用增白化妆品后，逐渐出现腹胀、呕吐、肝功异常、肾损害等汞中毒症状。

（5）水生生物的汞富集

汞及其化合物很容易溶解在脂肪类物质中，沿着食物链（更多是沿着水生生物的食物链）逐级浓缩，最终造成水生生物体内汞的含量远远高于环境水体中的汞浓度。20世纪80年代，我国对黄河宁夏段5种经济鱼类的监测结果表明，鱼体汞超标率达100％。美国食品药品管理局公布的资料显示，根据美国食品药品管理局公布的资料显示，汞含量最高的海鲜包括金枪鱼、鲈鱼、鳕鱼、大比目鱼、旗鱼、鲨鱼、黑斑鳕等。

2. 汞进入机体的途径

环境中的汞有两种化学形态：元素态汞（金属汞）和化合态汞，后者又分为无机汞化合物和有机汞化合物。由于汞在常温下即可蒸发，具有高度的扩散性和较大的脂溶性的金属汞主要以蒸气形式经呼吸道进入人体，完整皮肤基本不吸收汞，消化道对汞的吸收能力也极差（<0.01％）。化合态汞主要从消化道摄入。无机汞化合物虽可经人口进入胃肠道，但吸收率也很低。当含汞的废水排入水中，沉积于水底的无机汞经细菌的作用转化为有机汞——甲基汞。水中的甲基汞通过生物的富集进入人类的生物链，从而大大提高了对人体的危害。汞通过食物链进入人体的途径如图2-1所示。

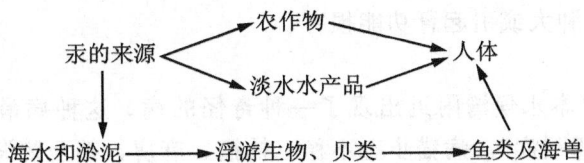

图 2-1 汞通过食物链进入人体的途径

一些汞化合物（化妆品、补牙材料等）在脂溶性媒介作用下，可以迅速通过人体皮肤和黏膜进行吸收。汞进入体内通过血液达全身各器官，并转移到肾中蓄积起来。汞可通过血脑屏障进入脑组织中长期蓄积，也可通过胎盘进入胎儿体内。汞主要从尿和粪便排出，也可经汗腺、唾液腺、乳腺和头发等排出体外。

3. 汞中毒的表现

(1)急性汞中毒

误服或服毒汞化合物患者在服后数分钟到数十分钟即引起急性腐蚀性口腔炎和胃肠炎，表现为口腔和咽喉灼痛、恶心、呕吐、腹痛、腹泻，甚至胃肠道穿孔，呕吐物和粪便常有血性黏液和脱落的坏死组织。可伴有泌尿系统症状，如浮肿、腰痛、血尿、少尿，严重者出现急性肾功能衰竭。可伴有精神神经系统症状：头痛、头晕、乏力、倦怠、嗜睡或兴奋、易激动、幻觉、表情淡漠、言语障碍、视力模糊、视野缩小、共济失调、肢体震颤等，严重者出现抽搐、昏迷、惊厥，甚至死亡。可伴有循环系统症状，如心悸、胸闷、心律不齐，甚至中毒性心肌损害。大量吸入汞蒸气除引起上述症状外，还可引起发热、化学性气管支气管炎、肺炎。皮肤接触汞及其化合物可引起接触性皮炎，皮疹为红斑丘疹，可融合成片或形成水疱，愈后遗有色素沉着。

(2)慢性汞中毒

汞中毒主要表现为慢性中毒，以精神神经障碍和口腔炎为主。

早期轻度表现为一般的神经衰弱症候群，如多梦、记忆力减退、心烦易激动、全身乏力、食欲减退、多汗、心悸等。病情进展则出现性格改变，或呈兴奋状态，如易激动、不安、失眠、烦躁、易发怒等；或呈抑郁状态，如胆小、害羞、忧虑、沉默等。四肢肌肉痉挛或疼痛，逐渐出现眼睑、舌、手指以及四肢的震颤，被人注意及激动时更明显，睡眠时可停止，严重者写字、走路和进食均有困难。

口腔病变表现为口有金属味、口腔黏膜充血或容易出血或反复溃疡、牙龈水肿剥脱、流涎增多，牙齿松动脱落。

其他，如肝肿大或引起肾功能损害。

(3)水俣病

1956年，日本水俣湾附近出现了一种奇怪的病。这种病最初出现在猫身上，被称为"猫舞蹈症"。病猫步态不稳、抽搐、麻痹，甚至跳海死去，被称为"自杀猫"。随后不久，此地发现了患这种病症的人。轻者口齿不清，步履蹒跚，面部痴呆，手足麻痹、变形，感觉障碍，视觉障碍，震颤；重者精神失常，或酣睡，或兴奋，身体屈曲，高叫，甚至死亡。这就是轰动世界的"水俣病"，是最早出现的由于工业废水排放污染造成的公害病。

"水俣病"的罪魁祸首是建立在水俣镇的氮生产企业。工厂把没有经过任何处理的废水排放到水俣湾中，这些排放的废水中含有大量的汞。当汞在水中被水生生物食用后，转化为甲基汞。水俣湾由于常年被排放的工业废水而严重污染，鱼虾类也由此被污染。这些被污染的鱼虾通过食物链进入了动物和人类的体内。甲基汞首先损伤大脑和小脑的神经细胞，导致脑萎缩。

母体孕期摄入了甲基汞，通过胎盘进入胎体可引起先天性甲基汞中毒，即先天性水俣病。婴儿多在出生 3 个月后开始出现各种症状，主要表现为精神迟钝，协调障碍，共济失调，步行困难，语言、咀嚼、吞咽困难，生长发育不良，肌肉萎缩，癫痫发作，斜视等。

1960 年，甲基汞最终在当地人食用的海产品中检测出来。这次中毒侵袭了 397 名村民，致使 68 人死亡、22 例严重的出生缺陷。汞中毒有时仍然被称作水俣病。

（三）镉中毒

镉对环境的污染首先是对土壤和水体的污染，然后导致谷物、蔬菜、牲畜和家禽的污染，最后进入人体，导致人体中毒。镉最大的毒害在于它会通过食物链而积累、富集，以致作用于人体而引起严重的疾病或促进慢性病的发生。

1. 镉的来源

（1）工业污染

接触镉的工业有色金属采选和冶炼、电镀、焊接、镍—镉电池制造、颜料或塑料加工、半导体元件的生产以及核反应堆和其他镉化合物制造等。

（2）食品

镉可通过空气、水、肥料、农药污染土壤。土壤中的镉主要通过粮食和蔬菜进入人体。水生生物可富集很高的镉，一般甲壳类水产品的镉含量高于鱼类，海产品的镉含量高于淡水水产品。

（3）吸烟

一包烟约含有 30 微克镉，烟瘾大的人每天可多吸入 5～10 微克镉或更多。吸入的镉比食入的镉更容易被吸收和残留于组织中，因此，烟瘾大的人可显著增加体内镉的负荷量。调查报道，吸烟者的血镉水平显著高于不吸烟者。吸烟也是引起空气镉污染的一条途径。

（4）生活用品

制作容器的材料中使用的合金、铀、颜料和镀层都含有镉。这些容器在与食品接触时（特别是酸性食品）能溶出镉。有因饮用镀镉器皿内调制、贮存的酸性食物或饮料而造成中毒的报道。镉的溶出量与光照有关，光照越强、持续时间越长，镉溶出越多。有光条件下镉的溶解量比无光条件高 100 倍。

2. 镉进入机体的途径

人体中的镉主要是由于被污染的水、食物、空气通过消化道与呼吸道摄入人体内的。镉的吸收与它的颗粒度、化学态和溶解性有关。进入消化道的镉，其吸收率约为 5%，进入呼吸道的镉，其吸收率约为 25%～50%。吸收到血液的镉排出很慢，10 年仅为 50%。无论通过哪种方式吸收的镉，主要都是通过尿及粪便排出。镉可通过胎盘或乳汁排出而影响胎儿或婴儿。

3. 镉中毒的表现

（1）急性镉中毒

经呼吸道吸入引起的急性镉中毒，多由于短期内吸入高浓度的镉烟尘（镀镉或镉高温处理过程中产生）而发生。曾有因燃烧镍—镉电池而发生急性镉中毒者。吸入镉时有咳嗽、咽喉干燥发痒等上呼吸道刺激症状，经 4～10 小时（最长 24～36 小时）的潜伏期，出现先发冷后发热（38～39℃），持续几小时后退热。不久可出现恶心、呕吐、腹痛、腹泻、全身无力、肌肉酸痛，部分患者还伴有肾脏损害，严重者可出现呼吸困难，咳大量泡沫血色痰，可因急性呼吸衰竭而危及生命。

经消化道引起的急性镉中毒，主要是食用用镀镉的器皿调制或存放酸性食物或饮料引起。潜伏期短，通常经 10～20 分钟后即可发生恶心、呕吐、腹痛、腹泻等消化道症状。严重者可有眩晕、大汗、虚脱、四肢麻木、抽搐，中毒者可因呼吸及心力衰竭而死亡。

（2）慢性镉中毒

镉可取代骨中的钙导致钙代谢失调并引起肾结石，导致肾绞痛及骨质疏松和软化。患者肌内萎缩关节变形，骨骼疼痛难忍，不能入睡，发生病理性骨折，以致死亡。患者常伴有牙齿颈部黄斑、嗅觉减退或丧失、鼻黏膜溃疡和萎缩，其他尚有食欲减退、恶心、体重减轻等症状。镉还能导致高血压，引起心脑血管疾病。研究发现，镉有致癌和致畸作用，长期接触镉者肺癌发病率增高。

（3）痛痛病

20 世纪初期，人们开始发现日本铅矿、锌矿的生产基地周边地区的水稻普遍生长不良。1931 年，此地又出现一种怪病，患者大多数是妇女，病症表现为腰、手、脚等关节疼痛。病症持续几年后，患者全身各部位发生神经痛、骨痛的现象，行动困难，甚至呼吸都会带来难以忍受的痛苦。到了患病的后期，患者骨骼软化、萎缩，四肢弯曲，脊柱变形，骨质疏松，就连咳嗽都可以引起骨折。患者不能进食，疼痛无比，常常大叫"痛死了!""痛死了!"有的人因无法忍受痛苦而自杀。这种病因此而命名为"痛痛病"或"骨痛病"。1946—1960年，日本医学界从事综合临床、病理、流行病学、动物实验和分析化学的人员经过长期研究后发现，"骨痛病"是由于神通川上游的神冈矿山排放含镉废水污染了周围的耕地和水源而引起的镉中毒。

(四)重金属中毒的防治

1. 控制污染源的排放

重金属污染防治的根本手段是环境干预，最彻底的解决方法就是不给重金属以释放的机会。废气、废水、废渣要处理后排放。严格控制金属矿开采，冶炼和加工过程产生的废水、废气、废渣污染环境;防止蓄电池、油漆、涂料颜料及其他重金属化合物生产过程中的废水、废气和废渣对水、空气与土壤的污染，防止重金属在动植物体内的蓄积，阻断其进入食物链的途径。

2. 建立垃圾分类、废电池回收处理系统

垃圾的最终去向是被填埋、焚烧。重金属随着垃圾填埋和焚烧的过程污染环境中的空气、水与土壤。垃圾，只有在混在一起的时候才是垃圾，一旦分类回收就都是宝贝。有人曾经把垃圾比喻成放错地方的资源。可乐瓶和被称为白色垃圾的塑料袋、一次性塑料餐盒，属于高分子聚合有机物，如果埋在地下的话，就是100年、200年也烂不掉，它还会使土壤板结，降低土壤的肥力，甚至使土壤失去耕种的能力。而回收1吨废塑料至少能回炼600千克的汽油和柴油。1吨废纸可再造700千克好纸，可少砍17棵大树，还能减少生产纸浆过程中的水污染。垃圾分类回收，既省下了土地，又避免了填埋或焚烧所产生的污染，还可以变废为宝。

随着生活中电器制品的普及和增加，电池的消费量也在不断增长。目前我国年产干电池40多亿只。电池中含有大量的重金属——锰、铅、汞等。虽然电池在使用过程中保持完整时不存在释放铅的危险性，但被弃置在土壤内的废电池，慢慢地被水解，其中的重金属慢慢溢出，污染土壤和水源，再通过食物链，进入人体，危害健康。电池是易耗品，可以说是生产多少，就必然废弃多少，如果不进行分类回收，必将是集中生产，分散污染;短期使用，长期污染。目前，世界上很多国家都把电池作为有毒的废弃物，单独回收处理。一些国家的商店还规定购买新电池时必须交回废旧电池。我国一些有识之士已在进行电池回收，但目前还没有建立起一种稳定、可靠、经济上可行的废电池回收处理系统。

3. 加强儿童用品和食品的卫生监督

中国消费者协会近期对市场上销售的奶瓶彩色图案做金属释出量抽查发现，25％的奶瓶会释出铅等重金属，其中少量甚至超过欧洲安全标准的 20 倍。一些调查表明，糖果、饮料和冷饮中铅含量高于一般动物或植物性食品。罐装食品因使用的焊锡中含有较多的铅，致使其中的食品被铅污染，酸性食品中铅的溶解度更高。膨化食品由于在加工的过程中使用膨松剂，并且在加工过程当中要通过金属管道，而金属管道里面通常会有铅和锡的合金，在高温的情况下，这些铅被汽化而污染膨化食品。美国的一项调查研究表明：由于限制含铅物质的使用，2～5 岁儿童每日从食品中摄取的铅降低了 96％。城市输水系统管道本身含铅、特别是管道的焊接部分含有较高的铅，使得居民饮用水被铅污染。温度升高，矿物质减少或水呈酸性时，管道释放于水中的铅增多。在美国，虽然安全饮用水法修正案已大大降低了含铅水管的暴露，但平均 10％～20％的环境铅暴露来自饮用水，特别是很多老社区家庭自来水管含铅。2004年 7 月，哥伦比亚特区和污水管理局承诺在 2010 年前完成更换自来水管的任务。一些先进国家，采用新型的无铅或低铅材料更换陈旧的供水系统。

4. 实施环境检测

环境检测是查找重金属污染的原因，是确定环境治理措施的依据。特别要加强城市地区、城乡工业区以及高速公路两侧地区土壤、饮用水源、大气中重金属含量的检测。通过环境检测，确定高重金属暴露儿童群体，以便采取有效措施预防儿童重金属中毒的发生。例如，严格控制金属矿开采、冶炼和加工过程产生的废水、废气和废渣污染环境；防止蓄电池、油漆、涂料颜料及其他重金属化合物生产过程中的废水、废气和废渣污染环境。有些国家对铅负荷高的儿童进行家庭环境的检测。加强儿童房间的通风换气，减少儿童在污染环境里的活动时间；要严格控制室内装饰装修材料的质量，儿童房间不要大量使用人造板和颜色漆。室内墙壁禁用含铅量大于 1％的油漆或涂料。新建的房子必须请室内环境检测部门进行室内空气质量检测，合格以后才能入住，新装修的住宅最好在有效通风换气 3 个月后入住。

5. 健康指导

杜绝一些将环境中的重金属带入儿童体内的危险行为。教育孩子不要到污染严重的地方(如公路边、停车场以及使用含重金属原料的工厂等)玩耍，不要抠门窗、桌椅以及家具的油漆；不要用手沾唾沫翻看图书；不要啃玩具、吮手指、咬衣角、吃异物等；吃东西前要洗手和脸；少喝饮料；不要吃罐头、含铅松花蛋以及街头小锅炉现做现卖的爆米花；生吃瓜果要去皮，熟吃蔬菜要洗净；多吃含锌、钙、铁丰富的食物，如牛奶、蛋类、肉类、食用菌类、绿豆等可减少重金属的吸收；多吃富含果胶、维生素 C、维生素 B 的水果与蔬菜可减轻重金属的毒性、促进重金属的排出。

二、毒品与烟酒中毒

（一）毒品

根据 2009 年 2 月 28 日《中华人民共和国刑法修正案》第 357 条的规定：毒品是指鸦片、海洛因、甲基苯丙胺（冰毒）、吗啡、大麻、可卡因以及国家规定管制的其他能够使人形成瘾癖的麻醉药品和精神药品。

1. 毒品的危害

（1）危害社会

吸食毒品后，很快对毒品产生顽固的精神依赖和生理依赖（成瘾），使人不断地、反复地、大量地获取和吸食毒品。由于吸毒耗资巨大，一般人的正常收入根本承受不了吸毒的开支。为毒瘾所驱使，吸毒者不顾一切地采取不法手段攫取钱财，走上盗窃、抢劫、诈骗、贪污、卖淫、杀人等违法犯罪道路，严重危害社会安定。全世界每年约有数十万人因吸毒而死亡，上百万家庭因吸毒而遭受不幸。

（2）危害自己

吸毒可引起一系列的神经系统病变，如注意力不集中、反应迟钝、记忆力衰退、失眠易怒、性情暴躁、惊厥、震颤麻痹、周围神经炎等，严重地摧残人的精神和意志，甚至发生人格变态，道德沦丧，形成严重的病态心理（如偏执意念、敌对意念、抑郁状态、自杀意念等）。静脉注射毒品可并发多种感染性疾病，如急性节段性脊髓炎、化脓性脑膜炎、败血症、脑脓肿、细菌性心内膜炎、脑栓塞等，常因并发症致残致死。吸毒也是传播传染肝炎、艾滋病等疾病的途径。吸毒可产生强烈的依赖性，一旦停用就会出现戒断症状，轻则头晕、不安、焦虑、忽冷忽热、流泪、流涕、出汗、恶心、呕吐、大小便失禁、浑身打战，重则有如万蚁噬骨、万针刺心、求生不得、欲死不能，直至神经系统抑制，引起呼吸衰竭而死亡。

（3）危害胎儿

许多毒品可通过胎盘进入胎儿体内，导致胎儿发育障碍，流产，早产，死胎。吸毒妇女所生的新生儿出生后就表现为戒断症状，如不安、哭闹、睡眠障碍、呼吸浅而快、打哈欠、打喷嚏、发热，四肢出现粗大的震颤、呕吐等。毒品成瘾的母婴细胞染色体有 10% 发生变异，其先天畸形的发生率可达 2.7%～

3.2%。胎儿在宫内发育迟缓者可达 26%，因而围产期死亡率高。

2. 远离毒品

全国人民代表大会常务委员会《关于禁毒的决定》明确规定吸食、注射毒品是违法行为。每个公民都应该牢固树立法制观念，凡是法律法规明令禁止的行为坚决不沾不染，自觉地将毒品拒之门外，这是远离毒品的第一道，也是关键的一道防线。在知法守法的同时，必须加强自身道德修养，抵制一切诱惑，做到洁身自好，不好奇，千万不尝第一口。交朋友要有原则，不交"毒友"，和涉毒违法犯罪行为做坚决斗争。

(二)烟中毒

香烟点燃后释放多种对人体有害的物质，其中主要有，尼古丁类、一氧化碳、酚类化合物、醛类、氮氧化物、烯烃类、甲醛、苯丙芘、氨基酚、胺类、氰化物、重金属和其他放射性物质等。最近还发现了水银及少量的剧毒砒霜。据世界卫生组织统计，全球目前有烟民约 13 亿人，每年有 500 万人死于与吸烟有关的疾病。中国吸烟人数已达 3.5 亿，每年死于与吸烟有关疾病的人数近 100 万；至 2030 年，预计每年死于烟草相关疾患者数会增加至 200 万。烟草危害是当今世界最严重的公共卫生问题之一，是人类健康所面临的巨大的然而又是可以预防的危险因素。

香烟的烟雾分为主流烟和副流烟。主流烟是指被吸烟者吸入肺中的白烟，而从香烟前端冒出的紫色的烟称为副流烟。副流烟的尼古丁、氨、一氧化碳、氧化氮的含量比主流烟高出 2~50 倍，致癌物质苯的含量高出 8 倍，甲醛的含量高出 50 倍。被动吸烟既吸入主流烟，也吸入副流烟，因而吸烟者吸烟时对旁人的危害更大。

青少年正处在生长发育时期，各生理系统、器官都尚未成熟，对外界环境的有害因素比较敏感(易于吸收而抵抗力较弱)。因而，吸烟对青少年危害性尤为严重。

1. 吸烟的危害

(1)循环系统疾病

烟雾中的尼古丁和一氧化碳是引起冠状动脉粥样硬化的主要有害因素。吸烟者的冠心病、高血压病、脑血管病及周围血管病的发病率均明显升高。统计资料表明，冠心病发病率吸烟者较不吸烟者高 3.5 倍，心肌梗塞发病率吸烟者较不吸烟者高 2~6 倍。由于心肌缺氧，有冠心病的吸烟者更易发生心律不齐，发生猝死的危险性增高。吸烟者发生脑血管意外的危险是不吸烟者的 2~3.5 倍；如果吸烟和高血压同时存在，脑血管意外的危险性就会升高近 20 倍。脑血管意外往往留下残疾的后遗症。此外，吸烟者易患闭塞性动脉硬化症和闭塞性血栓性动脉炎；吸烟可引起慢性阻塞性肺病，最终导致肺原性心脏病。

（2）致癌作用

吸烟时产生的烟雾里有 40 多种致癌物质，10 多种促进癌发展的物质。吸烟可降低自然杀伤细胞的活性，从而削弱机体对肿瘤细胞生长的监视、杀伤和清除功能，这就进一步解释了吸烟是多种癌症发生的高危因素。吸烟者患肺癌的危险性是不吸烟者的 13 倍，如果每日吸烟在 35 支以上，则其危险性比不吸烟者高 45 倍；吸烟者膀胱癌发病率增加 3 倍。此外，吸烟与唇癌、舌癌、口腔癌、食道癌、胃癌、结肠癌、胰腺癌、肾癌和子宫颈癌的发生都有一定关系。

据美国 25 个州的调查，吸烟开始年龄与肺癌死亡率呈负相关。若不吸烟者肺癌死亡率为 1％时，15 岁以下开始吸烟者其死亡率为 19.68％；20～24 岁为 10.08％；25 岁以上为 4.08％。说明吸烟开始年龄越早，肺癌发生率与死亡率越高。

（3）对孕妇和胎儿的影响

烟草中的有毒物质（如尼古丁、氢氰酸、氨、一氧化碳、二氧化碳、吡啶、芳香族化合物和焦油等）随烟雾被吸收到母体血液中，使母体内的血氧含量降低，胎盘中的血氧含量也随之减少。胎儿由于缺氧，可造成生长发育迟缓，故吸烟孕妇所生的低体重儿（体重低于 2500 克）是不吸烟妇女的两倍。这些婴儿不仅体质弱，且出生一年内患严重疾病的危险性大，死亡率高。吸烟孕妇比不吸烟孕妇较易发生流产、早产和死胎。吸烟者所生婴儿先天性心脏病的发病率为 7.3％，而不吸烟者所生婴儿先天性心脏病的发病率为 4.7％。吸烟导致胎儿为无脑儿、腭裂、唇裂、痴呆和体格发育障碍等畸形儿是不吸烟者的 2.5 倍。经跟踪调查，儿童长到 6～12 岁时，根据母亲孕期吸烟情况将其分别进行听力测试，结果显示：孕妇吸烟越多，儿童听力反应越差。儿童被动吸烟暴露与中耳疾病有因果关系。丹麦研究人员进行的一次大规模调查证实，在怀孕期间吸烟的妇女生下的婴儿发生猝死的危险性要比不吸烟妇女的婴儿高 3 倍。无论是出生前暴露还是出生后暴露于被动吸烟，都能够提高婴儿猝死综合征的发病危险。怀孕期若每天吸烟 10 支，胎儿患癌的危险性增加 50％，患白血病的可能性增加 1 倍。吸烟孕妇能加速胎儿心率和减少呼吸运动并使其胎儿的肝脏、肾脏和肺脏等多个系统和器官受到损害。

吸烟的孕妇在临产时出现胎盘早剥、出血、早破水等合并症比正常产妇高 1～2 倍，并会导致早产、难产。

（4）其他系统的影响

吸烟可使夫妇双方的生育率下降。吸烟妇女比不吸烟妇女患不孕症的可能性要高 2.7 倍；如果夫妻双方都吸烟，则不孕的可能性比不吸烟的夫妻高 5.3 倍。实验研究结果表明，烟草中的尼古丁对精子的外形、能动力及线性游动能力和精子穿透卵子的能力均有影响，且尼古丁浓度越高，影响越大。故吸烟是造成男性不育症的重要原因之一。调查还发现，妇女怀孕期间吸烟会损害她们女儿成年后的生育能力。

长期吸烟可使支气管黏膜的纤毛受损、变短，影响纤毛的清除功能。此外，黏膜下腺体增生、肥大，黏液分泌增多。吸烟者往往患有慢性咳嗽、慢性咽炎、声带炎、慢性支气管炎、肺气肿和慢性气道阻塞等慢性呼吸道疾病。吸烟者患慢性气管炎较不吸烟者高 2～4 倍，且与吸烟量和吸烟年限成正比例。儿童由于被动吸烟可引起支气管炎和肺炎，并可进一步发展为哮喘，加重已有哮喘的严重性。

吸烟可引起胃酸分泌增加，诱发胃溃疡。烟草中烟碱可使幽门括约肌张力降低，使胆汁易于返流，促使慢性炎症及溃疡发生，并使原有溃疡延迟愈合。此外，吸烟可降低食管下括约肌的张力，易造成返流性食管炎。

2. 烟草控制

《烟草控制框架公约》是世界卫生组织发起制定的第一份国际公约，其主要目标是"保护当代和后代免受烟草消费和接触烟草烟雾对健康、社会、环境和经济造成的破坏性影响"。中国于 2003 年 11 月 8 日签署公约，并得到了全国人大常委会批准，于 2006 年 1 月 8 日在中国生效。截至 2008 年 11 月全世界已有 168 个国家签署并批准了这项公约。《国际烟草控制框公约》制定和实施为中国烟草控制提供了重要机遇。

广泛宣传吸烟和被动吸烟危害的严重性，树立健康的卫生习惯及良好的生活情趣，拒绝吸烟，积极戒烟。发挥媒体和环保民间组织、志愿者采用多元方式引领公众积极参与无烟环境建设；加强媒体与环保民间组织的社会监督作用，抵制烟草的广告、促销等行为。

（三）酒精中毒

酒精（乙醇）为亲神经物质。适当的饮酒会使人放松，在某些情况下甚至对健康有益。酒精中毒系指饮酒所致的精神和躯体障碍。急性酒精中毒对中枢神经系统有抑制作用，慢性酒精中毒造成神经系统难以逆转的损害，大脑皮层、小脑、桥脑、胼胝体和周围神经变性，严重者出现脑萎缩，并可导致其他脏器的病理改变。酒精中毒的体差异较大，受遗传、身体状况、心理、环境和社会等诸多因素的影响。其中，遗传是关键的因素。我国每年约有 11 万人死于酒精中毒（不包括因饮酒导致交通事故引起的死亡）。随着人民生活水平的提高以及家庭结构的改变，大人喝酒总是给孩子尝尝，久而久之，酒爸爸带出酒儿子，酒爷爷培养出酒孙子。据报道，我国有数万名酒童，这是一个要引起重视的问题。

1. 酗酒的危害

（1）急性酒精中毒

急性酒精中毒（俗称"醉酒"）是指一次饮用大量的酒类饮料引起的中枢神经系统的抑制状态，并有可能出现循环系统、呼吸系统、消化系统的功能紊乱。当大脑皮层被抑制时，皮层下中枢失去皮层的控制，出现一些失控的兴奋行为；当皮层下中枢也受抑制时，这种表面兴奋的现象消失。因此，"醉酒"的本质不是兴奋而是抑制。

急性酒精中毒的表现大致可分为三期。兴奋期：结膜充血，脸色潮红或苍白，轻微眩晕，语言增多，夸夸其谈，行为轻浮，逞强好胜，喜怒无常，自控力下降，易发生挑衅性、攻击性和危害性行为。共济失调期：动作笨拙，步态蹒跚，口齿不清，语无伦次。昏睡期：脸色苍白，皮肤湿冷，口唇微紫，心跳加快，呼吸缓慢而有鼾声，瞳孔散大。部分患者可能出现高热、休克、颅内压增高、低血糖等症状。严重者昏迷、抽搐、大小便失禁，呼吸衰竭死亡。

（2）慢性酒精中毒

慢性酒精中毒是一种长期过量饮酒引起躯体广泛性、进行性损害的疾病。以心、肝、神经系统为明显，最常见的是肝硬化（严重酗酒的 5 人中至少有 1 个发展成肝硬化），周围神经病变和癫痫性发作，有的则形成酒精中毒性精神障碍及酒精中毒性脑病。慢性酒精中毒者通常表现为对酒的渴求和经常需要饮酒的强迫性体验，停止饮酒后常感心中难受、坐立不安、情绪变化莫测或出现恶心、呕吐、出汗、舌唇和肢体震颤、共济失调、癫痫发作等戒断症状，恢复饮酒则症状迅速消失，称为酒精依赖症。

长期饮酒可导致胃肠功能紊乱，直接影响维生素和其他营养物质的吸收，导致维生素缺乏、营养不良，B 族维生素特别是维生素 B_1 的缺乏影响神经组织髓鞘脂类的合成，可使神经组织发生脱髓鞘和轴索变性，导致神经肌肉组织的萎缩及功能障碍。逐渐加重的人格改变和智能衰退是慢性酒精中毒者的特征，患者渐变得自私、孤僻、缺乏社会责任感，不关心家人、思维缓慢、情绪不稳定、记忆力减退，智力下降、定向力特别是时间定向力障碍。营养不良最终导致机体各器官的代谢障碍，乃至衰竭，如酒精性肝炎、酒精中毒性心肌炎、多发性神经炎、肌萎缩、肌肉麻痹神经炎、慢性胃炎、胃溃疡、免疫力下降等。

（3）胎儿酒精中毒综合征

孕妇酗酒，可导致"胎儿酒精中毒综合征"，其特殊面容为：额部狭窄、眼球细小、睑裂狭小并斜向外下方、双耳大而低位、面颊扁平、短鼻、人中表浅、小颌畸形等，可伴脑发育不全、智力低下、精神障碍、共济失调、肌张力减退、癫痫发作以及心脏畸形、四肢畸形、脊柱裂等。

父亲酗酒可影响精子的质量，使胎儿致畸的危险性增大。所谓"星期天胎儿"就是指狂饮之后受孕所生的酒精中毒综合征胎儿。这类胎儿93％为小头畸形，生长缓慢，44％智力低下。

2. 预防原则

第一，饮酒有度；第二，准备生孩子的男女双方均应在受孕前戒酒；第三，不要让儿童喝酒。

三、地质化学性疾病

地球表面的化学元素分布并不是均匀的。有些地域的地质某种元素分布稀少，而有些地域的地质某种元素分布过多，这样就导致土壤、水体以及农作物中某种元素的含量或缺乏或过高。人体通过食物链摄取某种元素的量不足或过量，就可能患上"地质性化学性疾病"，严重者将导致残疾的发生。

（一）氟中毒

氟是人体必需的微量元素。骨骼和牙齿的含氟量约占身体含氟总量的90％以上。微量的氟可促进骨骼钙化和牙齿钙化，适量的氟具有促进生长发育与改善机体免疫功能的作用。人体的氟主要通过饮水（60％）及食物（40％）获得。饮用水中的含氟量低于0.5 mg/L，儿童的龋齿率增高。但人体长期摄入过量的氟则可出现对机体广泛损害的毒性作用。饮用水中氟化物含量超过1.0mg/L为高氟水，长期饮用会引起氟中毒。典型表现为氟斑牙和氟骨症。我国有20多个省存在高氟地区。除高氟地区外，由于工厂排出的氟污染周围的空气、土壤、水体，使农作物的氟含量增高，也可使人产生氟中毒。牙膏内加氟化物预防龋齿的作用，在半个世纪前就已经被确认。据统计，3岁以内幼儿牙膏的吞咽率高达80％以上（儿童牙膏在生产时通常加入水果味、香甜味等香料，很容易诱惑幼儿产生无法控制的吞咽冲动）。如果使用含氟牙膏刷牙，尽管每次吞入腹中的氟是微量的，但是天长日久，就会造成氟在身体内的过量聚积，成为氟中毒的隐患。

1. 氟中毒的危害

（1）氟斑牙

氟主要损害牙胚的造釉细胞使牙釉质受损伤而影响牙齿的钙化，因此，过多的氟只有在牙齿发育矿化期进入机体，才能发生氟牙症。由于乳牙的发育分别在胚胎期和乳婴期，而胎盘对氟有一定的屏障作用。因此，氟牙症一般见于恒牙，但如果氟摄入量过多，乳牙也能表现不规则的程度较轻的损害。长期居住在饮用水中氟含量高的流行区的儿童，即使六七岁之后迁往他处，也不能避免以后萌出的恒牙受累；反之，7 岁后才迁入高氟区者，不出现氟斑牙。氟斑牙轻者表现为牙齿表面出现白色不透明的斑点，斑点扩大后牙齿失去光泽，明显时呈黄色、黄褐色或黑褐色斑纹，严重者牙齿表面出现浅窝或花样缺损，往往早期脱落。

（2）氟骨症

过多氟可影响体内氟、钙及磷的正常比例，形成较易沉积的氟化钙，引起骨密度增加、骨质变硬、骨质增生（肌肉、腱及韧带附着部位特别明显）、骨皮质及骨膜增厚，表面凹凸不平，骨周围软组织钙化、椎间管变窄压迫脊髓或神经根。在营养较差的地区，由于维生素 C、维生素 D、钙及蛋白质摄入不足，可出现骨质疏松。早期表现为四肢、脊柱和四肢关节持续疼痛（神经根受压者疼痛加剧，如刀割或闪电样剧痛，拒触碰或扶持），关节无红肿热等炎症表现，疼痛无游走性，与天气变化无关。病情进一步发展为肢体麻木、关节僵硬、骨骼变形、肌肉萎缩。病情严重时，关节、脊柱固定、脊柱侧弯，佝偻驼背或四肢僵直，以至生活难以自理。妇女因骨盆变形而造成难产。儿童慢性氟中毒的骨骼系统影响不如成人明显，其基本特点为，一是疼痛部位不像成人那样多发，且多数限于腰部以下的部位，少数发生在指腕及肩部；二是疼痛的程度较轻，一般可忍受，对活动的影响不大。另外，除疼痛之外的其他症状，如头痛、头晕、四肢麻木等也不如成人显著。

（3）对儿童生长发育的影响

有调查报告，高氟区 9～13 岁儿童身高平均低于对照组 3～5 厘米，经 t 检验，有显著性差别。以在高氟区居住 5 年以上的儿童青少年为研究对象发现，高氟对男性肩宽发育的影响非常显著，与对照组比较，各年龄组男性肩宽要窄 2.6～4.5 厘米，以 13～15 岁组的相差最大；高氟对女性骨盆发育的影响也非常显著，与对照组相比，各年龄组的盆宽要窄 2.0～3.2 厘米，以 11～13 岁年龄组的相差最大。另有研究报道，高氟区骨龄延迟者占受检人数的 38.64%，对照区为 8.94%。男、女高氟组与对照组的差异在统计上存在极显著意义（$p<0.01$）。男性在 $9\sim12$ 岁时影响最大，女性在 $11\sim16$ 岁时影响最大。在 13 岁以前（包括 13 岁），高氟区域对照组各年龄组月经初潮的概率相差不大。13 岁以后，当 80% 的月经初潮概率时，高氟区女性为 19 岁，而对照组为 16 岁，即高氟区女性月经初潮延迟 3 岁。

2. 预防措施

①高氟地区设法改变水源，降低氟的含量。②工业污染区控制排氟量。③补充钙是最通常的办法，钙会帮助人体减少对氟的吸收，而增大氟的排出量。④3 岁以下儿童应该严格禁用含氟牙膏。⑤3～6 岁的儿童要在家长监护下使用含氟牙膏，每次使用量不应超过黄豆粒大小。

（二）碘缺乏病

碘缺乏是由于自然环境中缺乏碘而引起。由于土壤、饮水、食盐、蔬菜和粮食中的含碘量低，以致机体摄碘量不足，长期处于缺碘状态。由于碘在地球表面的分布不均匀，因此碘缺乏也具有地区性。据 1990 年第 43 届世界卫生大会报告，全球至少有 130 个国家的 10 亿人生活在碘缺乏的环境中。碘为人体必需的微量元素，是合成甲状腺激素的主要原料，而甲状腺激素能促进蛋白质的生物合成，尤其对胎儿、婴幼儿大脑的早期生长发育至关重要。妇女在怀孕期间，一方面要满足自身的生理需要；另一方面又要供给胎儿或婴儿生长，因而对碘的需要量猛增，如果得不到充足的碘供应，缺碘达一定程度，可引起母亲和胎儿低甲状腺素血症，除了对母体自身的影响外，更重要的是导致胎儿不可逆的大脑损伤。

世界卫生组织研究表明，碘缺乏是目前已知导致人类智力障碍的主要原因，因此有人称碘是智慧元素。

1. 缺碘的危害

碘缺乏病是指由于自然环境碘缺乏而造成胚胎发育到成人期由于摄入碘不足所引起的一组有关联疾病的总称。其损害程度视缺碘的量、持续时间和机体所处的发育阶段而定。

（1）胚胎期与出生后早期缺碘

胎儿时期缺碘，可使胎儿神经系统和体格发育受到阻碍。患儿常为过期产，呈现特殊面容和体态：头大，颈短，眼睑浮肿，眼距宽，鼻梁宽平，舌大而宽厚，常伸出口外，唇厚，面部黏液性水肿（非指凹性），皮肤黄而干燥，毛发稀少，前后发际低，腹部膨隆，脐凸出，呼吸、心率缓慢，患儿身材矮小，躯干长而四肢短小，手足宽、厚而指趾短（克汀病形象）。一般患儿自出生后常处于睡眠状态，对外界反应迟钝，喂养困难，哭声低，声音嘶哑，全身肌张力较低，肠蠕动减慢，腹胀和便秘多见，体温低，皮肤出现斑纹或有硬肿现象。患儿动作发育迟缓、生长发育落后、智力发育低下，伴有不同程度的听力和言语障碍。由于母体提供甲状腺素的量有所不同，患儿出现症状的时间和程度有所不同，多数患儿常在出生半年后症状明显，症状出现越早，损害程度越重。

出生、居住于缺碘区的孩子，表现出不同程度的智力障碍，不同程度的听力障碍，不同程度的语言障碍，不同程度的运动神经障碍和不同程度的身体发育障碍者称为地方性克汀病。由于其最主要特征为智力低下和身材矮小，故称为呆小症。

胎儿时期严重缺碘可引起早产、死产及先天畸形。围生期死亡率和婴幼儿期死亡率增高。

（2）儿童和青春期缺碘

甲状腺是人体最大的内分泌腺，包裹在气管的前面。当环境缺碘、血液中无机碘的浓度降低时，甲状腺组织增生，表现为甲状腺肿大，外观上为"大脖子""粗脖子"，这是儿童时期缺碘最明显的症状。通常情况下肿大的肿块会压迫气管影响呼吸，严重者可引起气管的软化，引起窒息。一旦肿块压迫到支配声带活动的喉返神经时，声音会突然变得嘶哑。如果肿块压迫到颈部静脉，血液回流受阻，可引起面部浮肿。

由于机体缺乏甲状腺素，可导致体格发育障碍、性发育落后、听力障碍、前庭功能障碍。碘缺乏导致学龄儿童智力下降，学习困难十分明显。在碘缺乏环境中出生的儿童平均智商比非病区至少低十分之一。有人对缺碘地区的儿童进行测验，结果表明，亚克汀病儿童综合反应能力以及灵敏度较低，学习成绩较差，有的甚至极差，上课时注意力不集中，记忆力差，对知识的吸收率和理解力低，反复留级，成为十足的"陪读者"。

2. 科学补碘

碘缺乏病的病因十分清楚，预防的最重要的措施是补碘。预防碘缺乏病最重要的对象是婴幼儿、儿童，以及准备做母亲或正在哺乳期的妇女。碘缺乏引起的智力缺陷与其他智力缺陷一样，经过治疗也很难达到正常水平。联合国儿童基金会前任主席詹姆斯先生曾有一"警世名言"："地方性克汀病是如此容易预防，因此今后如再有一个新的地方性克汀病发生都是一种犯罪。"

1994年国家提出"全部食用盐加碘"（USI）的举措，即日常家庭食用盐、食品工业添加食用盐、动物饲料添加用盐均要加碘。食盐的碘含量要基于科学数据进行动态调整。世界卫生组织提出，普通人群碘营养水平适宜标准为，尿碘中位数在$100\sim200\mu g/L$，孕妇人群的碘营养不足标准为小于$150\mu g/L$。我国食盐的碘含量经历过四次调整。1995 年全国碘营养监测发现，由于对食盐中碘含量没有规定上限值，导致部分地区的盐碘含量过高。为此，1996 年第一次调整规定碘含量的上限值不得超过 60mg/kg。1997 年全国碘营养监测结果显示：儿童尿碘水平为 330μg/L，提示儿童尿碘水平大幅升高，这是由于向重点人群滥补碘（乱用加碘保健品和碘油丸）所致。为此 1997 年第二次调整时卫生部要求碘盐覆盖率已经大幅度提高的多数地区，停止碘油丸的投服，同时提出"科学补碘"的原则和口号。1999 年的全国碘营养监测结果发现，儿童尿碘水平为 306μg/L，处于偏高水平。2000 年第三次调整体现在制定 GB5461-2000《食用盐》标准时，将食盐中碘含量调整为 35±15mg/kg(20～50mg/kg)。2002 年和 2005 年两次全国碘营养监测结果显示，儿童尿碘水平分别下降到 241μg/L 和 246μg/L。由于全国各地饮食习惯差异大，盐的摄入量不一样，如上海居民每天摄入盐在 5～8 克，而黑龙江则可能达到 10 多克，这样实行统一的碘盐浓度确实不合适。另外，监测数据也表明，全国各地尿碘水平不一样，有高有低，用统一的标准进行调整难度较大。卫生部 2010 年 7 月 26 日公布食品安全国家标准《食用盐碘含量（征求意见稿）》中再次调整：拟降低我国食盐碘含量的上限值，同时全国也将不再统一碘盐浓度，各地可在规定的范围，选择适合本地情况的碘含量的平均水平。食盐、补碘油统一标准走向"因地制宜"是"科学补碘"的体现。基于全国的监测数据，食盐碘含量以后还有可能再进行调整。

第三节 心理社会因素致残

疾病是生物和心理社会因素共同作用的结果，生物躯体因素是生理基础，个体心理特征是其易感素质，而社会因素对疾病的发生和发展起着重要的作用。不同因素在各种疾病中都起作用，只是作用大小不同而已，从疾病的原因及疾病的表现来看，可以把疾病分为三大类：躯体疾病、心理疾病、心身疾病。

一、社会经济地位

社会经济地位（Socioeconomic Status，SES）一般包括收入水平、职业地位和受教育水平。收入水平反映了一个人的消费能力、住房条件、营养状况和医疗保健状况；职业反映一个人的社会地位、责任感、体力活动情况和工作相关的健康奉献情况。受教育程度代表了一个人获取积极的社会、心理和经济资源的能力。世界卫生组织在《精神发育迟滞：面临挑战》一书中归纳了造成儿童智力落后的社会文化原因有：贫穷，大家庭，生育过密，居住过于拥挤，父母一方或双方有精神或躯体病，父母或其他子女有轻度精神发育迟滞，父母的文化水平低，生长在条件非常差的孤儿院或其他儿童保育机构。国外的许多研究表明：社会经济地位是影响一个人健康状况的最具有决定性的因素。社会经济地位的决定性作用几乎体现在所有疾病中和生命的各个阶段。

(一)贫困

贫困和残疾是孪生姐妹。贫困导致人民生活水平下降，卫生医疗条件差、人口素质下降、残疾人增多，加剧贫困，从而形成恶性循环。

一般来说，贫困地区的经济相对落后，大多是自然资源匮乏、工业不发达、以农业生产为主的地区。贫困，使得经济发达地区的女性不愿与贫困地区的男性结婚，而贫困地区素质相对较高的女性大多愿意嫁到经济发达地区。这样，贫困地区男性通婚圈子小，婚姻质量差，特别残疾人之间的通婚现象严重，导致残疾人出生率增多，从而导致贫困地区的人口素质低。人口素质体现在身体素质、科学文化素质和思想素质三个方面。身体素质主要指人的发育是否健全、智力是否完好、体质是否强壮、动作是否敏捷等；科学文化素质主要是指人的文化知识、科学文化水平、生产经验和劳动技能等；思想素质主要指人的人生观、道德观、品质观、法纪观、价值观等。

贫困，没有优厚的物质条件吸引或留住人才。同时由于贫困地区经济落后，用于教育事业的资金有限，加之人口增长速度过快，使得文化教育的发展赶不上人口增长的需要，文盲半文盲占总人口的比例增大，总人口的平均文化素质降低。人们掌握科学技术和知识的技能少，难以接受并推广先进的科学技术。在科学技术已成为第一生产力的今天，人口素质导致难以对科学技术的运用和推广，使得贫困地区经济更加落后。

(二)文化因素

低文化水平一方面影响个体就业、带来低经济收入；另一方面影响深陷其中者的某种社会和心理特征的发展，如健康价值观低下、相信宿命、依赖性强、生活满意度不高等。文化水平越低，预防保健意识越差。疾病的症状未必导致他们的求医行为。由于文化贫困，他们可能认为专业的卫生技术能力比不上自己的生活经验积极有效，而且由于必须不断工作以满足生存的需要，他们甚至不愿意承认疾病的存在或不把疾病看得那么严重。因而，无病不能早防，有病不能早治。另外，医院和门诊部里详细的专科化布局、泾渭分明的工作分工、眼花缭乱的复杂程序和医务人员"按部就班"的工作，患者进了医院就像刘姥姥进了大观园，不知东南西北。医生的讲话让人不知所云，患者往往被一连串的检查项目支配得东奔西走，没有人给他们解释为什么做这些检查、到什么地方做这些检查。这种环境给患者带来极大的忧虑，并且影响了患者对疾病的主诉乃至影响医生对疾病的诊断。还有看病挂号难、候诊慢、费用昂贵以及看病后还得返回不利于健康的生活环境等，也是影响患者求医行为的重要因素。

二、应激

(一)应激的概念

应激是机体面临或者观察到环境的变化(应激源)对机体有威胁或挑战时做出的各种生物、心理、社会等方面变化的反应过程。应激过程是一种强烈的能量代谢过程。应激可分为生理应激和心理应激两大部分。

生理应激分为三个阶段：①警觉反应期。为应对有害刺激，调动体内全部的防御能力。②抵抗耐受期。持续暴露在有害刺激中，机体对各种刺激的抵抗力增加。③衰竭期。抵抗时间过长或有害刺激过于严重，机体的抵抗能力减弱，出现各种慢性疾病，严重者消耗体内应激资源而最终导致死亡。

心理应激也分为三个阶段：①认知评估，即对应激源的性质加以辨认。判断应激源是否与自己有利害关系，划分有利和有害刺激，趋利避害；判断应激源是否可通过个人能力进行改变。认知评价同时受到社会支持，个性特征等间接影响。②应激状态。常表现为警觉与敏感，思维杂乱，注意力不集中，易冲动激惹，焦虑，紧张，坐立不安，手脚发抖，口渴，尿频，睡眠障碍等。③应付阶段，指个体解决应激源对自身的影响，以保持情绪的稳定和心理平衡所采取的各种应对方式，如远离应激源、通过活动转移个体对应激源的注意力、进行必要的放松运动、开展消除或减弱应激源的各种活动；对自己或自己的应对效果重新做出合理化解释，以缓解应激所引起的紧张和不适；寻求社会支持和他人的帮助以减轻由于应激反应所造成的自身压力等。

常见的应激源分为四大类。第一类为躯体性应激源，指直接作用于躯体而产生应激反应的刺激物。第二类为心理性应激源，指各种心理冲突和挫折。第三类为社会化应激源，指各种自然灾害和社会动荡。第四类指文化性应激源，指从熟悉的生活方式、语言环境等到陌生环境面临各种冲突和挑战。人在日常生活中会遇到各种各样的生活事件，有些事件是常规的，如考试、升学、结婚、就业等，这是在生存和发展中无法回避的，属于可以预测的、单一性的生活事件。单一性的生活事件也会给人造成压力，但是人在成长的过程中，一般都习得了应对这类事件的方法和策略，使自己的心理保持在一个相对平衡和健康的状态。有些事件是灾难性的，如战争、空难、大地震，具有突发性，无法预测，一般的人也缺乏相关的经历和应对经验，这类事件会造成破坏性压力或者极端压力。2008 年 5 月 12 日，汶川地震给所有灾区的受害者或救助者带来的严重冲击和极端压力，它产生的心理效应往往也是破坏性的，会导致许多负面情绪，如恐惧、悲伤、焦虑、自责、不真实感等。负性情绪持续时间因人而异，除了与个体生理心理状态、人格特点、认知模式、社会支持系统的情况外，还极大地与灾后个体是否得到过及时并有效的心理辅导和心理支持有关，有的人持续几周，有的人可能持续几个月、几年，甚至数十年。有的唐山大地震经历者过了 30 多年还有心理上的沉重创伤。

(二)应激与心身疾病

心身疾病(psychosomatic disease)指心理社会因素作为一种信号在疾病的发生和病程演变过程中起主要作用的躯体器质性疾病。心身疾病的致病条件在其病因学上有着重要的作用，可分为内外两个因素。外在因素主要指紧张刺激(应激源)的质与量；内在因素即心理因素，指个体对紧张刺激的认知评价及个体对刺激的易感性、抵抗力和承受力。认知评价又取决于个体的生活经历、知识水平、社会地位、行为准则、期望水平等；个体对紧张刺激的易感性、抵抗力和承受力等方面，主要受遗传素质、生活经历、性格类型等因素影响。免疫反应是人体生理反应的重要环节，它受控于神经系统，神经系统的变化必然影响人体的免疫功能。心身疾病发病机制是通过中枢神经系统、内分泌系统及免疫系统起中介作用的。已知情绪状态和行为与边缘系统和额叶关系密切，当人们由于心理紧张而产生应激状态时，产生的情绪变化以冲动的形式通过大脑皮层影响交感和副交感神经的机能，造成心、肺、胃、肠、血管、腺体、皮肤、肌肉等器官和组织的活动过度或不足，久而久之，可导致器官发生病理性改变。当机体处于应激状态时，丘脑下部的神经内分泌功能发生改变，可影响下丘脑—垂体—内分泌腺调节系统，如果使肾上腺皮质功能亢进，肾上腺皮质激素增加可以抑制免疫功能，从而影响免疫系统。研究发现，心因性焦虑、抑郁反应的患者的免疫球蛋白显著低于对照组。情绪反应越重，免疫功能受损也越重。

心身疾病有以下特点：第一，发病原因主要是心理—社会因素。疾病的发生和发展与情绪反应有关，患者常有不良的生活事件刺激，情绪障碍为发病因素之一。第二，患者常有特殊的个性特征。不同个性特征的人易患某一器官的心身疾病，如过于争强好胜、性情急躁、易怒、紧张、好冲动和固执等，这类人易患心血管疾病，如高血压、冠心病等；长期处于孤独、矛盾、抑郁和失望情境下的人易患癌症。第三，发病率有较明显的性别差异。一般为女性高于男性，但有些病种，如溃疡、冠心病、支气管哮喘则以男性患病率为高，而甲状腺功能亢进仍以女性为多。第四，与遗传有一定关系。患心身疾病如冠心病的家族中，患同类疾病的几率比一般人群高10倍，他们往往具有共同的性格和生理素质。此外，冠心病家庭成员多有高脂肪膳食、吸烟、饮酒、缺少体力活动等相似的生活方式。第五，常有缓解和复发的倾向。

常见的心身疾病有：①消化系统：胃、十二指肠溃疡、慢性胃炎、溃疡性结肠炎、神经性厌食、神经性呕吐、慢性胆囊炎、慢性胰腺炎和食道贲门或幽门痉挛等。②心血管系统：冠心病、原发性高血压、原发性低血压、心律不齐、阵发性心动过速、心因性晕厥等。③呼吸系统：支气管哮喘、过敏性鼻炎、过度换气综合征、神经性咳嗽等。④皮肤系统：神经性皮炎、瘙痒症、斑秃、过敏性皮炎、湿疹、慢性荨麻疹、银屑病等。⑤内分泌代谢系统：甲状腺功能亢进、月经紊乱、糖尿病等。⑥神经系统：紧张性头痛、偏头痛、癫痫、植物神经功能失调症等。⑦泌尿与生殖系统：神经性多尿症、经前紧张综合征等。⑧骨骼肌肉系统：类风湿性关节炎、痉挛性斜颈、腰痛等。⑨其他：青光眼、恶性肿瘤、口腔炎等。

（三）应激与精神疾病

应激与功能性精神疾病的关系十分密切，有些应激因素直接引起疾病的发生，如反应性精神障碍等；有些因素作为诱因促进病情的发展而加重病情，如抑郁症、精神分裂症等。目前权威的司法精神病学专业理论已经肯定在司法鉴定中应该认定应激与精神疾病存在直接因果关系。"急性应激障碍是在遭受强烈精神刺激后发生的精神障碍，精神障碍可达到精神病的程度，精神刺激的强度对受害者来讲是难以承受的，一般认为应激因素与精神障碍存在直接因果关系。""伤害因素在创伤后应激障碍的发生、发展和转归中起决定性作用，创伤后应激障碍的症状是由伤害因素直接造成的，与个体的内在因素关系不大"。（《司法精神病学》，李建明主编，人民卫生出版社，2009，93～94）强烈而急剧的应激事件，如地震、火灾、水灾、车祸、爆炸等，多迅速引起短暂或持久的精神障碍。

三、不良的生活方式

生活方式(Life style)，是指人们为了生存和发展而进行的一系列日常活动的行为表现形式，包括衣、食、住、行、劳动工作、休息娱乐、社会交往、待人接物等，是一切生活活动的总和。生活方式随着社会的发展而变化，是人

"社会化"的一项重要内容。不同历史时期、不同民族，不同阶层、不同职业、不同环境下生活的人的生活方式不同。个人的生活方式的总和构成社会生活方式，后者作为社会行为规范又塑造社会的新成员的行为。行为，即举止行动，指受思想支配而表现出来的外表活动。人的行为受自身生理条件（先天遗传与后天发育）、个人经验、心理状态、自然条件、社会文化环境等种种因素的影响。同一个人在不同的条件下行为表现不同。习惯行为是指人们在日常生活中习以为常的行为，甚至在无意识状态下进行的行为，其最大限度上体现了能量节省原则，即人们在完成习惯性行为时不必耗费太多的精力和体力。一个人的生活方式通过其习惯行为表现出来。不良的生活方式是一组对健康有害的习惯行为。

（一）不良生活方式的致病、致残特征

不良生活方式作为致病、致残的因素具有四个特点：①潜在性。不良的生活方式是人们日常生活中习以为常的行为，而人们通常忽视这种不良生活方式给身体带来的危害。②蓄积性。不良生活方式对身体的影响不是一朝一夕的，日积月累的蓄积（包括物质的蓄积和功能损害的蓄积）最终对身体造成严重的损害。③广泛性。人们通过日常生活方式获得生存和发展，不良的生活方式影响全身各个系统、各个器官，由于不同个体、不同系统、不同组织、不同器官对有害因素的易感性不一样而表现出各种各样的疾病。④可逆性。不良生活方式通过一次次不良行为得以体现。每一次不良行为对健康的损害是轻微的，如果在机体未受到严重损害之前及时中止不良的行为，通过机体的自我修复作用是可以恢复的。如果机体已受到严重损害，即使中断不良行为也不可逆转疾病的发生。

不良的生活方式是致病、致残的主要危险因素之一。居民死亡谱演变显示，人口的死因中，近半数死于不良生活方式引发的疾病。曾有人按照生活方式、生物学因素、环境因素、社会保健服务制度四个因素对美国前十位主要死因进行分析，发现由不良生活方式最终导致死亡的占 48.9%。中国在广州和珠海两个城市同样的研究表明，由不良生活方式最终导致死亡的占 47.9%。

发展中国家和发达国家相比，虽然疾病谱和死因谱的构成不同，但不良的生活方式对健康的危险是一致的，偏食、快节奏的工作生活、孤独、心理紧张、吸烟、酗酒、缺乏体育活动、药物成瘾等是威胁健康的主要因素。联合国儿童基金会前执行主席詹姆斯·格兰特在第三届世界健康教育大会上明确指出："在几乎所有对人类生命和健康的主要威胁面前，个人知识与明智的行为比医学上新的突破或者更多的专业服务都更重要。"

(二)常见的儿童、青少年的不良生活行为

1. 不良的摄食行为

摄食行为受家庭、教育、经济、文化和健康观念的支配，包括食用食物的种类和频度、食用的时间和地点、食用的场所和环境等。不良的摄食行为对儿童青少年的体格和智力的影响更为严重。我国中东部富裕地区以及城市的儿童青少年出现了同发达国家儿童青少年类似的不良摄食行为，如过多进食高脂肪食物、甜食、零食、垃圾食品、红肉、食盐等；在农村和西部一些贫困地区，儿童青少年仍然存在早餐、午餐缺乏和饮食结构单调等问题。

不良的摄食行为导致儿童青少年肥胖、糖尿病、高胆固醇、高血压、心脏病、中风、胆囊疾病、关节炎、睡眠障碍、呼吸疾病、癌症等的发病率增多。肥胖也会影响肥胖者的社会形象，损害他们的自尊心。食用保健品导致儿童青少年内分泌紊乱、过度肥胖、性早熟以及各种脏器发育问题屡见不鲜。

2. 缺少体育锻炼

1985—2005 年，中国进行了四次全国青少年体质健康调查。20 年来，青少年身高、体重、胸围等形态发育指标在持续增长（肥胖率比 5 年前增长 1 倍，1/4 的城市男生是"胖墩"），而体能素质（如肺活量、速度、力量等）却在持续下降。眼睛近视比例更不容乐观，初中生接近 60%，高中生达到 76%，大学生甚至高达 83%。造成青少年体质下降的主要原因为：一是现代化的生活方式，上楼乘电梯，出门坐汽车，体力劳动减少。二是目前的应试教育过分注重升学率，导致学生学业负担过重，学习时间过长，缺少体育锻炼时间。许多学校越到高年级，体育课时间安排就越少。三是学校害怕在体育活动中受伤。有的学校为了安全不出事故，规定学生篮球不准打、足球不准踢，高年级的学生不准在操场上跑步，以免撞倒低年级的学生。四是现在的青少年平时忙于应付学习，到了业余时间又受电脑游戏、互联网和电视的影响，越来越懒得到户外去活动。据 2005 年有关部门对全国 10 多万名学生的调查显示，66% 的学生每天锻炼时间不足 1 小时，近 24.8% 的学生每天基本不锻炼。五是家长只关注分数，不重视运动。2005 年，上海的一项调查发现：80% 以上的学生希望在双休日出去运动，而 80% 左右的家长则认为运动就是玩，玩还不如在家里做作业。一来二去，就形成了恶性循环，青少年的体质在这种恶性循环中越来越差。

体质是指一种满足生活、学习、工作及娱乐任务的能力，并且是预防疾病、增进健康、提高生活质量的根本保证。在学生阶段，体质就出现问题，对人的一生影响很大，它会直接导致人体综合素质的下降。据有关人士介绍，因缺乏体育锻炼导致智力发育出现障碍的病例在我国正有逐年增加的趋势。平衡、协调等能力的提高会促进大脑中枢神经系统的发育，而现在很多孩子缺少运动，平衡、协调等能力就培养不起来。另外，体质不好的学生精力跟不上，难以承担越来越重的学习负担，他们的学习效率也比体质良好的学生差。

3. 致意外行为

致意外行为是指能引起意外事故发生的儿童、青少年的个人行为。致意外行为的发生有两种情况，一种情况是对事情的判断失误，如儿童将药品当糖丸误食导致意外发生；另一种情况是儿童本来已看到事故可能发生的端倪，但是，信心、满意度、对自己应变力量估计不足，甚至存在侥幸心理结果发生意外，如一些儿童青少年喜欢做一些冒险事情，他们虽然完全估计到自己的行为可能带来风险，但由于对自己的应变能力估计过高，最终导致事故的发生。

通常将致意外行为分为三类：①病理性，即由于某种疾病所致意外行为，如运动障碍疾病、感知觉障碍性疾病等所致的跌倒、摔伤；②生理性，即与儿童的发育水平以及人的生物节律的改变（当体力、情绪、智力周期三者同时处于低潮，如疲劳状态时易致意外）等有关；③继发性，即由于情绪不稳定、急躁、饮酒、吸烟、吸毒以及不投机的对话等间接原因导致行为改变而致意外，如饮酒后的兴奋、抑郁、意识模糊、知觉障碍、运动障碍、定向障碍以及判断力障碍等心境情绪和认知能力的改变可致车祸、自杀、凶杀等意外发生。

意外事故位于我国疾病总负担的排名仅次于心脑血管病、恶性肿瘤、呼吸系统疾病而位居第四位。

4. 致疾病行为

随着 20 世纪欧美形成的综合医学"生物—心理—社会医学模式"转变，研究行为活动与疾病发生与预防、治疗的新兴学科兴起，这就是行为医学。1977年在美国耶鲁召开了第一次行为医学大会，提出了行为医学的暂行定义，即"行为医学是研究和发展关于行为科学中与生理健康和疾病有关的知识、技术，以及把这些知识、技术用于疾病的预防、诊断、治疗和康复的科学领域"。行为医学将人的行为类型分为 A、B、C、D 四类，并已发现特定行为类型与某些疾病的发展有关。

A 型行为类型：有激情，有雄心，争强好胜，时间紧迫感强，工作效率高，脾气急躁，对他人和环境有很强的控制欲，容易和他人争执。这种类型的人容易罹患高血压、心脏病。

B 型行为类型：与 A 型行为类型相反，循规蹈矩，按部就班，随遇而安，随波逐流，胸无大志，谨小慎微，寡言少语，与世无争，为人随和。

C型行为类型：抑郁，忧虑，悲伤，过分地压抑自己的情绪，爱生闷气，受过心理创伤和打击。这种类型的人容易罹患肿瘤。

D型行为类型：孤僻，冲动，不爱与人交往。这种类型的人免疫功能差，容易早衰，容易患精神疾病。

(三)生活方式教育

培养良好的生活方式、改变不良的生活方式以促进健康的指导称为生活方式教育。接受生活方式教育是现代人的需要。1997年美国加利福尼亚州北部威玛研究所创立的一个很有代表性的生活方式项目："新起点"(NEW-START)。NEWSTART是8个英文单词第一个字母的缩写，代表本项目所倡导的良好生活方式的八个要素。①营养(Nutrition)，原则是坚持均衡饮食。吃多种谷物，吃粗粮，吃新鲜水果，多吃蔬菜，少油低盐无糖，控制主食量。②运动(Exercise)，原则是坚持适宜运动。每天散步或慢跑半小时，每天至少走路2～3千米。运动量和锻炼方式也要因人而异。③水(Water)，原则是每天要喝足够的水、喝清洁的清水。身体需要有足够的水分米进行新陈代谢。尽量少饮用高糖、咖啡和酒精类饮料。④阳光(Sunlight)，原则是多在户外活动，接受自然阳光的照射(防止曝晒)。适量的阳光照射能增强人的体质和抵御传染病的能力，促进体内维生素D_3的合成，维持正常的钙磷代谢和骨骼的生长发育。对婴幼儿和孕妇来说，则更加需要阳光的照射。⑤节制(Temperance)，原则是自我节制，平衡生活。不吸烟，不饮酒。⑥空气(Air)，原则是多吸入新鲜空气。一方面多到大自然中去呼吸新鲜空气；另一方面要尽可能保持室内及工作环境的空气清洁，倡导无烟草的生活方式并尽量避免工厂排出的有害气体和机动车辆排出的废气。⑦休息(Rest)，原则是劳逸结合，保持规律的作息习惯和充足的睡眠。疲劳会降低人对疾病的抵抗能力，并增加焦虑和烦恼。适当参加社交活动、听音乐、读小说等都是积极的休息。在忧虑、紧张和情绪不安时，唯一的解决办法就是放松、放松、再放松。充足的睡眠是身体健康的保证。⑧信任(Trust)，原则是客观地评价自己的能力，恰当地认同他人。每个人要对自己有充分的了解，具有良好的人际关系，能助人为乐，与人为善，保持对人生的乐观态度和平和心态。

"新起点"(NEWSTART)被世界知名的生活方式医学权威认证为一项非常成功的项目，作为一种健康生活方式迅速成为现代人生活的新时尚。2000年美国联邦卫生和社会服务部牵头与地方政府、社区与民间及专业组织合作的第一个美国全民健康目标按健康状况的目标、降低危险因素目标、服务与防护目标三个专项进行分类，其中健康状况的目标是针对通过改变不良的生活方式而实现的。

美国全民健康计划项目每十年更新一次。在项目计划实施的第二个十年的"美国全民健康 2010 年"计划中具体而明确提出通过改变不良的生活方式要达到的目标，如提高每周 3 次（或以上）参加体育活动、每次 20 分钟（或以上）以促进心肺健康的青少年的比例。1999 年，美国有 65％的青少年进行推荐量的体育锻炼，2010 年的目标值为 85％。提高参加规律性体育锻炼（每日进行适度运动不少于 30 分钟）的成年人的比例。1997 年，15％的成人进行推荐量的体育锻炼，2010 年的目标值为 30％。降低儿童和青少年超重或肥胖的比率。1988—1994 年，6～19 岁儿童和青少年中超重或肥胖者占 11％，2010 年的目标为降到 5％。降低成人肥胖的比率。1988—1994 年，20 岁及以上的成人中肥胖者占 23％，2010 年的目标为降到 15％。降低青少年吸烟率。1999 年，青少年吸烟率为 35％，2010 年的目标为降低到 16％。降低成人吸烟率。1998 年，成人吸烟率为 25％，2010 年的目标为降低到 12％。提高过去 30 天内未饮酒或吸毒的青少年的比例。1998 年该数值为 79％，2010 年的目标为 89％。降低过去 30 天内成人吸毒的比率。1998 年该数值为 6％，2010 年的目标为 2％。降低过去 30 天内成人酗酒的比率。1998 年该数值为 17％，2010 年的目标为 6％。中国儿童发展纲要（2001—2010）明确提出目标：中小学生《国家体育锻炼标准》及格率达到 90％以上；减少未成年人吸烟，预防未成年人吸毒；预防和控制性病、艾滋病、结核病的蔓延和增长；提供多种形式的儿童心理健康咨询及不良心理矫正服务。

四、儿童的社会支持系统

儿童的社会支持系统是由儿童及其周围与之有接触的人们（支持者），以及儿童和这些支持者之间的交往活动所构成的系统。儿童发展的生态环境由相互镶嵌在一起的四个系统共同组成（布朗芬布伦纳，1979），这些系统之间相互影响，共同作用于儿童，构成了儿童社会支持的主要来源。微系统包括家庭、幼儿园、学校和社区。中间系统涉及微系统中各子系统之间的联系，包括家庭与学校、家庭与社区、学校与社区之间的关系。外层系统包括父母的工作场所、社会各种组织机构等。而处于最外层的宏系统则包括来自某种文化或亚文化的价值观念、信仰和信念等社会文化背景，以及体现这些价值观念的介质，如图2-2 所示。

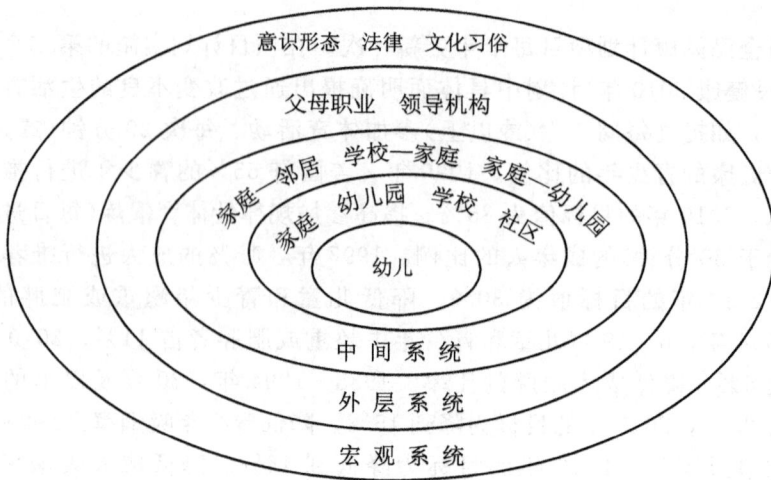

图 2-2　布朗芬布伦纳的宏观、外层、中间和微观系统之间的嵌套模型

2006 年第二次全国残疾人抽样调查的数据显示，我国现有 0～14 岁残疾儿童 387 万人。为了保障特殊儿童事业的发展和特殊儿童身心的健康发展，政府制定了一系列相应的制度法规和政策；许多机构团体和个人也纷纷向特殊儿童家庭伸出援助之手。那么，这些残疾儿童的社会支持现状如何呢？

调查发现，1/3 的家长"对残疾儿童没有必要进行家庭教育"的观点不持反对意见，甚至有 1/10 的家长同意这种观点。教育的观念决定其教育行为。调查发现，仅 1/3 的家长曾经带孩子做过康复训练；而 1/4 的家长只求保证孩子吃饱穿暖。同时，残疾儿童家庭寻求和获得的社会支持存在很大的差异。父母学历越高，对子女的期望值也越高，他们会主动查阅尽可能多的特殊教育书籍；当教育孩子遇到问题时，也会选择更积极的方式应对。整体而言，目前我国残疾儿童从家庭内部获得的支持缺乏科学指导，每个家庭对子女的支持具有很大的随意性。

从理论上讲，社区对家庭的支持应是最直接和有效的。调查发现：超过 90% 的家长反映其家庭所在社区从未开展过有关残疾儿童教育的家长培训；半数以上的家庭认为所在社区没有为其家庭和孩子提供过任何帮助；2/3 的家庭认为所在社区没有无障碍设施；4/5 以上的家庭所在居委会没有相关部门和工作人员。在《社区残疾人工作"十五"实施方案》中明确指出，将"建立以社区居民委员会为核心、社区残疾人组织为纽带、社区服务机构为基础的工作机制，促进残疾人平等参与社会生活"作为"十五"期间社区残疾人工作的主要指导原则之一。但是到目前为止，我国社区对家庭的支持工作非常薄弱，由于社区工作的支持体系不完善，许多支持活动无法展开。和政府规划相比，社区工作依然任重道远。

90％以上的残疾儿童家长和学校保持了联系，这说明特殊学校作为支持源发挥作用具有良好的基础。而实际上，家校间联系的主要内容是教师介绍（或家长了解）儿童在校的学习和生活情况。对于寄宿儿童来说，家长往往苦恼于无法与他们沟通。家校联系的频率随儿童年龄增长有减少趋势，不到1/3的家长认为孩子所在学校会经常向他们介绍特殊教育知识，半数家长偶尔得到学校此类帮助，还有15.4％的家庭从未得到过学校此类帮助。至于康复知识、信息资讯等方面的支持则更少。

调查显示，曾向卫生、民政、残联、妇联以及康复机构寻求过帮助的家庭分别仅占全部家庭的26.8％、28.5％、31.7％、10.4％、34.4％。这一方面反映家长对残疾儿童早期干预重要性和早期干预知识缺乏了解；另一方面也在某种程度上说明，目前我国残疾儿童家庭寻求帮助的渠道不畅通，使得广大的支持源未被充分利用。分别有34.4％、43.4％的残疾儿童父亲、母亲没有工作单位，其生活的窘迫可想而知。调查还发现，社会发放最低生活保障金的情况与家庭实际收入状况不完全相符。

40％的家长完全不了解我国特殊儿童法律法规，半数的家庭有一些了解。在被调查的家庭中，只有1.4％的家长认为我国关于特殊儿童权利的相关法律是健全且执行到位的。这些数据一方面表明当前特殊儿童家长的法律意识不够，另一方面也说明社会宣传力度不够。没有法律的保障，弱势群体很难有良好的生存环境。只有1/3的家庭认为受到社会平等的待遇，1/5的家庭认为他们被社会冷漠、歧视。一些家长反映他们想为孩子购买保险却遭到保险公司的拒绝，而实际上保险公司可以承担一定的社会保障责任。总之，特殊儿童的社会保障应该以多渠道、多元化的方式发展。

与健全儿童家长相比，特殊儿童家长在养育子女过程中遇到了更多的困难和更大的压力。很多家长在开放式问答中都写明困扰他们最大的问题是没有钱以及不知道如何教育子女。统计数据表明，当前特殊儿童家庭面临经济困难、缺乏康复和特殊教育知识以及时间和精力不足三大困难。不同家庭对社会支持有不同的需求。经济条件好、父母学历高的家庭会更关心孩子的康复和教育，也会更积极从各方面寻求各种帮助，因而获得的社会支持相对其他家庭要多，其子女也就有可能获得更大水平的发展。因此，社会各层面各支持者为特殊儿童家庭提供的支持在潜在层面存在着资源分配，不利于相对更弱势家庭的趋势和特点。这就要求社会更加关注处于贫困和教育弱势环境中的特殊儿童家庭，寻求促进该处境中特殊儿童获得社会支持的模式。

五、精神卫生

一个人的精神活动即心理活动，精神卫生(mental health)又称心理卫生。精神卫生有狭义和广义之分。狭义的精神卫生属于精神医学的范畴，是指积极采取对策，预防精神疾病的发生；对患有精神疾病的人早期发现、早期治疗，使其早日康复、回归社会。广义的精神卫生基本上属于精神医学的范畴，同时涉及心理学、社会学和行为学等许多学科。广义的精神卫生主要包括三个方面：一是防止和减少精神疾病与各类不良心理及行为问题的发生；二是提高精神健康水平，使人们能够有效地应对各种心理压力，精神愉快地学习、生活和适应社会；三是提高精神效能，使人们能最大限度地发挥其心理的潜在力量。

1987 年全国第一次残疾人抽样调查数据显示，我国有 194 万精神残疾人；2006 年第二次残疾人抽样调查数据显示，我国有 614 万精神残疾人。也就是说 19 年来，我国精神残疾人口增加了 420 万人。按照国际上衡量健康状况的伤残调整生命年(Disability Adjusted Life Years，DALY)指标评价各类疾病的总体负担(疾病造成早死和失能)，精神疾患占我国疾病总负担的 20%，排名仅次于心脑血管病、恶性肿瘤、呼吸系统疾病和意外死亡。中国心理卫生协会资料显示：在我国，自杀已成为位列第五位的死亡原因，每年约有 25 万人死于自杀，至少有 100 万人自杀未遂，自杀未遂者往往也造成不同程度的功能残疾。而在 15~34 岁的人群中，自杀成为首位死因。国际自杀预防协会的"中国的自杀研究"调查指出："63% 的自杀死亡者有精神疾病，其中 40% 为抑郁症，7% 为精神分裂症，7% 为酒精依赖。"中国疾病预防控制中心的一项研究发现：40% 的自杀未遂者在自杀当时有严重精神疾病。随着社会竞争的加剧，我国轻度的精神疾病，如抑郁症、孤独症、焦虑症等心理障碍患者发病率越来越高，儿童行为问题、大中学生心理卫生问题日益突出。据报道，中国目前约有 5% 的人存在不同程度的心理障碍，13‰ 的人患有不同程度的精神疾病，20%~30% 的大中学生存在不同程度的精神卫生问题。

每一个人都有心理活动。每个人在一生中都会遇到各种精神卫生问题。每一个在不同的人生时期的精神卫生的特点是不同的，重视和维护精神卫生是非常必要的。

(一)婴幼儿(0~3 岁)时期的精神卫生

在婴幼儿时期，大脑的结构与功能的发展特别迅速，但也比较敏感与脆弱。各种感染性疾病以及脑外伤容易造成婴幼儿大脑的损伤，导致精神发育不全、性格异常、癫痫和言语机能障碍等多种后遗症。因此，这个时期要特别注意预防各种疾病的发生。

婴幼儿时期的大脑生理特点是兴奋过程较抑制过程占优势、皮质下活动较皮质活动多，儿童的自我控制能力差，常表现为易激动、易疲劳、易受外界刺激的影响以及注意力不集中、情绪不稳定等行为特征。对孩子要善于教育和诱导，不能恐吓、打骂。

在家庭这个小社会里，一切社会准则和行为规范都在父母、祖父母或外祖父母的言传身教的过程中得到体现。这个时期大人的溺爱、姑息、放纵，可导致婴幼儿养成不良习惯和性格，如偏食、自私等，其中比较常见的精神卫生问题是养育不当所带来的心理发育问题，如语言发育不良、交往能力和情绪行为控制差等。父母文化素质和个人修养的不同可使幼儿之间出现差异。家长多与孩子进行情感、语言和身体的交流，培养孩子良好的生活行为习惯，是避免婴幼儿精神卫生问题发生的可行方法。

(二)学龄前儿童(4～6岁)时期的精神卫生

学龄前期儿童的心理功能，是他们自己在不断的活动实践中发展形成的。这个时期的大脑生理特点仍然是兴奋过程较抑制过程强，第一信号系统的活动高于第二信号系统的活动，儿童的活动富于情绪色彩、自我克制能力较差。这个时期儿童常见的精神卫生问题是：难以离开家长、与小伙伴相处困难。处理不好，易发生拒绝上幼儿园以及出现在小朋友中孤僻、不合群等问题。良好的幼儿教育是保障幼儿精神健康成长的重要举措。鼓励与小伙伴一起游戏、分享情感，培养孩子的独立与合作能力，是避免学龄前儿童精神卫生问题发生的可行方法。要关心那些缺乏母爱和家庭温暖的儿童，使他们得到心理上的满足，健康成长。对残疾儿童要施以特殊教育，预防矫正儿童的不良行为和习惯。对智力超常儿童，教师和家长要正确对待，遵循儿童身心发展规律，因势利导。儿童善于观察、模仿，在生活环境中、在周围人的影响下，儿童渐渐形成了他们的一些性格特征。因此，教师、家长及周围人群的文明行为与良好的榜样十分重要。

(三)学龄儿童(7～12岁)时期的精神卫生

学龄期儿童的大脑的兴奋性和抑制性都有所增强，行为的自觉性渐渐增多，故能逐步控制并调节其个人的行为，使之渐渐符合外界环境中的行为规范。但是，学龄儿童大脑的兴奋过程仍然占优势，他们容易受外界环境的影响，对各种事物过于敏感，控制自己的行为和情绪的能力是有限的。这个时期的儿童走出家庭到了学校，开始进入学习生活，生活规律的改变、社会环境的改变、人与人关系的改变带来了许多心理矛盾的碰撞。常见的精神卫生问题有：学习问题（如考试焦虑、学习困难），人际交往问题（如学校适应不良、逃学），孤僻、胆怯、固执、说谎、斗殴、吸烟、盗窃等行为问题以及睡眠障碍、饮食异常、口吃、遗尿、习惯性抽搐等神经功能失调症状。调查研究证明，有些青年的不良习惯和行为，大多在这段时间及环境中逐渐形成的。家长与教师必须正确对待和认真做好儿童从家庭或幼儿园转入学校的衔接工作，引导儿童尽快适应学校生活，为孩子营造一个良好的学习环境；要培养孩子敢于克服困难的精神，帮助和指导儿童解决困难，但不能让孩子产生依赖性；尽量鼓励儿童积极参加集体活动，懂得并养成遵守纪律、服从领导、建立友谊、认识集体的力量，培养儿童之间团结友爱、互相帮助、和睦相处的好风气；要重视对残疾儿童的特殊教育以及生活自理能力的培养。

（四）青少年（13～18岁）时期的精神卫生

青少年的心理活动是活跃而波动的阶段。这个时期，植物神经不稳定，情绪易波动，随着内分泌的机能变化，特别是性腺的发育成熟，第二性征的出现，青少年对一些围绕两性的问题表现出好奇性和神秘感。这个时期常见的精神卫生问题有：性心理发展问题、情绪问题、行为问题（如恃强凌弱、自我伤害、鲁莽冒险）、学习问题、人际交往问题、网络成瘾、吸烟、饮酒、接触毒品、过度追星、过度节食、厌食和贪食等，易患精神分裂症、神经症等疾病。在青少年人群中开展心理咨询，普及精神卫生知识是非常重要的。调节学习压力、学会情感交流、增强社会适应能力、培养兴趣爱好、正确对待两性问题等，是避免青少年精神卫生问题发生的可行方法。

精神免疫学是近年来新兴的一门学科，它将免疫学、生理学、神经内分泌学等相关生物科学与心理学、社会学、文化学乃至哲学等人文科学有机地结合在一起，研究机体在面临紧张刺激的情况下，高级中枢神经系统（心理活动过程）与免疫系统的相互作用以及这种作用在情绪致病中的地位和机制，并利用心理治疗方法增强免疫应答能力或预防疾病的发生。

第三章　药物中毒与残疾

2001 年 2 月 28 日第九届全国人民代表大会常务委员会第二十次会议修订，自 2001 年 12 月 1 日起施行的《中华人民共和国药品管理法》第一百零二条关于药品的定义为："药品，是指用于预防、治疗、诊断人的疾病，有目的地调节人的生理机能并规定有适应症或者功能主治、用法和用量的物质，包括中药材、中药饮片、中成药、化学原料药及其制剂、抗生素、生化药品、放射性药品、血清、疫苗、血液制品和诊断药品等。"俗话说"是药三分毒"。每一种药物的有效成分带有不同的化学基团，不同的化学基团与身体不同的系统、器官、组织亲和力不一样，产生的作用不一样。因此，每一种药物在发挥治疗作用的同时，也可能引起种种的药物不良反应（毒副作用），严重者可致残、致畸、致癌，甚至引起死亡。个体之间对药物的敏感性差异很大，药物对人体的作用（包括治疗作用和毒副作用）受遗传、年龄、性别、种族、民族以及身体各器官的功能状态等多种因素的影响。在同样的用量用法的情况下，有些人不良反应很轻，甚至没有什么不良反应，有的人不良反应很重，甚至出现残疾或引起死亡。

第一节　药物中毒与听力残疾

药物性耳聋是指患者接触（服用、注射、吸入、滴耳等）某些药物或某些化学制剂造成的感音神经性耳聋。通常把这些化学物质统称为耳毒性药物。已发现的耳毒性药物有近百种。多年来，由于大量化学药物和抗菌素的广泛应用，药物性耳聋已成为听力残疾的重要原因。根据"2001 年中国 0～6 岁残疾儿童抽样调查"结果分析，0～6 岁听力残疾儿童主要致残原因的前三位依次为：后天耳毒药物、孕期感染/耳毒药物、高烧疾病，这三种原因都与药物中毒有关。全国第二次残疾人抽样调查数据显示，药物中毒是导致 0～14 岁年龄段儿童听力残疾的第四位致残原因。

一、耳毒性药物

耳毒性药物可分为两大类：抗生素类耳毒性药物与非抗生素类耳毒性药物。

(一)抗生素类耳毒性药物

现已知耳毒性抗生素类药物有 26 种，常见的为氨基贰类抗生素。

1. 氨基贰类抗生素

包括链霉素、新霉素、卡那霉素、庆大霉素、阿米卡星(丁胺卡那霉素)、妥布霉素、洁霉素、核糖霉素、西索霉素、小诺霉素、阿司霉素、大观霉素(淋必治)、巴龙霉素、青紫霉素等。有人认为这类药物耳毒性从高到低的顺序为：新霉素＞庆大霉素＞妥布霉素＞卡那霉素＞链霉素＞丁胺卡那霉素＞小诺霉素。氨基贰类抗生素中毒有以下特点。

(1)耳蜗中毒症状

早期为 4000Hz 以上的高频听力损失，对语言的影响不太明显。用药数周、数月或停药半年甚至一年后，由药物引起的内耳毛细胞的退化及听神经细胞的变性萎缩却仍在继续进行，从而导致全频听力损失，患者听话困难，称为"迟发性耳毒反应"，尤以婴幼儿、老年人最为多见。其中，以新霉素对听内耳的损害最为严重，无论是注射剂型、口服剂型、喷雾吸入剂型、灌肠剂型、滴耳剂型、软膏等都可引起内耳的损害。目前新霉素的注射剂型已经停止使用。有些耳毒性药物能通过母亲的乳汁进入婴儿的体内，损害孩子的内耳导致感音神经性耳聋。

(2)前庭中毒症状

主要有头晕、恶心、走路不稳。一般情况下链霉素对前庭神经的损害大于对听神经的损害，但其对听神经损害的报告也很多。庆大霉素的毒性作用与链霉素相似。

(3)肾脏损害

一方面，氨基贰类药物对肾脏有直接损伤作用；另一方面，肾功能不好者药物的排泄困难，又进一步加重药物对听神经的损害。

(4)个体易感性

中毒的决定因素是个体的敏感性，与遗传有关。中毒的程度与用药量的多少关系不大。有的人用百余克链霉素却安然无恙，有的人仅用 0.5 克链霉素就立即发生了剧烈的眩晕、耳鸣，继而听力迅速下降，导致永久性耳聋，此谓"过敏性耳毒反应"。研究发现，药物性耳聋系由细胞线粒体的遗传基因发生变异引起的，即家族的变异基因可能通过母亲遗传给她的子孙，使之具有潜在的过敏性，即"母系遗传"。

（5）年龄越小，耳聋发生率越高

以庆大霉素为例，用药量若大于 400 毫克，两岁以内儿童发生中毒耳聋的几率为 86%，两岁以上者的发生率为 68%。儿童对链霉素的耐受力较成人低，故耳聋的发生率较高，一般高达 36%。

（6）协同性损害

耳毒性抗生素与其他耳毒类药同时应用或先后应用时，对内耳发生协同性损害；暴露在噪声环境中使用耳毒性抗生素，可加快、加重内耳的损害。

（7）胎儿损害

有些耳毒性药物（如链霉素）能通过母亲的胎盘进入胎儿体内，引起先天性耳聋。有些药物能从母亲的乳汁中分泌出来，损伤婴儿听神经，引起耳聋。

（8）用药途径

损害程度与给药途径、用药总量和疗程长短有密切关系。椎管内给药的危害性最大，其次为静脉给药、肌肉给药和皮肤损伤后表面给药，口服相对安全。

2. 非氨基甙类抗生素

如红霉素、氯霉素、紫霉素、多黏菌素、万古霉素、四环素、卷须霉素、利福平、杆菌肽等也能引起听神经的损害。

（二）非抗生素类耳毒性药物

非抗生素类耳毒性药物包括抗疟类耳毒性药物、抗肿瘤类耳毒性药物、水杨酸类耳毒性药物、利尿类耳毒性药物以及其他类耳毒性药物。

1. 抗疟类耳毒性药物

包括奎宁和氯奎类。本类药物在抗生素问世之前是最常见的致聋药物。小剂量应用奎宁常发生耳鸣，大剂量应用奎宁可发生永久性耳聋。不论短期或长期服用氯奎均可引起耳蜗永久性损害，导致双侧完全性感音神经性耳聋。妊娠期服用抗疟类耳毒性药物，可导致先天性耳聋、视力缺陷、肾损伤、脑积水、心脏及四肢畸形。

2. 抗肿瘤类耳毒性药物

包括顺氨胺铂、氮芥、长春新碱等。顺氨胺铂是一种广谱抗癌药物，对肾脏、骨髓、胃肠以及内耳均产生毒副作用。氮芥、长春新碱常用于儿童白血病、恶性淋巴瘤等治疗，具有神经毒副作用。

抗肿瘤类耳毒性药物的耳聋发生率与个体情况、用药剂量以及疗程长短有关。典型的耳中毒一般为渐进型：早期以 4000～8000Hz 高频下降较明显，随着疗程的延长，向低频发展，出现永久性耳聋。对于使用过耳毒性药物者，更容易引起耳中毒。

3. 水杨酸类耳毒性药物

包括阿司匹林(乙酰水杨酸)和水杨酸等。大剂量使用可引起双侧对称的 40dB 听力损失，多是可逆的，如不及时停药可引起永久性耳聋。

4. 利尿类耳毒性药物

如速尿、利尿酸等。长时期使用可引起听力下降、耳聋，大剂量静脉注射可引起突发性耳聋。

5. 其他耳毒性药物

如洋地黄、心得安、奎尼丁、乙胺丁醇、异烟肼、对氨柳酸、苯妥英钠、苯巴比妥、反应停、避孕药、甲硝唑、土荆芥油等药物和砷、铅、汞、苯胺染料、苯蒸气、一氧化碳、二硫化碳、四氯化碳、氰化物等化学制剂都有损害内耳的作用。

二、预防措施

药物性耳聋的治疗是困难的，关键在于预防。耳聋家族史、噪声暴露史、肾功能不良者，应避免使用耳毒类药物。孕妇慎用耳毒类药物。不可避免地使用耳毒类药物时，应密切注意耳中毒的早期症状，如耳胀、耳鸣、头晕等，并定期进行听力监护。一旦发现问题，立即停药并给予相应的治疗。在使用耳毒性药物的前后，可选用某些药物以减轻其毒性反应，如链霉素可合并应用维生素 A、B 以及砭钙类等药，卡那霉素可合并维生素 B 和氨基酸类药等，有助于改善听神经营养与促进药物的解毒和排出。经治疗难以恢复者，佩戴助听器。

据基因诊断和筛查结果表明，人类线粒体 DNA A1555G 突变是导致氨基糖甙类抗生素致聋的根本原因。目前，线粒体 DNA A1555G 突变的检测已用于临床诊断。一旦查出线粒体 DNA A1555G 阳性突变个体，要提醒其整个家族的注意，避免氨基糖甙类抗生素致聋的悲剧发生。基因检测新技术适合所有人群，特别是新生儿、未使用过氨基糖甙类抗生素的人群和原因不明的感音神经性耳聋散发患者，从而大量减少药物性耳聋的发生。对孕妇和自然人群进行耳聋治病基因的筛查，将使耳聋预防由出生后预防迈上出生前预防的新台阶。

第二节　药物中毒与视力残疾

眼维持正常的视觉功能必须具备三个条件：正常的解剖组织学结构、正常的眼球运动功能以及正常的屈光调节能力。任何一方面的损伤，都可引起视力问题，甚至引起视力残疾。有的药物可引起视觉器官的结构损伤，主要表现为角膜或结膜损伤、晶状体损伤、视网膜病变、视神经损害、视觉中枢损害等；有的药物可导致眼球震颤或眼球运动障碍；有的药物可引起视觉器官的调节功能障碍，主要表现为视力下降、近视、视野损害、色觉障碍、复视、瞳孔缩小或散大、幻视等；有的药物能通过母亲的胎盘进入胎儿体内，引起先天性的视力残疾，如先天性白内障等。

一、眼损害类药物

各种药物对视觉器官的损伤机制不一样，因而引起视力损害的表现形式也不一样，见表 3-1。

表 3-1　药物中毒与眼损害

药物			眼损害
抗感染药物	抗生素类	链霉素	突发性球后视神经炎、渐进性视神经萎缩、眼球震颤、弱视、视乳头水肿、视网膜炎等
		四环素	近视、眼球运动障碍、视网膜水肿等，可以通过孕妇的胎盘引起胎儿先天性白内障
		氯霉素	长时间、大剂量使用可引起视神经炎，晚期可发生不可逆的视神经萎缩
		青霉素	偶可动眼神经障碍
		异烟肼	角膜溃疡
		乙胺丁醇	视神经损害
		呋喃唑酮	中毒性视神经炎
		磺胺	白内障、眼肌麻痹、视神经炎、视神经萎缩
		萘啶酸	复视、视力严重下降等
	抗病毒类	碘苷	球后视神经炎、红绿色觉障碍、视神经萎缩
	抗寄生虫类	氯喹	视神经乳头水肿、色觉障碍、眼肌麻痹
		吡喹酮	视力下降、视网膜-视神经炎、视野缩小等
		左旋咪唑哌嗪（驱蛔灵）	复视、眼球震颤、眼调节障碍，少数人可发生白内障等
泌尿系统药物		速尿	视力模糊、幻觉
		利尿酸	视力模糊、眼球震颤等
呼吸系统药物		咳必清	瞳孔散大、对光反应消失、幻视等

续表

药 物		眼损害
消化系统药物	甲氰咪胍	近视、幻视、诱发青光眼等
	普鲁本辛	瞳孔散大
	胃疡平	
	胃复安	眼调节障碍、双眼阵发性上视、动眼神经危象等
神经系统药物	镇痛类 芬太尼	视物模糊
	美沙酮	皮质盲
	丙烯吗啡	幻视、聚焦困难
	阿斯匹林（水杨酸类）	视网膜出血、视力下降、瞳孔散大、对光反应迟钝、视神经炎、视神经萎缩、视野缩小、皮质盲等
	保泰松	中毒性弱视、视网膜出血、眼调节障碍等
	吲哚美辛	中毒性弱视、复视、视网膜损害等
	萘普生	中毒性弱视、眼调节障碍等
	布洛芬	中毒性弱视、视力模糊等
	甲氧萘丙酸	复视、眼球震颤、眼肌麻痹、视神经炎、色觉障碍等
	抗精神病类 氯丙嗪	角膜混浊、白内障、视网膜损害、视神经萎缩、中毒性弱视、色觉障碍、视野缺损等
	甲硫哒嗪	脉络膜和视网膜损害，出现色觉障碍，严重者可失明
	氟哌醇	白内障、眼睫状肌麻痹
	抗抑郁类 阿米替林	诱发青光眼
	麦普替林	
	抗焦虑类 安定	
	阿普唑仑	
	抗癫痫类 苯妥英钠	眼外肌麻痹、眼球震颤等
	甲硫胺	眼外肌麻痹、眼睑下垂、幻视、近视等
	抗惊厥类 水合氯醛	瞳孔散大、复视等
	巴比妥类	眼球震颤、复视、眼肌麻痹、眼睑下垂、视神经炎、视神经萎缩、视野缺损等

续表

药　物			眼损害
神经系统药物	拟副交感神经类	匹罗卡品	瞳孔缩小、瞳孔闭锁、白内障等
		毒扁豆碱	
	拟交感神经类	肾上腺素	诱发青光眼
		苯福林	
	抗胆碱类	山莨菪碱	
		后马托品	
		普鲁本辛	
		苯海索	
		赛庚啶	
		克伦特罗	
循环系统药物	抗心律失常类	奎尼丁	色觉障碍、中毒性弱视、视神经萎缩、视野向心性缩小、失明等
		心得安	眼—黏膜—皮肤综合征，严重者可失明
	降压类	利血平	瞳孔缩小、近视、眼睑下垂等
		胍乙啶	眼肌调节性痉挛
		可乐宁	瞳孔散大、视神经缺血
		长压定	视乳头水肿、视野缺损、视神经萎缩等
	强心苷类	洋地黄	视力下降、色觉障碍、眼球震颤、眼肌麻痹、球后视神经炎等
		地高辛	
		毛花苷 C	
	防治心绞痛类	硝酸甘油	诱发青光眼
其他药物	激素类	糖皮质醇	诱发病毒性或霉菌性角膜炎，导致眼睑下垂、瞳孔散大、中毒性弱视、视野缺损、色觉障碍、眼调节障碍、白内障、青光眼等
		胰岛素	近视、白内障等
		前列腺素	诱发青光眼
		舒经芬	视神经炎、视网膜炎等
		避孕药	眼球震颤、复视、角膜溃疡、视神经炎、视网膜损害、色觉障碍、白内障等
	维生素类	维生素 A	过量使用可导致眼球震颤、复视、眼肌麻痹等
		维生素 D	过量使用结合膜、角膜钙质沉着，严重者可引起角膜带状变性、视神经萎缩、失明等

续表

药　物		眼损害
其他药物	抗肿瘤类 白消安	长期使用可引起白内障
	顺铂	视神经乳头水肿、球后视神经炎
	卡氯芥	视神经损害
	长春新碱	视神经萎缩、复视、失明
	莫惜芬	角膜、视网膜损害
	硫唑嘌呤	视网膜出血、坏死性视网膜炎，眼肌麻痹、复视、视神经炎、色觉障碍等
	生物制品 伤寒疫苗	视乳头—视神经炎，晚期可引起视神经萎缩而致失明
	狂犬疫苗	少数人可引起视神经炎
	螯合剂 青霉胺	视神经炎

二、预防措施

正确选择用药品种。特别是对眼部疾患者，要避免使用损伤视觉器官的药物。如青光眼患者不能使用散瞳的药物。有些药物，如四环素能通过胎盘或乳汁影响胎儿或婴儿的视觉器官，故孕妇、哺乳期妇女应避免使用这类药物。不可避免地使用眼损害类药物时，应密切注意眼损害的早期症状。一旦发现问题，立即停药并给予相应的治疗。例如，乙胺丁醇导致的中毒性视神经炎，早期及时停药、积极治疗可以治愈，晚期可导致失明。氯丙嗪导致的白内障，早期及时停药可阻止晶状体损害的进一步发展。在使用眼损害药物的前后，可选用某些药物以减轻其毒性反应，如服用异烟肼同时服用维生素 B_6，可预防或减轻药物对视神经的损害。维生素 B_6 还可预防青霉胺引起的视神经炎。凡符合手术指征的药物中毒性白内障，应尽早手术。

第三节　药物中毒与肢体残疾

正常的运动功能的体现依赖于神经系统、肌肉和骨骼的结构与功能的完善。有的药物进入机体后，可引起神经系统和/或肌肉以及骨骼的损害，导致肢体麻痹、瘫痪、僵直、运动功能障碍等，从而产生肢体残疾。有的药物可通过孕妇的胎盘，影响胎儿的生长、发育，从而导致先天性畸形（参见第四章）。

一、运动损害类药物

各种药物对神经系统和/或肌肉以及骨骼的损害机制不一样，因而引起运动功能损害的表现形式也不一样，具体详见表 3-2。

表 3-2 药物与运动功能损害

药 物		运动功能损害
生物制品	狂犬疫苗	损害中枢神经系统，引起中毒性脑病，出现意识朦胧、昏迷、惊厥、抽搐、尿失禁、肢体瘫痪等；或引起脑炎样损害，出现头痛、呕吐、寒战、高烧等症状，严重者可出现定向障碍、昏迷、失语、颅神经麻痹、癫痫发作等。有报道注射狂犬病疫苗、破伤风疫苗、风疹疫苗等可引起单神经炎或多发性神经炎，上升性脊髓炎，横贯性脊髓炎或脑脊髓炎等。患者可表现为共济失调、肢体及躯干肌阵挛、肢体瘫痪等
	麻疹减毒活疫苗	
	百日咳菌苗	
	百白破三联菌苗	
	脊髓灰质炎疫苗	
	甲型流感疫苗	
	脑膜炎多糖菌苗	
	流行性乙脑疫苗	
	伤寒疫苗	
	白喉抗毒素	
	破伤风抗毒素	
	抗蛇毒血清	
抗生素类	头孢噻啶	损害中枢神经系统，引起中毒性脑病，出现意识朦胧、昏迷、惊厥、抽搐、尿失禁、肢体瘫痪等
	头孢氨苄	
	环丝氨酸	
	异烟肼	损害神经系统，引起中毒性脑病和周围神经的损伤，表现为共济失调，肢体瘫痪等
	青霉素	鞘内注射青霉素可引起难以恢复的脊髓损害，表现为肢体瘫痪
	呋喃妥因	损害小脑和周围神经系统，表现为共济失调、肢体瘫痪等
	呋喃坦啶	
抗肿瘤类	金刚烷胺	损害中枢神经系统，引起中毒性脑病，出现意识朦胧、昏迷、惊厥、抽搐、尿失禁、肢体瘫痪等。鞘内注射氨甲喋呤可引起上升性脊髓炎
	氨甲喋呤	
	长春新碱	损伤周围神经
	顺铂	
	5-氟尿嘧啶	损害小脑，并损害神经—肌肉接头，引起慢性进行性神经—肌肉病

续表

药　物		运动功能损害
抗寄生虫类	左旋咪唑 甲苯咪唑 阿苯哒唑 丙硫咪唑	损害中枢神经系统，引起中毒性脑病。患者出现头痛、头晕、反应迟钝等症状，严重者可出现定向障碍、嗜睡、或昏迷、失语、颅神经麻痹、癫痫发作、偏瘫或双侧瘫等症状
	氯喹	损害神经—肌肉接头，引起慢性进行性神经—肌肉病
神经系统药物	抗癫痫药　卡马西平 苯妥英钠 丙戊酸钠 扑痫酮 苯巴比妥	损害小脑 卡马西平和苯妥英钠可引起中毒性脑病，苯妥英钠可严重地损害周围神经 苯妥英钠、扑痫酮、苯巴比妥可引起佝偻病、骨软化病
	抗精神病药　氯丙嗪 奋乃静 氟奋乃静 氟哌啶醇 三氟拉嗪 甲哌氯丙嗪 硫乙拉嗪 乙酰丙嗪	引起锥体外系损害。出现急性运动障碍，常发生在开始治疗的一周内，肌张力痉挛性斜颈、上肢肌、躯干肌、咀嚼肌、舌肌等不自主地、阵发性地强直性收缩等症状。迟发型运动障碍，一般在服药3个月以上是发生，表现为不自主、有节律的刻板式运动，最常见者为口—舌—颊三联症：吸吮、舔舌、鼓腮、撅嘴、咀嚼、歪颌等，严重者构音不清，影响进食。亦可表现为肢体不自主摇摆、舞蹈指画样动作、手足徐动或四肢躯干的扭转性运动等。上述不自主运动受意识控制，情绪紧张或激动时加重，睡眠时消失。引起小脑损害。步态不稳，共济失调
	镇静药　安定	小脑损害
	激素类　肾上腺皮质激素 甲状旁腺素	骨和关节损害，引起佝偻病、骨软化病

二、预防措施

医务人员应熟悉药物的药理学、药物的不良反应和不良因素的相互作用，根据患者的具体情况正确选择药物，严格按照规定的用法用量进行处方。合理用药提高自我保护能力，患者要认真阅读药品使用说明书，严格按照说明书和医生处方规定的用法用量服用药物。引起运动功能损害的药物，多数影响中枢神经系统导致的后遗症，在药物中毒的急性期，要积极对症治疗，加强安全保护。一般药物在引起残疾之前，通常会出现一些早期症状。如果从出现早期症状即及时停药并给以相应的治疗，药物中毒的是可以痊愈的，不至于发展为药物致残。因此，对用药者进行监护，是预防药物致残的一个重要的措施。药物致残形成后，积极开展全面康复。

第四节　药物中毒与精神残疾

　　进入机体的药物可以广泛地影响呼吸、循环、消化、内分泌、泌尿、生殖等多个系统，也可通过血脑屏障损伤大脑，引起一系列的精神症状。有些药物引起的精神症状是其药理对其他器官系统作用的延伸，如用利血平是一种肾上腺素能神经元阻断性的抗高血压药，但是在降低血压的同时也作用于脑，造成精神忧郁。抗精神病类药物，其治疗作用主要是通过影响神经递质之间的平衡而发挥作用，在治疗用药时，引起新的精神症状出现是药物本来需要的药理作用的延伸，如应用抗胆碱能类治疗震颤麻痹药物产生的谵妄等。

一、精神损害类药物

　　各种药物对大脑损害机制不一样，因而引起的精神症状也不一样，详见表3-3。

表3-3　药物与精神症状

药物		精神症状
抗生素、抗病毒类	异烟肼	导致意识障碍、妄想、幻觉、情绪抑郁、定向力障碍等
	青霉素	少数人肌肉注射青霉素后可出现恐惧感、焦虑、幻听、幻视等
	氯霉素	易激惹、焦虑、恐惧、类躁狂状态、幻觉等
	呋喃唑酮	精神失常
	磺胺类	
	金刚烷	幻觉、精神错乱等
抗寄生虫类	氯喹	人格改变、躁狂、抑郁、谵妄等
	阿的平	幻觉、妄想等
	血防846	多语、幻听、幻视、情绪兴奋或抑郁等
	呋喃丙胺	表情淡漠、兴奋、躁动、行为怪僻等

续表

药物		精神症状
心血管系统药物	洋地黄	情绪不稳、淡漠、谵妄等
	地高辛	
	双异丙吡胺	引起情绪激动、幻听、幻视、被害妄想等
	苘满丙二胺	
	利舍平	精神抑郁、焦虑症状
	降压灵	
	复方降压灵	
解热镇痛和抗风湿类	吲哚美辛	大剂量使用可引起谵妄、人格解体；长期使用导致反应迟钝、精神抑郁等
	二甲麦角新碱	幻觉
肾上腺皮质类	强的松	意识障碍、幻觉、妄想，以及欣快、易激惹、紧张、情绪不稳、躁狂症状或抑郁症状
	强的松龙	
	地塞米松	
神经系统药物	镇静催眠类	巴比妥	记忆力减退、注意力不集中、情绪波动、意识模糊、人格改变等
		异戊巴比妥	
		司可巴比妥	
		苯巴比妥	
		硫喷妥	
		甲喹酮	精神欣快、共济失调等
	中枢兴奋类	苯丙胺	幻觉、妄想等
		咖啡因	
		氨茶碱	烦躁不安、焦虑、易激动
		麻黄碱	
		肾上腺素	
	抗精神病类	氯丙嗪	精神运动性兴奋，如焦虑不安、激动、冲动、攻击行为等
		三氟丙嗪	
		左美丙嗪	不同程度的意识障碍，或意识模糊、或梦幻样状态或谵妄状态，定向力障碍、言语散漫、错觉、幻觉、兴奋躁动、刻板动作，生活不能自理
		乙酰丙嗪	
		甲硫哒嗪	
		甲砜哒嗪	药源性抑郁，如焦虑、烦躁、消极悲观、情绪不稳、自责自罪、甚至自伤自杀等
		哌普嗪	
		奋乃静	紧张综合征，如缄默、木僵、违拗、蜡样屈曲等
		氟奋乃静	诱发癫痫
		丙氯拉嗪	

药物			精神症状
神经系统药物	抗抑郁类	阿米替林	兴奋躁动、不同程度意识障碍
		多虑平	
		丙咪嗪	
		氯丙咪嗪	
		麦普替林	
		去甲替林	
		普罗替林	
		丁氨苯丙酮	
		氟苯甲异喹	
	抗焦虑类	安泰乐	戒断综合征：焦虑紧张、激动不安、情绪不稳、动力缺乏、记忆力减退、注意力障碍、人格和现实解体、睡眠障碍、感觉异常、抑郁、妄想、震颤、共济失调、嗅觉过敏、听觉过敏、触觉过敏、疼觉过敏以及头痛、头晕、恶心、出汗、食欲不振、视力模糊等
		苯乃嗪	
		苯海拉明	
		氮杂环醇	
		眠尔通	
		利眠宁	
		安定	
		氟安定	
	抗躁狂类	锂盐	记忆力障碍，顺行性遗忘；构音不清，不同程度的意识障碍
	抗癫痫类	苯妥英钠	精神错乱、共济失调、神经性震颤
抗胆碱药		苯海索	意识模糊、谵妄、幻觉、妄想、情绪不稳等
		阿托品	兴奋、易激动、烦躁、幻觉、神经质、坐立不安、动作笨拙、神志不清、言语不清、记忆力减退、谵妄、惊厥等
		颠茄	
		莨菪碱	

二、抗精神病药的使用原则

1. 选用熟悉的精神药物

精神药物的品种繁多，新品种不断问世，但大多数同类精神药物就其治疗效果而言，并无显著差别。在治疗中，应尽量选用熟悉的、对其疗效以及副作用有充分了解的药物，往往能取得最理想的药物，为患者带来最少的痛苦。

2. 尽量单一用药

精神药物的应用方案应该是越简单越好，提倡只用一种药物。单一用药对于治疗作用与副作用的认识和判定要方便得多。必要时可用两种药物联合用药。更换精神药物、骤增服药剂量、联合用药、骤然撤药等，均易导致副作用的产生。

3. 选择合适的剂量

每个个体对每种精神药物的耐受性是不一样的。药物剂量不足，疗效不佳，甚至延误治疗时机，使疾病慢性化；剂量过高，副作用或毒性反应增加。一般治疗剂量效果不佳者，即使再加大剂量，多数也是无济于事的。儿童用药剂量可按年龄计算：5～8 岁用成人量的 1/4～1/3；9～12 岁用成人量的 1/3～1/2；13～16 岁用成人量的 1/2 至接近成人量。给药开始，剂量宜小，逐步增加剂量，直至出现疗效。

4. 药物更换要慎重

各种同类精神药物的疗效大致相仿，一种药物效果不好，另一种药物的效果大致也不理想。所以判断某种药物无效之前，应做全面的评定，包括计量是否过低或过高；是否按照医嘱按时按量服药，疗程是否足够；有无其他可能影响疗效的社会心理因素存在以及诊断是否正确等。只有当出现严重副作用或某种药物的疗效确实不好时，才考虑更换药物。应选择与原先药物化学结构不同的药物。

5. 定期检查

在使用精神药物期间，须定期检查血象、肝功能和心电图，经常了解病情，评定疗效和副反应。

第四章　先天性疾病与残疾

先天性疾病(con-genital disease)是指新生儿在出生时或在发育过程中受内在和外在多种因素的影响而导致的机体损害。内因主要指细胞内的遗传基因,即遗传物质发生病变;外因指环境条件(包括母体子宫和外界环境因素),即胎儿生长发育的子宫环境发生物理化学变化或胎儿在分娩过程受到的各种损伤;更多的先天性疾病不是单纯的遗传因素或环境因素所致,而是遗传因素和环境因素共同作用的结果,在不同的疾病中,两种因素所占的比例是不同的。先天性疾病表现为外形结构的缺陷或功能与代谢上的障碍,以致在一定程度上影响其正常的生活、学习和工作者,称为先天性残疾。

先天性残疾有些在出生时用肉眼能够看得见或辨认出,有些在出生后数月或数年才显现出来。调查数据显示,我国每年有 80 万 ~ 120 万出生缺陷患儿出生,约占每年出生人口总数的 4%～6%。出生缺陷不仅是围产儿和婴幼儿死亡的主要死因,也是儿童和成年残疾的重要原因,给家庭和社会带来了沉重的精神和经济负担。卫生部的官方网站公布:全国 31 个省、自治区、直辖市的 116 个监测点对 5 岁以下儿童死亡、孕产妇死亡和出生缺陷的监测结果显示,2004 年出生缺陷总发生率为 128.38/万;农村出生缺陷总发生率高于城市,男性围产儿缺陷总发生率高于女性;产妇年龄与出生缺陷总发生率差异有统计学意义,即在＜20 岁和≥35 岁年龄组最高,而在 25～30 岁年龄组最低。主要畸形发生率顺位与 2003 年一致:先天性心脏病(18.53/万)、总唇裂(14.85/万)、多指(趾)(14.61/万)、神经管缺陷(9.44/万)、脑积水(7.92/万)。

2002 年,卫生部和中国残联联合启动了《中国提高出生人口素质、减少出生缺陷和残疾行动计划(2002—2010)》,推动出生缺陷干预工作在全国范围内开展。2003 年卫生部颁布了《产前诊断技术管理办法》,以进一步加强出生缺陷二级干预措施的实施。2007 年,中央财政提供了专项经费支持,先期在神经管缺陷高发的中西部 6 省 293 个县开展出生缺陷的防治项目,重点开展具有明确干预效果的防治措施,实施育龄妇女增补叶酸,以降低我国神经管缺陷的发生,提高出生人口素质。

第一节　遗传与遗传病

一、遗传的物质基础

遗传的物质基础是存在于细胞核内的染色体(chromosome)。每一种生物都有特定数目的染色体，且数目相当稳定，这是生物分类学中的一个重要标志。

(一)人体细胞的染色体

人体细胞可以分成体细胞和生殖细胞两大类。前者构成人体的各种组织和器官，如肌细胞、肝细胞、神经细胞等；后者起着繁衍后代的作用。

1. 体细胞染色体

每个体细胞都含有46条染色体，按其大小排列成23对。每对染色体分别来自父亲(由精子遗传)和母亲(由卵子遗传)，所以又称为同源染色体(homologous chromosome)。

(1)常染色体

第1对到第22对染色体，男女都有，称为常染色体。

(2)性染色体

第23对称为性染色体，男女不一样，称为性染色体。女性细胞中有两条相同的X染色体(XX)，男性细胞中有一条X染色体，一条Y染色体(XY)。

2. 生殖细胞染色体

生殖细胞由体细胞分裂、发育所形成。在这个过程中，染色体数目减少一半，即成熟的精子与卵子细胞的核内只有23条染色体。精子与卵子结合形成的受精卵又恢复为46条染色体。这样保证了上下代之间染色体数目的恒定。

3. 核型

将一个体细胞的全部染色体按一定方式排列起来，就构成核型(Karyotype)。核型的描述是先表明染色体的总数，加上一个逗号，再加上性染色体。正常女性的核型为"46，XX"，正常男性的核型为"46，XY"。

(二)基因

基因(gene)是染色体上的遗传单位。基因的化学成分是由磷酸、戊糖和碱基组成的脱氧核糖核酸(DNA)。每条染色体上有2000多个基因，按一定顺序排列，占有一定的位置，叫位点。46条染色体共携带5万~10万个基因。人类的一切形状，如肤色、血型、高矮等都是由基因所决定的。

1. 等位基因

在体细胞中，染色体成对，基因也是成双的。一对基因控制着一对相对的性状，这一对基因称为等位基因（allele）。等位基因是位于同源染色体上位置相同的基因。

2. 纯合子与杂合子

等位基因的成分相同，称纯合子（Homozygote）。等位基因成分不同，称杂合子（Heterozygote）。

3. 显性基因与显性性状

在杂合子中，如果个体只显出其中一个基因所决定的那种性状，这个基因被称为显性基因（Dominant Gene），习惯上用大写字母表示（如 A）；显性基因所控制的性状为显性性状。

4. 隐性基因与隐性性状

在杂合子中，其中一个未能得到表现的基因称为隐性基因（Recessive Gene），以小写字母表示（如 a），隐性基因并不是消失了，当隐性基因有机会配对成纯合子的时候，就会表现出隐性性状。

5. 表现型与基因型

机体所具有的遗传性状称表现型（Phenotype），表现型是生物发育中或发育成熟后的形态特征和生理特性的总称，如人体的体态、容貌、智力特点、器官功能和有无畸形等外表可见的部分。表现型是可变的，是核型与环境相互作用的结果。与表现型相关的基因组称基因型（Genotype），基因型是不变的，在受精卵阶段就已定型了。

6. 基因图

绘制基因在染色体的位置以及基因之间的相互关系的图谱称为基因图。人类基因组计划开始于 1990 年，来自美国、英国、日本、法国、德国、中国 6 国的数百名科学家经过 13 年的不懈努力，终于完成了人类基因组序列图这一规模浩大的科学工程。科学家发现，人类基因组包含 30 亿个碱基对，人类基因数目约为 3.4 万～3.5 万个。人类基因组序列图为人类了解自身提供了一个十分重要的平台。基因诊断、基因治疗、基因工程药物等有着极其广阔的应用前景。

(三)遗传的基本规律

1. 分离律(law of segregation)

基因作为遗传单位在体细胞中是成双的，它在遗传上具有高度的独立性。生物在生殖细胞发育的减数分裂时，成对的等位基因彼此互不干扰，独立分离，分别进入不同的生殖细胞的规律，就是分离律。

2. **自由组合律**(law of independentassortment)

这是指在生殖细胞形成过程中，同源染色体上的等位基因分离的同时，非同源染色体上的不同的非等位基因可以相互独立的分离，有均等的机会自由组合到每一个生殖细胞的规律性活动。不同基因的独立分配是自然界生物发生变异的重要来源之一。该定律是在分离律基础上，进一步揭示了多对基因间自由组合的关系，非同源染色体上的非等位基因表现为组合。

3. **连锁律**(law of linkageand)

这是指如果决定两种性状的基因位于同源染色体上时，那么在生殖细胞的减数分裂时，位于同一条染色体上的决定两种性状的基因，将连在一起随着这条染色体进入一个生殖细胞中。因此，它们不能自由组合，而是连锁在一起传递。在同一条染色体上的所有基因一起构成连锁群，并作为一个单位进行传递的规律，即为连锁律。连锁律的发现，证实了染色体是控制性状遗传基因的载体，基因在染色体上具有一定的距离的顺序，呈直线排列。

(四)系谱

1. **先证者**

在整个家系中，首先被发现或最早就诊的遗传病患者称为先证者。

2. **系谱分析**

系谱是表明一个家族中，某种遗传病发病情况的一个图解。系谱分析(pedigree analysis)是从先证者入手，在详细调查患者家族各成员发病情况后，按一定形式绘制系谱，用系谱来分析某种遗传病的遗传方式。对某病或性状遗传方式的判断必须进行多个系谱综合分析后方能作出准确结论。系谱中常用的符号如图 4-1。

(五)遗传物质的变异

遗传和变异是生命的特征。一个物种只产生同一物种的后代，这些后代继承着上一代的各种基本特征的现象称为遗传。但是，各种生物所生的后代又不完全像上一代，且子代各个体间也不完全一样，这种差异的现象称为变异。遗传使物种保持相对稳定，变异则是使物种的进化成为可能。遗传与变异是一对矛盾，在生物进化过程中起着决定作用。如果没有遗传现象，世界上的各个物种就不可能一代一代地传递下去；同样，若没有变异现象的存在，地球上的生命只能永远停留在最原始的类型，也不可能构成形形色色的生物界，更不可能有人类进化的历史。遗传与变异在一定条件下相互转化，即遗传性的改变表现

□ 正常男性	□—○ 配偶关系
○ 正常女性	□--○ 婚外夫妻关系
◇ 性别不详	□/○ 离婚
☐·● 男性数，女性数	□=○ 近亲结婚
■ ● 患者	单卵双生子
◧ ◑ 常染色体隐性基因杂合子	双卵双生女
☉ X连惯隐性基因携带者	双生子卵性不详
■ 先证者	

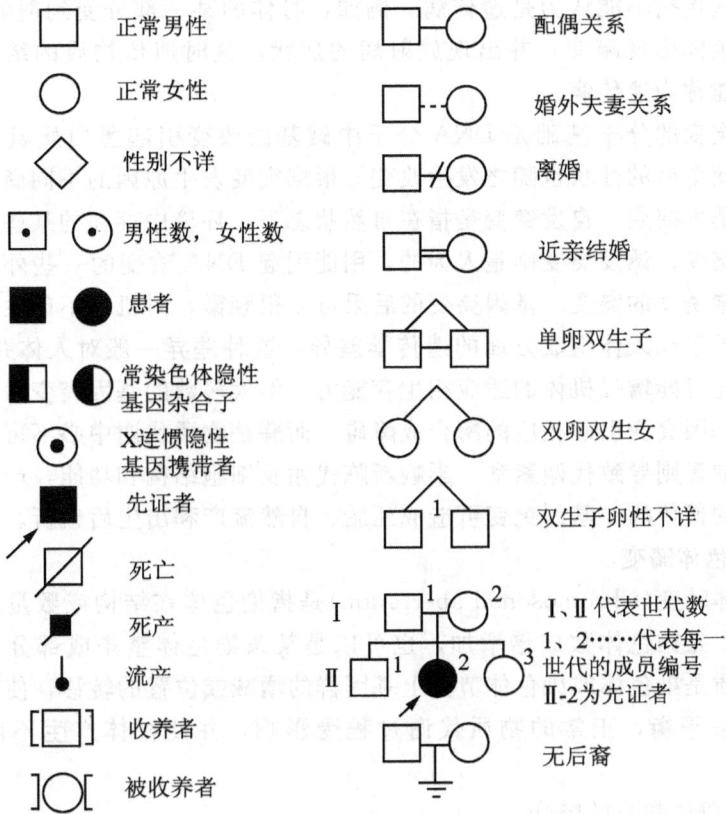

图 4-1　系谱符号

为变异性，变异性的稳定和传代就是遗传性。

1. 基因突变

基因突变（gene mutation）是指基因的核苷酸顺序或数目发生了改变。基因突变可发生在个体发育的任何阶段，且可发生于体细胞与生殖细胞的任何分期。但由于生殖细胞对外界环境的敏感性较高，所以发生突变的几率也高，一旦发生可遗传给后代。如果突变是发生在体细胞中，一般不能直接遗传给下一代，但可引起突变个体某些体细胞发生遗传结构的改变，而成为某些病理变化的基础。例如，当性腺受到射线的辐射时，生殖细胞的基因或染色体出现畸变，并将这种遗传物质传给下一代，使之患病，这类病属于遗传病。另外，由于个体对某种环境因素特别敏感，在这种因素作用下，体细胞很容易发生突变而患某种疾病，虽然突变出现在体细胞，但这种易患性却是由遗传决定的，也属于遗传病，如药物性耳聋。有时，体细胞内发生基因突变或染色体的畸变而引起的某些疾病不能认为是遗传病。例如，身体的某一部分受到射线的照射，细胞的染色体出现畸变，并出现放射病的症状，这时遗传物质的结构虽有改变，但不能称为遗传病。

基因突变的分子基础是 DNA 分子中碱基的改变引起蛋白质氨基酸的变化，从而使个体的性状也随之发生改变。根据突变发生原因的不同尚可分为自发突变和诱发突变。自发突变是指在自然状态下，环境中存在的某些致突变物所引起的突变；诱发突变则是人为的，用能引起 DNA 改变的一些外界的物理和化学因素诱发的突变。基因突变的后果可以很轻微，对机体不产生可察觉的效应；也可造成人体组成方面的遗传学差异，这种差异一般对人体并无影响；有些突变还可能增强机体的适应相生存能力。但大多数的基因突变对个体是不利的，如基因突变引起相应的酶合成障碍，而酶是物质代谢中必不可少的催化剂，一旦缺乏则导致代谢紊乱，影响新陈代谢及细胞结构和功能，产生先天性代谢缺陷的遗传病；基因突变可造成死胎、自然流产和出生后夭折。

2. 染色体畸变

染色体畸变(Chromosomal aberration)是指染色体在结构或数量上发生的改变。可以是染色体数成倍增加，也可以是某条染色体整条或部分节段的增减。其实质是染色体或染色体节段上基因群的增减或位置的转移，使基因之间的作用失去平衡，正常的物质代谢过程受影响，并使机体产生不同程度的损害。

(1)染色体数目的畸变

正常人的体细胞有 46 条染色体(2n)，称为二倍体；生殖细胞具有 23 条染色体(n)，称为单位体。凡是在此基础上发生的染色体数目的增减，都属于染色体数目的畸变。染色体数目的畸变可以是成倍的增加，如三倍体细胞，即染色体总数变为 69。在人类，全身三倍性是致死的，因而极为罕见。但在肿瘤组织中，这种细胞并不罕见。染色体数目的畸变也可以是染色体单条的增减，如常见的先天性卵巢发育不全症，就是由于少了一条 X 染色体，核型为"45，XO"。染色体数目的畸变结果可导致死胎、流产及染色体病。

(2)染色体结构的畸变

染色体发生断裂(breakage)、重接(reunion)而形成重组所导致的染色体上节段位置的改变。染色体在某些物理或化学因素作用下会发生断裂，断裂端被认为具有"黏性"，使大多数节段按原来结构在断面重新连接，恢复原状。但在此过程中，有时出现非正常的重接，结果导致各种不同的染色体结构的异常。常见的有缺失、易位、移位、倒位、插入及重复等。

染色体部分丢失称为缺失(deletion)。没有染色体物质的丢失，但染色体节段位置的改变称为易位(translocation)。易位发生在两条同源或非同源染色体之间时称为染色体间易位(intrachromosomal translocation)。易位发生在一条染色体内时称为染色体内易位(intrachromosomal translocation)，或称移位(shift)。如果两次断裂形成的片段倒转180°重新接合，虽然没有染色体物质的丢失，但基因的顺序颠倒称为倒位(inversion)。一条染色体的某一节段插入另一染色体中称为插入(insertion)。染色体上个别区段多出一份，称为重复(duplication)。插入如发生在同源染色体间，则导致一条染色体中发生重复，而另一条同源染色体中发生同一节段的缺失。

二、遗传病的遗传特点

遗传病通常分为单基因病、多基因病、染色体病三类。

(一)单基因病

单基因病(monogenic disease)指基因突变而导致的遗传病，符合孟德尔遗传方式，又称为孟德尔式遗传病，有6000余种。单基因病分为常染色体遗传病和性染色体遗传病两大类。前者致病基因位于常染色体上，遗传方式与性别无关联；后者致病基因位于性染色体上，遗传方式与性别相关联，称为性连锁遗传(sexlinked inheritance)。目前已知的性连锁遗传的致病基因大都在X染色体上。

1. 常染色体显性遗传病

致病基因位于常染色体上，且致病基因是显性基因。等位基因中只要有一个致病基因就可发病。

(1)遗传特点

①连续几代都有患者。②患者双亲之一发病。③患者同胞中约有1/2发病。④男女发病机会相等。

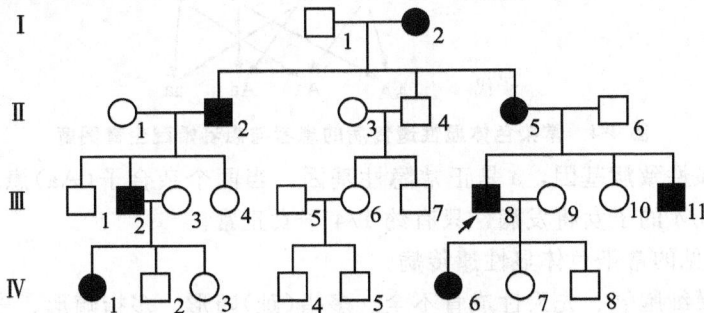

图4-2　常染色体显性遗传病的模式系谱

值得注意的是，人类的生育能力有限，大部分人一生之中只生少数子女，特别是我国实行计划生育政策，由于受精是随机的，所以少数子女中容易产生较大的偏差，很难看到上述相应的分离比例。如果将若干个相同婚配方式所生的子女总计起来分析，就能看到近似的分离比例。

在显性遗传病中，一部分杂合子因内外环境的影响而未能发病，称为基因外显不全。基因外显不全者虽然自己不发病，但他们的后代发病的可能性仍为50%。基因外显不全，虽然给系谱分析带来了困难，可是却启示人们去探索影响致病基因外显的条件，如能控制这些条件，就能控制这种遗传病的发病。

(2)常见的婚配型

①父母一方是患者(Aa)，一方是正常人(aa)。

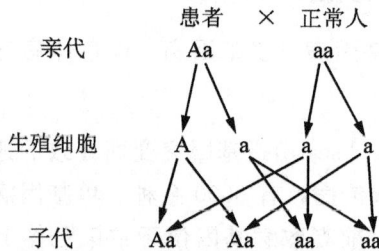

图4-3 常染色体显性遗传病的患者与正常人婚配生育图解

A是显性致病基因，a是正常隐性基因。杂合子(Aa)患者与正常人(aa)婚配后所生的子女中，1/2是患者(Aa)，1/2是正常人(aa)。

②父母双方都是患者(Aa)。

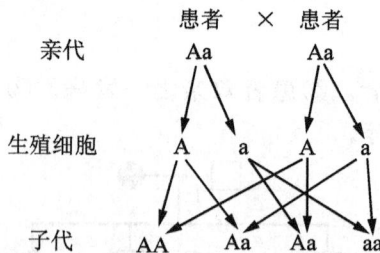

图4-4 常染色体显性遗传病的患者与患者婚配生育图解

A是显性致病基因，a是正常隐性基因。当两个杂合子(Aa)患者婚配时，其后代约3/4的子女将发病，只有约1/4子女正常。

(3)常见的常染色体显性遗传病

视网膜细胞瘤、先天性成骨不全、多指(趾)畸形、多指畸形、先天性肌僵直、耳聋—眼病—白额发综合征、家族性进行性感音神经性耳聋、家族性遗传性出血性肾炎—耳聋综合征、酮酸尿症、共济失调多发性神经病等。目前估计遗传性感音神经性聋 140 余种，其中显性遗传占 12％左右。

（4）遗传咨询

①父母一方为患者，其子女有 1/2 可能发病。即每生育一次，都有 1/2 的风险生出该病的患儿。因此不宜再生育，有迫切希望者加强产前诊断。

②未发病的子女，其后代一般不会发病（外显不全病例除外）。

③父母正常（无家族史），患者为新突变病例，同胞中再发风险率与一般人群相同，如符合独生子女病残生二胎的条件，可以生第二胎。但患者的后代仍有 1/2 的可能发病。

2. 常染色体隐性遗传病

致病基因位于常染色体上，且致病基因是隐性基因，只有当一对等位基因都是致病基因时才会发病。

（1）遗传特点

①患者双亲可以是"正常人"，但都带有隐性致病基因。②不一定每代都出现患者，往往隔代遗传。③男女发病机会相等。④患者多为近亲结婚的后代。

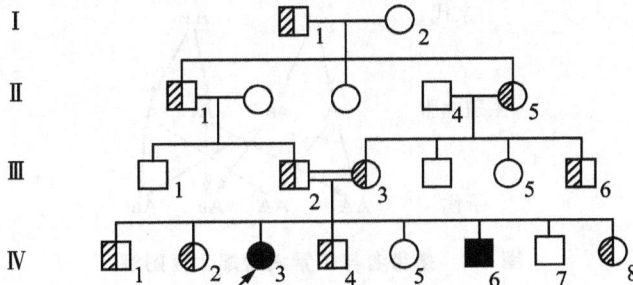

图 4-5　隐性遗传模式图

（2）常见的婚配型

①父母都是致病基因携带者（Aa）。

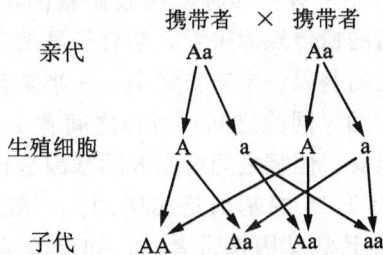

图 4-6　携带者与携带者婚配生育图解

A是正常显性基因，a是致病隐性基因。携带者与携带者婚配生育的子女中，正常人（AA）占 1/4；致病基因的携带者（Aa）占 1/2；患者（aa）占 1/4。

②父母一方是携带者（Aa），一方是患者（aa）。

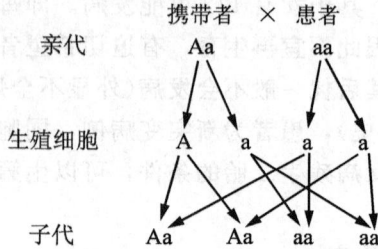

携带者 × 患者

亲代　　Aa　　aa

生殖细胞　A　a　　a　a

子代　Aa　Aa　aa　aa

图 4-7　患者与携带者婚配生育图解

携带者（Aa）与患者（aa）婚配生育的子女中，致病基因的携带者（Aa）占 1/2，患者（aa）占 1/2。

③父母一方是携带者（Aa），一方是正常人（AA）。

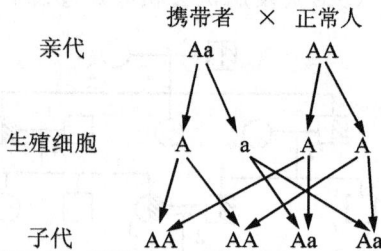

携带者 × 正常人

亲代　　Aa　　AA

生殖细胞　A　a　　A　A

子代　AA　AA　Aa　Aa

图 4-8　携带者与正常人婚配生育图解

携带者（Aa）与正常人（AA）婚配生育的子女中，致病基因的携带者占 1/2，正常人占 1/2。

（3）亲上加亲结苦果

据估计，每个人都可能带有三四种隐性致病基因，但各自带的隐性致病基因不一样。从隐性遗传病的遗传规律来看，杂合子虽然自身不发病，但可将致病基因往下一代遗传。胎儿的基因一半来自父亲，一半来自母亲，即儿女与父亲或母亲有 1/2 的基因是相同的。同胞之间，祖孙之间有 1/4 的基因是相同的。伯、叔、舅、姑、姨、内外侄女、侄甥之间有 1/8 的基因是相同的。堂兄弟姐妹、姑表、姨表兄弟姐妹之间有 1/16 的基因是相同的。一般某一致病基因的频率为 0.01～0.001。当一个人是致病基因携带者时，如果他进行非近亲结婚，在群体中随机遇到同一致病基因携带者的可能性为 1/100～1/1000。而近亲意味着有较多的相同的致病基因，因此近亲结婚发生隐性遗传病的几率大大提高。

表 4-1　隐性遗传病与近亲结婚的关系

病　名	发 病 率		
	非近亲结婚	表兄妹结婚	增高倍数
苯丙酮尿症	1：14500	1：1700	8.5
色素性干皮症	1：23000	1：2200	10.5
白化病	1：40000	1：3000	13.3
全色盲	1：73000	1：4100	17.8
小头症	1：77000	1：4200	18.3
黑蒙性白痴	1：310000	1：8600	36
先天性鱼鳞癣	1：1000000	1：16000	62.5
先天性耳聋	1：11800	1：1500	7.8
肝豆状核变性	1：87000	1：4500	19.3

（4）常见的常染色体隐性遗传病

苯丙酮尿症、白化病、黑蒙性痴呆、半乳糖血症、肝豆状核变性、先天性肌弛缓、糖原累积病、先天性聋甲状腺肿综合征、聋哑伴视网膜色素变性综合征、视网膜变形—糖尿病—耳聋综合征等，遗传性聋中，隐性遗传占 90％左右。

（5）遗传咨询

①父母表现正常，但都是同一致病基因携带者，生过一个患儿后，再生同样患儿的可能性是 1/4，不宜再生育。

②患者与正常人结婚，所生子女一般不会发病，但都是携带者。

③避免近亲结婚。

④对有阳性家族史、父母为近亲结婚的胎儿做产前检查。

⑤对可疑的新生儿早做筛选检查，并进一步确诊，在医院的监护下生育，并及早治疗。

3.X 连锁隐性遗传病

隐性致病基因位于 X 染色体上，其遗传方式称为 X 连锁隐性遗传（X-linked recessive inheritance，XR）。男性只有一条 X 染色体，Y 染色体非常短小，与 X 染色体之间没有相应的等位基因，所以只要 X 染色体上带有致病基因（XaY），不论是显性还是隐性，都要发病。由于男性的细胞中只有成对的等位基因中的一个基因，故称为半合子（hemizygote）。女性因有两条 X 染色体，当隐性致病基因在杂合状态（X_AXa）时，即其中一条 X 染色体带有隐性致病基因(X_a)，而另一条 X 染色体上的等位基因是正常的显性基因(X_A)，这样的女性是表型正常的致病基因携带者，可以不发病，必须两条染色体上的一对等位基因都是隐性致病基因(X_aX_a)，才会发病。已知的 X 连锁隐性遗传病有 360 种(1992 年)。

(1)遗传特点

①患者多为男性，女性患者很少见。②呈交叉遗传，即男性患者的致病基因来自携带者的母亲，而且只传给女儿。③呈隔代遗传。

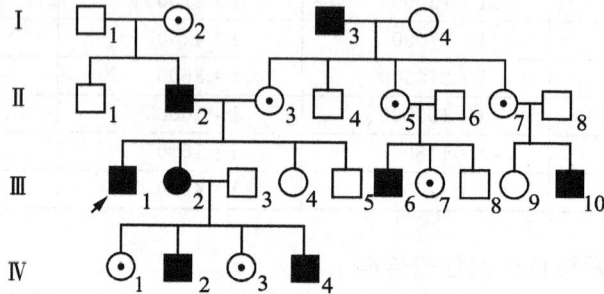

图 4-9　X 连锁隐性遗传病的模式系谱

(2)常见婚配型

①正常男性与女性携带者结婚。

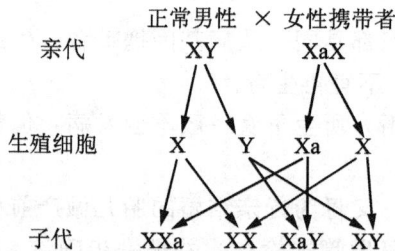

图 4-10　正常男性与女性携带者婚配图解

正常男性(XY)与女性携带者(X_aX)结婚所生育的子女中，儿子 1/2 为患者(X_aY)，1/2 为正常人(XY)；女儿 1/2 为携带者(XX_a)，1/2 为正常人(XX)。

②男性患者与正常女性结婚。

男性患者(X_aY)与正常女性(XX)结婚所生育的子女中，女儿都是携带者(X_aX)，儿子都正常(XY)。

男性患者 × 正常女性

亲代　　　　XaY　　　　XX

生殖细胞　　Xa　Y　　X　X

子代　　　XaX　XaX　XY　XY

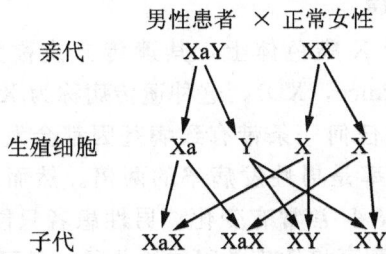

图 4-11　男性患者与正常女性婚配图解

③正常男性与女性患者结婚。

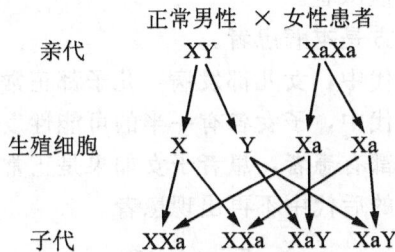

正常男性 × 女性患者

亲代　　　　XY　　　　XaXa

生殖细胞　　X　Y　　Xa　Xa

子代　　　XXa　XXa　XaY　XaY

图 4-12　正常男性与女性患者婚配图解

正常男性(XY)与女性患者(XaXa)结婚所生育的子女中，女儿都是携带者(XXa)，儿子都是患者(XaY)。

(3)常见的 X 连锁隐性遗传病

假肥大肌营养不良的系谱、色盲、血友病、葡萄糖-6-磷酸脱氢酶缺乏症等。

(4)遗传咨询

①男性患者与正常女性结婚，所生男孩都是正常的，女孩全是致病基因携带者。

②女性携带者与正常男性结婚所生子女中，男孩有 1/2 可能发病；女孩都不发病，但其中有 1/2 为携带者，1/2 为正常。

③由于交叉遗传，患者本人多为男性，其致病基因来自于母亲。因此，患者兄弟、姨表兄弟发病率为 50%。

④有条件可做产前性别诊断。父亲为患者，母亲为正常，准生男，不准生女。父亲正常，母亲为患者，再发危险率高，不宜再生。一胎男孩发病，其母可能为携带者，如允许生第二胎，孕后做性别预测，保留女胎，男胎流产。

4. X连锁显性遗传病

显性致病基因位于 X 染色体上，其遗传方式称为 X 连锁显性遗传（X-linked dominant inheritance，XD），这种遗传病称为 X 连锁显性遗传病。由于女性两条 X 染色体中的任何一条带有致病基因都会发病，而男性只有一条染色体，所以女性的发病率是男性发病率的两倍。然而，男性患者病情往往较重，女性患者病情较轻，且常常有变化。男性患者只能将致病基因传给女儿，不传给儿子；女性患者既可将致病基因传给儿子，又可以传给女儿，且机会均等。已知的 X 连锁显性遗传病不足 20 种。

（1）遗传特点

①女性患者多于男性患者。

②患者双亲必有一方是本病患者。

③在男性患者的后代中，女儿都发病，儿子都正常。

④在女性患者的后代中，子女各有一半的可能性发病。

⑤可看到连续两代都有患者，患者子女如果是正常的，便不会有致病基因传给下一代，所有他们的后代中不再出现患者。

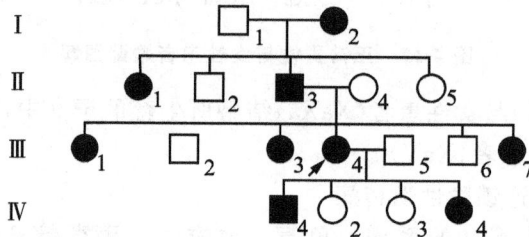

图 4-13 X 连锁显性遗传病模式图

（2）常见婚配型

①正常男性与女性患者结婚。

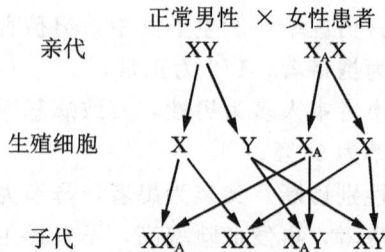

图 4-14 正常男性与女性患者婚配图解

正常男性(XY)与女性($X_A X$)患者结婚所生育的子女中，女儿 1/2 为杂合患者($X_A X$)，1/2 为正常女性(XX)；儿子 1/2 为患者($X_A Y$)，1/2 为正常男性(XY)。

②男性患者与正常女性结婚。

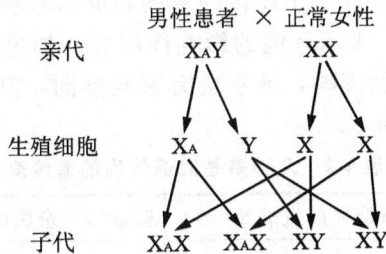

男性患者 × 正常女性

亲代　　　　$X_A Y$　　　XX

生殖细胞　　X_A　Y　　X　　X

子代　　　$X_A X$　$X_A X$　XY　XY

图 4-15 男性患者与正常女性婚配图解

男性患者($X_A Y$)与正常女性(XX)结婚所生育的子女中，女儿都是患者($X_A X$)，儿子都是正常男性(XY)。

(3)常见的 X 连锁显性遗传病

抗维生素 D 佝偻病、遗传性慢性肾炎等。

(4)遗传咨询

①男性患者与正常女性结婚所生子女中，女孩都发病，男孩都是正常的。

②女性患者与正常男性结婚所生子女中，各有 1/2 可能发病。

③有条件可做产前性别诊断。父亲为患者，母亲为正常，保留男胎，女胎流产。父亲正常，母亲为患者，子女再发危险率为 1/2，不宜再生。

5.Y 连锁遗传

致病基因位于 Y 染色体上，只有男性才出现症状的遗传方式称为 Y 连锁遗传(Y-linked inheritance)，又称为限雄遗传(holandric inheritance)。这类致病基因只由父亲传给儿子，再由儿子传给孙子，女性是不会出现相应的遗传性状或遗传病。已知的 Y 连锁遗传病仅 10 余种。

(二)多基因病

1. 多基因病的特点

(1)积累效应

遗传方式是多对基因共同作用的结果。每对基因呈共显性，没有显性与隐性之分。每对基因的作用是微小的，故称微效基因，但各基因的作用有积累作用，形成一个明显效应，称积累效应。

（2）遗传度

在多基因遗传病中，易患性的高低受遗传基础与环境因素的双重影响。其中，遗传因素所产生的影响程度称为遗传度。一般用百分率（％）表示（见表 4-2）。遗传度高，表明遗传物质在决定易患性上有重要作用。如果多基因的遗传性状的变异完全取决于遗传因素的影响，环境因素没有作用，其遗传度是 100％。遗传度低，表示环境的影响作用大。如果多基因的遗传性状的变异完全取决于环境因素的影响，就不会有家族倾向，其遗传度是 0。几种多基因遗传病的遗传度见表 4-2。

表 4-2　几种多基因遗传病的遗传度

畸形和疾病的名称	一般群体的发病率（％）	患者第一亲属的发病率（％）	遗传度（％）
唇裂＋腭裂	0.17	4	76
先天性髋关节脱位	0.07	2.5	70
先天性足畸形	0.1	3	68
脊柱裂和无脑儿	0.38	4	60
精神分裂症	0.3～0.6	3～7	80
精神发育迟滞	0.3	3～5	80
原发性癫痫	0.36	3～9	55

（3）易患性与发病阈值

遗传因素与环境因素的共同作用决定一个个体是否发病，称为易患性。当一个个体的易患性达到一定程度时，这个个体就会发病，这个程度就是该病的发病阈值。易患性的高低与遗传素质有关。多基因遗传病虽然不像单基因遗传病那样在同胞中的发病率较高（1/2，1/4），而是远比这个发病率低，同胞的发病率约为 1％～10％，但远比一般人群的发病率高。

2. 多基因遗传病再发风险率的推算

（1）复发危险率与遗传度有关

一般说来，遗传度在 70％～80％ 的多基因遗传病，患者同胞中复发的危险率为一般群体发病率的平方根。例如，精神分裂症的群体发病率为 1％，患者一级亲属的发病率为 0.01 的平方根，即 0.1，也就是说，患者一级亲属的发病率为 10％。遗传度低于此值时，患者同胞中复发率也高于群体发病率的平方根。

（2）复发危险率与亲缘关系的远近有关

二级亲属（叔、伯、姑、舅、姨、祖和外祖父、侄、甥、孙和外孙）发病率低于一级亲属(父母、子女、兄弟姐妹);三级亲属(堂、表兄弟姐妹)发病率低于二级亲属。

(3)复发危险性与病情的严重程度有关

复发的危险性不像单基因遗传病那样固定,病情严重者的复发危险性高。

(4)复发危险率与患儿数目有关

若生过两例患儿,表明这对夫妇携带较多的易患基因,因此再生此类患儿的可能性增高。例如,一对夫妇已生育一个唇裂的患儿,再生唇裂患儿的几率为1%;如已生育过两例唇裂的患儿,再生唇裂患儿的几率为10%;如已生育过3例唇裂的患儿,再生唇裂患儿的几率上升到16%。

(5)复发危险率与患儿性别有关

当一种多基因病的一般群体发病率有性别差异时,发病率低的某一性别患者的第一级亲属发病率高,因为该患者必须带有较多的易患性才能达到阈值而发病。

(6)复发危险率与近亲结婚有关

近亲结婚可使多基因病的发病率增加。

(7)优生原则

一孩患多基因遗传病,其一、二级亲属有同样患者,再发风险率高于10%,不许生二胎。如一、二级亲属无发病者,再发风险率低于5%,可以考虑生二胎。一些可以做产前诊断的多基因遗传病,如脊柱裂、脑积水等,可以做产前检查,保留正常胎儿,缺陷胎儿流产。

5. 常见的多基因遗传病

精神分裂症、唇裂、腭裂、糖尿病、先天性髋关节脱位、高血压病、脊柱裂、无脑儿、先天性心脏病等。

(三)染色体病

染色体的数目或结构异常而引起的疾病称为染色体病(chromosomal disorder)。由常染色体的数目或结构异常而引起的疾病称常染色体遗传病;由性染色体的数目或结构异常而引起的疾病称性染色体遗传病。染色体病累及数个甚至上百个基因的改变,损害广泛,临床表现为复杂的综合征。目前发现各种染色体畸变有3000余种,正式命名的染色体综合征有百余种,涉及每号染色体。新生儿染色体畸变发生率约为0.47%~0.84%,其中1/3为常染色体,1/3为性染色体,1/3为平衡的结构重排者(虽表型正常,但可将染色体遗传给下一代,导致下一代为染色体畸变的患者)。父母在怀孕前或母亲在怀孕后接触电离辐射、某些化学药物、毒物和生物因素(如风疹病毒)等导致染色体畸变的物质，染色体病患儿的发生率明显升高。

1. 染色体病再发风险率的推算

(1)根据患者及其父母的核型分析来判断

父母核型正常，染色体异常大部分是亲代生殖细胞发生畸变的结果，其同胞的再发危险率和一般人相同。父母核型异常，再发危险率较高。一般来讲，有下列情况之一者，可考虑进行染色体检查。①家庭成员中有多个先天畸形者；②多发性流产的妇女及其丈夫；③根据症状和体征疑为先天愚的小儿及其双亲；④X染色质Y染色质数目异常者；⑤明显体态异常、智能发育不全，特别伴有先天畸形者；⑥有13三体综合征或18三体综合征的症状及体征者；⑦原发性闭经和不育症；⑧有两性外生殖器畸形者；⑨身材高大，性情凶猛，有攻击行为的男性；⑩恶性血液病患者。

(2)与父母的生育年龄有关

父母生育年龄过大时，由于生殖细胞在体内停留时间过久，受各种因素影响的机会增多，在以后发生的减数分裂过程中，容易产生染色体不分离而引起数目异常。例如，21三体综合征，在高龄孕妇中的发生率明显增高，主要原因就与卵龄老化有关。母龄越大，染色体病的再发危险率越高(表4-3)。

表4-3　母亲年龄与21三体综合征发生率的关系

母亲年龄(岁)	疾病发生率	母亲年龄(岁)	疾病发生率	母亲年龄(岁)	疾病发生率
20	1:1925	30	1:895	40	1:110
21	1:1695	31	1:825	41	1:85
22	1:1540	32	1:725	42	1:67
23	1:1410	33	1:590	43	1:53
24	1:1300	34	1:460	44	1:41
25	1:1205	35	1:365	45	1:32
26	1:1125	36	1:285	46	1:25
27	1:1050	37	1:225	47	1:20
28	1:990	38	1:175	48	1:16
29	1:935	39	1:140	49	1:12

(3)优生原则

曾有过3次以上流产史，或生过畸形儿、智力低下儿的夫妇应做染色体检查。如夫妇一方有染色体异常者，不宜再生育。若孩子为染色体致残、父母染色体正常，许可生第二胎，但必须做产前诊断。35 岁以上的初孕者应在孕早期做产前诊断，40 岁以上最好不要再生育。

2. **常见的染色体病**

（1）常染色体病

常染色体病患者，多伴有较严重的生长发育障碍和多发性畸形。21 三体综合征、18 三体综合征、13 三体综合征、猫叫综合征等。

（2）性染色体病

性染色体病患者则以性分化发育异常和不育症为主要临床表现。X 脆性染色体、性腺发育不全综合征、XXX 综合征（X 三体综合征）、XXY 综合征、真两性畸形等。除 Turner 综合征（45，X）及个别患者外，大多性染色体病在婴幼儿期无明显临床表现，要到青春期出现第二性征发育障碍或异常。

四、遗传病的临床特征

每一种遗传病都有各自共同的症状和体征，有的表现为特征性的症候群，人们可以根据这些特征性的表现得出诊断的初步线索。例如，智力低下伴有尿液的特殊腐臭者，提示苯丙酮尿症；伸舌、眼距宽、鼻梁塌陷伴有智力落后者是先天愚，等等。但是也有些遗传病具有相同或相似的表现型特征，如有 124 种遗传病表现为先天性耳聋，许多先天性代谢病和染色体病都表现出智力落后；有的同一种病在不同个体的表现也不完全一样。表 4-4 和表 4-5 分别列举了一些可提示染色体病和先天性代谢性疾病的临床特征。

表 4-4　染色体病的临床特征

临床特征		提示的染色体病
发育迟缓	生长迟缓	猫叫综合征（5p-），21 三体综合征，13 三体综合征
	智力发育迟缓	
肌张力	肌张力增高	18 三体综合征
	肌张力减低	猫叫综合征（5p-），21 三体综合征
头骨	小头症	猫叫综合征（5p-），13 三体综合征
	前额扁平	21 三体综合征
	前额狭窄	13 三体综合征

临床特征		提示的染色体病
眼	眼间距宽	21 三体综合征
	眼间距窄	13 三体综合征
	眼裂狭小	18 三体综合征
	外眼裂上斜	21 三体综合征
	小眼球	13 三体综合征
	虹膜缺损	
	内眼角赘皮	猫叫综合征(5p-)，21 三体综合征，13 三体综合征
	视网膜形成不全	13 三体综合征
鼻	鼻根低平	21 三体综合征
口	出牙迟缓	猫叫综合征(5p-)，21 三体综合征
	唇裂	18 三体综合征，13 三体综合征
	腭裂	
	舌外伸	21 三体综合征
	巨舌	
颌	小颌	13 三体综合征，18 三体综合征
耳	耳郭畸形	猫叫综合征(5p-)，21 三体综合征，18 三体综合征，13 三体综合征
	耳郭低位	猫叫综合征(5p-)，18 三体综合征，13 三体综合征
颈	颈蹼	性腺发育不全(45，X)
	短颈	21 三体综合征，18 三体综合征，13 三体综合征
手	指屈曲挛缩	13 三体综合征，18 三体综合征
	第 5 指内弯	21 三体综合征
	第 5 指短	
	多指	13 三体综合征
	并指	猫叫综合征(5p-)
足	多趾	13 三体综合征
	趾间距宽	21 三体综合征
	仰趾外翻足	18 三体综合征

临床特征		提示的染色体病
骨骼	关节运动受限	18 三体综合征
	髋关节脱臼	
	骨盆异常	13 三体综合征，18 三体综合征，21 三体综合征
	肋骨畸形	13 三体综合征
	胸骨短小	18 三体综合征
	先天性心脏病	13 三体综合征，18 三体综合征，21 三体综合征
外生殖器	隐睾	13 三体综合征，18 三体综合征，21 三体综合征
	双角子宫	13 三体综合征
皮肤纹理	指纹中弓形纹增多	13 三体综合征，18 三体综合征，21 三体综合征
	通贯手	
性征异常		猫叫综合征(5p-)，13 三体综合征，18 三体综合征，21 三体综合征，各种性染色体异常（45，X；47，XXX；47，XXY；46，XX/46，XY）

表 4-5 先天性代谢病的临床特征

临床特征		可提示先天性代谢病
眼	白内障	半乳糖血症，粘多糖病 I 型
	晶状体异位	同型胱氨酸尿症，高赖氨酸血症
	巩膜成蓝色斑点	先天性成骨不全
	眼底黄斑部有樱桃红斑点	黑蒙性痴呆，神经磷脂病
	角膜边缘色素环（黄棕色或黄棕色中带绿色）	肝豆状核变性
	视网膜色素沉着	无 B-脂蛋白血症

临床特征		可提示先天性代谢病
毛发异常	毛发呈白色或淡黄色	白化症
	头发呈棕色并发脆	精氨酸代琥珀酸尿症
	毛发逐渐由黑变黄	苯丙酮尿症
黄疸		半乳糖血症，6-磷酸葡萄糖脱氢酶缺乏，遗传性球红细胞增多症
尿气味异常	尿具有枫糖味	枫糖尿症
	尿具有鼠臭味	苯丙酮尿症
肝脾肿大		精氨酸代琥珀酸尿症，高血氏病，谷胱甘肽还原酶缺乏症，糖原累积病Ⅰ型，果糖血症，半乳糖血症，粘多糖病Ⅰ型，遗传性球红细胞增多症，丙酮酸激酶缺乏
贫血		遗传性球红细胞增多症，遗传性椭圆形红细胞增多症，丙酮酸激酶缺乏，6-磷酸葡萄糖脱氢酶缺乏，谷胱甘肽还原酶缺乏，谷胱甘肽过氧化酶缺乏，谷胱甘肽合成酶缺乏，先天性高铁血红蛋白血症(高铁血红蛋白还原酶缺乏)
智力低下		苯丙酮尿症，半乳糖血症，粘多糖病Ⅰ型，神经磷脂病，黑蒙性痴呆

五、遗传病的预防

（一）婚姻指导

婚姻指导包括婚前咨询和婚前体检两个方面内容。婚姻指导通过婚前的家族史的调查和体检，可发现遗传病和遗传缺陷方面的问题，使结婚的育龄青年得到医学指导：有些可能不宜结婚，有些可能不宜生育，有些虽可生育但必须注意某些问题。婚姻指导是防止遗传病延续的第一次优生监督。《中华人民共和国母婴保健法》第八条规定："婚前医学检查包括对以下疾病的检查：①严重遗传性疾病；②指定传染病；③有关精神病。"第九条规定："经婚前医学检查，对患指定传染病在传染期内或者有关精神病在发病期内的，医师应当提出医学意见；准备结婚的男女双方应当暂缓结婚。"第十条规定："经婚前医学检查，对诊断患医学上认为不宜生育的严重遗传性疾病的，医师应当向男女双方说明情况，提出医学意见；经男女双方同意，采取长效避孕措施或者施行结扎手术后不生育的，可以结婚。但《中华人民共和国婚姻法》规定禁止结婚的除外。"第十二条规定："男女双方在结婚登记之前时，应当持有婚前医学检查的证明或者医学鉴定证明"。第三十八条规定："指定的传染病，是指《中华人民共和国传染病防治法》中规定的艾滋病、淋病、梅毒、麻风病以及医学上认为影响结婚和生育的其他传染病。严重遗传性疾病，是指由于遗传因素先天形成，患者全部或者部分丧失了自主生活能力，后代再现风险高，医学上认为不宜生育的遗传性疾病。有关精神病，是指精神分裂症、躁狂抑郁型精神病以及其他重型精神病。"

(二)产前诊断

1. 产前诊断对象

产前诊断是指对胎儿进行先天性缺陷和遗传性疾病的诊断。在受精卵卵裂的初期，各种染色体病和先天性代谢病就已决定。因此在妊娠的早期，采取羊水中的脱落的细胞(这些细胞都具有胎儿的遗传信息)进行直接分析或进行细胞培养后做染色体分析或酶的生化分析，判断染色体或代谢是否正常，以便及时采取预防和治疗措施。《中华人民共和国母婴保健法》第十七条规定："经产前检查，医师发现或者怀疑胎儿异常的，应当对孕妇进行产前诊断。"第十八条规定："经产前诊断，有下列情形之一的，医师应当向夫妻双方说明情况，并提出终止妊娠的医学意见：①胎儿患严重遗传性疾病的；②胎儿有严重缺陷的；③因患严重疾病，继续妊娠可能危及孕妇生命安全或者严重危害孕妇健康的。"有些国家已将高龄孕妇作为产前诊断的常规。

2. 常用的产前诊断技术

任何一种产前检查，首先都应通过遗传咨询，当估计到胎儿可能患病时，才可进行。理论上讲，产前诊断越早越好，但目前限于各方面的原因，多在孕16周以后进行。常用的产前诊断技术有以下几种。

①形态学检查：超声波检查、X线检查、胎儿镜直检等可直接检查胎儿的外观畸形。

②实验室检查：羊水诊断、胎盘绒毛诊断、胎儿脐血诊断、母体外周血诊断等可检查出胎儿的遗传疾病以及细菌、病毒等感染。

③基因诊断：利用分子生物学技术从 DNA 水平检测人类遗传性疾病的基因缺陷，从而对疾病作出判断，又称 DNA 分析法。国际上遗传病的基因诊断

已能够提供 900 多项检测项目。我国在基因诊断检测药物性耳聋方面，已走在了世界的前沿。

六、遗传病的治疗

人体的任何遗传性状都是通过基因控制特定的酶来调节新陈代谢的过程而实现的。当某一基因发生突变时，正常新陈代谢的平衡被打破，机体便产生各种临床症状。因此，从遗传病的发病过程来看，遗传病的发生经历了基因水平、酶水平、代谢水平、临床水平 4 个阶段。遗传病的治疗可在各个阶段上进行。一般说来，遗传病的治疗越早，疗效越好。能在第一阶段的基因水平上进行治疗，是最为理想的。遗传病发展到临床水平时，各种症状出现，机体器官已经受到了一定的损害，没有有效的治疗方法。

(一)饮食疗法

由于机体代谢异常，机体某些代谢产物堆积。饮食疗法是针对机体代谢产物堆积的情况制定特殊的食谱，限制某些代谢产物的前身物质的摄取，从而降低代谢产物的堆积，如苯丙酮尿症患者应限制苯丙氨酸的摄取。同时，机体必需的某些物质生产减少时，应加以补充，以维持代谢的平衡。目前针对不同的代谢病已设计出 100 多种奶粉和食谱。

饮食治疗越早进行越好。苯丙酮尿症患儿一出生就及时用低苯丙氨酸奶粉喂养，患儿就不会出现智力障碍等症状。随着患儿年龄的增大，各种症状已经出现，饮食治疗的效果越来越小，难以逆转。有些遗传病在母亲怀孕期间就应进行饮食治疗。例如，对系谱分析或产前诊断为患有半乳糖血症的胎儿，在孕妇的饮食中限制乳糖和半乳糖的摄入而代以大豆中的水解蛋白，并且胎儿出生后禁用人乳和牛乳喂养，患儿可得到正常的发育。

(二)药物疗法

遗传病的药物疗法的原则是除其所余、补取所缺乏的物质。当某一种代谢产物在体内积聚过多而致病时，可用药物抑制该物质的合成以缓解症状。例如，肝豆状核变性是一种铜代谢障碍的遗传病，铜在肝、脑、肾、角膜大量沉积，破坏了这些器官的结构，干扰了酶系的活性而致病。治疗原则是限制铜的摄入，使用络合剂(如青霉胺等)促使铜的排除。对于先天性无丙种球蛋白血症的患者则补充丙种球蛋白。有些遗传代谢病是酶反应辅助因子——维生素合成不足，供应相应的维生素可以纠正代谢的异常。有的先天性代谢病是由于基因突变造成酶的缺失或活性降低，可用酶补充方法达到治疗目的。

在遗传病尚未出现临床症状或发病的早期进行饮食疗法或药物疗法，尚能取得较好的疗效。但这些方法未能改变致病的基因，经过治疗的个体虽然不表现出任何临床症状，但仍会将致病基因传递给下一代。

(三)手术疗法

有的遗传病合并先天性畸形，有的遗传病发展到一定程度对器官与组织造成明显的损伤，应用外科手术对病损的器官进行切除、修补、替换，以有效改善某些遗传病的症状，减轻病痛，如对唇裂、腭裂进行手术修补。随着免疫学知识与技术的发展，组织和器官移植逐渐被用于治疗遗传病，如肾移植使遗传性肾炎、糖尿病、先天性肾病综合征等十多种遗传病的病情得到有效缓解。

(四)基因疗法

基因疗法(gene therapy)是按照人们的需要，有选择地从某一生物细胞分离出某一基因(DNA片段)或人工合成某一基因，然后通过运载体转移到另一种缺失此基因的细胞中，与该细胞的DNA结合，进行重组或替换，改变其遗传物质结构，从而达到防治遗传病的目的。基因治疗的目标有两个：一个是治疗体细胞的基因缺陷，使患者的症状得到改善或消失，但这种有害的基因可以继续传给下一代；另一个是治疗生殖细胞中的基因缺陷，这是根治遗传病的方法，使得致病基因不再在人群中散布，遗传病得到了彻底的治疗。虽然基因治疗在基因有效转录、安全表达等方面还不尽如人意，但它还是具有巨大诱人的应用前景。

世界第一例基因治疗完成于美国南加州大学。于1990年9月14日开始定期对一个患有先天性免疫缺陷症——腺苷脱氢酶缺乏症(主要表现为严重的联合免疫缺陷，极易患各种感染性疾病)的4岁女孩注射具有腺苷脱氢酶活性的基因工程细胞。1年后，患者血液中具有腺苷脱氢酶活性的淋巴细胞数目明显增加，免疫功能改善，感染次数明显减少，基本达到临床治愈标准。

我国第一例基因治疗由上海复旦大学遗传所完成。于1992年8月开始对两名乙型血友病(主要表现为因缺乏凝血因子Ⅸ而极易出血)的兄弟患者实施。先取患者的成纤维细胞进行体外培养，以病毒为载体导入凝血因子Ⅸ的基因，再把矫正后的成纤维细胞注入患者体内。结果使患者的乙型血友病得到部分矫正。

第二节　孕期致残

个体在母体内完成了从受精卵的形成到胎儿的出生的历程。在整个胎内时期，母亲的营养、疾病、所用的药物，以及由母亲的心理变化所引起的内分泌改变等都构成了个体生长的生物化学环境；而子宫内的温度、压力，母亲身体的姿势和运动以及体内外的声音、射线等构成了个体生长的生物物理环境。孕期致残是指胚胎在生长发育过程中，受到各种物理化学因素的影响而导致先天性残疾的发生。由于早期胚胎发生学上的许多渠道是相互关联的，容易发生较大范围的紊乱，故通常导致身体多器官发育异常的综合征。

一、孕期致畸的敏感期

胚胎的发育可分为三个时期。第一个时期，胚卵期，从受精开始到第二周周末。这段时期内的胚卵主要进行细胞分裂，表现为细胞数量上的增加，但细胞功能还没有明显的分化。第二个时期，胚期，从受孕第三周开始到第七周周末。这段时间胚内细胞开始分化并形成器官。第三个时期，胎儿期，从受孕第八周开始到分娩。这个时期胎儿已初具人形，多数器官已经分化完成，但大脑皮层、小脑皮层和泌尿生殖系统仍在继续分化。与遗传因素不同，孕期的各种刺激，对胎儿发育的不同时期的影响是不一样的。在胚卵期，环境的变化常为致死或无作用。胚期是对环境变化因素的高度敏感期，各种环境变化因素导致的先天性残疾主要是在这个时期发生作用。胎儿期对环境变化因素的敏感性迅

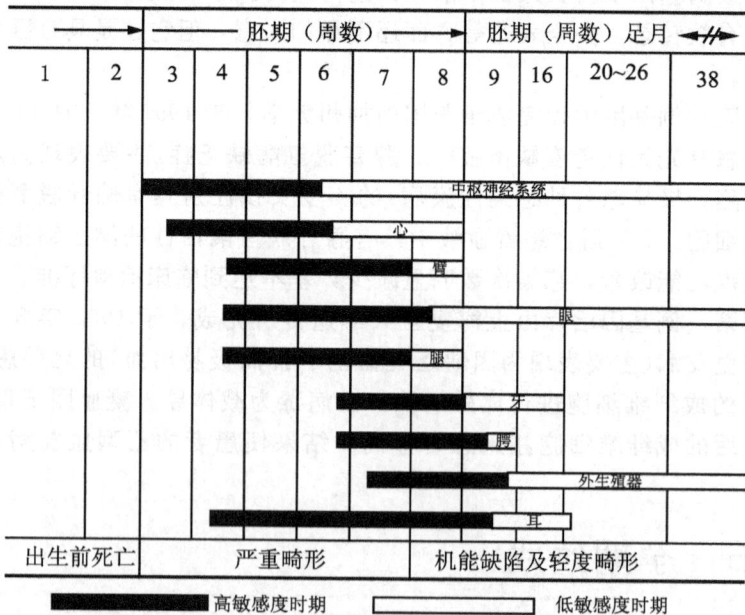

图 4-16　人胚胎发育中各器官系统致畸的敏感性

速下降，这个时期主要引起功能上的损害。因此，孕早期（妊娠的头 3 个月），尤其是妊娠 30 天左右，是环境致畸的敏感期。据研究报道，在妊娠头一个月患风疹，婴儿先天性残疾的发生率为 50％；妊娠第二个月患风疹，婴儿先天性残疾的发生率为 22％；妊娠第三个月患风疹，婴儿先天性残疾发生率为 6％；妊娠第四个月患风疹，导致婴儿先天性残疾的机会更小，但不能完全排除先天性残疾的可能性。

二、孕期营养

胎儿在子宫内的生长发育，需要足够的物质营养作保障。母体是胎儿营养的唯一来源，因此孕期的营养非常重要。例如，妊娠期间的营养缺乏，会妨碍胎儿的一般身体发育和脑的发育。根据统计，出生时为低体重的新生儿中，伴有残疾的为正常体重新生儿的 8 倍。在出生营养不良的儿童中，有 30％伴有智力障碍。

糖和脂肪提供母子所需要的热量。脂肪对胎儿的生长发育，特别是神经系统发育的重要营养素。蛋白质是构成人体各种组织器官的主要成分，是胎儿生长发育的基本原料。蛋白质的缺乏可造成流产、胎儿宫内发育迟缓、低体重儿、智力低下、小头以及其他先天畸形。

维生素是胎儿生长发育不可缺少的物质。孕期缺乏维生素 A，可生出小头、无眼的新生儿；缺乏维生素 E，可出现多发性畸形，如脑畸形、无脑儿、脐疝、脊柱侧弯、唇裂、并指畸形等；维生素 B_6 缺乏可出现新生儿先天性缺指、腭裂、腹壁疝，露脑畸形等；维生素 B_{12} 缺乏，易引起胚胎神经系统、骨骼系统和软骨等方面发育不全，出现脑积水和眼畸形；孕早期叶酸缺乏是造成无脑儿、脊柱裂等神经管畸形的主要原因。

孕期缺碘可导致呆小病；缺镁可出现多种畸形，如脑积水、唇裂、心肺肾畸形等，还可引起染色体的异常，并对胎儿的造血系统有显著的影响；缺锌几乎影响胎儿各个系统的发育，出现脑积水、无脑、脑膨出、唇裂、腭裂以及循环、呼吸、泌尿、生殖等系统的畸形。

孕期不同时期的饮食有所差异。妊娠头 3 个月胎儿生长发育缓慢，母体所需要的营养与平时相差不大，但必须克服妊娠反应，坚持进食。妊娠 4～7 个月胎儿生长加快，孕妇食欲大增，除一日三餐外，可于餐间适当补充，此时容易便秘，应多吃些蔬菜、水果。妊娠后 3 个月胎儿生长特别快，孕妇要多吃些动物性蛋白、维生素等。由于妊娠末期水肿较常见，饮食宜偏淡。

三、宫内感染

孕妇在妊娠期间受感染而引起胎儿的感染称为宫内感染。宫内感染是造成先天性残疾的主要原因。估计全国每年将有 70 万～160 多万新生儿受到宫内感染的危害。造成宫内感染的途径有三条：致病微生物通过胎盘传播给胎儿；孕妇下生殖道致病微生物的上行感染；胎儿分娩时的围产期感染。造成宫内感染的致病微生物有病毒、原虫、梅毒螺旋体、淋球菌、衣原体等，其中以病毒引起的宫内感染最为广泛。几种主要宫内感染对胎儿的影响见表 4-6。

表 4-6　几种主要宫内感染对胎儿的影响

宫内感染	胎儿的症状与体征	新生儿发生率
风疹病毒感染	白内障、青光眼、视网膜病变、动脉导管未闭、室间隔缺损、心肌炎、小头、肝脾肿大、黄疸、智力障碍、听力障碍等	4.14%
巨细胞病毒感染	小头、盲、癫痫、聋、肝脾肿大、黄疸、智力障碍、溶血性贫血、听力障碍等	$\frac{1}{5000} \sim \frac{1}{3000}$
单纯疱疹病毒感染	小头、小眼、脉络膜视网膜炎、白内障、先天性心脏病、短指(趾)、精神障碍、听力障碍等	$\frac{1}{20000} \sim \frac{1}{5000}$
弓形体病	脑积水、脑钙化灶、脉络膜视网膜炎、精神运动障碍、听力障碍等	$\frac{1}{20000} \sim \frac{1}{500}$
病毒性肝炎	流产、早产、死产、新生儿窒息、婴儿成为乙型肝炎病毒携带者	乙肝婴儿受感染率为 46.5%～100%

四、孕期用药

任何药物有其治疗作用的一面，也有其不良作用的一面，并且有些药物可直接导致先天性残疾。比较明确的致畸药物见表 4-7。

表 4-7 药物对胎儿的致畸作用

药 物		胎 儿 致 畸
抗生素类	四环素	骨骼发育障碍，牙齿黄染、发育不良
	链霉素	先天性聋、肾脏损害
	卡那霉素	
	庆大霉素	
	磺胺类	新生儿核黄疸
	氯霉素	抑制骨髓造血机能
解热镇痛类	阿司匹林	腭裂、骨骼畸形、神经系统或肾脏畸形
	非那西汀	
精神安定药	利血平	抑制胎儿的发育
	氯丙嗪	骨骼畸形、脑积水、心脏畸形、死胎
	眠而通	胎儿发育迟缓、死胎
	安定	唇裂
	锂盐	脑积水、脊柱裂
镇静药	反应停	四肢畸形、循环、泌尿、消化系统缺陷
	巴比妥类	指(趾)短小、鼻孔连通、抑制呼吸、死胎
抗抑郁药	丙咪嗪	脑畸形、四肢畸形
	烟肼酰胺	流产
	苯丙胺	脑畸形
抗结核药	异烟肼	智力障碍
麻醉剂（常接触者）	氯仿	流产和各种胎儿缺陷
	氯烷	
	甲氧氟烷	
抗精神病药	氟哌啶醇	流产、白内障、缺肢畸形、心脏畸形
	氯丙嗪	
抗甲状腺药	他巴唑	智力障碍、呆小病
	硫氧嘧啶	

药 物		胎 儿 致 畸
止血抗凝血药	华法令	鼻发育不全、短肢畸形、智力障碍
	双香豆素类	
抗癫痫药	苯妥英钠	肢体、面部及脑发育畸形
	扑痫酮	
抗疟药	奎宁	耳聋、四肢及内脏缺陷、智力缺陷、两性畸形
抗癌类药物	环磷酰胺	无脑儿、脑积水、兔唇、肾及输尿管缺损，四肢及眼畸形等
	5-氟苷嘧啶	
	氨甲喋呤	四肢畸形
	马利兰	
激素类	避孕药	畸形、死胎

五、孕期慢性疾病

(一)糖尿病

糖尿病孕妇的流产、早产和死胎发生率高，糖尿病产妇围产期胎儿死亡率较普通的高出 4～5 倍。糖尿病孕妇胎儿畸形发生率达 6%～9%，比非糖尿病孕妇高 2～3 倍。畸形常为多发性，如脊柱及四肢畸形、神经系统畸形、心血管畸形、泌尿生殖系统畸形、胃肠道畸形等。重症糖尿病合并微血管病变的孕妇，易引起胎儿宫内发育停滞和低体重儿增多。糖尿病患者所产的新生儿出现呼吸窘迫综合征是非糖尿病产妇的 5～10 倍，且病死率极高；新生儿先天性糖尿病发生率为 1%～9%；约 1/3 新生儿发生低血糖症，且多发生在出生后 1～2 小时；约 1/4 的新生儿出现低血钙抽搐；新生儿肾静脉栓塞、新生儿红细胞增多症、新生儿高胆红素血症、先天性糖和脂肪代谢异常以及智力低下和精神异常发病率增高。

(二)高血压

无论是原发性高血压还是妊娠高血压，主要的病理变化都是全身小动脉发生痉挛性收缩、血液浓缩、血容量减少，致使脑、肝脏、肾脏等多个器官因缺氧而受到不同程度的损害。妊娠时胎盘也是一个重要器官，胎盘的缺血缺氧不能充分将氧气和营养物质及时由母体向胎儿输送，影响胎儿在子宫内生长发育，致使胎儿宫内发育迟缓的发生率高，出生低体重，严重者可发生胎儿死亡。由于孕妇病情重，常常需要早结束分娩而造成早产；早产儿的生存能力低，容易出现窒息、肺炎等呼吸系统疾病，使新生儿死亡率增高。血压越高对胎儿的影响越大。

六、孕期致残的防范

(一)了解怀孕的早期征兆

月经过期：如果月经规则，一般过期 2 周以上应考虑怀孕的可能性。

早孕反应：常见的症状有恶心、呕吐、食欲不振、偏食、疲乏、嗜睡等。

乳房变化：乳房胀满、乳晕变黑、乳头增大等。

排尿频繁。

(二)加强营养

孕期营养要特别强调蛋白质、矿物质和维生素的摄入。

(三)戒烟酒

孕期夫妇双方均应戒烟酒。

(四)慎重用药

孕早期尽量少用药。

(五)预防感染

孕妇尽量少到公共场所，以免接触病毒感染者。一旦孕妇接触病毒感染者，应及早注射免疫球蛋白以保护母婴。孕妇尽量避免与猫狗等动物接触；不吃生肉、生蛋和未经消毒的奶。妊娠早期开展常见病毒感染血清学监测，一旦确诊孕妇早期有病毒感染时，及时终止妊娠。

(六)避免接触辐射

如非必要，尽量不要在孕期做下腹部或骨盆部 X 线检查。有报道孕妇接触微波可引起自然流产和乳汁分泌减少。根据现有的资料，至少应限制孕妇的计算机视屏显示终端作业时间每周不超过 15～20 小时，而且不要连续操作过长的时间。对长期接触大量放射线或进行放射线治疗的患者，应在脱离放射环境半年后再妊娠。

(七)定期进行产前检查

特别对于高危孕妇，如妊娠伴有糖尿病、高血压等疾病、习惯性流产、死胎史、新生儿死亡史、难产史等应重点监护，密切注意胎儿发育情况。

第三节　产期致残

在分娩时期，难产、助产等都可能导致新生儿缺氧、颅内出缺血、骨折、神经丛损伤等，从而留下残疾的后遗症。早产儿、低体重儿、母子血型不合、脐带绕颈、呼吸道阻塞等高危新生儿的处理不当也是导致产期致残的重要因素之一。

一、自然分娩

怀孕满 28 周(7 个月，也就是 196 天)及以后的胎儿及其附属物从母体排出的过程称为分娩(delivery)。其中怀孕满 28 周(7 个月，196 天)至不满 37 周(258 天)的分娩者称早产(premature delivery)；怀孕满 37 周至不满 42 周(259～293 天)的分娩者称足月产(term delivery)；怀孕满 42 周(294 天)及以后的分娩者称过期产(postmature delivery)。不加任何人工干预手段，胎儿安全通过母体产道娩出的过程称为自然分娩。它是一种自然的生理现象。临产时，随着子宫节律性的收缩(阵痛)，胎儿的胸廓产生节律性的收缩与扩张，这种节律性的变化刺激胎儿的肺部迅速产生一种"肺泡表面活性物质"，这种物质有助于降低肺泡表面张力，使新生儿的肺泡富于弹力容易扩张。分娩时，由于受到阴道的挤压，胎儿肺里和呼吸道内的羊水和黏液被挤出，减少了新生儿羊水、胎粪吸入肺里的可能性。分娩过程中胎儿的头部受压，刺激胎儿呼吸中枢，有利于出生后建立正常呼吸。

二、难产

分娩的顺利与否，与分娩过程中的产力、产道、胎儿以及产妇的心理状况有直接的关系。任何一个因素出现问题，就都有可能造成胎儿不能顺利娩出，造成所谓的难产。难产是产期致残的主要原因。如果胎儿不能及时娩出，则可能由于脐带受压，供血不足而导致新生儿缺氧、窒息，使脑细胞受损，影响智力的发育，严重者导致脑瘫、皮质盲、皮质聋、癫痫、言语障碍等多重残疾发生甚至死亡。胎儿发育异常本身是导致难产的原因之一，再加上产程过长的缺血、缺氧的影响，对孩子的损伤更是雪上加霜，使致残率升高。

(一)产力异常

促使胎儿及其妊娠的附属物(胎盘)从子宫内娩出的力量称为产力，包括子宫收缩力和腹压。其中，子宫收缩的力量最为关键，是临产后的主要产力。有节律、有间歇、有强度的宫缩贯穿于分娩全过程，从而保证顺利分娩和胎儿安全。子宫收缩力的异常可导致难产。

（二）产道异常

胎儿娩出的通道称为产道。产道分为骨产道和软产道。软产道是由子宫下段、宫颈、阴道及骨盆底软组织构成的管道。骨产道即骨盆。骨盆的大小、形状与分娩关系密切。骨盆过小容易导致难产。

（三）胎儿及胎位异常

胎儿能否顺利通过产道，取决于胎儿的大小、胎位及有无畸形。胎儿在子宫内的位置叫胎位。正常的胎位应为胎体纵轴与母体纵轴平行，胎头朝下，并俯屈，颏部贴近胸壁，脊柱略前弯，四肢屈曲交叉于胸腹前，整个胎体呈椭圆形，称为枕前位。除此外，其余的胎位均为异常胎位，或称胎位不正。常见的胎位不正有两种：臀位和横位。在妊娠 28 周以前，胎儿比较小而羊水相对较多，胎儿在子宫内活动范围较大，胎位不容易固定，异常胎位多会自动转正。妊娠 32 周以后，胎儿生长迅速而羊水相对减少，此时胎儿的姿势和位置相对固定，胎位仍然异常者则很难自动转正。胎位异常在分娩时可引起难产。引起胎位不正的原因有子宫发育不良、子宫畸形、骨盆狭小、盆腔肿瘤、胎儿畸形、羊水过多等因素。胎儿某一部分发育异常，如脑积水、连体儿等或者由于胎头或胎体过大不能通过产道而发生难产。

三、助产

为使胎儿顺利通过母体产道娩出而在产前和产时采取的一系列措施成为助产（aids to delivery）。产程开始后进展缓慢，检查发现产道或产妇或胎儿有异常情况或胎位异常等，可根据具体情况选择扩大产道口的手术（如会阴切开）、解决分娩的手术（如胎头吸引、产钳术、臀牵引）以及改变胎位的手术（如内倒转等）。手术过程中可能产生一些并发症。胎头吸引术是一种特制的胎头吸引器置于胎头上，形成负压后吸住胎头，通过牵引而协助胎头娩出的手术。一般胎头吸引造成的胎儿头皮水肿多在产后 24 小时内消失。但负压过大、负压形成过快、吸引时间过长或吸筒吸附位置不当等，可产生胎儿头皮血肿，较长时间才能消退、愈合。负压越大、形成越快、持续时间越长，胎头损伤越重。严重时可造成胎儿颅骨骨折、颅内出血等。产钳术是用器械（产钳）牵拉胎头以娩出胎儿的手术。产钳术操作不当，可造成胎儿的面神经损伤、颜面表皮损伤以及胎儿颅骨骨折等。臀牵引的常见并发症为新生儿窒息、脑瘫、臂丛神经损伤、新生儿骨折、颅脑外伤、新生儿颅内出血等。

四、剖腹产

经腹部切开子宫取出胎儿的过程称为剖腹产。产妇处于某些高危因素，如胎位不正、胎头不下或妊娠期高血压、糖尿病出现并发症或产妇有心血管疾病等医学需要的情况下，必须抓紧时间做剖腹产手术，挽救母婴安全。但是，现在有一些孕妇仅仅因为害怕疼痛而选择剖腹产。世界卫生组织（WHO）发布的一份调查报告显示，超过 46％的中国孕妇选择剖腹产，剖腹产率为全球第一。但是，其中 25％的孕妇根本没必要采用剖腹产。剖腹产滥用不仅会危及产妇的健康，对新生儿也不是一件好事。剖腹产的新生儿呼吸功能较弱，易患新生儿呼吸窘迫综合征、新生儿窒息等；剖腹产的新生儿呼吸道残留的分泌物和羊水容易导致出生后"新生儿吸入性肺炎"等；剖腹产新生儿的脐血中，免疫球蛋白含量比自然分娩的新生儿要低，因而剖腹产生的新生儿更易感染疾病。另外，剖腹产手术过程可导致新生儿锁骨骨折、股骨或肱骨骨折、颅骨骨折以及软组织损伤等并发症的产生。研究证明，剖腹产的孩子由于失去了产程和分娩过程中被挤压的经历，使孩子在成长过程中容易产生触觉防御性反应过强或过弱的行为问题，如睡眠不安、情绪不稳、多动、易激惹、注意力不集中、手足笨拙、胆小退缩、缺乏自信等行为问题。

五、产期致残的防范

（一）了解临产先兆

1. 宫缩

子宫收缩简称宫缩。分娩前数周，子宫肌肉较敏感，将会出现不规则的子宫收缩，感觉腹部不时变硬，持续的时间短，强度较弱，无周期性。这种现象有时会持续几天。临产的一个重要特征——有规则的子宫收缩（阵痛）。初期每隔 30～40 分钟阵痛一次，孕妇感到腹部阵痛，大约 5～6 个小时以后，间隔时间大约是 10 分钟一次，阵阵疼痛向下腹扩散，或有腰酸下腹排便感，随后间隔时间约 3～5 分钟，阵痛的持续时间逐渐延长，约 40～60 秒。这种宫缩是为宝宝出生作准备，需要立刻送产妇去医院。

2. 见红

产妇在生产前阴道出现少量粉红色或咖啡色的分泌物称为见红。这是由于胎儿的头部开始下坠入盆，包住胎儿的羊膜与子宫壁逐渐分离摩擦引起血管破裂所造成的出血。一般见红在阵痛前的 24 小时出现，但也有在分娩几天前甚至 1 周前就反复出现见红。如果只是淡淡的血丝，量也不多，可以留在家里观察，但注意不要太过操劳，避免剧烈运动。如果流出鲜血，或出血量超过月经量，或伴有腹痛的感觉，需要马上去医院。

3. 破水

包住胎儿的羊膜自然破裂羊水从阴道流出的现象称为破水。一般来说破水发生在规则阵痛开始之后，是胎儿进入产道时才会发生。如果孕妇在规则阵痛前羊水从阴道流出称为早期破水。早期破水会给母亲与胎儿带来危险。早期破水在 24 小时内，母亲感染率为 3.5%，早期破水在 24～48 小时，母亲的感染率为 10%，早期破水超过 72 小时后，母亲的感染率为 40%。早期破水的胎儿有可能发生早产、感染、呼吸窘迫症、缺氧、脐带脱出等并发症，严重的还会造成胎儿死亡。

(二)规范的产科检查

产科检查主要是了解胎儿的胎心与胎位以及测量骨盆的大小与形状。正常胎心音 120～160 次/分，如果胎心音在 160 次/分以上或持续 100 次/分都表示胎儿宫内缺氧，应及时治疗。

(三)高危妊娠的处理

凡是对孕妇、胎儿/新生儿有较高危险性的因素称为高危因素。常见的高危因素有：孕妇患有内科疾病，如心脏病、肺结核、高血压、重度贫血等；经医生检查确定骨盆及软产道有明显异常者；胎位不正，如臀位、横位、多胎妊娠等；妊娠并发妊娠中毒症、前置胎盘、胎盘早期剥离、胎儿宫内生长迟缓、过期妊娠者等；过去有不良分娩史，如习惯性流产、早产、死胎、新生儿产伤或死亡等；高龄初产等。合并高危因素的妊娠成为高危妊娠。高危妊娠者应提前入院待产，由医生周密监护，及时掌握病情，及时进行处理，以防发生意外。

(四)科学的分娩方式

每个孕妇个体的年龄与身体结构、胎儿的发育与胎位情况等都是不同的。因而每个孕妇的具体分娩方式要根据产前检查结果及分娩时的情况并在医生的指导下进行选择。孕妇身体状况良好、胎儿发育正常、孕妇骨盆发育正常者，自然分娩是一种最理想的分娩方式，因为它是一种正常的生理现象，对母亲和胎儿都没有多大的损伤，母亲产后身体很快能得以恢复。当自然分娩过程中出现胎儿太大或宫缩无力、产妇体力不够等情况时，可采用会阴侧切、胎头吸引器等人工助产帮助分娩。选择剖腹产取决于产妇和胎儿两方面，如产妇产道异常（骨盆狭窄、畸形、骨盆与胎头大小不相称等）、重度妊娠合并症（高血压、糖尿病、慢性肾炎、心脏病等）、产前出血、子宫有疤痕、先兆子宫破裂、胎盘早期剥离、胎位异常、胎儿宫内窘迫、脐带脱出等，上述情况对胎儿或母体造成重大伤害，必须实施剖腹产。

(五)产妇的心理疏导

产妇对分娩过程过度恐惧，不能很好的配合医生，也会造成难产。法国医生拉梅兹(Lamaze)发现利用呼吸分散注意力，可减轻分娩时的恐惧和痛苦。因此，他提出分娩呼吸方法，也称心理预防式的分娩准备法。这一方法是从怀孕早期开始一直到分娩，通过对神经肌肉控制、产前体操及呼吸技巧训练的学习，有效地让产妇在分娩时将注意力集中在对自己的呼吸控制上，从而转移疼痛，适度放松肌肉，能够充满信心地在分娩过程中保持镇定，以达到加快产程并让胎儿顺利分娩的目的。

(六)高危新生儿的监护

有可能发生或已出现严重损害而需要特别监护的新生儿称为高危新生儿。新生儿出生时为低体重儿、发生颅内出血、羊水吸入、缺氧缺血、经过抢救进暖箱、高胆红素血症等情况的都属于高危新生儿。母亲妊娠时有发热、流产、保胎、糖尿病、高血压等高危症状的，可能生产高危新生儿。新生儿机体发育不完善，各脏器代偿功能差，高危新生儿的身体机能更为脆弱，患病后病情进展迅速，并且很快转至不可逆阶段，故应加强高危新生儿的临床监护，及时采取有效措施，降低死亡率，减少后遗症的发生率。

第五章 传染病与残疾

传染病是指病原体侵入人或动物机体后继续繁殖，并能在人与人、动物与动物或人与动物之间相互传播的一类疾病。其中由寄生虫引起的传染病又称寄生虫病。某些传染病发现后应按规定时间及时向当地防疫部门报告，防疫部门必须及时掌握其发病情况，及时采取对策，这些传染病称为法定传染病。中国目前的法定传染病有甲、乙、丙三类，共38种。各种传染病可导致不同程度的肢体残疾、智力残疾、视力残疾、听力残疾、言语残疾、精神残疾和多种残疾。有些传染病是后遗症致残，如脊髓灰质炎、流行性乙型脑炎、流行性脑脊髓膜炎等；有些传染病是并发症所致，如流行性腮腺炎并发脑膜炎或脑脊髓膜炎、百日咳并发脑病等；有些传染病是在妊娠早期母体感染病原体（如肝炎病毒、风疹病毒、弓形虫等）导致胎儿患多种先天性残疾。在全球的预防接种没有广泛推行之前，每年因麻疹、脊髓灰质炎、肺结核、百日咳、白喉和破伤风等传染病致死、致残的人数以千万。

第一节 免疫的基础知识

免疫（immunity）是机体的免疫系统对异物的识别、排除和消灭的过程，是一种生理性保护性反应。免疫分为非特异性免疫和特异性免疫两大类。

一、免疫系统

（一）免疫系统的组成

免疫系统由免疫器官、免疫细胞和免疫活性物质组成。

1. 免疫器官

免疫器官是免疫细胞生成、成熟或集中分布的场所，包括骨髓、胸腺（位于胸骨之后）、脾脏、淋巴结及其他淋巴组织。

骨髓：是淋巴细胞的发源地。

胸腺：能分泌多种激素，刺激淋巴细胞的生长，并使其变成具有免疫功能的 T 细胞。胸腺对人体早期免疫功能的建立和生长发育起着重要作用，因而胸腺在个体新生儿期至青春期发育旺盛，青春期后逐渐萎缩。

脾脏：是体内最大的免疫器官，是制造淋巴细胞的主要场所。

淋巴结及其他淋巴组织：是重要的免疫器官。

2. 免疫细胞

包括吞噬细胞和淋巴细胞。淋巴细胞受抗原刺激后被活化为产生免疫反应的免疫活性细胞，分为 T 淋巴细胞（简称 T 细胞）和 B 淋巴细胞（简称 B 细胞）。前者主要分布在血液中，占淋巴细胞总数的 70%，由于其成熟过程中有赖于胸腺的存在，故又称为依赖于胸腺的淋巴细胞，其功能是参与细胞免疫。后者主要在骨髓中成熟，分布在淋巴结和脾脏，功能是参与体液免疫。

3. 免疫活性物质

具有免疫作用的分子，包括抗体、补体、淋巴因子、溶菌酶等。

（二）免疫系统的功能

免疫系统有三大方面的功能，即免疫防护、自身稳定以及免疫监视。正常情况下，免疫反应对机体是有利的；但在异常情况下，免疫反应可对机体产生不利的影响，见表 5-1。

表 5-1　正常与异常的免疫反应

免疫功能	正常反应	异常反应
免疫防护	抗病原体的侵袭，使人免患感染性疾病	变态反应、免疫缺陷病
自身稳定	清除损伤或衰老的细胞，保持内环境的稳定	自身免疫病
免疫监视	清除癌变的细胞	肿瘤

二、非特异性免疫

非特异性免疫系统是机体在长期的种系发育与进化过程中，逐渐建立起来的一系列防护机能，是一切免疫防护能力的基础。

（一）非特异性免疫的组成

1. 屏障结构

屏障结构由外围屏障（皮肤与黏膜的屏障）和内部屏障（吞噬细胞系统屏障、血脑屏障、胎盘屏障以及正常体液中的一些非特异性杀菌物质等组成）。抗原物质一旦突破外围屏障所构成的第一道防线进入机体后，即遭到机体内部屏障所构成的第二道防线的清除。

（1）皮肤与黏膜的屏障

人体与外界接触的表面被一层相互延续的皮肤和黏膜所包围，从而对微生物构成屏障作用。①机械阻挡：健康完整的皮肤黏膜、鼻孔中的鼻毛、呼吸道黏膜表面的黏液和纤毛，均能阻挡并排除微生物。②分泌杀菌物质：皮肤的汗腺能够分泌乳酸，使汗液和皮肤表面呈酸性，不利于大多数病菌的生长；皮脂腺分泌的脂肪酸、黏膜分泌的溶菌酶、胃酸和蛋白水解酶等，有较强的杀灭细菌的作用。③正常细菌的拮抗作用：正常寄居在人体皮肤以及与外界相通的管道黏膜上的菌群，相互有着抑制作用，一般情况下并不致病。一些微生物还能产生抑制病原体的物质，如口腔中的唾液链球菌产生的过氧化氢，能抑制白喉杆菌和脑膜炎球菌；肠道内大肠杆菌的酸性产物，能够抑制痢疾杆菌等。在治疗某些疾病的过程中，长期、大量使用广谱抗菌素，可导致正常菌群失调，引起耐药性的细菌、真菌感染。

（2）血脑屏障

血脑屏障是由脑组织的神经胶质细胞和毛细血管的内皮细胞组成。其作用是阻挡病原微生物及其代谢产物从血流进入脑组织，从而保护中枢神经系统。婴幼儿的血脑屏障尚未发育完善，所以容易发生脑膜炎、流行性乙性脑炎等感染。

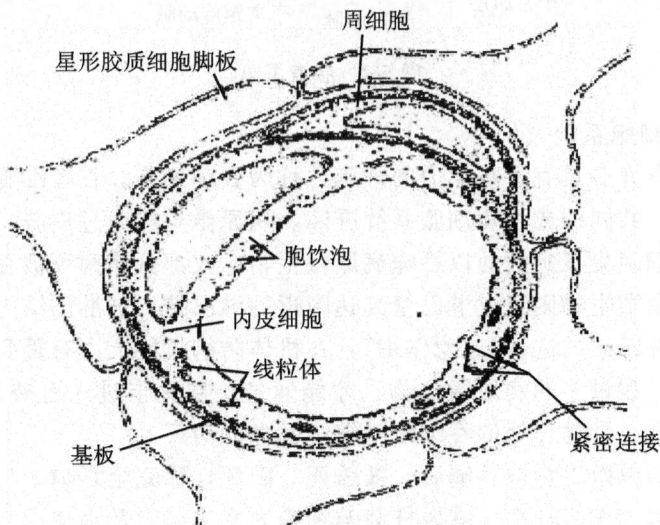

图 5-1　血脑屏障

（3）胎盘屏障

胎盘屏障由有母体子宫内膜的部分和胎儿的绒毛膜组成。正常情况下，母体发生感染时，病原微生物及其毒性产物一般不容易通过胎盘进入胎儿体内，对胎儿有着保护作用。妊娠3个月内，这种屏障机能尚未发育完善，若此期内母体发生感染，如风疹病毒等，病毒有可能通过胎盘进入胎儿体内，影响胎儿的发育，造成胎儿的畸形甚至死亡。

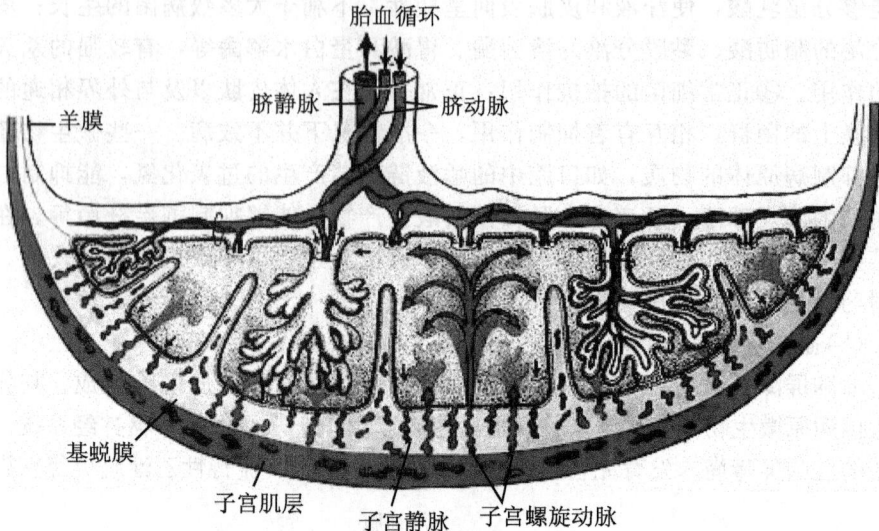

图 5-2　胎盘屏障

2. 吞噬细胞系统

机体内有许多具有吞噬能力的细胞，称为吞噬细胞。吞噬细胞广泛分布于各组织器官，共同构成吞噬细胞系统屏障。病原微生物通过皮肤、黏膜进入组织后，吞噬细胞集聚到病灶以吞噬病原微生物，大部分病菌可被吞噬消灭。未被吞噬的剩余微生物则经过淋巴管到达附近的淋巴结，被淋巴结内的吞噬细胞吞噬消灭。淋巴结的这种"过滤作用"，在机体防御机能上占有重要地位。一般只有毒性强、数量多的病原微生物，才能通过层层关卡进入血液及其他脏器，再由血液、肝、骨髓等处的吞噬细胞继续吞噬和消灭。

大多数病原微生物被吞噬后，被杀死、破坏，称完全吞噬。有些细菌，主要是结核杆菌、伤寒杆菌、麻风杆菌等细胞内寄生菌以及水痘、麻疹、脊髓灰质炎等病毒等，在人体免疫力低下时，虽被吞噬，却不能被杀灭，称不完全吞噬。不完全吞噬可使这些病原微生物得到保护，不受机体中的杀菌、抗病毒物质以及抗菌素等物质的影响，有的甚至可在吞噬细胞内生长繁殖，引起细胞死亡或随游走的吞噬细胞经淋巴液或血液被带至人体其他部位，造成扩散、引起更广泛的感染。

巨噬细胞还能吞噬、裂解体内衰老、死亡的细胞，更重要的是一些吞噬细胞能把免疫信息传递给特异性免疫系统，这样把非特异性免疫系统与特异性免疫系统密切地联系起来。

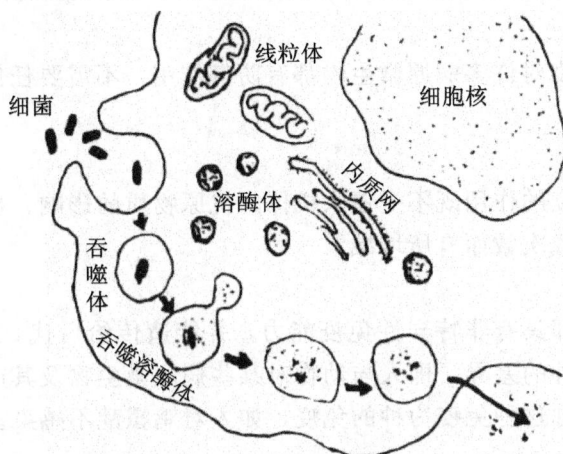

图 5-3 吞噬细胞

3. 抗微生物物质

血液、淋巴液、唾液、乳汁等体液和组织液中含有多种非特异性的抗病原微生物物质。

（1）补体

存在于正常人和血清中的具有酶活性的一组球蛋白，有杀菌、溶菌、灭活病毒以及溶解细胞等作用，其含量不因免疫接种而增加。

（2）干扰素

一种蛋白质，由灭活的或活的病毒作用于易感细胞后所产生的一种抗病毒物质。一种病毒所诱导产生的干扰素具有防御多种病毒甚至其他细胞内寄生的病原微生物的能力。

（3）溶菌酶

乳汁、泪液、唾液以及吞噬细胞的溶菌体中，溶菌酶含量较多，溶菌酶能破坏细菌的细胞壁而使细菌崩解。

儿童处于生长发育时期，其非特异性免疫功能尚未发育完善。例如，新生儿皮肤薄嫩容易破损，屏障作用差；新生儿及婴儿的肠壁通透性高，胃酸较少，杀菌力弱；婴幼儿淋巴结功能尚未发育成熟，"滤过作用"差，以及血清补体含量较低等,使新生儿和婴幼儿容易发生感染而且感染后易扩散。

(二)非特异性免疫系统的特点

1. 反应快

非特异性免疫在病源体侵入机体的同时发生响应,有效防止各种病原体的入侵。

2. 范围广

非特异性免疫对许多病原微生物都有防御作用,不需要任何一种特殊微生物的刺激影响。

3. 稳定性

非特异性免疫的作用既不受侵入机体的抗原物质的影响,也不因侵入机体抗原物质的强弱或次数而有所增减。

4. 遗传性

个体出生后即具有非特异性免疫能力,并能遗传给后代,称为先天免疫。非特异性免疫有种的差异,即人与动物对某些病原微生物及其产物可有天然的不感受性,一般称这种免疫为种的免疫,如人对鸡霍乱不感染。

三、特异性免疫

特异性免疫是在某种病原体侵入机体后产生的、专门抵抗特定病原体的免疫。能刺激人体或动物中的免疫系统,产生一系列免疫反应的物质称为抗原。一旦抗原物质侵入机体,首先发挥作用的是非特异性免疫,而后产生特异性免疫。

(一)特异性免疫的组成

根据免疫的方式分为体液免疫与细胞免疫。这两种免疫反应必须有抗原物质进入机体刺激免疫系统才能形成。

1. 体液免疫

体液免疫(humoral immunity)是通过 B 淋巴细胞经抗原的刺激作用,经过一系列的变化,产生各种执行免疫机能的特异性免疫球蛋白来发挥免疫作用的。免疫球蛋白存在于机体的血液和体液中,根据其理化性质和免疫特异性不同,可分为 IgG、IgM、IgA、IgD 和 IgE 五种,总称为抗体。抗体特异性地与抗原结合而引起免疫反应。抗体与相应的病原体结合而将病原体杀灭,从而使抗原失去对机体的有害作用,这是抗感染免疫的一个重要方面。另一方面,如果结合的对象是机体的自身组织或细胞,则引起对机体有害的自身免疫性疾病。

2. 细胞免疫

细胞免疫(cellular immunity)是通过 T 淋巴细胞受到抗原的刺激后,转化成具有免疫活性的 T 淋巴细胞(致敏 T 细胞)来对抗原发挥杀伤作用的。具有免疫活性的 T 淋巴细胞依据其功能分为两种:一种是具有直接杀伤抗原或带有抗原的靶细胞能力;另一种是随血液或淋巴液运送到抗原所在处,再次与抗原接触时,释放淋巴因子杀伤或破坏靶细胞。细胞免疫具有防御感染和对肿瘤的免疫监视作用。

3. 细胞免疫与体液免疫的关系

在机体内 T 细胞和 B 细胞的活动常常具有协同作用,多种抗原可同时刺激两类淋巴细胞,从而引起细胞免疫和体液免疫。不同的病原体所产生的免疫反应,常以一种为主。某些细胞内寄生的病原体,如结核杆菌、麻风杆菌、天花、麻疹、水痘、风疹、疟原虫、血吸虫等的免疫性,同种异体移植的排植反应都是以细胞免疫为主。化脓性球菌的感染的免疫性则以体液免疫为主。

4. 变态反应

变态反应(allergic reaction)是机体受同一种抗原物质再次刺激后,引起的一种组织损伤或生理功能紊乱的特异性免疫反应,实质上是异常的或病理的免疫反应,又称超敏反应。引起变态反应的抗原物质称为变异原或过敏原。这些过敏原一般对多数人没有作用,其变态反应的发生与个体的遗传素质有关。过敏原大多是外源性的,如药物、花粉等;少数是属于人体自身组织的成分,称为内源性的。由自身变异原引起的疾病称为自身免疫性疾病。

(二)特异性免疫的获得方式

机体通过患病、隐性感染或预防接种等方式获得特异性免疫。根据免疫获得的方式不同,分成自动免疫与被动免疫。

1. 自动免疫

自动免疫(active immunization)是指在抗原刺激下,机体获得对该病的免疫。其特点是免疫时间持续长,分为人工自动免疫与自然被动免疫两种。

(1)人工自动免疫

用人工的方法,将病原微生物或其代谢产物制成生物制品(如疫苗、类毒素等),接种于人体,使人体自己产生特异性免疫力称人工自动免疫(artifical active immunization)。这种免疫力出现缓慢,一般在接种后 1～4 周才能产生,但能维持较长的时间,一般为 1～5 年。例如,接种肝炎疫苗。

(2)自然自动免疫

患过某种传染病或隐性感染而获得对该病的免疫称自然自动免疫(natural active immunity)。这种免疫力持续时间长,有的可获终生免疫。例如,患过麻疹的儿童,一般不会再患麻疹。

2. 被动免疫

被动免疫(passive immunization)是指机体直接获得免疫物质而对疾病立即产生免疫力。特点是免疫作用出现快，免疫持续时间短，一般为1~4周。分为人工被动免疫与自然被动免疫两种。

(1)人工被动免疫

通过注射免疫球蛋白、抗毒素等被动免疫制剂，使机体立即获得一段时间的免疫力，称人工被动免疫(artifical passive immunization)。例如，丙种球蛋白含有多种抗体，主要用于预防麻疹、传染性肝炎等病毒性疾病。

(2)自然被动免疫

通过自然生活途径而获得对疾病的免疫力称自然被动免疫(natural passive immunity)。例如，孕妇的IgG抗体可通过胎盘传递给胎儿；母乳中含有丰富的多种抗体，这些对新生儿在出生后一段时间内预防疾病的感染有着重要的作用。

表 5-2　特异性免疫的获得方式

自动免疫	人工自动免疫	途径	人工接种疫苗，如接种肝炎疫苗
		特点	出现缓慢，维持较长的时间
	自然自动免疫	途径	自然患病或隐性感染，如患麻疹
		特点	持续时间长，有的可获终生免疫
被动免疫	人工被动免疫	途径	注射免疫球蛋白、抗毒素等被动免疫制剂
		特点	立即获得一段时间的免疫力
	自然被动免疫	途径	通过自然生活途径而获得对疾病的免疫力，如母乳喂养
		特点	对出生后一段时间内预防疾病的感染有着重要的作用

(三)特异性免疫的特点

1. 获得性

免疫是个体在生活过程中与病原微生物等物质接触所产生的免疫，不能遗传给下一代，又称后天性免疫或获得性免疫。

2. 特异性

这种免疫具只对刺激免疫产生的相同抗原有作用，而对其他抗原无效。例如，患过麻疹或注射过麻疹减毒疫苗的人对麻疹产生免疫力，但对腮腺炎病毒无免疫性。

3. 反应慢

机体在接触抗原后，需要一定时间进行识别异物、做出反应、免疫应答的过程。

4. 免疫记忆

机体在获得某种特异性免疫后，如果再次接触相同抗原，可自动产生特异性的免疫物质以增强机体的特异性免疫力。

四、免疫接种

控制传染性疾病最主要的手段就是预防，而接种疫苗被认为是最行之有效的措施。把已灭活或减毒无致病性的致病菌及其毒素，制成各种对人体无伤害力的免疫制剂——疫苗（vaccine），然后将这些疫苗注射到人体内。当人体第一次接触疫苗时，免疫系统受刺激而激活分泌出免疫活性物质，当人体再次被这些致病菌侵扰时，免疫活性物质就会阻止他们对人体的伤害，从而起到防病、抗病的作用，这就是预防接种。

计划免疫是根据国家对防疫工作的要求，结合某一时期或某一地区流行病学资料，有系统、有计划、有组织地进行预防接种，使机体产生抵抗病原微生物的特异性免疫力，以达到控制、直至消灭疾病的一种措施。

1974 年世界卫生组织提出了扩大免疫计划（Expanded Program on Immunization，EPI）。1978 年世界卫生组织提出，要在 1990 年前对全世界儿童提供有关疾病的免疫预防。到 1981 年 10 月为止，全世界已有 197 个国家开展了这方面的工作。我国在 20 个世纪 70 年代中期，制定了《全国计划免疫工作条例》，将普及儿童免疫纳入国家卫生计划。其主要内容为"四苗防六病"，即对 7 周岁及以下儿童进行卡介苗、脊髓灰质炎疫苗、百白破三联疫苗和麻疹疫苗的基础免疫以及及时加强免疫接种，使儿童获得对结核、脊髓灰质炎、百日咳、白喉、破伤风和麻疹的免疫。此"四苗"是政府出资免费为儿童接种的，只是在接种时收取接种费用，是我国儿童特有的福利待遇。孩子一出生，便由专门的预防机构陆续为他们按期定时接种。1980 年我国正式参与 WHO 的 EPI 活动。1985 年 12 月，我国政府宣布分两步实现普及儿童计划免疫：1988 年实现各省 12 个月龄和 18 个月龄接种率达 85%，1990 年实现各县适龄儿童接种率达 85%。实际上，1990 年我国适龄儿童接种率已达 90%。1991 年 10 月卫生部颁发了《全国乙肝疫苗免疫接种实施方案》，决定从 1992 年 1 月起，将乙型肝炎疫苗纳入计划免疫范畴。随着科技进步，计划免疫将不断扩大其内容。

1991 年颁布的《中华人民共和国传染病防治法实施办法》第二章第十二条规定："国家对儿童实行预防接种证制度。适龄儿童应当按照国家的有关规定，接受预防接种。适龄儿童的家长或者监护人应当及时向医疗保健机构申请办理预防接种证。托幼机构、学校在办理入托、入学手续时，应当检查预防接种证，未按规定接种的儿童应当补种。"

自 1993 年开始，每年 4 月 25 日被确立为儿童预防接种宣传日。

（一）免疫接种的生物制品种类

1. 自动免疫制剂

自动免疫制剂包括菌苗（用细菌处理制成）、疫苗（用病毒、立克次体、螺旋体等处理制成）和类毒素（细菌代谢过程中产生的具有毒性的蛋白质，经去掉毒性、保留免疫原性处理后制成）等。一般习惯上，把预防接种的生物制品统称为疫苗。经处理的病原体失去毒性，但仍保持其免疫原性，接种后能刺激机体产生特异性的免疫反应从而达到免疫的效果。用病原体制成的疫苗分死疫苗和活疫苗两种，二者的比较见表 5-3。

表 5-3　死疫苗与活疫苗的比较

区　　别	死疫苗	活疫苗
制品特点	杀死的病原体	活的减毒或无毒病原体
稳定性	较稳定，保存 1 年左右	稳定性差，不易保存，冰箱中存放数周或数月
接种量与次数	接种次数多，量较大	接种次数多，量较小
局部与全身反应	接种量较大，反应大	接种量较小，反应小
免疫效果	较弱，维持半年至两年	较强，维持 3～5 年，甚至终生
举例	伤寒疫苗、乙脑疫苗等	卡介苗、麻疹疫苗、脊髓灰质炎疫苗等

2. 被动免疫制剂

常用的有丙种球蛋白、抗毒素、免疫血清（内含大量的免疫蛋白）等。注射被动免疫制剂后可使人体立即获得免疫力，但持续时间较短，一般为 3～4 周。抗毒素主要用于细菌外毒素所致疾病的治疗和紧急预防，如白喉抗毒素、破伤风抗毒素等。皮肤外伤后，通常注射破伤风抗毒素（TAT）的目的是预防破伤风。免疫血清多来自动物的血清，易产生过敏反应，故用前必须做皮试。

（二）基础免疫与加强免疫

为了获得免疫的有效性，国家规定了儿童在不同月（年）龄接种不同的疫苗的免疫程序。免疫程序包括基础免疫和加强免疫。

1. 基础免疫

根据需要选择几种传染病疫苗，在一定的时间内，对儿童进行预防接种，使儿童获得对这几种传染病的免疫力，称基础免疫。基础免疫是每个儿童出生后必须接种的。由于疫苗的种类不同,接种后产生的免疫效果也不一样。一般活疫苗的免疫效果好,只需接种一次就可达到基础免疫的效果。死疫苗的免疫效果较差,必须接种几次才能达到基础免疫的效果。

2. 加强免疫

一次接种成功,并不意味着获得终生免疫。通过基础免疫获得的免疫力,经过一段时间后,免疫力逐渐下降。为长久保持一定的免疫力,常常在基础免疫后的一定时期重复接种一次(复种),以巩固免疫的效果的方式称为加强免疫。

(三)免疫程序

免疫程序是计划免疫的具体表现,通常按年龄阶段进行。2007 年 12 月 29 日卫生部颁布了《扩大国家免疫规划实施方案》(以下简称《方案》)。《方案》规定,在现行全国范围内使用的乙肝疫苗、卡介苗、脊灰疫苗、百白破疫苗、麻疹疫苗、白破疫苗 6 种国家免疫规划疫苗基础上,将甲肝疫苗、流脑疫苗、乙脑疫苗、麻腮风疫苗纳入国家免疫规划,对适龄儿童进行常规接种。我国儿童免疫程序见表 5-4。

表 5-4 儿童免疫程序

类 别	免疫月(年)龄	疫 苗
基础免疫	出生后 24 小时内	卡介苗;乙肝疫苗(1)
	1 足月	乙肝疫苗(2)
	2 足月	脊髓灰质炎疫苗(1)
	3 足月	脊髓灰质炎疫苗(2);百白破(1)
	4 足月	脊髓灰质炎疫苗(3);百白破(2)
	5 足月	百白破(3)
	6 足月	乙肝疫苗(3);A 群流脑疫苗
	8 足月	乙脑减毒活疫苗;麻风疫苗
加强免疫	1 岁半至 2 岁	百白破类毒素制剂;A 群流脑疫苗;乙脑减毒活疫苗;甲肝减毒活疫苗;麻腮风疫苗
	3 岁	A+C 群流脑疫苗
	4 岁	脊髓灰质炎疫苗;麻疹疫苗;乙肝疫苗
	6 岁	白破疫苗;A+C 群流脑疫苗

注:①关于麻腮风疫苗(麻风、麻腮、麻疹疫苗)目前,麻腮风疫苗供应不足阶段,使用含麻疹成分疫苗的过渡期免疫程序。8 月龄接种 1 剂次麻风疫苗,麻风疫苗不足部分继续使用麻疹疫苗。18～24 月龄接种 1 剂次麻腮风疫苗,麻腮风疫苗不足部分使用麻腮疫苗

替代，麻腮疫苗不足部分继续使用麻疹疫苗。

②乙脑减毒活疫苗接种 2 剂次，儿童 8 月龄和 2 周岁各接种 1 剂次。乙脑灭活疫苗接种 4 剂次，儿童 8 月龄接种 2 剂次，2 周岁和 6 周岁各接种 1 剂次。

③甲肝减毒活疫苗接种 1 剂次，儿童 18 月龄接种。甲肝灭活疫苗接种 2 剂次，儿童 18 月龄和 24～30 月龄各接种 1 剂次。

《方案》规定，在重点地区对重点人群（16～60 岁）进行出血热疫苗接种；发生炭疽、钩端螺旋体病疫情或发生洪涝灾害可能导致钩端螺旋体病暴发流行时，对重点人群进行炭疽疫苗和钩体疫苗应急接种。通过接种上述疫苗，预防乙型肝炎、结核病、脊髓灰质炎、百日咳、白喉、破伤风、麻疹、甲型肝炎、流行性脑脊髓膜炎、流行性乙型脑炎、风疹、流行性腮腺炎、流行性出血热、炭疽和钩端螺旋体病 15 种传染病。

随着科学技术的不断发展，新的疫苗不断被研制出来。这些疫苗不属于国家计划免疫范畴，需要自费，其价格有高有低，人们可根据各自的需求和经济情况来决定是否接种。

第二节　传染病的基础知识

外界环境的病原体侵袭机体损伤组织，必然引起机体的各种抗损伤反应。机体同病原体相互作用、相互斗争的过程叫传染。构成传染过程必须具备三个因素：病原体、人体以及环境因素。在传染的过程中，起着决定性作用的是人体，病原体要通过人体而起作用，而环境因素不但改变病原体的生存条件，而且可以引起病原体遗传物质的变异，使其丧失或获得新的对人体的致病能力。传染病是人体传染或感染过程中的一种表现。并不是所有的传染或感染后都会发病。病原体侵袭人体后，当人体具有较强的防御能力时，病原体被消灭或排除，不至于危害人体；当人体防御能力较弱时，病原体在人体内生长、繁殖，对人体造成损害，而人体对这些损害产生防御、适应、代偿等反应，表现为主观上的自觉症状和客观上可以被发觉的体征时，称为传染病的发作。

一、传染病的特点

传染病不仅在个体内发生，还会在人群中发生，形成一个群体现象。这是由传染病的本身的特点所决定的。

（一）有病原体

传染病的致病因素是有生命的病原体。各种传染病都具有其特异性的病原体，如结核的病原体是结核杆菌、麻疹的病原体是麻疹病毒、肝炎的病原体是肝炎病毒等。

(二)有传染性

所有的传染病都有一定的传染性。因为病原体可以排除体外，通过一定途径进入其他人的机体，把病传给他人。每个个体在传染过程中的表现是不一致的，这与病原体的致病力以及人体的抵抗力有关。由于人工自动免疫的推广与普及，许多传染病的发病率大大降低了。

(三)有环境特征

许多传染病的发病率有一定的季节性、区域性、流行性。季节性主要与环境温度的高低以及昆虫媒介的生活史有关，如通过蚊虫叮咬传播的疾病主要在夏天发生。区域性主要与地理条件、气温条件、人们的生活习惯以及病原体传播过程中的中间宿主的存在有关。流行性按传染病流行过程的强度与广度，主要与人体对某种传染病的免疫力、病原体的致病力以及传播途径有关。

(四)有免疫性

传染病痊愈后，机体对同一种传染病产生不感受性，叫做传染病的免疫性。对不同的传染病，人体的免疫状态有所不同。有的传染病一次感染后可产生终生免疫，如麻疹、天花、水痘等；有的传染病在痊愈后免疫持续时间较短，如细菌性痢疾等；也有的传染病尚在进行中，同一种病原体再度侵袭而又重复感染，如血吸虫病等。

(五)病程发展有规律性

每一种传染病从发生、发展直到恢复，大致要经过潜伏期、前驱期、症状明显期和恢复期几个阶段。经过适当的治疗，人体的免疫力增强，病情开始缓解、好转。病情好转的首先表现是体温下降。体温下降到正常时，病程进入恢复期。此时病情的主要症状大部分消失，体温、精神、食欲逐渐恢复正常。但有些疾病在恢复期，病情突然发生恶化，这是由于潜伏在机体组织的病原体再度繁殖，使初发病的症状再度出现称为复发。此期患者仍有病原体排出，要注意继续隔离。一些传染病患者在恢复期结束后，机体功能仍长期未恢复正常而留有不能消失的症状或/和体征，即后遗症。后遗症符合残疾标准者，为传染病致残。

二、传染病流行的基本环节

传染病的传播和流行必须具备三个基本环节，即传染源、传播途径及易感者。

(一)传染源

传染源是指体内有病原体生存、繁殖并能将病原体排出体外的人和动物。一般分为以下几类。

1. 患者

感染了病原体,出现临床症状,并排出病原体的人称为患者。患者排出病原体的整个时期称为传染期。对于大多数传染病而言,患者是主要的传染源。

2. 病原携带者

感染了病原体,而临床症状没有出现或症状已消失,但仍排出病原体的人称为病原携带者,分为健康病原携带者和病后病原携带者。前者是指感染病原体而未出现任何临床症状但排出病原体的人;后者又称为恢复期病原携带者,是指患者的症状已消失,但仍排出病原体的人。由于病原携带者没有临床症状出现,具有一定的隐蔽性,在传染病的传播过程中,有着重要的作用。

3. 受感染的动物

指感染了病原体并能排出病原体的动物。以动物为传染源传播的疾病称为动物源性传染病。

(二)传染途径

病原体从传染源排出后,经过一定的方式,再侵入其他人的体内,所经过的途径称为传染途径。主要的途径有以下几种。

1. 空气传播

患者或病原携带者在咳嗽、喷嚏时,病原体随飞沫散布在周围的空气中,他人吸入了被病原体污染的空气而受到传染。所有呼吸道的传染病,如麻疹、白喉、猩红热、流行性感冒、流行性脑脊膜炎等,都可以通过空气传播。

2. 水的传播

饮用被病原体污染的水源,可导致肠道传染病的传播,如伤寒、痢疾、霍乱、甲型肝炎等。皮肤接触被某些病原体污染的水,也是某些传染病传播的途径,如血吸虫病。

3. 食物传播

这是指食入在制作、储藏、运输和销售的过程中被病原体污染的食物而受到传染的途径。所有肠道传染病以及个别呼吸道传染病,如结核、白喉、痢疾、伤寒等,都可以通过食物的污染而传播。

4. 土壤传播

这是指随传染源的粪便进入土壤的寄生虫卵和细菌,又经过口或皮肤进入自身或他人的机体引起疾病的传播。

5. 接触传播

分直接接触传播与间接接触传播两种。前者指病原体不经过外界途径，而直接由被传染者与传染源的接触所获得，如性病；后者指病原体通过接触被传染源污染的日常生活环境而传播。

6. 血液传播

乙型肝炎病毒、艾滋病病毒等可通过输血或其他血液制品而造成传播。

7. 虫媒传播

虫媒包括蚊、蝇、虱、蚤等。这些昆虫可以通过叮咬吸血传播某些传染病，如疟疾、流行性乙型脑炎等。

8. 母婴传播

母体的传染病可通过胎盘、哺乳以及日常生活的密切接触传给婴儿。

(三)易感者

易感者是指对某种传染病缺乏免疫力或免疫力较弱，在病原体侵入后容易发病的人。在传染病流行期间，应隔离患者，避免易感者与患者接触，如有可能进行人工被动免疫。有计划地进行预防接种是保护易感儿童的有效措施。

三、传染病分类与疫情报告

(一)传染病分类

2004年12月1日起施行的《中华人民共和国传染病防治法》第三条规定：传染病分为甲类、乙类和丙类。

甲类传染病是指：鼠疫、霍乱。

乙类传染病是指：传染性非典型肺炎、艾滋病、病毒性肝炎、脊髓灰质炎、人感染高致病性禽流感、麻疹、流行性出血热、狂犬病、流行性乙型脑炎、登革热、炭疽、细菌性和阿米巴性痢疾、肺结核、伤寒和副伤寒、流行性脑脊髓膜炎、百日咳、白喉、新生儿破伤风、猩红热、布鲁氏菌病、淋病、梅毒、钩端螺旋体病、血吸虫病、疟疾。

丙类传染病是指：流行性感冒、流行性腮腺炎、风疹、急性出血性结膜炎、麻风病、流行性和地方性斑疹伤寒、黑热病、包虫病、丝虫病，除霍乱、细菌性和阿米巴性痢疾、伤寒和副伤寒以外的感染性腹泻病。

2008年5月2日，卫生部将手足口病列入传染病防治法规定的丙类传染病进行管理。

(二)疫情报告

1991 年 4 月 1 日实行的《中华人民共和国传染病防治法实施办法》第三十四条规定"执行职务的医疗保健人员、卫生防疫人员为责任疫情报告人"。第三十五条规定"责任疫情报告人发现甲类传染病和乙类传染病中的艾滋病、肺炭疽病的患者、病原携带者和疑似传染病患者时，城镇于 6 小时内，农村于 12 小时内，以最快的通讯方式向发病地的卫生防疫机构报告，并同时报出传染病报告卡。责任疫情报告人发现乙类传染病患者、病原携带者和疑似传染病患者时，城镇于 12 小时内，农村于 24 小时内向发病地的卫生防疫机构报出传染病报告卡。责任疫情报告人在丙类传染病监测区内发现丙类传染病患者时，应当在 24 小时内向发病地的卫生防疫机构报出传染病报告卡"。第三十六条规定"接到疫情报告的卫生防疫机构应当以最快的通讯方式报告上级卫生防疫机构和当地政府卫生行政部门，卫生行政部门接到报告后，应当立即报告当地政府。省级政府卫生行政部门接到发现甲类传染病和发生传染病暴发、流行的报告后，应当于 6 小时内报告国务院卫生行政部门"。

四、传染病的预防

(一)普及健康教育

普及卫生常识、自觉养成良好卫生习惯对预防传染病非常重要。2004 年 12 月 1 日起施行的《中华人民共和国传染病防治法》第十三条规定："各级人民政府组织开展群众性卫生活动，进行预防传染病的健康教育，倡导文明健康的生活方式，提高公众对传染病的防治意识和应对能力，加强环境卫生建设，消除鼠害和蚊、蝇等病媒生物的危害"。

(二)管理传染源

对传染病患者，关键在早发现、早隔离、早治疗。新生入学、新兵入伍及招工的健康检查中应根据具体情况有目的地检查某些病原携带者。特殊职业，如儿童机构、饮食行业、牛奶厂及水厂工作人员、炊事人员要定期进行健康检查，发现携带者时应将其暂时调离工作进行治疗，治疗无效时，则需调换职业。对传染病的接触者要依据该传染病的最长潜伏期进行检疫。过了检疫期未发现新患者，一切恢复正常；如有可疑，立即隔离治疗。《中华人民共和国传染病防治法》第二十二条规定"疾病预防控制机构、医疗机构的实验室和从事病原微生物实验的单位，应当符合国家规定的条件和技术标准，建立严格的监督管理制度，对传染病病原体样本按照规定的措施实行严格监督管理，严防传染病病原体的实验室感染和病原微生物的扩散"。第二十五条规定"县级以上人民政府农业、林业行政部门以及其他有关部门，依据各自的职责负责与人畜共患传染病有关的动物传染病的防治管理工作"。

(三)切断传染途径

不同的传染病其传播途径不同，因而采取的措施也不相同。食物传播的传染病预防措施的重点在于食品链及环境的消毒等；呼吸道传播的传染病预防措施的重点在于空气消毒、开窗通风、个人防护(戴口罩)等；水传播的传染病预防措施的重点在于改善饮水卫生及个人防护等；虫媒传播的传染病预防措施的重点在杀虫等。《中华人民共和国传染病防治法》第十四条规定："地方各级人民政府应当有计划地建设和改造公共卫生设施，改善饮用水卫生条件，对污水、污物、粪便进行无害化处置"。第二十三条规定"采供血机构、生物制品生产单位必须严格执行国家有关规定，保证血液、血液制品的质量。禁止非法采集血液或者组织他人出卖血液。疾病预防控制机构、医疗机构使用血液和血液制品，必须遵守国家有关规定，防止因输入血液、使用血液制品引起经血液传播疾病的发生"。第二十七条规定"对被传染病病原体污染的污水、污物、场所和物品，有关单位和个人必须在疾病预防控制机构的指导下或者按照其提出的卫生要求，进行严格消毒处理；拒绝消毒处理的，由当地卫生行政部门或者疾病预防控制机构进行强制消毒处理"。

(四)保护易感者

锻炼身体，加强营养，可以提高人群的非特异性免疫力。有计划地进行预防接种是提高人群特异性免疫力的有效措施。在疾病流行期间进行人工被动免疫也可提高机体的免疫力。《中华人民共和国传染病防治法》第十五条规定"国家实行有计划的预防接种制度。国务院卫生行政部门和省、自治区、直辖市人民政府卫生行政部门，根据传染病预防、控制的需要，制定传染病预防接种规划并组织实施。用于预防接种的疫苗必须符合国家质量标准"。在某些疾病流行季节，对易感者可采取相应的防护措施，如应用驱蚊剂或蚊帐防止蚊虫叮咬，以预防乙型脑炎、疟疾等蚊虫传播的传染病；在进入血吸虫病污染的"疫水"前，可在皮肤裸露部位涂擦防护剂以避免感染。

(五)建立传染病监测制度与预警制度

《中华人民共和国传染病防治法》第十七条规定"国务院卫生行政部门制定国家传染病监测规划和方案。省、自治区、直辖市人民政府卫生行政部门根据国家传染病监测规划和方案，制订本行政区域的传染病监测计划和工作方案。

各级疾病预防控制机构对传染病的发生、流行以及影响其发生、流行的因素，进行监测；对国外发生、国内尚未发生的传染病或者国内新发生的传染病，进行监测"。第十九条规定："国务院卫生行政部门和省、自治区、直辖市人民政府根据传染病发生、流行趋势的预测，及时发出传染病预警，根据情况予以公布"。第二十条规定"县级以上地方人民政府应当制定传染病预防、控制预案，报上一级人民政府备案。传染病预防、控制预案应当包括以下主要内容：①传染病预防控制指挥部的组成和相关部门的职责；②传染病的监测、信息收集、分析、报告、通报制度；③疾病预防控制机构、医疗机构在发生传染病疫情时的任务与职责；④传染病暴发、流行情况的分级以及相应的应急工作方案；⑤传染病预防、疫点疫区现场控制，应急设施、设备、救治药品和医疗器械以及其他物资和技术的储备与调用"。

（六）自然灾害后的防疫

常见的自然灾害有地震、洪涝、旱灾、风灾、雹灾、滑坡等。大灾之后必有大疫。这是因为突袭而来的自然灾难发生后，生态环境平衡遭受严重破坏，人畜粪便、垃圾不能及时处理，死畜、死禽增加并腐烂变质，水源污染，粮食供应中断，居民生活秩序失常，医疗卫生机构遭受破坏等，导致病原体的传播与扩散，产生疫区。例如，灾后居民通常密集居住在简易的帐篷中，蚊虫、臭虫等节肢昆虫叮咬，导致虫媒传播的传染病（如疟疾、乙型脑炎和流行性出血热等）的发病率增加；人口居住的拥挤状态，有利于通过一些人与人之间密切接触传播的疾病（如肝炎、红眼病等）流行。自然灾害虽已发生，若控制灾情的决策得当，措施及时，亦能控制或减少疾病发生：①建立自然灾害的应急管理机制，做好组织、技术及物质准备工作，做到居安思危，有备无患；②自然灾害一旦发生应及时做好抗灾防疫计划，加强灾区疫情监测，控制疫情扩散；③广泛开展有针对性的预防接种；④迅速解决饮水卫生问题；⑤防止食品污染和发生食物中毒；⑥搞好环境卫生，如建立简易公厕、处理垃圾、掩埋尸体等；⑦大力开展消灭蝇害、蚊害、鼠害的工作，以控制肠道、虫媒及动物源性传染病的流行。

第三节　常见的儿童致残传染病

一、麻疹

麻疹（measles）是由麻疹病毒引起的急性呼吸道传染病，以发热、眼结膜炎、上呼吸道炎症为主要症状，以口腔黏膜、全身皮肤斑丘疹、疹间的皮肤正常、疹退留色素斑为特征。发病年龄多见于6个月～5岁的儿童，发病季节多为冬春季。

(一)传染源与传染途径

患者是唯一的传染源，以前驱期传染性最强，多直接通过咳嗽、喷嚏、谈话等飞沫传播。麻疹病毒在阳光的直接照射下15分钟可被杀灭；但在室温下至少能存活34小时，0℃以下能生存数月。

(二)病程特点

1. 潜伏期

为7～21天，一般为10～12天。经被动免疫者可延长到3～4周。

2. 前驱期

从发热到出疹为止，为3～5天。以发烧、眼结膜炎、上呼吸道炎症为主要症状，可伴有食欲减退、呕吐、腹泻等胃肠道症状。发烧后2～3天，90%以上的患者在两侧靠近磨牙的颊黏膜上，可以看到针尖大小的灰白色斑点，周围环绕红晕，即科—费(Koplik)氏斑。斑点在皮肤大量出现疹时消失。科—费氏斑是麻疹的特有症状，对早期诊断有特殊意义。

3. 出疹期

发烧后3～4天开始出疹(皮肤斑丘疹)，体温升高到39～40℃，持续3～4天。出疹顺序为：头面部→躯干(胸部、腹部)→四肢及手、足、掌心。疹子的大小不等，略高于皮肤，颜色初起为淡红色，逐渐变为深红色且融合成片，但疹间的皮肤正常。

4. 恢复期

疹子出齐后，按出疹顺序逐渐消退。体温开始下降，症状好转。疹子消退后留下褐色的色素沉着的斑点，经过2～3周，斑点完全消失。

(三)致残特点

麻疹易并发多种疾病。在一些发展中国家，麻疹仍是造成儿童早期死亡的主要因素之一。

1. 支气管炎肺炎

这种病最常见，约占12%～15%，病死率约为10%，占麻疹患者死因的90%以上。

2. 中耳炎

患病比率为7%～9%，易致听力残疾。

3. 心肌炎和喉炎

年幼儿多见。

4. 脑炎

发生率为 $0.01\%\sim0.5\%$。病死率为 $15\%\sim29\%$，约 30% 的患者留有后遗症，表现为智力残疾、瘫痪、感音神经性聋等。

5. 维生素 A 缺乏症

麻疹过程中由于高热、食欲不振，可使患儿营养状况变差、消瘦；常见维生素 A 缺乏，角膜呈混浊、软化，且发展极迅速，最后导致失明。

6. 亚急性硬化性全脑炎

麻疹病毒在脑组织长期隐伏所引起的病变，是麻疹的远期并发症。潜伏期约为 $2\sim17$ 年，发生率为麻疹发病者的 $2/10^6\sim20/10^6$。病理变化为亚急性脑组织进行性退变，症状为最先出现行为异常、智力减退、烦躁、睡眠障碍，数月后出现持续性肌阵挛、视听障碍、言语不清、共济失调、昏迷、强直性痉挛等。

(四)护理要点

本病无特效药物治疗，关键是护理。

①患者卧床休息至体温正常。不到人多场所，不到处串门，避免传染别人，又可防自身感染其他病菌。②居室要经常通风，但要避免直接吹风。严冬要注意保暖，维持空气适宜的湿度。③注意保持眼部、鼻腔、口腔以及皮肤的清洁。每日要洗脸，用盐水漱口，眼部分泌物多时可用环丙沙星药水点眼每 1 小时 1 次。晚上点红霉素眼膏 1 次。④补充足够的水分。饮食要有丰富的营养并易于消化。不可"忌嘴"，以免造成营养不良。⑤发热高时先行温水擦洗全身，松解衣被，一般不用退热药，出汗过多可引起虚脱又影响出疹。持续高热不退用小剂量退热药，使体温逐渐下降到正常。服用退烧药出汗时，要及时把汗擦干，以免受凉。⑥麻疹是由病毒引起的，除非合并细菌感染者，一般麻疹患者不要随便使用抗菌素。⑦严密观察有无气喘、呼吸急、声嘶、烦躁等现象出现，如有立即去医院。

(五)预防原则

1. 隔离患者

对麻疹患者及时隔离。呼吸道症状隔离至出疹后 5 日；并发肺炎者延长至疹后 10 日；凡接触过麻疹的易感儿童，隔离观察 14 天，曾做被动免疫的易感儿童，留检 28 天。

2. 常规免疫

按卫生部规定的儿童免疫程序接种麻疹疫苗,可防止发病。

3. 应急接种

及时发现麻疹疫情,对一定范围内的人群普遍接种麻疹疫苗,以控制麻疹进一步扩大蔓延。接种后 1 周开始产生抗体,1 个月达高峰。

4. 成人免疫

为防止麻疹在密集人群中暴发,我国有些地区对入伍的新兵、入学的新生接种麻疹疫苗。

5. 被动免疫

对没有接种麻疹疫苗又与麻疹患者密切接触者以及不宜接种麻疹疫苗者(包括孕妇、急性发热性疾病、过敏体质、活动性肺结核、白血病、恶性肿瘤患者等)注射胎盘球蛋白或丙种球蛋白等以达到预防发病、减轻症状的目的。

二、风疹

风疹(rubella)是由风疹病毒引起的急性呼吸道传染病,以低热、全身皮疹为特征,常伴有耳后、枕部淋巴结肿大。多见于 1~5 岁儿童,冬、春季发病较多,小儿和成人的集体机构更容易形成流行。

(一)传染源与传播途径

风疹病毒在体外生活能力很弱。患者是唯一的传染源。病毒存在于患者出疹前 5~7 天的咽分泌物及血液中。后天的传播途径主要是空气飞沫传播,人与人之间的密切接触也可传染。先天的传播途径是孕妇在妊娠早期感染风疹后,风疹病毒可通过胎盘引起胎儿的感染。

(二)病程特点

1. 潜伏期

一般为 14~21 天,平均 18 天。

2. 前驱期

多为半天至 1 天,一般症状轻微,仅有低热、轻度咽炎及结膜炎,耳后、颈后以及枕部淋巴结肿大。

3. 出疹期

发热 1~2 天开始出疹。在出疹期体温不再上升。出疹顺序从面、颈部开始,继而遍及躯干、四肢,24 小时内波及全身,但一般手心、脚心无疹子。皮疹初为稀疏的红色斑丘疹,出疹第二天开始,面部及四肢皮疹可变成针尖样红色小丘疹，疹间皮肤潮红，犹如猩红热样皮疹。

4. 恢复期

3～4 天后疹子消退，短时期内消失，留下较浅色素沉着。

(三)致残特点

1. 先天性风疹

妊娠妇女在妊娠 3 个月内感染风疹，胎儿可发生宫内感染。此时是胎儿各器官形成时期，风疹病毒能抑制细胞分裂使染色体断裂，导致胎儿器官发育中断，造成多发性缺陷与畸形。除发生流产、死产、早产外，出生的新生儿有各种先天性损害，常见的有白内障、视网膜病变、耳聋、心血管畸形、小头畸形、智力发育障碍，即先天性风疹综合征等。通常把最常出现的白内障、耳聋、先天性心脏病三种症状称为"风疹三联征"。有些感染风疹病毒的婴儿，并不是出生后立即发生先天性风疹综合征症状，而是于出生后数周、数月，甚至数年后才逐渐表现出来，如有的出生后 4 年才查出耳聋和智力发育不全，有的出生后 10～20 年才发现智力低下、甲状腺机能异常、糖尿病、慢性进行性风疹全脑炎等。

2. 后天性风疹

后天性风疹病情轻者，很少有并发症；重症者可并发喉炎、心肌炎、支气管炎、中耳炎等。

(四)护理要点

本病无特效药物治疗，关键是护理。护理要点如下。

①发烧时卧床休息。②高热时要及时松解衣服，用温水擦洗全身，或到空气新鲜通风处。必要时用退热药降温。③注意口腔卫生，进食后要漱口，晨起要刷牙。④多喝温开水。⑤饮食要有丰富的营养并易于消化。⑥严密监护病儿，如病中出现咳嗽如犬吠样吼声、心慌、气喘等症状，这是并发症出现的表现，需立即送往医院诊治。

(五)预防原则

1. 隔离患者

患风疹的儿童不能上学，不要串门，在自家隔离 5～7 天，以免传染他人。在风疹流行期间不要到人多的公共场所，如超市、医院、公交车、电影院等地方，以免染上风疹。

2. 被动免疫

如果接触了风疹患者，在 5 天内注射风疹高价免疫球蛋白 20～30ml。

3. 预防接种

预防风疹病毒感染是防止和降低先天性风疹综合征的重要措施。风疹疫苗的接种对象为 1 岁以上的风疹易感者。重点为 10~14 岁少女。注射过丙种球蛋白者，应隔 1 个月以上再接种风疹疫苗。除可与麻疹和腮腺炎疫苗同时使用外，在使用其他疫苗前后 1 个月，不得使用风疹疫苗。育龄妇女接种疫苗后至少应避孕 3 个月，以免疫苗在孕早期导致感染。如已怀孕，就不应该接种风疹疫苗。以免发生胎儿感染。大多数接种 10~28 天产生抗体，免疫效果可维持 10~20 年。在幼儿期接种了风疹疫苗，在成人之前再接种 1 次，以后不再接种。

在妊娠早期感染了风疹病毒的孕妇，应在妊娠中期进行产前诊断，如发现胎儿已经感染或畸形，应当考虑补救措施。

三、水痘

水痘(varicella)是由水痘病毒引起的传染性很强的传染病，以皮肤黏膜分批出现斑丘疹、水疱和结痂，且各期皮疹同时存在为特点。可常年发病，以冬春季发病多见。人群普遍易感，主要为 2~10 岁的儿童发病。一次发病可终身免疫。

(一)传染源与传染途径

水痘患者是唯一的传染源。出疹前 1~2 天至出疹后一周都有传染性。病初，主要是经空气飞沫传染；皮肤疱疹溃破后，可通过衣物、用具等接触传染。

(二)病程特点

1. 潜伏期

8~21 天，一般 14 天。

2. 前驱期

主要症状：低烧、头痛、食欲不振、乏力、烦躁不安。

3. 出疹期

低烧 1~2 天后开始出疹。皮疹从头面部开始，继而出现在躯干部和四肢近端，四肢远端较少，手掌足底更少，呈向心性分布为水痘发疹的特征之一。黏膜亦可受侵，见于口腔、咽部、眼结膜、外阴、肛门等处，破溃后可成浅溃疡，迅速愈合。若疱疹发生在角膜，则对视力有潜在危险。最初的疹子是大小不等的红色斑丘疹，24 小时内形成水滴状疱疹，围以红晕。起初水疱内容透明，以后浑浊，有痒感。3~4 天后水疱干缩，结成痂皮；5~10 天后痂皮脱落，皮肤不留疤痕，但若继发感染时可留下疤痕。在发病 3～5 天内，皮疹陆续分批发生，故同时可见丘疹、水疱、结痂等不同时期的皮损。

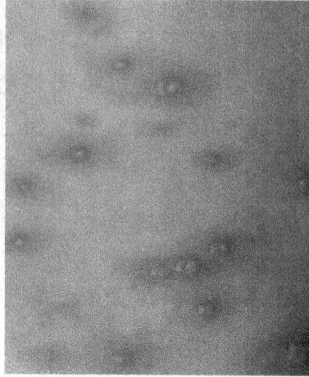

图 5-4　水痘

（三）致残特点

1. 水痘肺炎

发生率约为 4％。儿童多为继发性细菌感染，多发生于病程后期 2～3 周，表现为发烧、咳嗽、有时咯血。

2. 水痘脑炎

轻重型水痘患者均可发生，儿童多于成人，病死率约为 5％。存活者 15％有永久性后遗症，如小脑共济失调、智力落后、瘫痪、眼球震颤、多发性神经炎、视神经炎、颅神经麻痹等神经系统后遗症。

3. 水痘肝炎

儿童可于水痘后发生肝脂肪变性，伴发肝性脑病。

4. 先天性水痘综合征

孕妇在妊娠早期感染水痘，可导致胎儿畸形，如四肢萎缩、皮肤疤痕形成、神经系统缺陷和眼部异常。

（四）护理要点

本病无特效疗法，护理是关键。具体护理要点如下。

①保持室内通风。②勤换内衣、内裤与床单，预防继发感染。③剪短患儿的指甲，保持手部的清洁。避免儿童抓破水疱引起继发感染。④饮食上吃容易消化的食物，不吃硬及刺激性食物。⑤发烧时卧床休息；可用炉干石洗剂外涂止痒。⑥如果疱疹抓破化脓感染，可用红霉素软膏涂局部，每日 3～4 次，感染部位较多且严重，则需要去医院治疗。⑦高热时可行物理降温。⑧严密观察

病情，如果病中出现呕吐、头痛、颈硬时可能是并发了脑炎；如出现咳嗽、呼吸急促可能是发生了肺炎，必须及时去医院诊治，否则会发生生命危险。

（五）预防原则

1. 隔离病儿

应立即隔离患儿至全部疱疹干燥结痂或出疹后 7 天；有接触史的易感儿应检疫 21 天。

2. 被动免疫

体弱者可注射丙种球蛋白增强机体免疫力。

3. 预防接种

1 岁以上的儿童皮下注射一针（0.5ml）水痘疫苗。美国已经把水痘疫苗列入儿童常规免疫计划中。我国暂还没有把水痘疫苗列入常规的计划免疫程序，但在一些经济发达地区已经开始推广使用。

四、猩红热

猩红热（Scarlet Fever）是由 β 溶血性链球菌引起的急性呼吸道传染病，以发热、咽峡炎、全身弥漫性鲜红色皮疹和疹退后明显的脱屑为临床特征。可常年发病，冬春季发病居多。多见于小儿，尤以 5～15 岁居多。

（一）传染源与传染途径

患者及病原携带者是传染源。空气传播是其主要传染途径，也可经接触细菌污染的食物或玩具而传播。

（二）病程特点

1. 潜伏期

1～7 天，一般为 2～5 天。

2. 前驱期

从发病到出疹期，经历数小时至 24 小时。突然高热（39℃～40℃），伴有怕冷、头痛、恶心、呕吐、咽痛，婴儿有时出现惊厥。咽部充血，扁桃体肿大并有脓性分泌物。颈部及颌下淋巴结肿大并有压痛。

3. 出疹期

发病后 1～2 天开始出疹。从耳后、颈部开始，迅速蔓延到躯干和四肢，24 小时内遍及全身，颈部、腋窝、肘窝、腹股沟处更明显。典型皮疹为弥漫着针尖大小的猩红色小丘疹，触之如粗砂纸样，疹间皮肤潮红，用手压可暂时转白。病情严重者呈暗红色或出血性皮疹。面部充血潮红，唯口鼻周围无充血，形成有特征性的"环口苍白圈"。舌乳头红肿，呈杨梅状，故称为杨梅舌。皮肤皱折处，如腋窝、肘、腹股沟等处，皮疹密集，色深红，其间有针尖大小的出血点，称为帕氏症。出疹期间，全身症状加重，严重者可伴有惊厥、昏迷、谵妄、休克等。

4. 恢复期

从发病一周左右开始，皮疹开始依出疹的先后顺序消退，疹退后大片皮肤脱落，无色素沉着。全身症状很快消退，此期可持续 2～4 周。

(三)致残特点

1. 化脓性疾病

常并发化脓性中耳炎及内耳炎，导致双侧永久性感音神经性耳聋或混合性耳聋。并发心肌炎、关节炎、肾炎等。

2. 中毒性心肌炎

在猩红热的早期，病菌产生的大量毒素常常会侵犯心脏，引起心肌炎等。患者可出现高热、寒战、面色难看等毒血症状。

3. 免疫性疾病

溶血性链球菌侵入机体后常使人体免疫系统发生抗原抗体的免疫反应，可出现急性肾小球肾炎、风湿性关节炎、风湿性心脏病等。

(四)防治措施

①隔离患者。有接触史的儿童应检疫 12 天。②猩红热流行期间，儿童应避免到公共场所。③本病无理想的疫苗。加强儿童体格锻炼，增强机体抵抗力。④卧床休息，保证足够的营养和水分。⑤注意口腔和皮肤卫生，加强护理。⑥病原治疗首选青霉素。青霉素过敏者，可用红霉素。⑦患者的分泌物及污染物应随时消毒。

五、手足口病

手足口病(Hand-foot-and-mouth disease)是由肠道病毒引起的传染病，患者主要为 5 岁以下的学龄前儿童，3 岁以内的孩子为多见。引发手足口病的肠道病毒有 20 多种(型)，其中以柯萨奇病毒 A16 型(Cox A16)和肠道病毒 71 型(EV 71)最为常见。5～7 月是手足口病的高发期。此病传染性强，传播途径复杂，流行强度大，传播快，在短时间内即可造成大流行。

(一)传染源与传染途径

流行期间，患者是主要传染源。健康带毒者和轻型散发病例是流行间歇和流行期的主要传染源。在急性期，患者粪便排毒 3～5 周，咽部排毒 1～2 周。患者咽喉分泌物及唾液中的病毒，可通过空气飞沫传播；唾液、疱疹液、粪便污染的手、毛巾、手绢、牙杯、玩具、食具、奶具以及床上用品、内衣等，通过日常接触传播；接触或饮用被病毒污染的水源或食用被带有病毒的苍蝇叮爬过的食物，亦可经口传播；门诊交叉感染和口腔器械消毒不严也可造成传播。

由于成人的免疫系统较完善，成人一旦感染一般不发病，也无任何症状。但感染后会传播病毒。

(二)病程特点

1. 潜伏期

一般为 3～7 天。

2. 前驱期

约半数患者于发病前 1～2 天有发热，多在 38℃ 左右。部分患者初期有轻度上感症状，如咳嗽、流涕、咽痛、食欲减退、恶心、呕吐等。

3. 出疹期

临床表现以发热和手、足、口腔、臀部等部位的皮疹或疱疹为主要特征。口腔黏膜疹出现比较早，起初为粟米样斑丘疹或水疱，周围有红晕，主要位于舌及两颊部，唇齿侧、舌、软腭、硬腭也常发生。口腔内的疱疹破溃后即出现溃疡，常常流口水，不能吃东西。1～2 天后手掌、足底、臀部及其他部位(如肘、膝、前阴等)出现小米粒或绿豆大小、周围发红的灰白色小疱疹或红色丘疹。疱疹在同一患者身上不一定全部出现。有的患者仅有皮疹或口腔溃疡。水疱和皮疹不痒、不痛、不结痂、不结疤，通常在 7～10 天内消退。

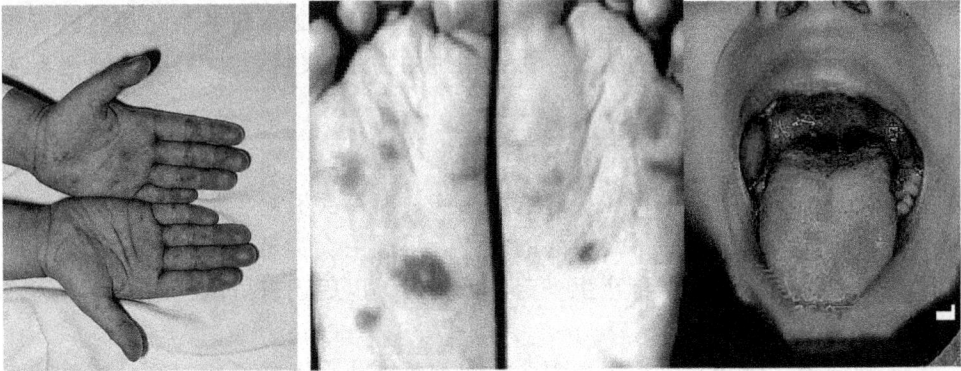

图 5-5　手足口病典型表现

（三）致残特点

1. 神经系统并发症：脑炎、脑膜炎

患儿精神差、嗜睡、易惊、谵妄；头痛、呕吐；肢体抖动，肌阵挛、眼球震颤、共济失调、眼球运动障碍；无力或急性弛缓性麻痹；惊厥。体征可见脑膜刺激征，腱反射减弱或消失。以两岁以内患儿多见。

2. 呼吸系统并发症：肺炎

呼吸浅促、呼吸困难或节律改变，口唇紫绀，咳嗽，咳白色、粉红色或血性泡沫样痰液；肺部可闻及湿啰音或痰鸣音。

3. 循环系统并发症：心肌炎

面色苍灰、皮肤花纹、四肢发凉，指（趾）发绀；出冷汗；毛细血管再充盈时间延长。心率增快或减慢，脉搏浅速或减弱甚至消失；血压升高或下降。

以上并发症见于重症患儿，如不及时治疗可危及生命。

（四）护理要点

本病无特效药物治疗，关键是护理。①皮肤护理。保持皮肤清洁，避免疱疹破损；疱疹破溃者可先用 0.25％安尔碘进行消毒，而后涂抹利巴韦林软膏预防感染。②口腔护理。保持口腔清洁湿润，勤喂水。出现口腔溃疡，可涂抹碘甘油、双料喉风散或喷利巴韦林喷剂等药物；合并有细菌感染，可用 3％双氧水和生理盐水清洗后，局部涂抹上述药物，以减轻患儿痛苦，促进溃疡面愈合。③饮食护理。给予清淡、易消化的流质或半流质饮食，禁食生冷、辛辣等刺激性食物；食物温度不宜过高，避免过热食物刺激破溃处引起疼痛。④患儿体温超过 38.5℃时，应遵医嘱给予物理降温或药物降温，并注意观察降温效果及末梢循环情况。⑤对于重症手足口病患儿护理，必须对各系统功能进行持续监测，注意保持呼吸道通畅。⑥患儿用过的物品（衣服、被褥）要煮沸消毒或暴晒。

（五）预防措施

由于多种肠道病毒都可以引起这种疾病，而每次引起手足口病流行的病毒不确定，目前尚没有预防手足口病的疫苗。得过一次手足口病的孩子，虽然能对引起此次感染的肠道病毒产生一定的抵抗力，以后还有可能再次感染本病。

1. 个人预防措施

①勤洗手，洗净手。洗手是预防本病重要措施。饭前便后、外出后要给儿童洗手。看护人接触儿童前、替幼童更换尿布、处理粪便后均要洗手。手足口病病毒对酒精不敏感。②喝开水，吃熟食。不要让儿童喝生水、吃生冷食物。

婴幼儿使用的奶瓶、奶嘴使用前后应充分清洗。③避免接触患病儿童。本病流行期间不宜带儿童到人群聚集、空气流通差的公共场所。④儿童出现相关症状要及时到医疗机构就诊。⑤轻症患儿不必住院，宜居家治疗、休息，以减少交叉感染。居家治疗的儿童，不要接触其他儿童，父母要及时对患儿的衣物进行晾晒或消毒，对患儿粪便及时进行消毒处理。

2. 托幼机构及小学等集体单位的预防控制措施

①本病流行季节，教室和宿舍等场所要保持良好通风。②每日对玩具、个人卫生用具、餐具等物品进行清洗消毒。消毒是预防本病的重要环节。奶嘴、奶瓶、毛巾等物品可用 50℃以上的热水浸泡 30 分钟，或煮沸 3 分钟消毒。经常给孩子更换内衣裤和床单、被罩。清洗后，要用热水浸泡。对孩子用过的玩具、餐具或其他物品都要彻底消毒。能蒸煮的就蒸煮，不能蒸煮的放在强光下暴晒。③每日对门把手、楼梯扶手、桌面等物体表面进行擦拭消毒。由于消毒剂虽能杀死病原体，但它本身对人的身体也有毒害，因而使用消毒剂消毒如家具、地板、卫生间、厨房，包括门把手、冰箱把手、电脑键盘、电话、桌面等，要谨慎操作。不要用消毒剂消毒孩子直接接触的物品。④患儿的唾液、粪便、擦拭用纸等最好倒入适量消毒剂，搅拌消毒后再倒入厕所。工作人员应穿戴手套进行清扫或消毒工作，工作结束后应立即洗手。⑤教育指导儿童养成正确洗手的习惯。洗手时要用洗手液或者肥皂，将手里里外外认真地搓洗数次，一般来说，洗一次手的时间在 1 分钟以上。⑥每日进行晨检，发现可疑患儿时，要对患儿采取及时送诊、居家休息的措施；对患儿所用的物品要立即进行消毒处理。⑦经常把被褥以及一些不便清洗或不能清洗的生活用品拿到阳光下暴晒，每次不少于 4 小时。暴晒时注意翻转物品的背面、侧面。⑧及时向卫生和教育部门报告。根据疫情控制需要，教育和卫生部门可决定采取托幼机构或小学放假措施。

六、病毒性肝炎

病毒性肝炎(Viralhepatitis)是由多种不同类型的肝炎病毒引起的一组以肝脏损害为主的传染病。根据病原学的诊断，病毒性肝炎可分为甲型肝炎(Hepatitis A)、乙型肝炎(Hepatitis B)、丙型肝炎(Hepatitis C)、丁型肝炎(Hepatitis D)及戊型肝炎(Hepatitis E)5 种类型。其中乙型病毒性肝炎(简称乙肝)是世界上流传广泛，危害很大的传染病之一。据报道，我国乙肝表面抗原携带者占全国人口数的 9.7%，占全世界该项人口的 1/3，慢性肝炎约 3000 万人，且每年以 20 万至 30 万患者累计增加。

（一）传染源与传染途径

各种类型肝炎的急性患者、慢性患者以及病毒携带者是传染源。

甲型和戊型肝炎病毒主要经消化道传播，接触患者或病毒携带者的唾液或其污染的食物、水源导致疾病的传播。经注射传播虽有可能，但可能性很小。在一般环境中，甲肝病毒可存活1个月，在水生贝类里能存活3个月左右。甲型肝炎一年四季均可发病，但以秋冬早春季节发病率高，可能与秋冬大量上市的水产品（如毛蚶、醉蟹等）有关。甲型肝炎病毒在100℃煮沸5分钟，或紫外线照射1小时可杀灭。

乙型、丙型和丁型肝炎主要通过血液或日常生活密切接触而传播。乙型肝炎患者，其血液、唾液、鼻咽分泌物、乳汁、精液、阴道分泌物等均可含有病毒。乙型肝炎的主要传播途径为：①母婴垂直传播；②血液或血制品传播；③医源性传播；④性接触传播；⑤生活上密切接触传播；⑥公共场所、理发店、美容院等因消毒不严格造成的传播。在众多的乙型肝炎表面抗原携带者中，有一半是围产期感染所致。在围产期，婴儿可通过胎盘直接感染，绝大多数小儿是在分娩过程中，通过羊水、血液、阴道分泌物等感染，或出生后可通过乳汁感染。乙型肝炎病毒对多种常用的消毒方法均很敏感，如在100℃煮沸两分钟即可使乙型肝炎病毒灭活而失去感染性，次氯酸钠、过氧乙酸、环氯乙烷、碘制剂及戊二醛等都对乙型肝炎病毒有灭活作用。

（二）病程特点

1. 潜伏期

各型肝炎的潜伏期长短不一。甲型肝炎为2～6周（平均1个月）；乙型肝炎为6周～6个月（一般约3个月）；丙型肝炎为5～12周（平均2个月）。

2. 前驱期

甲乙两型临床表现相似，起病类似感冒症状，以发热起病，全身乏力，相继出现食欲减退、厌油、恶心、呕吐、腹胀、腹泻等症状。少数病例可出现上呼吸道症状或皮疹、关节痛等症状。本期一般持续3～7天。

3. 症状明显期

本期持续约2～6周。可分为黄疸型与无黄疸型两种。黄疸型肝炎症状比无黄疸型重。黄疸型在发病一周出现巩膜、皮肤黄染，小便如浓茶色。黄疸出现后发热很快消退，而胃肠道症状及全身乏力则见增重。黄疸明显时可出现皮肤瘙痒，心动过缓等症状。肝肿大伴触痛及叩击痛，少数有脾肿大。肝功能改变明显，黄疸指数和GPT高。儿童患者黄疸较轻，且持续时间较短。无黄疸型肝炎起病大多徐缓，临床症状较轻，多无发热，没有黄疸，仅有乏力、食欲不振、恶心、肝区痛、腹胀和腹泻等症状。不少病例无明显症状，仅在普查时被发现。甲型发病急者较多，黄疸型较多，愈后较好。部分乙型及丙型肝炎病例可发展为慢性肝炎，反复发生肝区胀痛，四肢无力，食欲差，易疲劳，肝大，肝功反复不正常。

如起病急，病情发展迅猛，病程短（一般不超过 10 天）为急性重症型肝炎。患者常有高热，极度乏力，消化道症状（如厌食、恶心、频繁呕吐、腹胀等）严重。黄疸一旦出现则迅速加深。出血倾向（鼻衄、淤斑、呕血、便血等）明显。在起病数日内出现神经、精神症状（如性格改变、行为反常、嗜睡、烦躁不安等），可急骤发展为肝昏迷，预后差，死亡率高。

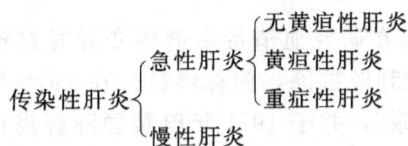

$$\text{传染性肝炎} \begin{cases} \text{急性肝炎} \begin{cases} \text{无黄疸性肝炎} \\ \text{黄疸性肝炎} \\ \text{重症性肝炎} \end{cases} \\ \text{慢性肝炎} \end{cases}$$

图 5-6　传染性肝炎临床分类

4. **恢复期**

黄疸消退，精神及食欲好转，肝区触痛及叩击痛消失，肝功能恢复正常。本期约持续 1～2 个月。

（三）致残特点

一部分肝炎患者转为慢性肝病，使患者丧失日常生活能力和社会生活能力，严重者可能发展为肝硬化或肝癌，危及生命。

1. **神经系统并发症**

颅神经损伤、脑膜脑炎、急性多发性神经根炎，一过性精神改变等。

2. **血液系统并发症**

全血细胞减少、再生障碍性贫血、急性溶血性贫血、肝炎后高胆红素血症等。

3. **消化系统并发症**

胆管炎、胆囊炎、肝炎后脂肪肝等。

4. **心脏损害**

心律失常、心肌炎、心包炎等。

5. **原发性肝细胞性肝癌**

鉴于乙肝病毒—肝硬化—肝癌之间的连锁关系，每年国内死于乙肝后肝硬化者有 40 万人，受乙肝病毒慢性感染的人群患原发肝细胞癌的相对危险性增加了 100 倍。中国是乙肝的高发区，也是肝癌的高发区。

6. 其他

妊娠妇女合并肝炎者常发生黄疸，病情一般较重；妊娠晚期合并病毒性肝炎易发生重型肝炎，病死率较高，且易引起早产、死胎、新生儿窒息、胎儿先天畸形等；产程中及产后易发生大量出血。

小儿正处于生长发育时期，长期慢性肝功能的损伤，导致蛋白质的合成不足，可影响其生长发育。1 岁以内婴儿患肝炎时病情较重，易于发生为重症肝炎或肝硬化。

(四)肝炎的检测指标

1. 澳抗

1963 年澳大利亚人在研究血清蛋白遗传变异时发现了乙型肝炎病毒的一种特殊抗原，称为澳大利亚抗原，简称澳抗。在 1970 年国际肝炎会议上，决定称之为"肝炎相关抗原"，并于 1971 年巴黎国际肝炎讨论会上正式将它命名为乙型肝炎抗原。我国有 1.2 亿至 1.5 亿人表现出澳抗阳性（HBsAg＋），其发生率为 8％～10％。只有澳抗阳性，既往无乙肝病史，无任何临床症状或体征，肝功能一贯正常者，称为慢性表面抗原携带者。从本质上来说，乙肝病毒携带者都是健康的，可照常工作和学习。但表面抗原携带者自然转阴率是很低的，因此要积极随访和进行保肝治疗。否则，有可能出现肝功能异常，发生急性乙肝还可演变为慢性活动性肝炎、肝硬化。一般体检时，只检测澳抗指标，如澳抗阳性，应进一步做乙肝五项指标检查。

2. 乙肝两对半检查

在乙型肝炎病毒感染者的血液中，可以测到三种抗原及其对应的抗体，即乙肝表面抗原（HBsAg）和乙肝表面抗体（HBsAb）、乙肝 e 抗原（HBeAg）和乙肝 e 抗体（HBeAb）、乙肝核心抗原（HBcAg）和乙肝核心抗体（HBcAb）。通常情况下，相互对应的抗原与抗体不会同时呈阳性。在乙肝的三种抗体中，只有 HBsAb 属于保护性抗体；HBeAg 阳性反应病毒复制活跃传染性强；当 HBeAb 出现，HBeAg 转阴，表示病毒复制减弱，但不能保证完全没有传染性。乙肝两对半检查就是乙型肝炎的五项检测指标，即检查血液中的 HBsAg、HBsAb、HBeAg、HBeAb 和 HBcAb。

乙肝两对半检查中，如乙肝表面抗原、乙肝 e 抗原和乙肝核心抗体三项指标为阳性，俗称"大三阳"；如表面抗原、e 抗体和核心抗体三项指标为阳性，俗称"小三阳"。无论是"大三阳"或是"小三阳"，只是反映人体内携带病毒的状况，可能是乙肝患者，也可能是乙肝病毒携带者。肝炎病情的轻重与肝功能损

表 5-5　乙肝抗原—抗体系统

抗原与抗体	意　义
乙型肝炎表面抗原—抗体系统（HBsAg-HBsAb）	抗原在乙型肝炎病毒感染者的血清中检出。抗体的出现表明人体已产生了免疫力。
乙型肝炎核心抗原—抗体系统（HBcAg-HBcAb）	抗原在血清中的检出未用于临床。抗体的出现表示病毒正在复制，人体处在感染期。
乙型肝炎抗原—抗体系统（HBeAg-HBeAb）	抗原阳性表明大量乙型肝炎病毒存在于血液中；抗体阳性表明乙型肝炎病毒正在血液中消失。

害程度是一致的。"大三阳"和"小三阳"都不能反映肝功能的情况，因此不能用来判断病情的轻重。只有"大三阳"或"小三阳"伴有转氨酶异常或肝损害达到一定程度才诊断为乙肝患者。

　　3. 乙肝病毒 DNA

　　乙肝病毒 DNA（HBV-DNA）是一项非常重要的乙肝病毒监测指标，其临床意义比两对半更大。血液中 HBV-DNA 的数量直接反映了血液中完整乙肝病毒颗粒的数量。一般认为，"大三阳"表示病毒复制活跃，常同时伴有 HBV-DNA 阳性，说明乙肝病毒复制活跃，病毒数量多，具有较强的传染性，同时演变成慢性乙型肝炎的可能性也比较大。"小三阳"有两种情况，一种是小三阳患者血清中 HBV-DNA 阴性，表示病毒复制不活跃，病毒数量少，基本不再具有传染性或传染性小；另一种是小三阳同时伴有 HBV-DNA 阳性，这是由于乙肝病毒变异的缘故，同样表明乙肝病毒复制活跃，病毒数量多，具有较强的传染性。

表 5-6　大三阳、小三阳与 HBV-DNA 的临床意义

	阳性指标	HBV-DNA	临床意义
大三阳	HBsAg HBeAg HBcAb	90%以上患者阳性	乙肝病毒复制活跃；病毒数量多；传染性强。
小三阳	HBsAg HBeAb HBcAb	阴性	病毒复制不活跃；病毒数量较少；传染性降低。
		阳性	病毒复制活跃型；病毒基因突变；传染性强。

（五）护理要点

1. 清淡饮食

因肝脏发炎肿胀、胆汁排不出，吃进高脂肪食物时不能消化，肝脏负担加重，引起不适感，反而不利于身体。发病早期宜给易消化，适合患者口味的清淡饮食，如稀饭、面条、豆浆、糖水、猪肝汤、青菜、水果。但应注意含有适量的热量、蛋白质和维生素，并补充维生素 C 和 B 族维生素等。慢性肝炎患者应进高蛋白饮食，热量摄入不宜过高，以防发生脂肪肝；也不宜食过量的糖，以免导致糖尿病。

2. 休息

休息对肝炎患者尤为重要。发病早期必须卧床休息，至症状明显减轻、黄疸消退、肝功能明显好转后，可逐渐增加活动量，以不引起疲劳及肝功能波动为度。在症状消失、肝功能正常后，再经 1～3 个月的休息观察，可逐步恢复工作。但仍应定期复查 1～2 年。慢性肝炎患者在病情活动期应适当卧床休息，病情好转后应注意动静结合；症状消失，肝功能恢复正常达 3 个月以上者，可恢复正常工作，但应避免过劳，且须定期复查。

3. 及时看医生

对慢性肝炎者每半年或 1 年检查肝脏 1 次。经常观察小便颜色，如食欲及体力差、易疲劳、尿黄加深，肝区不舒适者应及时去看医生。

（六）防治措施

①隔离患者。急性甲型及戊型肝炎自发病日算起隔离 3 周；对急性甲型或戊型肝炎患者的儿童接触者应进行医学观察 45 天。乙型及丙型肝炎隔离至病情稳定后可以出院。②加强各种医疗器械的消毒处理，使用一次性注射器，医疗器械实行一人一用一消毒。③加强对血液及血液制品的管理。HBsAg 携带者不能献血。④对患者的分泌物、排泄物、血液以及污染物品均应进行消毒处理。⑤注意个人卫生与饮食卫生。⑥接种甲肝、乙肝疫苗。⑦认真做好产前检查。对 HBsAg 阳性尤以 HBeAg 亦呈阳性的产妇所产婴儿，出生后立即注射乙型肝炎特异免疫球蛋白及（或）乙型肝炎疫苗。⑧患者要注意休息，生活要有规律。⑨各型肝炎宜分室住院治疗。⑩HBsAg 阳性母亲是否适宜母乳喂养尚有争论。乙肝病毒携带者母亲病毒含量较低，孩子又注射了乙肝疫苗和乙肝免疫球蛋白，可以母乳喂养。哺乳前应对自己双手消毒，尽量减少传染的可能性。如果乳头有出血和溃疡，不宜母乳喂养；HBV-DNA 阳性者不宜母乳喂养。

七、艾滋病

艾滋病全名为获得性免疫缺陷综合征（acquired immune deficiency syndrome，AIDS）。是由人类免疫缺陷病毒（human immunodeficiency virus，HIV）感染后引起人体免疫功能低下的一种传染病。HIV 本身不会引发任何疾病，也不会致人死亡，但 HIV 可攻击和破坏人体的免疫系统，最后造成身体对疾病的防御能力全面崩溃，引起各种恶性肿瘤，导致平常一些对正常人体致病率很低的条件致病病原体（包括细菌、病毒、真菌和霉菌等）感染发病，以及神经系统病变，患者最后死于感染和衰竭。严格地讲，艾滋病是一种无法抵抗其他疾病的状态。目前尚没有可预防艾滋病的疫苗和能治愈艾滋病的药物。

根据联合国艾滋病规划署和世界卫生组织估计，自艾滋病流行以来，全世界已有 300 多万名 15 岁以下的儿童感染了艾滋病毒，其中大部分发病死亡。仅 1996 年一年就有 35 万儿童死于艾滋病，40 万儿童新感染艾滋病毒。至 1996 年年底，全球携带艾滋病毒的儿童总数为 83 万。最新资料报道，出生时即已感染艾滋病毒的儿童已超过 200 万。

2006 年 5 月 30 日，联合国艾滋病规划署宣布，自 1981 年 6 月首次确认艾滋病以来，25 年间全球累计有 6500 万人感染艾滋病毒。2008 年 7 月 29 日，联合国艾滋病规划署发布的《2008 艾滋病流行状况报告》指出，2007 年，全球防治艾滋病的努力取得了显著进展，艾滋病流行首次呈现缓和局势，新增艾滋病毒感染者的数量以及因艾滋病死亡的人数都出现下降，全球新增艾滋病毒感染者 270 万，但总人数仍有所上升，达到 3300 万。各国的情况并不均衡，其中 67％集中在撒哈拉以南非洲，且非洲艾滋病毒感染者中 60％是女性，年轻艾滋病毒感染者中 3/4 是女性。中国的感染人数从 2001 年的约 45 万上升到 2007 年约 70 万。

（一）病原体

人类免疫缺陷病毒，又称艾滋病病毒，简称艾滋病毒。病毒颗粒呈球形或卵形，直径约为 100～120nm。艾滋病毒的抵抗力不强，加热到 56℃，30 分钟即可杀灭，但在室温下较稳定。艾滋病毒能够耐受紫外线的长时间大剂量照射，但对一般消毒剂较敏感，用 50％酒精、0.1％漂白粉、0.2％次氯酸钠溶液、0.3％双氧水或 0.5％甲酚皂溶液等均可达到在体外杀灭病毒的目的。艾滋病病毒只能生活在人体细胞中，不能生活在蚊虫和其他昆虫的细胞中。

（二）传播方式

艾滋病毒主要存在于艾滋病患者和病毒携带者的血液、精液和阴道分泌物内。在他们的其他体液、分泌物和排泄物中，如眼泪、唾液、尿、便、汗液、乳汁中也能检出，只是病毒的浓度要低得多。现已证实艾滋病病毒的传播途径有三条。

1. 性传播

通过非保护性的男女之间的性交传播（性交中没有使用避孕套）或男性之间的性交传播。

2. 血液传播

通过血液、血制品或捐献器官传播。使用被血液污染而又未经严格消毒的注射器、针灸针、拔牙工具等，都是十分危险的。世界卫生组织统计，在被艾滋病毒感染的儿童中，有10%是因为输血、不安全注射等原因引起的。

3. 母婴传播

艾滋病病毒或通过孕妇的胎盘或分娩或哺乳传给胎儿或婴儿。母婴传播占所有婴儿和儿童感染者的90%以上，其中70%～80%为围产期感染，围产期（孕28周至产7天）感染主要为在母体子宫内经胎盘传染。其他感染途径有输血及血制品传播。

一般的日常生活接触并不会传播艾滋病病毒，如握手、在同一个教室里上课、在同一个办公室里办公、一起玩、一起用餐等。艾滋病病毒不会通过食物、水、共用茶杯、马桶盖、游泳池、毛巾、咳嗽、打喷嚏、蚊虫叮咬传播。

（三）病程与致残特点

1. 潜伏期

艾滋病的潜伏期很长，一般认为2～10年。受到艾滋病病毒感染的人在发病前虽然外表上与正常人一样，但病毒在机体持续繁殖，具有强烈的破坏作用。早期（HIV进入机体的头3个月）血液中查不出HIV抗体，血检查结果为阴性，但他们的体液中含有艾滋病病毒，其血液、精液、阴道分泌物有很强的传染性。任何使这些体液中的病毒穿破皮肤和黏膜进入他人血液的行为，都会导致HIV的感染。后期，出现一些类似感冒的症状，如发烧、头痛、腹泻、淋巴结肿大、皮疹等。此时，人体的免疫系统开始反应，与HIV互相抗衡，血液检查HIV抗体阳性，血液中HIV数量下降。被感染者的一些症状可能消失，但仍具有传染性。此期被称为HIV携带者或HIV阳性者。

2. 艾滋病前期

潜伏期后开始出现与艾滋病有关的症状和体征，直至发展成典型的艾滋病的一段时间，称为艾滋病前期，又称艾滋病相关综合征。此期仍有较强的传染性。患者血液中的HIV数量很高，人体免疫功能下降（以T4细胞数量减少为指标），已具备艾滋病的最基本特点，只是症状较轻而已。主要的临床表现有：①淋巴结肿大。发生的部位多见于头颈部、腋窝、腹股沟、颈后、耳前、耳后、股淋巴结、颌下淋巴结等。一般至少有两处以上的部位，有的多达十几处。约30%的患者临床上只有浅表淋巴结肿大，而无其他全身症状。②全身症状。约50%的患者有疲倦无力及周期性低热；约1/3的患者不明原因的体重减轻10%以上；约3/4的患者可出现脾肿大。另外，有的患者头痛、抑郁或焦虑，有的出现感觉神经末梢病变，有的可出现反应性精神紊乱。③各种感染。约有半数患者有比较严重的脚癣，通常是单侧的；口腔白色念珠菌感染也相当常见，主要表现为口腔黏膜糜烂、充血、有乳酪状覆盖物；患者的腋窝和腹股沟部位常发生葡萄球菌感染大疱性脓疱疮；患者的肛周、生殖器、负重部位和口腔黏膜常发生尖锐湿疣和寻常疣病毒感染；口唇单纯疱疹和胸部带状疱疹的发生率也较正常人群明显增加。

3. 典型的艾滋病期

此期患者免疫功能全面崩溃，是艾滋病病毒感染的最终阶段。此期突出表现为各种机会的致病性感染，往往患有一些罕见的疾病如肺孢子虫肺炎、弓形体病、非典型性分支杆菌等。并发恶性肿瘤也是艾滋病期的一个特点。卡波济肉瘤是一种紫红色的皮肤癌，可发生于身体的任何部位。淋巴癌也是本病常见的一种肿瘤。艾滋病性痴呆综合征是最常见的 HIV 感染的晚期表现，表现为识别障碍、运动失调和行为异常。这一时期患者体内 T4 细胞数量极低，而HIV 数量很高，具有很强的传染性。患者最终死于上述任何一种或几种疾病。

儿童艾滋病的临床表现与成人有所不同，婴幼儿艾滋病有时仅为常见儿科疾病表现。感染了艾滋病毒的儿童发病一般比成人快，在发达地区，80%的受感染儿童活到 3 岁，20%的儿童能活到 10 岁。而在不发达国家，66%受感染儿童活不到 3 岁。根据美国统计推测，到 2010 年，如果艾滋病的传播仍不能得到控制，在艾滋病感染严重的地区，婴儿死亡率将增加75%，5 岁以下儿童死亡率将增加 100%。儿童艾滋病的特殊表现如下：①体重不增，近 3～6 个月内体重减轻在 10%以上，营养不良，发育异常、畸形。②74%的患儿有全身淋巴结肿大，明显的霉菌或其他条件致病菌感染，机会性感染，反复细菌感染，如败血症、中耳炎、蜂窝织炎等，系统性淋巴瘤，肝、脾肿大，腮腺肿大等。③肺部病症，肺炎，最常见的是卡氏肺囊虫肺炎，此外还有淋巴间质性肺炎和肺淋巴样增生。④慢性腹泻。⑤神经系统损害引起的艾滋病脑病，小儿出现头晕、头痛、智力发育障碍、进行性痴呆、幻觉、癫痫、肢体瘫痪、运动不协调等症状，也可有脑膜脑炎、颅神经炎等表现。⑥血小板减少。⑦皮肤黏膜念珠菌感染。⑧恶性肿瘤、卡波济肉瘤等。围产期感染大约 1 岁发病，5 岁以下儿童感染者多在 2～3 年后发病。

(四)防治措施

尚无有效的特效药。存活期的长短直接与使用抗病毒药物治疗、抗机会感染药物治疗以及更好的卫生保健有关。据调查，近年来妇女感染艾滋病毒的比例在逐年增加。全世界已有 1000 万以上的妇女感染了艾滋病毒，他们的孩子面临着艾滋病的严重威胁。要减少婴儿的感染机会，首先要减少妇女的感染。艾滋病的传播主要与人类的社会行为有关，完全可以通过规范人们的社会行为而被阻断，艾滋病是能够预防的。阻断传播途径是防止艾滋病蔓延的有效途径，具体措施有：①广泛宣传预防艾滋病的基本知识：HIV 的传播途径和不传播途径；有效预防 HIV 的各种方法；知道当地可获得帮助的卫生服务机构，有困难主动寻求帮助。②加强健康教育，建立文明的行为方式，创建良好的社会风尚，形成社会性预防。③自觉抵制不正当的性行为，自我约束，洁身自好。④不吸烟、不饮酒，远离毒品。⑤不要借用或共用牙刷、剃须刀、刮脸刀等个人用品。⑥不要擅自输血和使用血制品，要在医生的指导下使用。⑦不要到消毒得不到保证的诊所、医院去打针、拔牙、针灸、手术。⑧儿童打预防针必须做到一人一针一管。⑨在救护流血伤员时，要设法防止血液直接沾在自己的皮肤或黏膜上。⑩加强对艾滋病患者的临床治疗与管理。⑪终止艾滋病孕妇的妊娠。⑫携带艾滋病病毒的产妇不要为自己或他人的婴儿哺乳。即使婴儿的艾滋病病毒抗体阳性，抗体也有可能是来自母亲，但不一定表明婴儿已经染上病毒。

第六章　听力残疾

第一节　听觉生理

一、耳的解剖

耳从结构上分为外耳、中耳、内耳三个部分。内耳除了感受听觉之外，还具有感受位置觉的功能。因此，内耳又称为位听器。

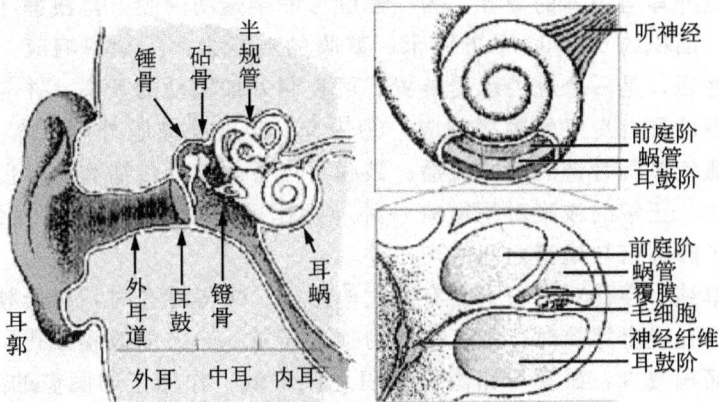

图 6-1　耳的结构

(一)外耳，包括耳郭、外耳道和鼓膜

1. 耳郭

人类的耳郭呈不规则的漏斗形，前外面有一大孔称外耳门。耳郭的大部分以弹性软骨为基础，表面覆盖皮肤。下方柔软无软骨的部分为耳垂。耳郭的功能为：①收集声波。耳郭的形状有利于集中声波。人们有用手弯在耳后增加听力的经验，实际上是加大耳郭，可扩大声音 3dB。②辨别声源。耳郭的协同作用有助于判断声源方向，前方和侧方来的声音可直接进入外耳道，引起较强的听觉，而后方的声音被耳郭遮挡，音感较弱。③清洁保护。耳郭还可以阻挡外界的液体、气体以及尘土直接侵入耳道并稳定耳道温度。另外，耳郭在祖国医学中的经络原理更是奥妙无穷。

2. 外耳道

外耳道是一弯曲的盲道，外通外耳门，内抵鼓膜，平均长约为 2.5 厘米。外耳道外 1/3 为软骨部，内 2/3 为骨部。外耳道的功能为：①抑菌和杀菌。软骨部的皮下组织内有一种特殊的腺体，叫耵聍腺，其分泌物叫"耳垢"或"耳屎"。"耳屎"含有脂肪酸、溶菌酶以及免疫球蛋白等成分，具有抑菌和杀菌作用。②保护鼓膜。外耳道的弯曲、耳毛的生长、耵聍腺的分泌都是保护鼓膜的有利条件。③共振。外耳道对 2000～6000Hz 频率的声音可产生共振。共振作用使靠近鼓膜的声音的声压级提高 15～20dB，自动提高语言中高频成分，从而提高了语言的清晰度；对自然界中的环境噪声（主要是低频成分）不共振。同时，共振作用也加重了工业交通以及音乐等噪声对听力的损伤。

3. 鼓膜

鼓膜是外耳与中耳的分界，为一椭圆形的半透明薄膜，呈浅漏斗状，凹面向外向下，面积约 50～90 平方厘米。鼓膜的功能为：①频率响应。鼓膜质地坚硬，弹性强，是一个压力承受装置，可复制外加振动的频率，并与声波振动同始终，因此具有良好的频率响应。②传音。声波在鼓膜外侧依靠空气传播，在鼓膜内侧依靠听骨链的固体传播。鼓膜将声音的气导传播和骨导传播衔接起来。③避声。正常的鼓膜对蜗窗有一种屏障作用，使声波不能直接到达蜗窗，从而保证了卵圆窗与蜗窗之间的声压差。

鼓膜单纯小穿孔对听力不会有太大的影响；中等穿孔时，对低频听力影响较大；大穿孔或全穿孔时，则高频听力损失较重。一方面鼓膜穿孔导致鼓膜振动的有效面积减少，鼓膜与卵圆窗面积之比降低，作用于卵圆窗的声压下降；另一方面，外界声波可通过鼓膜的穿孔直接引起蜗窗及鼓阶外淋巴的振动，从而部分抵消了卵圆窗传入内耳的振动，使内淋巴液就不能很好地发生振动，螺旋器不能得到有效刺激。鼓膜大穿孔或全穿孔时，听力下降大约会损失 20dB。

（二）中耳，包括鼓室和咽鼓管

1. 鼓室

鼓室是颞骨中的一个含气的小空腔，外以鼓膜接外耳道，内为内耳的外侧壁，容积为 2 立方厘米，内有 3 块听骨（人体最小的骨），自鼓室的外侧壁向内依次为锤骨、砧骨、镫骨。锤骨附于鼓膜内面；镫骨形似马镫状，借镫骨底贴于内耳的前庭壁；砧骨位于锤骨和镫骨之间。3 块听骨彼此以关节（人体最小的关节)相连构成听骨链。听骨链的功能：①传音与增益。听骨链是一套杠杆装置，声波经过听骨链传递至镫骨底时，声压增加 1.3 倍。鼓膜振动的有效面积是镫骨底板的 17 倍。把听骨链的杠杆作用以及鼓膜与镫骨底板振动面积之比的两个因素结合考虑，中耳的传音结构的声压增益为 $1.3 \times 17 = 22$ 倍。声波在鼓膜外侧是依靠空气传播，在鼓膜内侧是依靠听骨链固体传播。声波在固体中的传播速度比空气快。因此，中耳作为传声结构，在将由外耳传来的声音迅速传送到内耳的同时，增益声压。②匹配。声波直接从空气传入内耳淋巴液时，绝大部分声能（99.9％）将被反射和消耗掉而不能发挥作用，只有 0.1％声能被传入液体中去。由于中耳的增益作用，使被损耗的能量得到补偿并得以提高，使空气中声波振动能有效传入内耳的液体之中。

2. 咽鼓管

咽鼓管是连接鼓室和鼻咽部的肌性管道。咽鼓管在鼓室前壁上方开口，向下、向前、向内走行，管内为带纤毛的黏膜所覆盖，纤毛的运动方向指向鼻咽部。咽鼓管的功能：①清除中耳的积液和异物。咽鼓管的结构特点既防止鼻咽部分泌物的病源因素进入中耳，又有利于中耳清除积液和异物等。儿童的咽鼓管较成人宽而短，并成水平位，咽部的炎症以及食物、异物等容易通过咽鼓管进入鼓室而形成中耳炎。②维持鼓膜内、外两侧的气压平衡。咽鼓管平时处于闭合状态，保护中耳不受鼻咽部气压和声压变化的影响。当吞咽或张口时，咽鼓管开放，空气通过咽鼓管进入鼓室，维持鼓膜内、外两侧（外耳道和鼓室）的气压平衡，保证鼓膜处于正常位置、正常振动，进而保持听骨链的适当的可动度，有利于声波的传送，以维持中耳的扩音功能。鼓膜内外压力差如达到 70～80 毫米汞柱，将引起鼓膜剧烈疼痛，若压力差超过 150 毫米汞柱时，可引起鼓膜破裂。

3. 中耳肌

中耳肌包括鼓膜张肌和镫骨肌。鼓膜张肌收缩时，将锤骨拉向听骨链，可使鼓膜向内牵引而使鼓膜紧张，振幅减少，听骨链的机械振动的幅度也变小，传到内耳的压力变小。镫骨肌的收缩将镫骨底向后牵拉，其结果是各听小骨之间的连接更为紧密，听骨链运动的阻力加大，幅度减小，传到内耳的压力变小。强烈声响和气流经过外耳道以及角膜和鼻黏膜的机械刺激，都可引起这两块中耳肌肉的收缩。一方面通过中耳肌的反射性和强直性收缩使鼓膜及听骨链的运动减弱达到使卵圆窗膜的紧张度减小、淋巴液的运动减弱保护内耳免受强声损伤。另一方面，中耳肌的收缩使中耳传声机构的僵硬度增加，活动减少，低频的共振波向高频侧移位，低频听阈提高，有利于语言频率的输入。同时，一些大声音通过中耳肌的收缩后得到传递，扩大耳感受环境声音强度的动态范围。由于中耳肌的收缩有一定的潜伏期（十几毫秒），故对于突然发生的巨大声响，不能起到保护作用。

(三)内耳，包括骨迷路与膜迷路

内耳位于鼓室的内侧，为构造复杂的弯曲管腔，故又称为迷路。

1. 骨迷路

迷路的外侧由致密的骨质形成骨迷路，由前向后分为相互沟通的 3 个部分：耳蜗、前庭和 3 个骨半规管。

骨半规管是由 3 个相互垂直的半规管组成：上半规管、后半规管、外半规管。

前庭位于骨迷路的中部，为椭圆形的小腔。前庭的外壁是中耳的内壁，有两个孔，上面是前庭窗（又称卵圆窗），为镫骨底所封闭；下面为蜗窗（又称圆窗），为圆窗膜所封闭。两窗借膜与鼓室相隔。

耳蜗是一螺旋状的骨质管。

2. 膜迷路

在骨迷路的内面，衬有一层结缔组织膜，称膜迷路，包括 3 条膜半规管、椭圆囊、球囊和蜗管。3 条膜半规管分别套在 3 条相应的骨半规管内；椭圆囊和球囊位于前庭内；蜗管在骨质耳蜗内。椭圆囊、球囊和三条膜半规管合称前庭器官。

椭圆囊和球囊内有囊斑，能感受头部在空间位置以及机体的直线加速和减速运动。当头部做前后俯仰和左右侧倾时，刺激囊斑，引起人们头部位置变化的感觉，并引起反射性肌紧张以维持身体姿势平衡。当汽车、电梯在做直线变速运动时，刺激囊斑，乘客产生运动的感觉并及时调整躯干、四肢各部肌紧张以调整姿势平衡。

半规管两端膨大的部分称壶腹。膜壶腹内有一种特殊的结构，称壶腹嵴，也是一种位置感受器，感受身体的旋转加速或减速运动，并反射性地调整躯干、四肢肌紧张以调整姿势平衡。

人类的前庭器官受到过强或过久刺激，常可引起一系列植物性神经功能的反应，如晕车、晕船时出现恶心、呕吐、皮肤苍白、眩晕以及血压下降等现象。

(四)耳蜗

耳蜗形似蜗牛壳，由骨性螺旋管旋转两周半而成。螺旋管中间的圆锥形骨质叫蜗轴，内有蜗神经、蜗神经节以及血管等。由蜗轴伸出一骨性螺旋板突入骨螺旋管内，从骨性螺旋板发出两膜，一为横行的基底膜，一为斜行的前庭膜，两膜都延伸到骨管的对侧壁，把耳蜗分成 3 个腔，即前庭阶、蜗管和鼓阶。前庭阶和鼓阶均充满了外淋巴液，两者在蜗顶处相通。前庭阶的一端为前庭窗，为前庭窗膜和镫骨底所封闭。鼓阶的一端为圆窗，为圆窗膜所封闭。两窗以膜与鼓室相隔。蜗管为一盲端，充满内淋巴液。

　　感受声波刺激的听觉感受器是位于基底膜上的螺旋器，又称柯蒂氏器。螺旋器由毛细胞、支持细胞和盖膜等组成。听神经末梢缠绕在毛细胞的底部。支持细胞支托着毛细胞。盖膜内侧缘固定在骨性螺旋板上，外侧缘悬浮于内淋巴液中，与毛细胞上的纤毛轻微接触。基底膜内含有一层韧性纤维——听弦，纤维的排列好像钢琴中的钢弦构成共鸣器，耳蜗底处听弦短，与高频声波共振，耳蜗顶部听弦长，与低频声波共振。

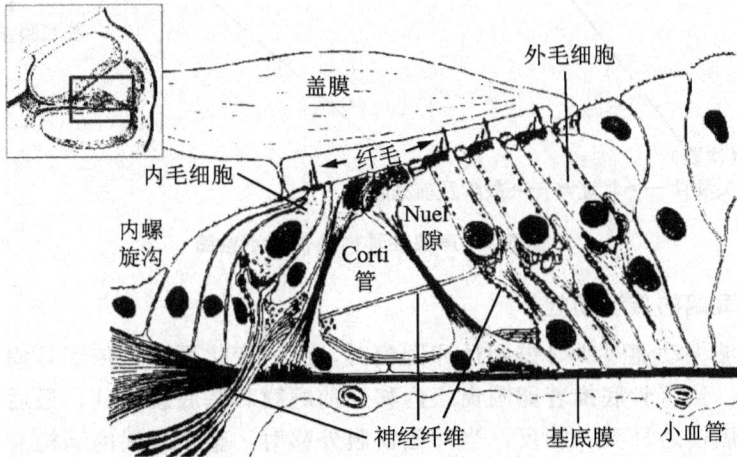

图 6-2　螺旋器

二、声波在耳内的传导和感受

(一)声音传入内耳的途径

　　声音必须传入内耳才能引起听觉，其途径有 4 条：①外界声波进入外耳道，引起鼓膜振动，再经听骨链传导，由镫骨底推动卵圆窗，引起耳蜗内外淋巴的振动。这是正常的传导途径，称为气传导。②声波振动鼓膜时，鼓室内的空气随之震动并推动圆窗膜引起耳蜗内外淋巴液振动。这也是气传导。这一途径在正常情况下并不重要，但是当听骨链损害时，这一途径就显得重要了。

③声波不经鼓膜，而是直接引起颅骨振动，再引起位于颞骨骨质中的内外淋巴液的振动，称为骨传导。骨传导不敏感，在正常听觉声音传导过程中的作用甚微。当一侧外耳或中耳病变时，正常气传导途径明显受损，而骨传导不受影响，甚至比正常的一侧更加敏感。④颅骨的振动，引起鼓室内空气的振动，直接作用于圆窗膜，引起内外淋巴液的振动。鼓膜穿孔或听骨链被破坏时，会使各频率的听力普遍丧失 40～60dB，但并不引起全聋，一方面与骨传导有关，另一方面通过此途径传导。

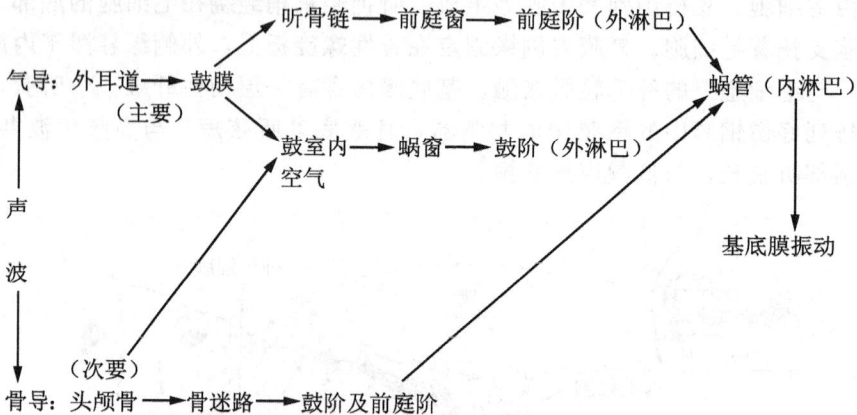

图 6-3　声波在耳内的传导示意图

(二)耳蜗的传音功能

当声波振动通过听骨链到达卵圆窗时，压力变化可很快传给耳蜗内液体和膜性结构。当镫骨底推着卵圆窗膜内移，前庭膜和基底膜下移，最后是外淋巴压迫圆窗膜使之外突；相反，当卵圆窗膜外移时，整个耳蜗内结构又作反方向的移动，于是悬浮在淋巴液中的基底膜随之振动。首先靠近卵圆窗处的基底膜振动，然后振动以行波(波在介质中传播时不断向前推进)的形式向耳蜗顶部方向传播，就像人在抖动一条绸带，波动从抖动端向另一端传播。这就是"行波学说"。

(三)声音在内耳的感受

每一种频率的声波在基底膜不同的部位有一个相应的共振区，即最大振幅部位。高频声波只引起耳蜗底部的基底膜振动；中频声波能使基底膜振动从底部向前延伸，到中段振幅最大，然后逐渐消失；而低频声波从耳蜗底部向顶部传播的过程中，引起较大范围的基底膜震动，在耳蜗顶部的振幅最大。向中枢传入的神经冲动因声波频率不同而不同，并投射到中枢的不同部位，产生不同的音调感觉。破坏耳蜗底部主要影响高频听力，破坏耳蜗顶部主要影响低频听力。

传入内耳的声波强，基底膜行波的波幅大，对毛细胞的刺激就强，参与兴奋的神经纤维数量多，向中枢发放的神经冲动多，在大脑听觉中枢引起兴奋的神经元数量多，因此听起来感到声音响亮。

声波 —→ 外耳 —→ 中耳 —→ 内耳淋巴液振动 —→ 基底膜振动 —→ 毛细胞向某一方向弯曲 —→

毛细胞表面电阻减小 —→ 听毛细胞的电流增加 —→ 毛细胞底部突触表面去极化 —→

释放递质 —→ 蜗神经末梢产生兴奋性突出后电位 —→ 总和 —→ 动作电位 —→ 大脑皮层

图 6-4　声音在耳内的传导和感受

三、听觉传导通路

听觉传导通路主要由四级神经元组成。位于耳蜗蜗轴的螺旋神经节，是听觉传导通路的第一级神经元。螺旋神经节内的双级神经细胞的周围突终止于螺旋器，中枢突终止于第四脑室底部的蜗神经核，这是第二级神经元。由蜗神经元发出的神经纤维部分到同侧上橄榄体，部分到对侧上橄榄体，这是第三级神经元。由第三级神经元发出纤维上升到中脑的下丘和丘脑后面下方的内侧膝状体，这是第四级神经元。由内侧膝状体发出的神经纤维通过内囊，形成听放射，到达大脑颞叶皮层，这是听觉的最高中枢。听觉传导通路中的一个重要特点，是在延髓水平以上的各级中枢都接受双耳传来的信息。因此，一侧听觉传导通路或听皮层的病变，能引起双侧听力的部分减退，对侧较显著，但不会引起严重的耳聋。一侧耳蜗神经或一侧蜗神经核的全部损坏，则引起同侧全聋。

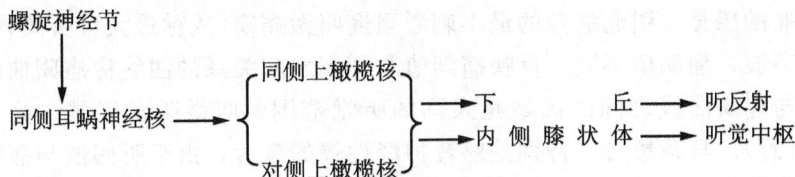

螺旋神经节
　↓
同侧耳蜗神经核 —→ ⎰ 同侧上橄榄核 —→ 下　　丘 —→ 听反射
　　　　　　　　　 ⎱ 对侧上橄榄核 —→ 内侧膝状体 —→ 听觉中枢

图 6-5　听觉传导通路

外耳和中耳的作用主要是传导声音，因而，外耳与中耳的病变导致的听力损失称传导性耳聋；内耳的主要功能是感受声音，将声音的机械能转化为生物电能，故内耳病变导致的听力损失称感音性聋。由于内耳与听神经紧密相连，内耳的损伤常常波及听神经，故通常也称感音神经性聋。

听觉中枢位于颞横回。有人认为在颞横回有基底膜各部位相应的投射区。对于灵长类，高音刺激引起的冲动投射到颞横回后部，低音刺激引起的冲动投射到颞横回的前部。一侧皮层听区虽同时接受双耳传来的信息，但对侧耳传来的信息占优势，故两侧有阈值的差别，引起皮层听区同一神经元放电的声音阈值比同侧耳传入者低5～20dB。另外左右皮层听区对不同性质的声音信息处理有选择性，左侧选择性处理语言信息，右侧处理非语言信息，如音乐声。临床上常观察到，左侧颞叶听区的损伤对语言信息的分辨力的影响程度大大超过右侧颞叶听区的破坏。

四、听觉的一般特性

（一）人耳的听阈和听域

人的听觉器官感受声音的能力称听力。物体振动后引起空气的振动而形成声波。不同物体的振动可产生不同的声波，并具有不同的频率、波长、振幅和波形。频率（单位时间所振动的次数）的高低决定音调的高低，振幅的大小决定声波的强度。人的听觉器官所能听到的声音的频率是16～20000Hz，且对不同频率的声波，敏感性不同。人耳所能听到的声音强度范围极宽，可听到的最强的声音比最弱的声音强百万倍。声音的强度以分贝（dB）为单位。能引起听觉最小的声音强度的刺激量称人耳的听阈。不同频率的声波听阈值不同，反映听阈值与频率关系的曲线叫做听阈曲线。人的听觉器官对1000～2000Hz的声音最为敏感，也就是说听阈最低。低于16Hz或高于20000Hz的声音都不能被机体作为声音来感受。人们能听到的声音，无论在频率方面或是在强度方面，都有一定的限度。随着声强增大，听觉感受相应增强，声强增大到一定量会引起人耳疼痛的感觉，引起痛觉的最小刺激强度叫做痛阈（或称最大可听阈）。不同频率的声波，痛阈值不同，反映痛阈值与频率之间关系的曲线称痛阈曲线。听阈曲线与痛阈曲线之间的区域是人耳的听觉范围，叫做听觉区域，简称听域（或称听野）。耳聋患者，特别是感音神经性聋的患者，由于听阈值与痛阈值之间的差值减小，故其听觉范围小。

（二）听觉辨差阈

听觉系统能辨别两个不同声音在某种特性上的最小差异的能力称听觉辨差阈，包括频率辨差阈和强度辨差阈。前者指能辨别的最小频率差异，它随声音强度不同频率辨差阈不同。当声音强度为40dB时，在500～4000Hz范围内，频率辨差阈为 0.3%。后者指能辨别两个声音的最小强度差异，称为强度辨差阈，它随着声音本身的强度而异。当强度为阈上的 50dB 时，强度的辨差阈约为 0.77dB。此外，听觉系统还具有辨别声音时间特性的能力。例如，辨别两个长短不同的声音和辨别两个声音之间的时间距离等。这种功能对语言的识别、通讯联络以及医学领域（听诊）等都具有十分重要的意义。

（三）听觉适应、听觉疲劳与听觉掩蔽现象

1. 听觉适应

声音较长时间作用于听觉器官时，感觉强度将随刺激的时间延长而减弱，这种生理现象称听觉适应。听觉的适应主要表现为对刺激声音以及与其频率相近的声音的感受性降低，但一般在声音停止 10～20 秒钟后，听觉器官的感受性即恢复正常。声音虽只作用于一侧听觉器官，两耳均可发生适应现象，这说明听觉适应的现象产生于中枢。

2. 听觉疲劳

听觉器官接受较长时间的强度刺激后，会发生较全面的听力减退。在停止刺激后，往往需要经过数小时甚至几天，听觉的感受性才能恢复。这种现象称为听觉疲劳，如职业性听觉下降。

3. 听觉掩蔽

听觉器官在接受一种频率的声音时，对另一种频率的声音的敏感性下降的现象称为听觉的掩蔽。日常生活中常遇到当强音与弱音同时作用于听觉器官时，弱音不易被听到。掩蔽的程度取决于掩蔽声的强度及掩蔽声与被掩蔽声之间的频率关系。两个声音的频率越接近，掩蔽作用越大。

第二节　听力检查

听力检查（hearing test）又称为测听（audiometry），是通过观察、记录和分析受试者对可控的声刺激的反应来了解听觉系统功能状态，以此诊断和鉴别听力障碍的检查技术。听力检查的方法可分为主观测听法和客观测听法两类。

一、主观测听法

主观测听法（subjective audiometry）又称行为测听法，指测听时要依靠被检查者对声刺激信号进行主观判断，然后做出行为反应，如举手、口头表示、按动反应键、移动玩具以及其他受被检查者主观意识支配的一切行为活动，检查者根据受试者对声音刺激的行为反应来评估听力。这类检查方法有：语音检查、纯音测听、音叉测听、阈上功能测听等。

(一)简易声音检查法

这是一种常用于两岁以上儿童的行为测听方法。

1. 检查方法

(1)步骤

①距儿童0.6～1米处避开孩子的注视，突然发声或呼其名。

②相隔十几秒钟重复，仍无反应则依此方法逐步提高嗓音。

③若有残余听力，必定有种种探寻声源的反应。

④只要出现可靠的反应就不必再用强声刺激。

⑤改换另一种声源，以检查对不同频率的反应。

一般人小声讲话为40dB；普通讲话声为50～60dB；高声讲话为60～70dB；大声讲话为70～80dB；大声喊话为80～90dB；全力叫喊可达90～95dB。

除人声之外，还可以使用能发出声响的玩具或其他工具，如半导体、闹钟、车铃以及击掌声、击碗声、敲杯声、锣声、鼓声等来测试儿童的听力，见表6-1。

表 6-1 某些发声玩具的频率及强度

品名	频率范围（Hz）	声音强度（dB，SPL），距离1米	
大铜哨	2500～3150	强吹 110	弱吹 80～90
小铜哨	1500～2600	强吹 110	弱吹 70
塑料哨	1200～2500	强吹 107	弱吹 77
裁判哨	1700～2600	强吹 110	弱吹 81
小铃鼓	1000～2000 8000～12500	强击 92	弱击 75
塑料猫	1600～2000 3150～6300	距0.5米约85	距1米约83

(2)注意事项

①发声要突然、单一，两次声响之间相隔几秒或十几秒钟，逐渐提高音量。

②绝不能让孩子看见(视觉反应)或感觉到(触觉、体觉反应)。

2. 结果与意义

感音神经性聋的患者，接受能量主要集中在4000～6000Hz的z、c、s、j、

q、x、zh、ch、sh 等辅音音素相当困难，甚至根本听不到，而对能量主要集中在 1000Hz 以下的 a、o、e、i、u、ü、ai、ei、ao、ou、an、en 等感受良好。

(二)耳语检查法

耳语检查法(whispered voice test)是一种简单易行的语言检查法，可以粗略提供受检查者的听力情况。此法可以作为集体的听力筛选检查，也可用于功能性聋的诊断。

1. 检查方法

(1)检查方法

①选择环境安静长于 6 米的检查室，在地面逐米划出标记。

②让被检查者站在室内一端，不要靠墙壁，受检耳朝向检查者；另一耳用手或棉球阻塞耳道，双眼遮盖以防利用视觉。

③检查者站在距被检查者 6 米处，以耳语声(强度约 30dB)讲述一词汇，然后令被检查者复述。

④如不能复述，则可重复 1～2 次，但不可提高声音。

⑤如仍不能复述，则检查者逐米前移，重复试验，直至被检查者听到并复述无误为止。

⑥记录听到并复述无误的距离米数。

⑦用同样方法检查另一侧耳的听力。

(2)注意事项

①检查前要向受检查者说明试验方法和要求，以求密切配合。

②检查时应选择通俗易懂的双音词，包括低频词和高频词。

③检查者应口齿清晰、发音准确，力求强度一致。

④若被检查者在 1 米处仍不能听到耳语声，可改用话语进行实验。话语为普通话声，约 50～60dB，正常听距为 12 米，若听不清楚，可缩短距离。

2. 结果与意义

正常听距为 6 米，如听距小于 6 米表明有听力损失。以分数形式表示听力程度：被检查者听到并复述无误的距离米数为分子，正常听距为分母，如被检查者左耳 2 米处才可正确复述词汇，则该耳的听力为 2/6。

(三)音叉检查法

用音叉振动发音的时间来估计听力的方法称为音叉检查法(tuning-fork test)。这是一种临床最常用的、简便的、实用的检查方法，能检查耳聋性质，并可粗略估计听力损失的程度。气导测验时，一般采用 128Hz 和 256Hz 音叉来测验低频听力,用 2048Hz 音叉测验高频听力。骨导测验则采用 256Hz 或 512Hz 音叉。常用的有任内氏试验和韦伯氏试验两种。

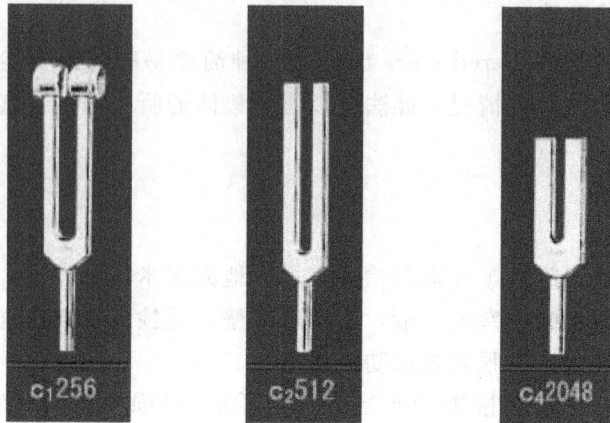

图 6-6 音 叉

1. 任内氏试验

任内氏试验(Rinne Test,RT)又称气骨导对比试验,比较受测者骨导与气导的敏感度。

(1)检查方法

①将振动的音叉柄(一般选择 C256 或 C512 音叉)放在受检查耳乳突部测试骨导。

②当受检查耳听不到声音时,立即把音叉移到外耳道口外水平线 1 厘米处测试气导。

③如仍能听到声音,则为"气导＞骨导",为任内试验阳性(＋)。

④如听不到声音则按相反程序进行测试,即先测气导再测骨导,无论骨导能不能听见,则为"骨导≥气导",为任内试验阴性(－)。

(2)结果与意义

①任内氏试验阴性,为传导性聋。

②任内氏试验阳性,为听力正常或感音神经性聋。

2. 韦伯试验

韦伯试验(Weber test,WT)又称骨导偏向试验,比较受检查者两耳的骨导听力。

(1)检查方法

①将振动的音叉柄(一般选择 C256 或 C512 音叉)置于颅中线的某一点上

（通常为前额或颅顶）。

②让受检查者比较哪一耳听到的声音较响。

（2）结果与意义

①如双耳音响相同或感觉声音位于中央，则为韦伯试验正中（无偏向），表示两耳听力正常或两耳听力损失的性质和程度相同。

②如音响偏健侧或较轻侧为感音神经性聋；音响偏向患侧或较重侧为传导性聋。

3. 施瓦巴赫氏试验

施瓦巴赫氏试验（Schwabach test，ST）又称骨导对比试验，比较检查者的正常骨导与受检查者的骨导时程。

（1）检查方法

①将振动的音叉柄（一般选择 C256 或 C512 音叉）放在受检查耳乳突部测试骨导。

②当受检查耳听不到声音时，立即把音叉移置于检查者的乳突部，如检查者仍能听到声音，则表示受检查者骨导缩短；如果检查者也听不到声音，可能是受检查者的骨导正常或延长。

③采取相反的顺序重复做试验，即先将振动的音叉柄放在检查耳乳突部测试骨导。当检查耳听不到声音时，立即把音叉移置于受检查者的乳突部，如受检查者仍能听到声音，则表示受检查者骨导延长。

（2）结果与意义

①若骨导时程小于正常值，一般属于感觉性神经耳聋。

②若骨导时程大于正常值，一般属于传导性耳聋。

③若骨导时程和正常值相近，则该耳的听力可能正常。

表 6-2　三种音叉试验的比较

试验名称	任内氏试验	韦伯试验	施瓦巴赫试验
试验目的	骨导与气导比较（同侧耳）	骨导比较（两侧耳）	骨导比较（两人）
音叉位置	乳突、耳旁	颅骨中线	两人的乳突
正常听力	气导≥骨导（＋）	无偏向	相等
传导性聋	气导≤骨导（－）	偏患侧	延长
感音性聋	气导≥骨导（＋）	偏轻侧	缩短
混合性聋	结果不定（＋）、（－）	结果不定	结果不定

（四）纯音测听

纯音测听（pure tone audiometry）这是用纯音听力计测定听敏度以判断听力损失程度的一种方法。包括气导测定和骨导测定。

1. 检查方法

（1）步骤

①戴好耳机：按照红色代表右耳，蓝色代表左耳戴好耳机。骨导耳机放置在受检查耳的乳突部。

②选择测试频率：从一耳 1000Hz 开始，依次测试 1000Hz 以上高频音，重侧一次 1000Hz，再依次测 1000Hz 以下的低频音。

③选择测试强度：测试每个频率的纯音听阈时，先将音强调到听阈以上 30dB 水平，待被测试者听到声音后，音强以 10dB 递减。

④确认阈值：接近阈值时，以 5dB 一档加减调节，反复 3 次，确认阈值。

⑤当两耳听力差别较大，检查差耳时应对较好耳施加某一特定的声音，谓之掩蔽。骨导测试常规使用噪声掩蔽对侧耳。

（2）注意事项

①测听之前，先耐心地告诉被检查者，他将会听到不同频率、不同强度的声音，哪怕是微弱的测试音，只要能听到就应立即做出反应，听不到声音时应立即停止反应。例如，左耳听到测试音时举起左手，测试音停止则放下左手。

②保持测听室的安静，气导耳机一般装有海绵状塑料或橡胶垫圈，可将环境噪声衰减 10~20dB，因此 30dB(SPL)的室内噪声对气导测验并无明显影响。但在骨导测听时，室内噪声的控制要求特别严格。

③受检查者不要做与测试无关的动作。

④每次测试时间一般在 15~20 分钟内，避免测试时间过长引起受检查者疲倦或厌倦。

2. 结果与意义

（1）记录

①将左右耳听阈分开记录或同记录于一张听力表上。

②以"O"或"红色"代表右耳气导各听阈，以"X"或"蓝色"代表左耳气导各听阈。

③以实线"——"将气导各频率听阈连接起来；以虚线"-------"将骨导各频率听阈连接起来，即得听力图。

（2）意义

①听力正常者，气、骨导曲线平行在 0dB 附近。

②传导性耳聋，气导曲线低于骨导曲线，听力损失以低频为主，呈上升型，但最大损失不超过 60dB。

③感音神经性耳聋，气、骨导曲线均下降，早期听力损失以高频为主，呈下降型。

④混合性耳聋，气、骨导曲线均下降，但骨导曲线仍高于气导曲线。

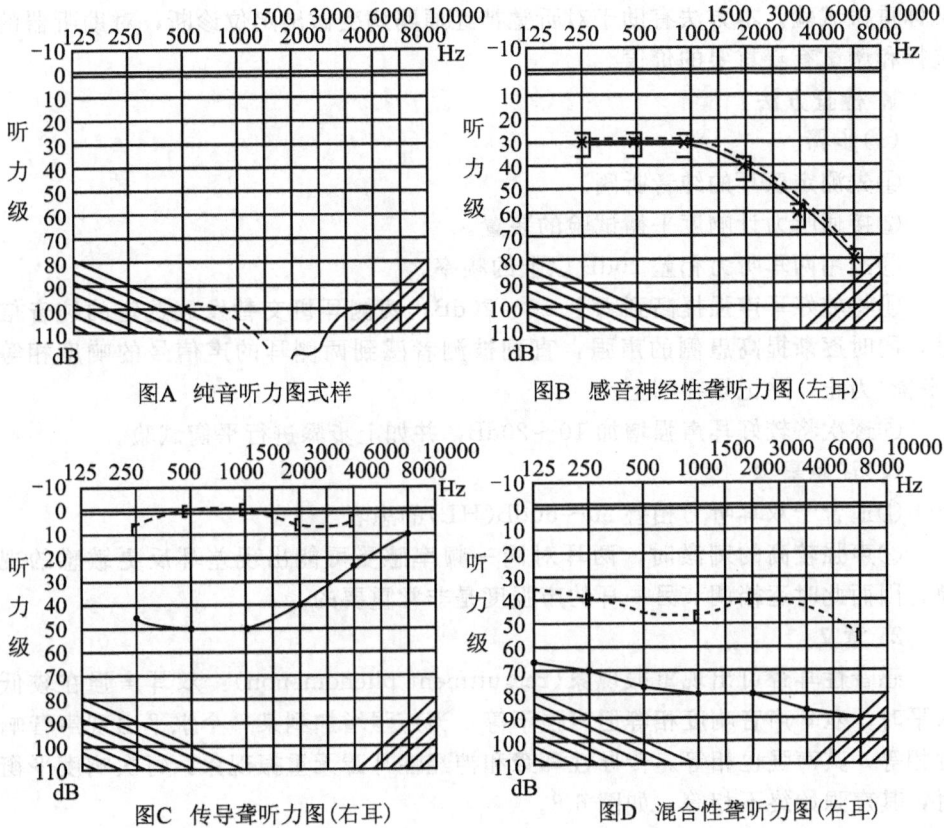

图A　纯音听力图式样　　图B　感音神经性聋听力图(左耳)

图C　传导聋听力图(右耳)　　图D　混合性聋听力图(右耳)

图 6-7　听力图

(五)言语测听法

言语测听法(speech audiometry)是用专门编制的测听词表(包括单字、词和/或句子)来确认言语信号的听力阈值的一种方法。根据孩子的年龄和语言技巧，选择不同的测试材料。有些患者的纯音听阈较好，却不一定能听懂语意，需用言语测听法来判定。通常用检查耳的言语接受阈和言语识别率作为评价言语信号的听力阈值的指标。能听懂一半测试语音时的声强级(dB)为言语接受阈(speech reception threshold)；能正确听清测听词表中的言语的百分率(％)为言语识别率(speech discrimination score)；按不同声强级所听懂的百分率(％)绘成曲线，即成言语听力图(speech audiogram)。此方法在验证听力损失和选配助听器方面作用重大。

(六)双耳交替响度平衡试验

双耳交替响度平衡试验(alternate binaural loudness balance test，ABLB)

又称重振试验，本方法有助于对听觉神经通路病变做出定位诊断，对助听器的选择和调试有着重要的价值。

1. 检查方法

（1）步骤

①先测定双耳的纯音听阈。

②接通听力计响度平衡试验的装置。

③选用两耳听力相差 20dB 以上的频率。

④将较好耳声强提高到阈上 10～20dB，两侧耳机交替发放选定的纯音信号，同时逐渐提高患侧的声强，直到被测者感到两侧耳的声信号的响度相等（平衡）为止，并记录在图上。

⑤逐次将较好耳声强增加 10～20dB，并如上步骤进行平衡试验。

（2）注意事项

①适合于双耳听力相差 20～50dB(HL) 的患者。

②声强较高的刺激时，两耳对同一频率感受可能出现差耳反更敏感的现象，因而此时逐档调节另一耳的声强度是非常重要的。

2. 意义

感音性耳聋可出现重振现象（recruitment phenomenon）：双耳声强在较低水平时，双耳声音响度相等但声强不等，当声强增加到某一个水平出现声音响度相等，其声强也相等。传导性耳聋和神经性耳聋无重振现象：每次响度平衡时，其声强始终不相等。如图 6-8。

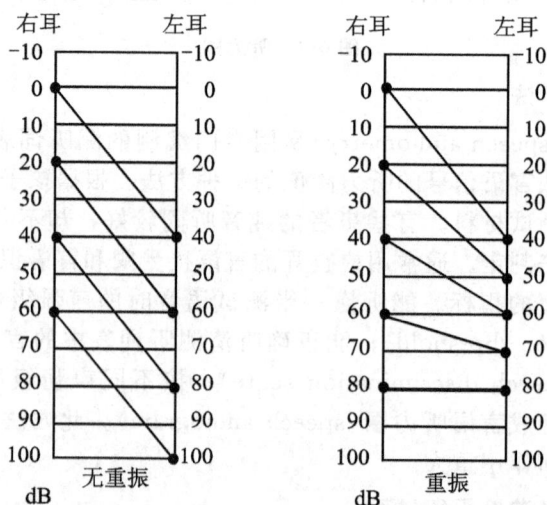

图 6-8　重振现象

（七）婴幼儿听力筛选

通过观察婴幼儿对声刺激的行为反应（或发射）来判断其听力状况的方法称为婴幼儿听力筛选。沃特金（Watkin，1998）认为听力筛选的方法必须满足三个条件：①敏感性，即能够鉴别听力障碍的个体；②特异性，即能够剔除听力正常的个体；③经济性，即能进行大规模的筛选。对婴幼儿进行听力筛查，首先必须了解正常婴幼儿听觉发育情况（见表6-3），以利于及时发现听力问题的婴幼儿。

表6-3 听觉及语言发展进程表

年龄阶段	聆听和理解能力	言语表达能力
初生～3个月	对突发的巨大响声惊叫哭泣； 听到熟悉、友善的声音时会静下来； 会被嘈吵或谈话声吵醒。	自然发出"咕咕"声； 嬉戏时发出"嘻""哈"声； 注视着说话的人。
3～6个月	向着声源方向张望； 对愤怒的声音感到害怕； 与他谈话时，会有微笑反应； 对发声的玩具或游戏感兴趣。	牙牙学语； 至少可发出四种不同声音； 对讲话人会做出"咿""呀"反应。
6～9个月	扭转头看轻声说话的人； 听到"拜拜"声会挥手； 听到"不好""不行"时略为迟疑； 朝着被讲述的东西、图画张望。	牙牙学语时会发出高低不同的音调； 会用自己的声音（非哭声）吸引注意； 可发出辅音"b, d, g, m, n"； 运用不同的声音表达意愿。
9～12个月	依说话意思，指或望着熟悉的物和人； 被责备时表现不开心； 跟随指示，做出适当反应； 听到音乐会做出手舞足蹈反应。	近似单词的发音增多，开始模仿成人发音； 声音有强弱声、高低音以及快慢节奏变化； 在成人的教育下，一听到"音"开始能与具体的事物联系起来，具有一定的意义。

二、客观测听法

客观测听法（Objective audiometry）指测听的全过程及测试结果不受被测者主观意识的影响的一系列测听方法，既可以测试传导性聋的病变性质，也可以判断感音神经性聋的病变部位，如声阻抗测听、电反应测听等。

（一）声阻抗测试

声波到达鼓膜，经听骨链传导，一部分声能被吸收并传导，称声导纳；一部分声能被阻反射回来，称声阻抗。声阻抗越大，声导纳越小；或者说声能传导越小，反射的越多。通过测定声能反射的多少，以了解中耳传音机制的功能状态的测听方法称为声阻抗测试(acoustic impedance admittance measurements)，包括静态声顺测定，鼓室声顺测定和镫骨肌反射测定。

1. 静态声顺测定

测验外耳道与鼓室压力相等时的最大声顺值，称为静态声顺测定(static compliance value)。正常静态声顺值分布范围较宽，个体差异较大，不能单独作为诊断指标。通常，耳硬化症的声顺值低；听骨链中断者的声顺值高。

2. 鼓室声顺测定

测验外耳道压力变化过程中，鼓膜和听骨链整个传音系统对探测音顺应性的变化情况称为鼓室声顺测定。测查时，首先将外耳道的压力调到1961Pa(＋200毫米水柱)，鼓膜被推向内压紧，声顺变小，表示声阻抗增大；然后使外耳道压力逐渐减低，鼓膜随着压力递减逐渐恢复到自然位置而变的松弛，声顺逐渐增大，表示声阻抗减小，直到外耳道压力与鼓室的压力相等时，正常在0附近，声顺最大，过了这一点，压力进一步减小，外耳道变成负压，鼓膜又被向外吸紧，声顺又逐渐变小，而声阻抗又逐渐变大。这样在外耳道的压力变化过程中，鼓膜和听骨链对探测音的顺应性发生相应的变化，通过自动记录装置画出一条"人"字形曲线，这就是鼓室功能曲线(tympanogram)，或称鼓室压力声顺图、鼓室压图、声顺图。鼓室功能曲线可客观反应鼓室内各种病变的特性，对中耳病变的鉴别诊断具有重要意义。如图6-9。

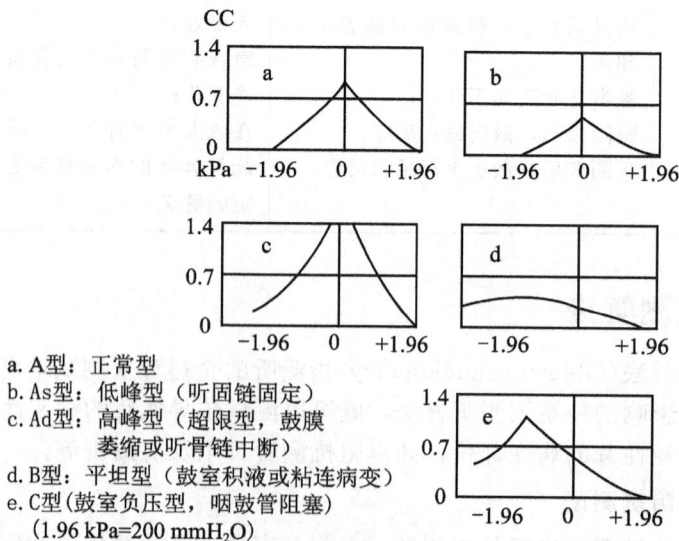

a. A型：正常型
b. As型：低峰型（听固链固定）
c. Ad型：高峰型（超限型，鼓膜萎缩或听骨链中断）
d. B型：平坦型（鼓室积液或粘连病变）
e. C型(鼓室负压型，咽鼓管阻塞)
(1.96 kPa=200 mmH₂O)

图6-9 鼓室功能曲线

3. 镫骨肌反射

给一侧耳一定强度的声刺激可引起双侧镫骨肌反射性收缩称为镫骨肌声反射(acoustic stapedial reflex)。正常情况下,纯音听阈为 0～10dB(HL)时,镫骨肌的反射阈值为 75～95dB,平均值在 85dB 左右。当镫骨肌反射弧中任何一个环节发生问题时,轻则影响声反射阈值、潜伏期、幅度、衰减程度,重则使反射完全消失。根据反射的有无和变化情况,可为耳病的诊断提供客观依据。鼓室内轻度的传音障碍(20dB,HL 以上),即可使镫骨肌反射表现不出来。如果声刺激的强度足够,反射弧健全,但镫骨肌反射不能引出,对诊断传导性耳聋有意义。镫骨肌反射存在,可帮助排除传导性耳聋。正常情况下,声音强度(声音的物理量)与响度(人耳对声音的主观感觉)之间按一定的比例关系增减,声强增加,响度增加,声强减弱,响度减弱。耳蜗病变时,声强某种程度的增加却引起响度的异常增加(重振现象)。测量镫骨肌反射阈与听阈之差可以判断是否存在重振现象。正常人的纯音听阈与镫骨肌声反射阈的差距在 70dB 以上,而有重振者对听阈以上的声强增加所感到的响度增加比正常人多。运用镫骨肌声反射测试,如果镫骨肌声反射阈与听阈之差小于 60dB,则表示有重振现象。精神性耳聋患者的纯音听阈常无法测听,即使使用最大的输出强度的声音,患者仍然"听不到"。镫骨肌反射不受检查者的意志支配,如果能引出镫骨肌反射则表示患者还有一定程度的听力。

(二)电反应测听

电反应测听(electric response audiometry,ERA)是一种通过观察呈现声刺激后,在听觉感受器和中枢通路不同部位所引起的生物电变化来判断听觉功能状态的客观测定方法,即一种听诱发电位,在耳聋病变定位上有重要意义,包括耳声发射、脑干诱发电位等。

1. 耳声发射

耳蜗不仅能接受声音,而且能主动产生声能称为耳声发射(Otoacoustic Emissions,OAE)。研究表明,耳声发射可能产生于耳蜗的螺旋器中外毛细胞的主动运动,并由内耳向中耳、外耳逆行传播。按照有无刺激可将耳声发射分为两大类:自发性耳声发射(Spontaneous Otoacoustic Emissions,SOAE)和诱发性耳声发射(Evoked otoacoustic EMissions,EOAE)。耳声发射可用于新生儿的听力筛选和耳蜗病理诊断。国外已经比较广泛地使用 OAE 进行新生儿听力筛选。我国学者的研究表明 OAE 筛选的最适年龄是新生儿出生后 3 天或 3 天以上。

2. 听脑干诱发电位

听脑干诱发电位(auditory brainstem response,ABR)是一种客观听阈测

定以及听觉神经系统定位检查的方法。

（1）检查方法

①将记录电极置于受试者头顶或前额发际下，参考电极置于测试耳耳垂或乳突；接地电极置于对侧耳耳垂或乳突或前额中央。

②受试者卧于检查床上，放松。

③对不配合者可给予镇静剂。

④房间使用隔声屏蔽装置。

（2）听脑干诱发电位波形

给60dB（HL）声刺激后10毫秒内出现7个正峰。Ⅰ波起源于同侧听神经；Ⅱ波起源于同侧蜗核；Ⅲ波起源于双侧上橄榄核；Ⅳ波起源于双侧外侧丘系核；Ⅴ波起源于双侧下丘核；Ⅵ波和Ⅶ波可能分别起源于膝状体和听放射。如图6-10。

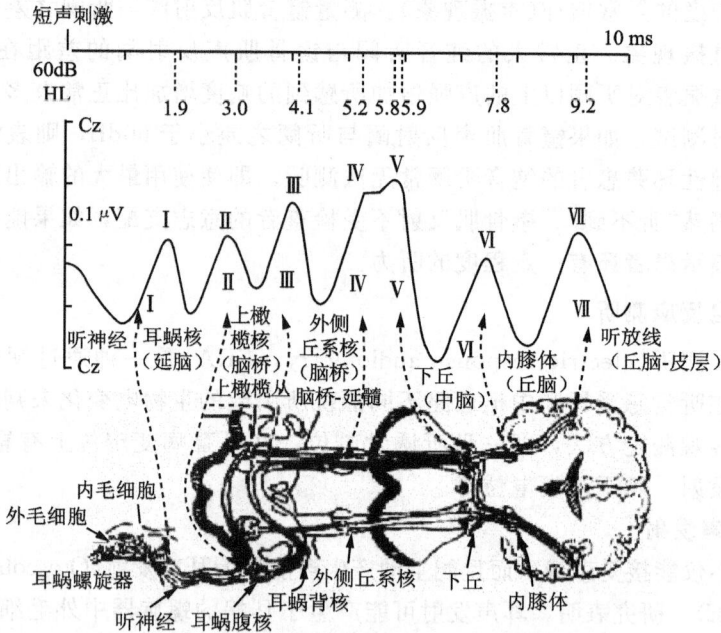

图6-10　听脑干诱发电位示意图

（3）临床应用

主要用于新生儿和婴儿的听力筛选，也可用于对成人进行伪聋的鉴别。正常耳短声诱发ABR听阈值为0～20dB（LH），传导性耳聋患者的反应阈上升，而且反应阈的潜伏期延长。当耳蜗损害时，在较低强度级时引不出反应，当刺激增加至40～70dB（HL）时，突然出现振幅大、潜伏期较短的反应，称为重振型。波Ⅴ潜伏期和波Ⅰ~Ⅴ间期的延长以及双耳(患耳与对侧耳)波Ⅴ潜伏期相差大于 0.4 毫秒都可作为诊断蜗后性病变的依据。耳蜗性听力减退患者中，ABR 波Ⅰ潜伏期变化一般延长，而波Ⅲ或波Ⅴ变化不大，因此波Ⅰ潜伏期延长使Ⅰ~Ⅲ及Ⅰ~Ⅴ波间潜伏期缩短。

第三节　儿童听力残疾的常见疾病

一、中耳炎

根据 1987 年全国首次残疾人抽样调查结果分析，中耳炎是导致 0~14 岁儿童听力言语残疾(含综合残疾)的第一位致残原因。2006 年全国第二次残疾人抽样调查数据显示，中耳炎是导致 0~14 岁儿童听力残疾的第三位致残原因。根据中耳炎的临床特点，可将其分为渗出性中耳炎和化脓性中耳炎两大类。

(一)渗出性中耳炎

1. 病因

与咽鼓管阻塞有关。

2. 致残特点

耳鸣、耳闷；鼓室积液：小儿耳鼓室积液的黏稠度较成人高，常呈胶冻状，故称为"胶耳"。

病变后期，鼓膜内陷、粘连、听骨固定，出现较严重的听力障碍。罗宾(Rubin，1978)报告 1 岁以下聋儿 61％是由本病引起的。

3. 防治原则

①积极预防和治疗可引起咽鼓管阻塞的各种疾患。

②鼓室积液者，可经鼓膜放置引流管。

③必要时采用手术治疗。

(二)化脓性中耳炎

1. 病因

发育不完善：儿童的咽鼓管短、平、粗，咽部的食物、分泌物容易进入鼓室，为感染创造条件。细菌感染：特别是婴幼儿免疫功能不健全，易患上呼吸道感染及各种传染病，致病菌沿咽鼓管咽口或血液循环侵入鼓室导致中耳炎。新生儿鼓室腔内常残留中耳胚胎残余组织，也易致细菌感染，或羊水进入中耳，继发引起中耳感染。

2. 致残特点

急性中耳炎的早期，怕冷、发烧，重者可达 39℃～40℃；鼓膜充血、肿胀，轻度听力障碍；炎症未控制，则鼓室内出现积液；炎症继续发展，鼓膜穿孔。

急性期处理不当，则转为慢性期，其特征为：鼓膜穿孔、持续性流脓、听力减退。

胆脂瘤型中耳炎（中耳出现胆固醇样物质）极易导致颅内、颅外并发病（如耳后骨膜下脓肿、颞肌下脓肿、外耳道后壁脓肿、耳源性脑膜炎、脑膜外脓肿及脑脓肿等）而危及生命，又称危险性中耳炎。

3. 预防原则

①增强体质，预防上呼吸道感染。

②积极治疗鼻、咽部疾病。

③正确擤鼻，应以一侧鼻孔擤鼻，且用力不可过大。

④不要躺着给婴儿喂奶喂水。

4. 治疗原则

①积极寻找病因，并进行治疗。

②通畅引流，控制感染，彻底清除病变组织。

③重建听力。

二、感染性聋

感染性聋是指某些致病微生物感染后所引起的感音神经性耳聋。耳聋的发生一方面与致病微生物的直接毒性有关，为感染性疾病的后遗症；另一方面与耳毒性抗生素应用所引起的药物性聋同时发生。

预防接种和及时治疗原发病是减少感染性耳聋的关键因素。

(一)脑膜炎

脑膜炎是儿童的常见病。细菌性脑膜炎比病毒性脑膜炎更容易引起耳聋后遗症。细菌性脑膜炎中，流行性脑膜炎（简称流脑）是最常见的致聋因素。新生儿细菌性脑膜炎患儿 60％死亡，存活者中 50％遗留严重耳聋。

1. 致残特点

双侧感音神经性聋，少数留有残余听力。耳聋常在脑膜炎全身症状缓解后才被发现。

常伴有耳鸣及前庭功能丧失。

脑及其周围组织因炎症或粘连可引起视神经、动眼神经、面神经等脑神经的损害以及肢体运动障碍、失语、癫痫、智力落后、精神残疾等。

2. 防治原则

①预防接种。

②室内通风，勤晒衣被。

③有传染性的患者要搞好隔离。

④积极有效地治疗患者。

(二)流行性腮腺炎

流行性腮腺炎是由腮腺炎病毒引起的急性传染病，俗称"痄腮"，5～15岁儿童发病最多。

1. 致残特点

一般为单侧永久性全聋，是导致单侧耳聋的最常见病因。耳聋可发生在腮腺炎初期、中期或后期，与腮腺炎病的严重程度无关。

常并发脑膜炎、性腺炎(卵巢炎或睾丸炎)、胰腺炎、心肌炎等。

2. 防治原则

①预防接种腮腺炎疫苗。

②急性期卧床休息至腺肿消退为止。

③可用湿毛巾冷敷或外敷清热解毒中药。

④多饮水，保持口腔清洁。

⑤腮肿期流质或半流质饮食，忌吃酸、辣、炒、炸的食物。

(三)疟疾

疟疾是一种由疟原虫经蚊子传播的急性传染病。其临床特点是周期性定时发作的寒战、高热和大汗，以及贫血和脾肿大。

1. 致残特点

耳聋为双侧，伴明显耳鸣；听力损失程度在疟疾发作时加重，间歇期缓解；部分患者听力损失在疾病痊愈后恢复，部分患者呈进行性听力下降，至重度永久性耳聋。与奎宁、氯奎等耳毒性抗疟药的使用有关。

脑型疟疾表现为剧烈头痛、谵妄、昏睡、昏迷、意识障碍、惊厥等，死亡率高。幸存者可留下肢体运动障碍、失语、癫痫、智力落后、精神残疾等后遗症。

2. 防治原则

①搞好环境卫生，清除积水和杂草，消灭疟疾的传播途径——灭蚊。

②及时发现并治疗疟疾患者。遵医嘱有效使用抗疟药，彻底治疗所有的疟疾患者和带疟原虫者。

③寒战时注意保暖，高热期可用物理降温，病情较严重者酌情输液，贫血者加强营养。

④进入疫区的人群预防性服药。

(四)流行性感冒

流行性感冒是由流感病毒引起的急性呼吸道传染性疾病。

1. 致残特点

并发大疱性鼓膜炎、化脓性中耳炎以及内耳炎；耳聋在流感后突然发作，多为单侧；一般程度较轻多能恢复，少数遗留为永久性重度耳聋；伴有耳闷、耳鸣及眩晕。

2. 防治原则

①加强体育锻炼，增强机体的抗病能力。

②预防接种。

③患者充分休息，多饮开水。

④本病为病毒感染，一般不必使用抗菌素，继发细菌性感染要用抗菌素。

(五)其他

麻疹、猩红热、风疹、白喉、伤寒、斑疹伤寒、回归热、水痘、带状疱疹、乙脑等均可引起感音神经性耳聋。麻疹、猩红热、风疹的致残特点参见第五章第三节。回归热、乙脑、水痘一般为双侧永久性耳聋，带状疱疹常为单侧性耳聋。白喉、伤寒、斑疹伤寒多为暂时性轻度耳聋，且多数能自行恢复，少数可成为永久性耳聋。

三、声损伤性耳聋

由于一次短期暴露于强噪声，或由于慢性噪声刺激引起的暂时性或永久性听力下降称声损伤性耳聋，通常分为急性声损伤与慢性声损伤两种。前者指强噪声爆震所致，故又称为爆震性耳聋；后者为长期反复暴露在噪声环境中所引起，与职业有关，又称职业性耳聋。

(一)爆震性耳聋

多见于敲锣打鼓、放鞭炮、炸弹爆炸、枪炮发射等。

1. 致残特点

听力减退损伤后立即出现。

听力损失程度与爆震的强度和受伤的部位有关。一般单纯中耳严重损伤，听力损失不超过45dB；单纯内耳中等损伤，听力损失可超过40dB；严重混合性损伤，听力下降可达70dB以上。

双耳损伤程度不同，朝向声源侧耳聋较重。有时仅单侧耳聋。常伴有耳鸣、头痛、眩晕等症状。耳痛见于鼓膜破裂者。常伴有鼓膜破裂、鼓室出血、听骨链中断、脑震荡和全身其他部位的多处损伤。

2. **防治原则**

①在爆炸或强噪声的环境中，用棉球紧塞外耳道是有效的预防措施。

②有爆震史者，应进行耳科检查和听力检查。

③鼓膜穿孔者，可用消毒棉球堵塞外耳道，避免耳内进水。

④禁止向耳内点药，以免将外耳道的细菌带入中耳引起感染。

⑤全身应用抗菌素。

⑥手术处理。一般情况下，鼓膜穿孔多在2～3周自行愈合，两个月后穿孔仍不愈合者，可行鼓膜修补术。听骨链损伤者需行鼓室成型术。

(二)噪声性耳聋

环境的噪声污染以及生活方式的改变，如震耳欲聋的卡拉OK，耳机不离耳的随身听、MP3、MP4等，使得噪声性耳聋不再仅仅是一种职业性的疾病。

1. **致残特点**

接触噪声的时间：接触噪声的时间越长，听力下降的程度越大。持续接触噪声比间歇接触听力损伤严重。

接触噪声的强度：噪声强度越大，听力损失出现的时间就越早，而且程度越严重。脉冲噪声比稳态噪声造成的听力损失程度重。

接触噪声的个体情况：新生儿(尤其是早产儿)和老年人容易受噪声损伤。已患耳蜗疾患者，更易遭受声损伤。

双侧高调性耳鸣，由短暂发展为持续存在。

早期仅在4000Hz处产生可逆性听力减退，逐渐波及高频和低频，双侧听力损失进行性减退。

噪声不仅损伤听觉器官，而且会导致神经系统、内分泌系统的功能紊乱，出现头痛、头晕、失眠、抑郁、记忆力减退、疲乏无力、智力迟钝等症状。

2. **防治原则**

①严格执行国家有关劳动保护的条例，加强个体防护措施。

②不要带儿童到吵闹的地方去玩。

③对接触噪声者，要定期进行听力检查。

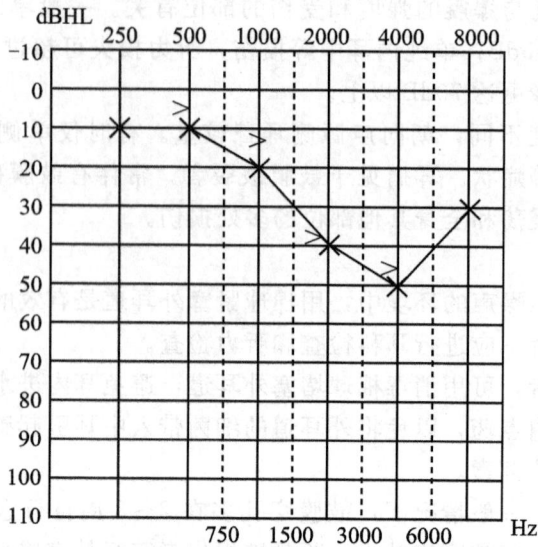

图 6-11　噪声性耳聋早期听力图

④在听力损失的早期，脱离噪声环境，并使用加强神经营养、改善耳蜗血液循环、促进细胞代谢的药物。

⑤晚期佩戴助听器。

四、外伤性耳聋

外伤性耳聋指头部受到直接或间接外力冲击时，听觉器官受到不同程度的损伤而导致的听力障碍。最常见的是交通事故，其中 75％累及头部，常伴有听觉器官的损伤。

（一）外耳道损伤

1. 病因
严重的外耳道损伤多见于车祸、烧伤、枪伤等。

2. 致残特点
外耳道皮肤撕裂、肿胀；有下颌关节损伤者，往往伴有骨性外耳道骨折、错位，造成外耳道阻塞。继发感染处理不当，可引起外耳道狭窄或闭锁而造成传导性耳聋发生。

3. 处理原则
①早期的处理原则是预防感染，预防狭窄。

②外耳道已形成狭窄或闭锁者，手术整复。

(二)鼓膜外伤穿孔

1. 病因

挖耳不慎，颅底骨折，掌击耳部，擤鼻用力过大，游泳跳水时耳部先着水面，乘飞机急骤下降等。

2. 致残特点

鼓膜破裂。患者突觉耳内轰鸣，剧烈耳痛，或有少量的血从外耳道流出；单纯鼓膜穿孔，听力损失小于30dB；伴有内耳损伤，听力损失严重，可有眩晕、恶心等症状。

3. 处理原则

①鼓膜受到外伤后，应及时进行耳科检查。
②鼓膜穿孔者，应禁止游泳、洗耳、滴耳药。
③穿孔长期不愈者，可作鼓膜修补术。
④继发中耳感染，按化脓性中耳炎处理。

(三)听骨链损伤

听骨链是由人体最小的骨和最小的关节组成，很容易受外力的影响而损伤。最容易受损伤的听骨是镫骨，最容易受外伤影响的是砧镫关节。

1. 致残特点

头部外伤史；听力损失超过50dB；鼓膜或穿孔，或完好无损，或虽穿孔已痊愈，但仍遗留中度传导性耳聋。

2. 处理原则

①头部外伤后，应定期观察听力变化。
②经2～3个月的复查，听力仍不恢复者，可施行听骨链成形手术。

(四)颞骨骨折

颞骨组成颅底的一部分，内藏位听器，有许多血管、神经通过，因此骨质疏松，容易发生骨折。

1. 致残特点

颞骨骨折常是颅底骨折的一部分，常伴有不同程度的颅内组织或胸、腹等部位的损伤，危及生命；合并脑脊膜损伤者，脑脊液(清水样的液体)由鼓膜破裂处经外耳道流出；鼓膜完整者，脑脊液经咽鼓管由鼻道流出。

不同程度的听力障碍，或传导性聋，或感音神经性聋，或混合性聋；内耳损伤者常伴有严重的眩晕、自发性眼震颤、面瘫等。

2. 处理原则

①先处理危及生命的问题。

②待全身情况稳定后，再检查耳部的情况。

③酌情手术处理。

五、先天性耳聋

根据 2006 年全国第二次残疾人抽样调查数据分析，0～17 岁这一年龄段儿童听力残疾的前两位病因为原因不明（29.42％）和遗传（17.32％）。北京市数据分析，0～14 岁听力残疾（含多重残疾）儿童的致残原因依次为：遗传（25.00％）、其他（25.00％）、原因不明（25.00％）、母孕期病毒感染（16.67％）和新生儿窒息（8.33％）。通常，原因不明者多与先天性因素，特别是遗传因素有关。因此，导致 0～14 岁儿童听力残疾（含多重残疾）的主要原因是先天性因素。先天性耳聋可以仅有听力减退的症状，也可以合并有身体其他器官发育异常，作为其他综合征的一部分；听力问题可以在出生时表现，也可在若干年后始表现出突发性或进行性的听力损失。

(一)孕期致聋

1. 病因

孕期药物致聋：包括孕期使用耳毒类药物（参见第三章第一节）和致畸类药物（参见第四章第二节）。

孕期感染致聋：常见的有风疹病毒、巨细胞病毒、单纯疱疹病毒、梅毒、弓形体等宫内感染（参见第五章第二节）。

其他原因包括，孕期母体中毒、营养缺乏、内分泌紊乱、腹部照射、全身麻醉等。

2. 致残特点

孕期致聋，常伴有多种先天性畸形，听力损失主要表现为感音神经性聋；孕期使用耳毒类药物，可导致耳蜗发育不全，听力表现为单纯感音神经性耳聋；孕期服用致畸类药物可导致胎儿发育畸形，听力表现为混合性耳聋；孕期感染不同的病原体，对胎儿的影响是不一样的。如风疹病毒感染表现为耳聋、白内障、先天性心脏病，特称为"风疹三联征"，听力损失呈进行性加重，高频听力损失明显。梅毒宫内感染有两种类型：早发型，起病于两岁之内，表现为极重度感音神经性耳聋。迟发型，起病于 8～12 岁（也有 45 岁起病的报道），听力呈进行性减退伴持续耳鸣。

3. 预防原则

参见第四章第二节。

（二）产期致聋

1. 病因

①产伤：难产导致新生儿头颅外伤，引起颅内及内耳出血。②缺氧：如产程过长、脐带绕颈、呼吸道阻塞等。③新生儿溶血：如母子血型不合。④早产及低体重儿：一方面与缺氧有关；另一方面由于这类儿童一般健康状况较差，常置于监护室或保温箱内监护，而监护室或保温箱内的噪声可对小儿的听觉器官造成损伤。⑤若同时使用了耳毒类药物抗感染，更可直接危害新生儿的听力。

2. 致残特点

造成残疾的原因以及残疾本身多为综合性的，听力表现为感音神经性耳聋。

3. 预防原则

①找出高危因素，最大限度地减少或消灭危险因素。

②恰当选择分娩方式。

③加强早产儿、低体重儿的监护工作，预防缺氧，慎重用药。

（三）遗传性聋

遗传性感音神经性聋占先天性聋的 1/2。目前估计遗传性感音神经性聋有 140 余种。其中显性遗传占 12%，隐性遗传占 90%。

1. 分类与临床特征

根据耳聋出现的时间将遗传性感音神经性聋分为先天性感音神经性聋和迟发性感音神经性聋两大类。根据临床特点，先天性感音神经性聋又分为内耳发育不全、合并其他畸形以及染色体畸变三类；迟发性感音神经性聋又分为家族性进行性感音神经性聋和合并其他畸形两类。

表 6-4 遗传性聋的分类、遗传方式和临床特征

分类		遗传方式	临床特征
先天性感音神经性聋	内耳发育不全		
	内耳不发育型聋（Michel 型）	AD	外耳、中耳正常，常伴有其他畸形或智力低下。
	内耳发育不全型聋（Mondini 型）	AD	可单侧或双侧，两耳畸形程度不一，可有残余听力。
	蜗球囊发育不全型聋（Scheibe 型）	AR	最常见的一种。低频可有残余听力。
	蜗管发育不全型聋（Alexander 型）	AD	高频听力损失，低频听力尚好。

	分类		遗传方式	临床特征
先天性感音神经性聋	合并其他畸形	耳聋—眼病—白额发综合征（Warrdenburg 综合征）	AD	单侧或双侧。耳部最常见的遗传病之一。占先天性聋的 1%～7%。双内眦间隔较宽，鼻根扁平，两侧眉毛连接，虹膜异色，前额白发。约 20%～25% 的病例有先天性聋。耳聋为迟发性，程度不同。
		白化病 全身白化病	AR	白皮肤，白发，虹膜、巩膜、眼底皆无色素，斜视、畏光、眼球震颤。双侧重度性耳聋。
		白化病 局部白化病	AR 或 XR	
		白化病 眼白化病	AD	
		色素过度沉着	AD、AR、XR	皮肤色素过度沉着，伴有重度感音声性耳聋，前庭功能低下。
		指（趾）甲营养不良症	AR	短小指（趾）甲，重度高频听力损失。可伴有牙齿、毛发及皮脂腺的缺损。
		先天性聋甲状腺肿综合征	AR	本综合征占隐性遗传性聋的 10%。双侧性、对称性、先天性感音神经性聋。甲状腺肿大在学龄期出现。
		聋哑伴视网膜色素变性综合征（Usher 综合征）	AR、AD、XR	两侧中度至重度先天性感音神经性耳聋。可伴有失明、前庭障碍、嗅觉消失、失语、智力低下。
	染色体畸变	13 三体型（Patau 综合征）	核型：47，XX(或 XY)，＋13	耳部症状：低位耳、耳郭畸形、外耳道闭锁、中耳畸形、内耳发育不良。一般症状：唇腭裂、先天病、多指、小眼畸形。常见于高龄孕妇。
		18 三体型（Edward 综合征）	核型：47，XX(或 XY)，＋18	耳部症状：低位耳、耳郭畸形、中耳畸形、内耳发育不良。一般症状：叠指、高拱腭、下颌骨小和外耳畸形。

续表

	分类		遗传方式	临床特征
迟发性感音神经性耳聋	家族性进行性感音神经性聋		AD	耳聋单独出现，不伴有其他畸形。耳聋特征为：进行性感音神经性聋。耳聋始于儿童或青年期，成人时进行性加重。
	合并其他畸形	家族性遗传性出血性肾炎—耳聋综合征（Alport综合征）	AD	耳部症状：1/3～1/2合并感音神经性耳聋，常在10岁开始，进行性加重。单侧或双侧。一般症状：反复发作性血尿；进行性肾功能减退；可伴有白内障、角膜白斑、视网膜缺陷等。
		视网膜变形—糖尿病—耳聋综合征	AR	耳部症状：感音神经性耳聋，常在10岁开始，进行性加重。一般症状：1岁左右开始出现视网膜病变，到20岁左右视力几乎全部丧失。
		酮酸尿症	AD	耳部症状：感音神经性耳聋，5～6岁听力发展为全聋。一般症状：智力发育不全、共济失调、外周肌萎缩、性腺功能减退。
		共济失调多发性神经病	AD	耳部症状：约50%的患者有双侧进行性感音神经性耳聋。一般症状：夜盲，视网膜色素变形，进行性视野缺损，晶状体浑浊，眼球震颤；肢体对称性无力，肌萎缩，腱反射减弱或消失，感觉障碍，步态不稳，意向性震颤；弓形足；脊柱侧弯等。

注：AR，常染色体隐性遗传；AD，常染色体显性遗传；XR，性染色体隐性遗传；XD，性染色体显性遗传。

2. 听力损失特点

听力损失出现的时间：1/3在出生时，1/3在婴幼儿及儿童期，1/3在成人期。

听力损失出现的程度：先天性感音神经性聋常呈重度听力损失，迟发性者呈轻度至重度的听力损失。

听力损失多为双侧。

听力曲线表现为多种形式。下降型，表现为高频听力损失较重；平坦型，表现为全频听力损失；碟型，表现为中频听力损失，晚期波及高频；上升型，表现为低频听力损失较重，中、高频听力损失较轻。

(四)先天性聋的治疗原则

①先天性中、外耳畸形者，听力曲线多在 50～60dB 水平，以手术治疗为主，目的是提高听力。

②双侧耳畸形者，先做一侧，4 岁之前手术为宜，过晚会影响小儿语言的发展。

③单耳畸形者，可在 8 岁或年龄更大些再手术。

④耳蜗机能明显减退或丧失者，不宜手术。

⑤无畸形者，及早佩戴助听器。

第七章 视力残疾

第一节 视觉生理

一、眼的解剖

眼，即视觉器官，由眼球及其辅助装置组成。

眼球位于眼眶中，前部的 1/3 在眶缘前。眼球的外形近似于圆球。眼球前面的角膜中心称为前极，后面的巩膜中心称为后极，连接前后极的直线为眼轴，即前后径，平均长度为 24 毫米。

(一)眼球

眼球由眼球壁和眼内容物两部分组成。见图 7-1 和图 7-2。

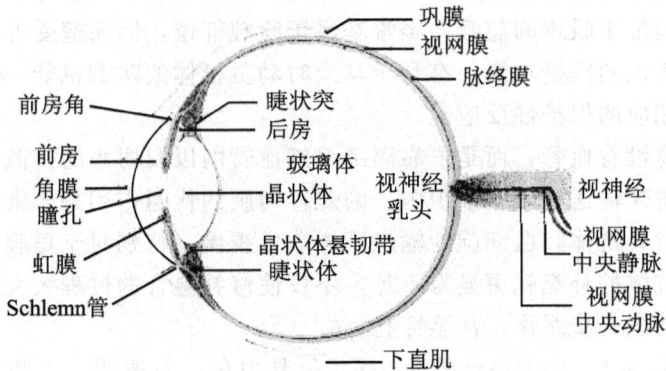

图 7-1 眼球剖面图

```
                          ┌ 角膜：透明、无血管，具有丰富的感觉神经
                  ┌ 外膜 ┤
                  │      └ 巩膜：呈乳白色
                  │      ┌ 虹膜：棕黑色，中央有瞳孔
          ┌ 眼球壁┤ 中膜 ┤ 睫状体：环形，肥厚，内有睫状肌
          │      │      └ 脉络膜：有丰富的血管和黑色素
     眼球 ┤      └ 内膜，又叫视网膜，有视神经乳头和黄斑
          │      ┌ 房水：透明的水样液体
          └ 眼内容物┤ 晶状体：双凸的弹性透明体
                  └ 玻璃体：透明的胶冻样物质
```

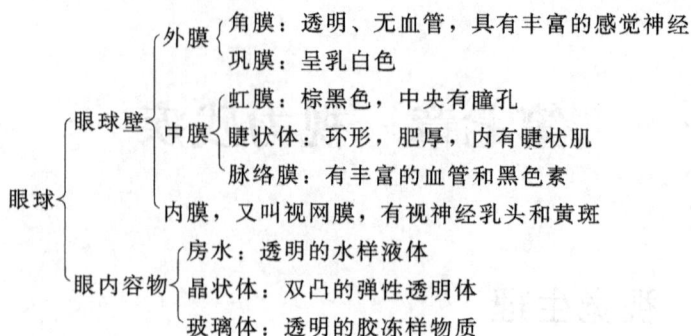

图 7-2 眼球的结构

1. 眼球壁

(1)外膜

又称纤维膜。主要由致密结缔组织构成，质地坚韧，自前向后分为角膜和巩膜两部分。

角膜(cornea)，位于眼球的最前极，约占眼球的 1/6，凸出而透明，厚约 1 毫米，直径 11～12 毫米。它以高度的透明性、敏锐的感觉和特殊的代谢形式实现正常的生理功能——透光和屈光。

角膜具有丰富的感觉神经，因此感觉非常敏锐。角膜的轻微损伤或细小异物，都足以引起显著的疼痛，从而导致怕光、眼睑痉挛、流泪等一系列保护反应。由于角膜位于眼球的前极，经常暴露于睑裂部位，因而遭受外来损伤的机会就较多。敏锐的感受功能，有利于其及时动员机体的防御机能，对外来的病害侵犯做出相应的保护性反应。

角膜本身没有血管，而是依靠周围毛细血管网以及房水的扩散作用，将必要的营养和抗体输送到角膜组织内。因此，角膜的代谢作用是非常缓慢的。当角膜有炎症时，抗体和白细胞的输送同样非常缓慢，特别对于角膜中央部位的病灶营养与抗体的补充就更显得不足，不仅使修补愈合的过程大大延长，还容易导致病变的进一步恶化，甚至穿孔。

巩膜(sclerae)，位于眼球的后 5/6，呈乳白色，不透明。巩膜有保护和支持眼球的作用。同时，巩膜也是眼外肌的附着点。

角膜缘(corneal limbus)，又称角巩膜缘。位于巩膜前方与角膜移行处。角膜缘的血管较丰富，外伤时易出血。角膜缘与其后面的虹膜周边部形成的交角称前房角，其内侧部有静脉窦，是转运房水的重要部位。

(2)中膜

又称血管膜，是富含血管和色素细胞的疏松结缔组织，故又称色素膜。自

前向后分为虹膜、睫状体和脉络膜三部分。

虹膜(iris)，位于角膜的后面，晶状体的前面，为环状薄膜，中央为瞳孔。虹膜与角膜之间的腔隙称前房，虹膜与晶状体之间的腔隙称后房。由于虹膜所含的色素量不同，可导致虹膜呈现不同的颜色：无色素时虹膜是蓝色，色素由少到多逐步增加时，可依次出现灰色、棕色及黑色。位于瞳孔缘呈环形排列的平滑肌称瞳孔括约肌，受副交感神经支配，司瞳孔缩小，减少强光刺激；在瞳孔括约肌外周有呈放射状排列的平滑肌称瞳孔开大肌，受交感神经支配，司瞳孔开大，增加暗光的吸收。

睫状体(ciliary body)，位于巩膜内，为环带状，从虹膜根部伸延至脉络膜边缘。睫状体表面借许多辐射走向的睫状小带与晶状体相连。睫状肌的环形肌收缩和松弛，使睫状小带放松和拉紧，由此使晶状体的曲度发生变化，以调节视力。

脉络膜(choroid)，为血管膜后 2/3 部分，衬于巩膜内面，前接睫状体，是富含血管和色素细胞的松散结缔组织。脉络膜的主要作用是为视网膜提供部分营养。脉络膜和虹膜的黑色素使眼球内部起着暗箱的作用，光线经瞳孔进入眼内，在视网膜上成像后，通过视网膜的光线被色素吸收，可防止光线在眼内散射，并可阻挡光线从瞳孔以外的眼壁透进眼内，保证视网膜的感光机能不受干扰。

（3）内膜

又称视网膜(retina)。视网膜主要由四群细胞构成。自外向内依次为：第一群是色素细胞，当视网膜受强光照射时，色素颗粒吸收光线，可保护视细胞不受强光刺激；第二群是感觉细胞，即视杆细胞和视锥细胞，分别有 700 万个和 1.3 亿个，其功能是接受光的刺激；第三群是双极细胞、水平细胞和无足细胞，它们把视锥细胞与视杆细胞和神经节细胞联结起来，起着视网膜内信息处理中心的作用；第四群是神经节细胞，形成视觉冲动的输出。

视锥细胞具有明视觉和色觉的功能。有一种三原色学说认为，视网膜的视锥细胞有三种，分别感受红、绿、蓝三种颜色。感受红色的视锥细胞对红色特别敏感，对其他颜色只能做出有限的反应。同样，感受绿色和蓝色的视锥细胞也是如此。当这三种细胞以不同的比例激活时，则形成不同的色觉。如果缺少某种视锥细胞，则表现为某种色盲。

视杆细胞管理暗视觉。视杆细胞中的感光物质叫视紫质，它是由视蛋白和维生素 A 结合而成的一种结合蛋白质。在暗中看东西时视紫质分解，时间越长，视紫质消耗越多。如果人体内有充足的维生素 A，视紫质就会及时得到补充；如果维生素 A 摄入不足，视紫质就会减少，从而使在暗光下的视力减弱，严重者成为夜盲症。

整个视网膜的全部神经节细胞的轴突穿出眼球即为视神经，在眼球内集中形成视网膜的视神经乳头，即视盘。在视盘处无视锥细胞和视杆细胞，进入眼内的光线如落在该处则无视觉冲动产生，故称之为盲点。

在视盘颞侧约 3～4 毫米处有一浅黄色区域称黄斑，黄斑的中央有一直径为 1.5 毫米的小凹称中央凹。此处视网膜只有色素上皮层和密集的视锥细胞层，双极细胞和神经节细胞均斜向两侧排列，并且一个视锥细胞仅与一个双极细胞联系，该双极细胞也仅与一个神经节细胞联系，从而构成一对一的精确视觉传导通路，故中央凹的视觉最敏锐，称为中心视觉或中心注视。在中央凹以外，从黄斑边缘部分移行到视网膜的周边部，视锥细胞逐步减少，而视杆细胞逐步增多。且多个视锥细胞或多个视杆细胞与一个神经细胞联系，因此，物象落在视网膜周边部的视觉不如落在中央凹清楚。在视网膜的周边部，只能感受暗光，而且没有色觉。

2. 眼内容物

（1）晶状体

晶状体（lens），是一个具有弹性的双凸形透明体，位于虹膜与玻璃体之间，借睫状小带与睫状体相连，通过调节和适应将物体反射出的光线聚合在视网膜上，还可滤去部分紫外线，保护视网膜。晶状体前面的中央点为前极，后面的中央点为后极，前面与后面交接处为赤道部，睫状小带附着此处。晶状体无血管和神经，具有整齐排列的晶状体纤维和恒定的水分含量，保证了晶状体的透明性。晶状体的营养由房水供给。

（2）房水

房水（aqueous），充盈于眼房内，为一种含少量蛋白质的无色透明液体。由睫状体分泌产生。房水分泌至后房，经瞳孔进入前房，经前房角流向静脉窦而后流入静脉。由于房水排出径路上存在一定的阻力，因而房水是以一定的速度缓慢流出的，这样就能维持一定的眼压。眼内压的相对稳定，对保持眼球的正常形状和折光能力有重要意义。房水还有营养晶状体、玻璃体和部分角膜以及维持眼内压的功能。长期低眼压者，往往出现角膜、晶状体浑浊，导致视力丧失。

（3）玻璃体

玻璃体（vitreous body），位于晶状体和视网膜之间，为无色透明的胶状物，充填于整个眼球的后腔，具有屈光作用和支撑着眼球壁使之成球形。假若没有玻璃体，眼球就像泄了气的皮球一样软塌下来，易导致视网膜脱离。因炎症或其他原因引起胶状物液化时，其中的微粒可飘动，使患者感到眼前有飘浮的黑点，临床上称之为"飞蚊症"。

(二)眼附属器官

眼的附属器官是指支持和保护眼球，以及使眼球运动的一些结构，包括眼睑、结膜、泪器、眼外肌和眼眶。

1. 眼睑

眼睑(eyelids)，俗称眼皮。位于眼前面，有保护眼球和角膜的作用。眼睑分上睑和下睑，上下睑之间的裂隙为睑裂。睑缘有2～3列睫毛，正常睫毛向外翘起，不与眼球接触，并可以防止一些灰尘、杂质进入眼内。

2. 结膜

结膜(conjunctiva)，是一层薄而透明的黏膜，富有血管，覆盖在眼睑内面和眼球前面。结膜的腺体能分泌黏液润滑眼球表面，以减少结膜与角膜的摩擦。结膜按不同的解剖部位分为三部分：睑结膜，紧贴眼睑内面，不能推动；球结膜，覆盖在眼球前部，于角膜缘部移行为角膜上皮；穹隆结膜，为球结膜和睑结膜的移行部分，多皱褶，便于眼球转动。

3. 泪器

泪器(lacrimal apparatus)，包括泪腺和泪道。泪腺位于眼眶外上方的泪腺窝内。泪道包括泪点、泪小管、泪囊和鼻泪管。

泪液自泪腺排入结膜后，经泪道流入鼻腔。泪液含有99%的水分和少量蛋白质、无机盐、溶菌酶和免疫球蛋白等。

泪液具有以下的功能：①保护作用。当眼内进入异物时，泪液大量分泌，可将异物稀释或冲出，使角膜、结膜免遭损伤。②在角膜的表面形成一层平滑的泪液薄膜，用以填补那些只有在显微镜下才能看见的不平整的角膜表面，从而减少散光，提高角膜的光学性能；同时角膜上皮借助薄膜进行氧的交换。③具有杀灭病菌的能力。泪液中的溶菌酶和免疫球蛋白等能消灭或抑制从空气中侵入结膜内的病原微生物。

正常情况下泪液分泌很少，人们不会感觉到鼻内有泪液的存在。泪液过少或缺如，则引起角膜和结膜干燥。泪液过多或鼻泪管阻塞时，泪液常常从眼眶淌出来而出现溢泪；有时在寒冷的刺激或风吹的情况下，鼻泪管收缩，泪液流出的通道不畅而出现迎风流泪。长期的溢泪会引起泪液中的含酶量相应减少，从而减弱眼部对细菌的抵抗力。因此泪液过多、过少都会造成不同程度的视力障碍。

4. 眼外肌

眼外肌(extrinsic eyeball muscles)，是与眼内肌(虹膜及睫状体内的平滑肌)相对应的名称。眼外肌是附着在眼球巩膜上的六条肌肉，即上直肌、下直肌、内直肌、外直肌和上斜肌与下斜肌，支配眼外肌的神经是躯体运动神经纤维，能使眼球随意转动。眼外肌的功能、神经支配见表7-1。

表 7-1　眼外肌的名称、功能及神经支配

眼外肌名称	主要动作	次要动作	神经支配
外直肌	外转	—	外展神经
内直肌	内转	—	动眼神经
上直肌	上转	内转内旋	动眼神经
下直肌	下转	内转外旋	动眼神经
上斜肌	下转	外转内旋	滑车神经
下斜肌	上转	外转外旋	动眼神经

每一个眼球运动动作，都是由多条眼外肌参与共同来完成的。当一条眼外肌发挥主要作用时，起次要作用的眼外肌被称为协同肌。例如，眼球外转时，外直肌收缩，同时上直肌和下直肌协助运动。当双眼运动时，使双眼呈同方向、同角度运动的协助肌被称为配偶肌。例如，向右侧注视时，右眼外直肌收缩，必须左眼内直肌等量收缩，才能保持双眼单视。眼外肌除互相协同外，尚有作用相反的眼外肌相互制约，称为拮抗肌。例如，外直肌收缩必有内直肌松弛，否则无法外转。

眼球运动的目的就是将物像移至黄斑凹上。两眼所以能作联合运动，进行灵活而协调的动作，是由大脑皮质及其所联系的眼球联合运动中枢管制，使两眼成为一个完整的功能单位。①固视反射：当一个光刺激落在视网膜周边部，被感知后立即引起反射运动(看近集合，望远散开)，将物像移至黄斑部。②再固视反射：眼球自定位点返回原位，或由一个定位点转向新的定位点，也就是视网膜接受一新的信号刺激，迅速转向新定位目标的反射。③集合反射：当物体位置移近时，物像落于两眼黄斑颞侧，引起集合反射。而当物体移远时，物像落于两眼黄斑鼻侧，引起散开反射。④本体深觉反射：为不自主的非条件反射。如头向右肩倾斜，右眼内旋，左眼外旋；头向左肩倾斜，右眼外旋，左眼内旋。⑤运动性融像：当物像落在双眼视网膜非对应点上，视觉传导通路将信号传达入大脑枕叶中枢，即引起眼球反射性运动。这种在两眼物像偏离情况下，为使偏离对应点的物像重新回到对应点而进行的眼位运动，称为运动性融

像。⑥双眼单视。双眼单视的产生，是由于两眼视网膜黄斑中心凹有共同视觉方向，在两眼黄斑周围视网膜上有许多成对的具有共同视觉方向的点，称为视网膜对应点，只有落在视网膜对应点上的图像，才能形成双眼单视。

由于两眼能协同运动，所以当一只眼球发生穿通伤时，为防伤眼活动，健侧眼也得包扎。斜视的发生主要是由于眼肌麻痹或眼肌神经支配异常，以致眼肌力量不均衡或屈光不正而导致眼球位置异常。

5. 眼眶

由部分颅骨围成，呈稍向内、向上倾斜；四边锥形的骨窝，其口向前，尖朝后。成人眶深4～5厘米。眼眶除容纳眼球、眼外肌、血管、神经、泪腺等组织外，各组织之间充满脂肪，起软垫作用。新生儿的眼眶体积较小，7岁末发育接近于完成。由于鼻旁窦发育较晚，8岁到青春期前后，眼眶在颜面的位置还受鼻旁窦发育的影响。因此，如果在青春期之前发生眼球萎缩或眼球摘除，则患侧眼眶因不能得到充分的发育而较健侧小，从而出现脸面不对称的外观。

二、眼的屈光成像

(一)眼的屈光系统

眼的屈光系统包括角膜、晶状体、房水、玻璃体。角膜是眼的第一道屈光介质，而且是主要的屈光面。眼的屈光系统组成一组复合透镜，其屈光状态由屈光系统的屈光力和眼轴长度决定。表示屈光力的单位是屈光度(diopter，D)，通常以焦距的倒数来表示。焦距等于一米的透镜，其屈光度为1D，即D＝1/焦距(米)。在配眼镜时，D用度做单位，1D＝100°，因为凸透镜的焦距是正的，所以凸透镜的D用正值(＋)表示；凹透镜的焦距是负的，所以它的D用负值(－)表示。

(二)眼的调节

正常眼处于安静而不进行调节状态时，光线经过屈光系统正好聚焦于眼的视网膜所在位置。因此，凡是在眼球前面5米以外直至无限远处的物体，它们发射或反射来的光线近于平行，都可在视网膜上形成清晰的像。5米以内的物体，由于距离移近，入眼光线由平行变为辐射，经折射后聚焦于视网膜的后方，在视网膜上不能清晰成像。然而正常人也能看清，特别是青少年可看清近到眼前10～15厘米的物体。这是因为随着物体的移近，眼会发生相应的调节反应，使物像总是落在视网膜上的缘故。

眼视近物时的调节反应主要是睫状肌收缩,晶状体悬韧带放松。晶状体依靠自身的弹性和囊膜的张力变厚变凸,使眼的总屈光力增加,物像前移;同时出现瞳孔缩小和两侧眼球会聚。瞳孔缩小可以减少进入眼内的光线的量和减少折光系统的球面像差和色象差。眼球会聚是双侧内直肌的收缩,双眼球同时内转,使物体始终落在两侧视网膜相对称的点上,形成清晰的单一视觉,否则将出现复视,把一个物体看成两个。

通常把眼在静息状态下能形成清晰视觉的最远之点称远点。视力正常人的远点应在无穷远处(5 米以外)。眼作最大调节时,能看清目标的最近距离称为近点,一般约 10~12 厘米。近视眼远点近点均较近,而远视眼的近点较远。远点与近点距离之差,称为调节范围。调节力减弱时,调节范围缩小。在观察近距离物体时,因为需要高度调节,眼睛容易疲劳。在适当光照下不致引起眼睛过分疲劳的距离约为 25 厘米,这一距离称为明视距离。

三、视觉信息传导通路

视觉传导通路由 3 级神经元组成。第一级神经元为视网膜的双极细胞,其周围支与视锥细胞和视杆细胞形成突触,中枢支与神经节细胞形成突触。第二级神经元是神经节细胞,其轴突全部会集于视神经乳头,向后穿过巩膜离开眼球进入颅内形成视神经。两侧视神经在间脑与中脑交界的腹侧面进行部分交叉称视交叉,即两鼻侧视网膜发出的视神经纤维交叉,两颞侧(靠耳侧)视网膜发出的视纤维不交叉。视神经交叉后延为视束,大部分神经纤维止于丘脑后外侧的外侧膝状体,即从视网膜的左半侧(右视野)神经节细胞来的纤维到达左侧外侧膝状体,从视网膜右半侧(左视野)来的纤维到达右侧外侧膝状体。第三级神经元的胞体在外侧膝状体内,其轴突组成视放射经内囊达到大脑皮层的视区。视神经交叉后,有少数纤维经上丘臂终止于上丘和顶盖前区参与瞳孔对光反射。

四、视皮层中枢

人大脑皮层视区位于枕叶(17 区)。左侧枕叶皮层接受左眼颞侧视网膜和右眼鼻侧视网膜的传入神经投射。右侧枕叶皮层接受右眼颞侧视网膜和左眼鼻侧视网膜的传入纤维投射。左右侧视觉中枢又经胼胝体相互联系。视网膜上半部(视野的下象限)投射到距状裂的上缘;下半部(视野的上象限)投射到距状裂的下缘。因此,距状裂下缘的损伤,就人的视野而言,将出现上象限的缺损。视网膜中央的黄斑区投射到距状裂的后部,周围区投射到距状裂的前部。无论

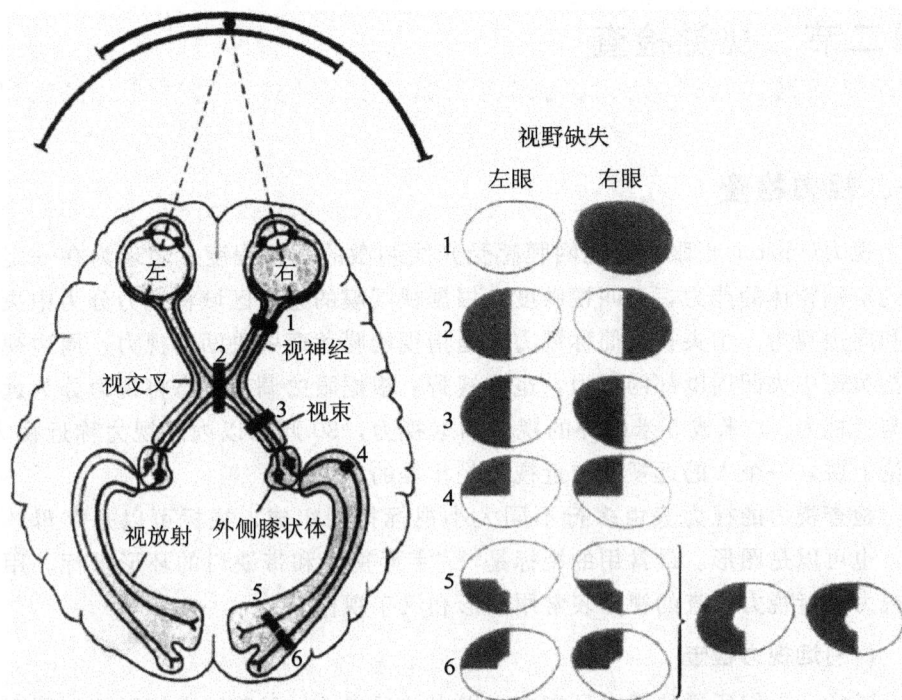

图 7-3　视觉传导通路不同部位受损时的视野缺失

在皮层和外侧膝状体，视网膜黄斑的代表区比周围区的面积大得多，这显然与黄斑区所实施功能的高度精细性与复杂性有关。

五、儿童眼球的发育特点

新生儿眼球的前后径较短（12.5～15.8 毫米）、垂直径较长（14.5～17 毫米），而且屈光力大，为生理性远视眼。1 岁内眼球发育最快，逐渐发育成球形。3 岁时发育速度减慢。直到青春期发育速度加快，20 岁左右逐渐停止生长。在发育的过程中，眼球后部的生长速度较前部快，因此眼轴逐渐增长，远视眼逐渐减轻，3 岁时前后径为 23 毫米，14 岁时已接近成人的水平，当眼球的前后轴发育完全时，则变为正视眼。如果婴儿期不是远视眼，则在其发育过程中，可能发生近视。由于婴幼儿的巩膜扩张性很大，在眼球发育期间，早期的近视很容易发展为高度近视。一些儿童由于阅读书写时不注意用眼卫生，长时间近距离看书或因光线不足、桌椅不符合身材的标准等原因，逐渐形成近视眼。少数儿童由于眼球发育过于缓慢，眼球前后径长度增加不够，仍然停留在远视状态。

第二节 视觉检查

一、视力检查

视力（vision）指眼睛的视网膜感受光线刺激的敏锐程度，表现为在一定距离内辨别物体的能力，又叫视敏度。根据视网膜的感光区域将视力分为中央视力和周边视力。中央视力简称视力，是指视网膜黄斑中央凹的视力。周边视力是指黄斑中央凹周围部的视力，也称视野。根据眼的调节状态将视力分为远视力与近视力。5米或5米以外的视力叫远视力，30厘米以内的视力称近视力。理论上讲，一个人的远视力与近视力是相等的。

检查视力的视力表由多行不同大小视标排列组成，视标可以是字母、数字，也可以是图形。最常用的视标是"E"字形视标和带缺口的环形视标。用于低视力患者视力检查的视力表常用图形和汉字视标。

(一)远视力检查

通常，人们所说的视力是指中央视力的远视力。目前国内使用的是国际标准视力表和标准对数视力表。

1. 国际标准视力表

（1）检查方法

①检查视力时，视力表应悬挂在对窗的地方，必要时可用人工照明（照明要求照度为300～500lux）。

②视力表悬挂高度应使1.0行视标与被检眼在同一水平。

③被检者坐或站在视力表前5米的距离（如空间太小可在视力表对面2.5米处安放一平面镜，被检者紧靠视力表坐下，注视镜内所反映的视力表）。

④检查视力须双眼分别进行，通常先查右眼，再查左眼，然后检查双眼视力。单眼视力检查时用手掌或遮眼板遮挡未被检查眼，但不要压迫眼球。

⑤指点视力表的木棒头端不能太细，直径至少2～3厘米，并要漆成黑色。

⑥检查者自上而下指点视标，要求被检查者在3秒钟之内说出所指视标的开口方向。每一行答对半数即转入下一行，直到不能辨认的一行为止，前一行则代表被检查者的视力。

⑦如视力不及0.3者，用适当的镜片矫正后再检查其视力，或用针孔镜测

其视力。戴眼镜者要先查裸眼视力，再查矫正视力。

（2）记录方法

国际标准视力表采用小数点制计分，如被检眼能看清表上第10行的全部视标，则视力为1.0，即视力已达到正常标准。不足1.0者为非正常视力。

如被检眼能看清表上第10行全部视标（1.0行），同时也能辨认第11行（1.2行）半数以下的视标，则视力为1.0强，记为1.0+。如能辨认第11行半数以上的视标，则视力为1.2弱，记为1.2-。如此类推。

如第1行（0.1行）最大符号亦不能辨认，则嘱被检查者向视力标表方向逐渐移近，直到能辨认出第1行最大符号时为止，此时的视力按公式计算：视力=0.1×被检眼与视力表之间的距离（米）/5。例如，距离3米处才能辨认清最大符号，则视力=0.1×3/5=0.06。每接近视力表1米的距离，视力减低0.02。

如视力低于0.01，即在0.5米处仍不能辨认第1行符号，则令被检查者背光而坐，检查者将手指伸开，指间距离略同指宽，置于被检者眼前，让其辨认手指数。手指面向光线，由1米处慢慢移向被检眼，记录其能辨认手指数的最远距离，记录法为：数指/厘米，数指可简写为CF。例如，CF/30厘米，表示被试在30厘米处能辨认手指数。

如在眼前仍不能辨认手指数者，检查者可将手由远而近轻轻在被检眼前来回摆动，记录能辨认手动的最远距离，记录为手动/厘米，手动可简写为HM。例如，HM/20厘米，表示被试在20厘米处能辨认手动。

如连手动都看不到，则到暗室检查。将蜡烛光或电筒放在5米远处，测试出被检眼能否辨认出烛光或电筒光，另一眼用手帕完全遮盖。如不能辨认则可逐渐缩短检查距离，直至能辨认为止，记录为"光感/米"。不能辨认光感者，则记录为"无光感"，一般不将远视力记为"盲"或"0"。

凡视力仅有手动感或光感者，还要进一步检查光定位，即嘱被检眼向正前方注视不动，另一眼完全遮盖，将光源在距被检眼约1米处分别置于其左上、左中、左下、正上、正中、正下、右上、右中和右下九个方位，让被检查者指出光源的方向并记录下，判断正确时记"+"号，反之记"-"号。光定位检查对决定是否能进行眼内手术及估计预后大为重要。

有些国家采用分数记录。分母表示正常眼应当能看见该视标的距离，分子表示实际看见某视标的距离。如将视力表置于6米（或20英尺）处，其视力记录为6/6、6/12、6/30、6/60，或20/20、20/40、20/100、20/200等。可根据视力计算公式V=d/D（V为视力，d为实际看见某视标的距离，D正常眼应当能看见该视标的距离)计算为小数分别为 1.0、0.5、0.2、0.1 等。

2. 标准对数视力表

(1)检查方法

将表挂在光线充足的地方，高度以表上 5 分记录一侧的 5.0 视标与被检查的眼等高为准。

被检查者应在表前 5 米处，面向本表分别对两眼进行测试。被检查者所能辨认的最小视标作为视力记录。

(2)记录方法

采用 5 分记录法，将所有视力等级连成一个完整的数字系统。被检查者所能辨认的最小视标作为视力记录。标准对数视力表共有 14 行视标，最佳视力可测至 5.3(即表中小数记录的 2.0)。5 分为标准视力，相当于小数制 1.0；4 分相当于小数制 0.1；如在 5 米处尚不能辨认 4.0 视标，则让被检查者向前走近至能认清 4.0 视标为止，按下表即可查出在此距离的视力。3 分相当于 50 厘米数指(即小数制 0.01)，数指距离不同(10～100)相当于 2.3～3.3；2 分表示手动；1 分表示光感；0 分表示无光感。详细换算见表 7-2。

表 7-2 不同距离的两种视力表的分数对比

距离(米)	5	4	3	2.5	2	1.5	1.2	1.0	0.8	0.6	0.5
5 分记录	4.0	3.9	3.8	3.7	3.6	3.5	3.4	3.3	3.2	3.1	3.0
小数记录	0.1	0.08	0.06	0.05	0.04	0.03	0.025	0.02	0.015	0.012	0.01

(二)近视力检查

近视力检查有时也称为"调节机能或阅读视力的检查"，检查两眼受调节作用下的视敏度。对于视力残疾者来说，远视力检查固然重要，但从教育的角度讲，近视力检查更不能忽视。因为在学校活动中，需要用近视力的场合非常多，时间也相当长，尤其有些儿童远视力虽差，但其阅读的视觉能力可能还不错，因此近视力检查更具有意义。我国常用《国际标准近视力表》和《标准对数近视力表》。

在充足照明下，被检查者取坐位，近视力表与被检眼相距 30 厘米。记录被检查者能辨认出的最小一行视标，如能准确辨认第 10 行视标者为 1.0，为正常视力。如果被检查者在不能距 30 厘米看清最大的视标，可以将近视力表前后移动，直至能看出最小视标的最佳距离。记录时应注明实际检查的距离与所能看清的最小一行视标，如 0.1/20 厘米。不能辨出最大一行视标者，近视力记录为"0"。特别是屈光不正的患者，可以让患者自己手持近视力表前后移动，直至能看出最小视标。

此外，检查近视力的最简单的方法是让被检查者辨认规格不同的字体或数字，以确定其阅读文字的视觉能力的水平。一般认为，如被测者的近视力在 0.3 或 0.3 以下，则基本上无法阅读一般书籍、杂志（小五号字），如近视力在 0.5～0.6 以上，一般能顺利阅读书籍杂志，读小五号字无困难。

(三)儿童视力检查

1. 图形视力表(卡)检查

将视标设计为儿童熟悉的物体图案，这类视力表可提高学龄前儿童对检查的兴趣而查得准确的视力。常用的有：儿童图形视力表、儿童形象视力表、儿童手形视力卡片、低视力数字视力表等。检查前，需要教会小儿如何辨认。

2. 实物测试

3 岁以下小儿可用实物测试，通过观察被检查儿童的行为或眼动，根据视力公式计算出视力，粗略了解其视力情况。

$$视力 = \frac{1.5}{实物大小（毫米）} \times \frac{实物距离（米）}{5}$$

(1)乒乓球测试

在儿童的正前方的一定距离的深色背景上，放置一个白色的乒乓球（直径约 40 毫米），若儿童能够看见并拾起，根据视力公式计算出该儿童的视力。例如，在距儿童 4 米远的前方放置一个乒乓球，儿童能看见并拾起，表明该儿童的视力为 0.03。改变乒乓球与儿童的距离，根据视力公式计算出视力是多少。

(2)硬币测试

在儿童的正前方的一定距离的深色背景上，放置一枚 5 分硬币（直径约 24 毫米）或 1 分硬币（直径约 18 毫米），若儿童能够看见并拾起，根据上面的视力公式计算出该儿童的视力。例如，在距儿童 5 米远的前方放置一个 5 分的硬币，儿童能看见并拾起，表明该儿童的视力为 0.0625。改变硬币与儿童的距离，根据视力公式计算出视力是多少。

年龄更小的幼儿也可采用数手指的方法，令其模仿检查者出示的指数，待能理解并准确表达后，再逐步增加检查距离。1 米远能准确模仿手指数的视力相当于 0.02，5 米相当于 0.1，10 米相当于 0.2。

3. 婴幼儿视觉功能观察

观察婴幼儿对玩具是否感兴趣，是否追视进而伸手去拿，可对其视力进行初步估计。假若小儿没有追视，说明视力有问题。假若用一手挡住小儿一眼时，引起小儿极大的反感，说明被挡的眼为视力较好的眼，反之，则不会被拒绝。此外，平时可注意小孩的双眼是否对称，能否注视，捕捉目标动作是否准确，看东西是否歪头、斜眼、眯眼、皱眉头、白天与夜晚视有无视差、看电视是否姿势异常，或者距离过近等。婴幼儿时期视觉功能的检查对于早期发现眼部疾病、及时治疗和预防弱视的发生具有重要意义。婴幼儿的视功能发育情况见表7-3。

表7-3　婴幼儿视觉功能观察表

月　龄	视　觉　反　应
新生儿	生后数小时即有视力——光觉； 闭睑反射：遇强光照射闭眼； 瞳孔对光反射：遇光先缩小，过2～3秒钟后又散大； 头和眼睛朝向窗户方向、成不协调而无目的的眼球转动。
0.5月	将手电筒从约半米处逐渐向眼移近，可以引起少量的辐辏反应； 保护性的瞬目反射：遇到强光、强声等刺激时诱发出的一种不自主的眨眼运动。
1.5月	能注视较大的物体，可在相当大的领域内发现固视反射及再固视反射，一般能维持数秒。
2月	眼球可追随人或手，很容易引起辐辏反应。
3月	眼球可追随移动的铅笔，头也随着转动，即为有意识的注视。
4月	能看自己的手，有时伸手接触物体。
6月	在母亲哺乳时，婴儿双眼盯住母亲的脸，并跟随转动； 辐辏时间延长，眼外肌有了持续的协同作用，可有真正的双眼注视。
8月	婴儿伸手去抓自己想要的东西，如奶瓶、玩具等； 稳定固视，常暗示视力能达到0.1。
12个月	会拣出细的棉线。
24个月	对飞机、飞鸟、电视等有较强的兴趣，走路时能躲开障碍物。

4. 客观检查

（1）优先注视法

优先注视法（Preferential Looking，PL）是一种客观检查婴幼儿视力的方法。检查时，向婴幼儿同时显示一个均匀灰色图板及一个黑白相间的条纹图板，受检儿童会主动注视条纹图板，不愿看灰色图板，通过向受检婴幼儿提供不同宽度的条纹图板，观察其是否优先注视条纹图板的反应，即可测试受检儿童的视力。

(2)视动性眼球震颤

视动性眼球震颤(optokinetic nystagmus，OKN)，是检测婴幼儿视力的一种客观检查方法。将黑白条栅测试鼓置于婴儿眼前。在转动鼓时，婴儿双眼先是随着测试鼓顺向转动，随之骤然逆向转动，因此，称之为视动性眼球震颤。逐渐将测试鼓条栅变窄，直至被检婴儿不产生视动性眼球震颤为止。将婴儿受到移动光栅的视刺激在其皮层下系统和视中枢引起的电位变化记录下来以评估其视力。

(四)视野检查

视野，亦称周边视力，反映黄斑中心凹以外视网膜的视力。通常指单眼球向正前方凝视不动时所见的空间范围。视野内的景物与在眼底视网膜上的投影方位正好是相反的，即视野上部的景物投影在视网膜的下方，视野下部的景物投影在视网膜的上方，颞侧视野上的景物投影在鼻侧视网膜上，鼻侧视野上的景物投影在颞侧视网膜上。视网膜和视路的任何部位有病变，必然在视野上反映出来。以距离注视点30°为界，将视野分周边视野和中央视野。距离注视点30°以外的范围为周边视野，反映周边部视网膜和各段视路的功能。距离注视点30°以内范围的视野为中心视野(黄斑部的视野范围为3°~10°)。中心视野反映中心凹及其周邻视网膜和各段视路中视盘黄斑束的功能，是视功能的主要部分。

世界卫生组织规定视野小于10°者，即使中心视力正常也属于盲。某些疾病如晚期青光眼、视网膜色素变性等，可能中心视力较好，但往往视野存留小于10°，也属于盲的范畴。视野检查对于某些眼病的诊断、判断眼病的发展过程、预后和治疗的效果具有重要意义。

1.周边视野检查

(1)对比检查法

①被检查者和检查者面对面相距0.5~1米而坐，双方眼睛维持同一水平高度。

②在两方面照明(最好采取昼光)大致相等的情况下，被检者右眼注视检查者左眼，并各自遮盖另一眼。

③检查者举出食指在两人之间等距离处自周边部缓慢地向中心移动，测出被检查者开始看到手指时的位置。依次检查颞侧、颞上、颞下、上方、下方、鼻上、鼻下和鼻侧8个方向。将被检查者所能看到的范围与检查者(其视野必须正常)相比，大致了解被检查者的视野情况。

④另一眼的检查步骤相同。

此法的优点在于操作简单，不需仪器，不需特定场所，有一定准确性。缺点是精确度不足，无法作记录以作比较。

难以合作的儿童，其眼球总是跟随检查者的手指移动，可以用手将其头部固定，待眼球转向某个方向不能再动（如转动到外眦角不能再向外转）时，检查者的手指继续外移到他说看不见为止。向内、向上、向下采取类似的方法便可测知其大概视野的情况。对年龄更小，不会做上述表达的儿童，可以采用他所喜爱的一个小玩具作为中心注视点，同时用另一个小玩具作为视标，自各个方向向中心移动进行测试。

（2）周边视野计检查法

①将视野计对着充足的光线放好，受试者将下颌固定于视野计的下颌架上，调整托颌架的高度，使眼恰与弧架的中心点位于同一水平面上。

②先将弧弓摆在水平位，被检眼注视视野计弧中心的注视点不动，遮闭另一眼。

③检查者沿弧弓一端的内面从周边向中央慢慢移动视标，当受试者看见视标颜色时，再将视标倒移一段距离，然后再向中央移动，如此重复测试一次，待得出一致结果后，记下弧弓上相应的经线度数，并及时标在视野图上。

④顺时针依次转动弧架，用同样方法测量各个经线度数，最后将记录的各点连接起来，即为受检眼的周边视野范围。

⑤选择不同大小、不同颜色的视标，按上述方法测试。

⑥记录时注明视标的大小、颜色以及检查的距离。

通过视野的中央注视点作一垂直线，将视野分成两半，颞侧半的视野较大，鼻侧半较小。正常人视野的平均值为：上方 56°，下方 74°，鼻侧 65°，颞侧 91°。各种颜色视野的范围由大而小依次为白、黄、蓝、红、绿。视野的周边部为盲色，中心约 30°范围以内为全色觉区，这与视网膜的视锥细胞和视杆细胞分布有关。视野的大小还与检查视野所用的视标的大小、形状、颜色和照明度有关，被检查者的睑裂大小、鼻梁高低、眶缘凸度、瞳孔大小、头位、屈光状态和合作程度等都对视野的检查结果产生一定的影响。

2. 中心视野检查

Amsler 方格视野表是在一张 10 厘米见方的黑色纸板，用白线条划分为 5 毫米宽的正方形格 400 个，板中央的白色小圆点为注视目标。Amsler 方格视野表携带方便，操作简单，可以迅速而准确地查出中心视野的改变，特别是对黄斑疾病的检查具有重要意义。

检查时，将 Amsler 方格视野表置于被检查者眼前 30 厘米处，让被检查者遮盖一只眼睛，用另一只眼注视表中心的白圆点不动。询问被检查者：①是否看见黑纸板中心的白色注视目标。如果看不清或看不见注视点则说明有中心暗点，令患者指出看不清或看不见区域的范围。②是否能看见整个黑纸板。如果看不见则令患者指出哪一部分看不见。③方格有无大小不等、方格模糊或缺

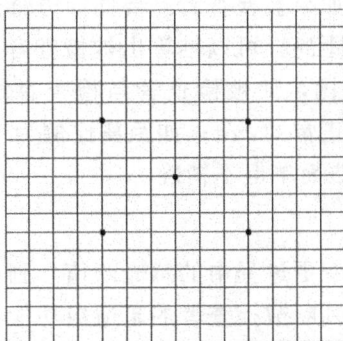

图 7-4　Amsler 方格视野表

失，线条有无中断、扭曲等现象。线条中断或变暗表明黄斑部病变存在，线条变弯曲是黄斑部水肿的独特症状。让被检者直接在小格上用铅笔描出弯曲变形的形态，借以判断视网膜黄斑部有无病变及其大致的范围。

3. 全自动视野计

是由电子计算机程序控制测查视野的一种仪器。它通过检测被检查者对光的敏感度来定量分析和描述视野缺损的情况、定量测定视网膜光阈值。该视野计具有针对不同疾病的检查程序，如青光眼、黄斑疾病等。

二、光觉检查

光觉指眼对各种不同强度光亮的辨别能力。从强光下进入暗处，起初一无所见，以后随着光敏度的增进，慢慢能看清暗处周围的物体，这一过程称为暗适应。由暗处突然到明处，也要经过一段时间才能适应，此过程称为明适应。视网膜色素变性和维生素 A 缺乏时，暗适应功能降低或丧失。

(一)暗适应对比检查法

检查者和被检查者一起，从同一明处进入可控制光度的暗室，记录在微弱光线下，二人在同等距离能看清远视力表第 1 行视标的时间，以作比较。如此，可粗略了解患者的暗适应情况，但检查者的暗适应必须正常。

(二)夜光表检查法

将夜光表放在铺有白布的桌面上，用 75 瓦电灯投照桌面，检查者和被检查者并肩而立，同时朝桌面白布注视 5 分钟(达到明适应)，然后关掉电灯，继续注视桌面方向，直至感到表面的时数刻度开始发光为止，此即暗适应。如果检查者与被检查者同时在同一距离发现光亮，则被检查者的光觉大致正常，但检查者的光觉必须正常。如果被检查者需要向前方移近时才能发现光亮，则根据这一距离与检查者所需距离，可以推算出被检查者光觉损害的大致程度。光的亮度与距离的平方成反比，如被检查者与检查者所需的距离比例为 1∶2，则被检查者的光觉相当于正常的 1/4；如距离比例为 1∶3，则光觉相当于正常的 1/9。如此类推。本方法简单但不精确。

(三)暗适应计检查法

通过测定眼对光亮度变更过程中的感光阈值，画出被检查者暗适应曲线与正常暗适应曲线比较，以判断被检查者的暗适应功能状况。暗适应检查法操作比较复杂，但能较精确测定光觉能力。

三、色觉检查

色觉是眼在明亮处视网膜锥细胞活动时所产生的一种感觉。眼对各种颜色光线的敏感度是不同的。在照明度逐渐减低的情况下，首先失去辨别红色的能力，最后不能辨别的颜色是蓝色。色觉异常包括色弱和色盲。色弱是指对颜色的辨别能力降低，色盲是指不能辨别颜色。

(一)假同色表检查法

这是一种可靠的色觉检查方法。表中的每一个图案是由各种颜色色调不同而亮度相同，或各种颜色的色调相同而亮度不同的色点组成的图形或数字所构成。国际上通用的是石原氏(日本)假同色色盲检查本，我国多用俞自萍色盲检查本。

1. 检查方法

(1)步骤

①于自然光下检查，光线正对色盲检查本。

②受检者与色盲本相距 0.5 米。

③双眼同时注视色盲本，必须在 5 秒钟内读出数字或图案。

(2)注意事项

为避免受检查者背诵色盲本内的数字或图案，检查时应不按任何顺序随意翻阅各图抽查，有时需用几本不同的色盲本检查，以做出正确的结论。

2. 结果与意义

如果辨认有困难、读错或读不出，可按色盲检查本内所附说明书判定为何种色盲或色弱。

(二)彩笔检查法

检查时，在自然光下，被检查者依桌而坐。检查者取各种彩笔若干支，任选一种彩笔在白纸上画一条直线，并嘱被检查者从彩笔中选出与此颜色相同的笔画线。根据其选择情况做出判断：全色盲，受检者选出的彩笔颜色与所画颜色不同，但明暗度相同，如将黄色、浅绿色、浅黄色与粉红色相混淆；红色盲，将玫瑰红色与蓝色或紫色相混淆；紫色盲，将紫色、红色与橙色相混淆；绿色盲，将玫瑰红色与灰色或绿色相混淆。

(三)彩色毛线挑选法

先给被检查者某一种颜色的毛线，然后嘱被检查者从掺杂着各种颜色的毛线中尽快挑选出与所持颜色相同的毛线，根据所选毛线的颜色是否正确(参考彩笔检查法的判断标准)或在挑选中是否显得犹豫不决来决定有无色觉异常。此法只能大概定性，不能定量。

(四)颜色混合测定器

能很精确测定色盲情况，既可定性也可定量。

四、视觉对比敏感度

视觉对比敏感度(Contrast Sensitivity，CS)是指视觉系统辨认不同大小物体时，所需要的该物体部分的光亮度与其所在背景处的光亮度的强弱差别程度(对比度)。人眼看清物体时，一方面，需要视觉系统具有辨认不同大小物体的能力(用空间频率表示，即单位长度空间所含物体数)；另一方面还需要物体与背景之间有足够的对比度。因此，视觉对比敏感度视标不仅有空间频率的变化，还有对比度的变化。当对比度下降时，亮条纹相对变暗，暗条栅相对变亮，明暗条栅的反差变小，条栅的边界变模糊；当对比度增强时，则条栅的边界变清晰；当对比度为100%时，达到最高对比度，此时条栅边界最清晰。条栅越粗，频率越低，反之则频率越高。每一个空间频率(以条栅的粗细表示)都有对比度敏感阈值，即人眼所能分辨的最低对比度。当对比度低于此阈值时，条栅就被人眼视为一片均匀的灰色。对比度阈值的倒数即视觉对比敏感度。对比度阈值越低，视觉对比敏感度越高，则表明其视觉系统越敏感。视觉对比敏感度低下者，即使裸眼视力为1.0或1.0以上，仍然视物模糊。在不同空间频率时所测得的对比敏感度是不同的。对比敏感度通过黑色条栅与白色间隔的亮度来检查。以空间频率为横轴，它的对比敏感度函数为纵轴，可以绘制出对比敏感度函数曲线。对比敏感度函数对眼病的早期诊断和预测术后视力效果很有价值。常用对比敏感度测试表或激光对比敏感度测试仪等进行对比敏感度的检查。

五、眩光检查

眩光(glare)是指在视野内由于空间或时间上存在极端的亮度对比而引起的烦恼、不适或丧失视觉的感觉，如明亮的阳光海滩、白雪皑皑的雪原等。眩光检查是与对比敏感度检查密切相关的一种视功能检查方法。它反映的是眼内出现散射光时对视功能的影响。由于各种原因引起视力残疾者的眩光，将造成患者的不适或视力下降。特别是物品之间的对比度的降低，将导致低视力患者在室内活动的困难。眩光分为不适眩光(discomfort glare)和失能眩光(disability glare)。前者是指由于散射光线导致视觉不适。例如，坐在强太阳光下看书或在一间漆黑的房子里看高亮度的电视会感到头痛、眼部疲劳、烧灼感、流泪等，即不适眩光是由于视野中不同区域光的亮度相差太大所致。一般而言，不适眩光与视力及眼病无关。后者是指由于散射光线在眼内使视网膜成像重叠、视网膜成像的对比度下降，从而导致大脑对像的解析困难。

失能眩光可用眩光测试仪进行检查。近年来，失能眩光对视功能的影响已从交通医学、劳动卫生，逐步进入临床眼科领域。眩光检查可用于检查圆锥角膜、角膜水肿、角膜屈光手术、白内障，也用于评价低视力患者的视功能、人工晶状体的光学质量和眼前后段疾病。该检查对低视力患者的视觉康复有着重要的指导意义和实用价值，如白内障患者即使视力为1.0，由于光学散射的原因，也无法保证他们安全地在暗光下活动，所以对这些患者而言，对比敏感度和眩光比视力更能代表患者的视功能。

六、屈光检查

屈光检查又称验光。相当一部分低视力患者是由于各种原因引起的屈光不正所致。根据屈光检查的结果来决定眼镜的种类和度数，以保证配镜矫正屈光不正的效果。屈光检查包括主观和客观检查两种方法。主观验光法是依据患者的感知能力来确定有无屈光不正，并且依靠患者的判断来选择最合适的镜片，可靠性差，如插片法。客观验光法有视网膜检影法和电脑验光法。电脑验光是采用光电技术以及自动控制技术检查屈光度(利用红外线光源以及自动雾视装置达到放松调节的目的)，并将屈光度自动显示、打印在纸上。儿童眼睛的调节能力很强，电脑验光不能充分消除调节的影响，故许多眼科专家认为，学龄前后的儿童不宜用电脑验光配镜。

验光的度数与最后眼镜处方的度数往往是不一致的。客观检查法测出的屈光度必须经过主观试镜加以验证、调试、试戴。

散瞳验光是用睫状肌麻痹剂，如1％阿托品眼药水等，滴入眼球，使睫状肌完全麻痹，瞳孔散大，在失去调节作用的情况下，测查眼的屈光状态。儿童青少年睫状肌调节作用强，散瞳验光非常必要。假性近视者，一经散瞳，调节作用消失，近视随之痊愈。任何视力减退的疾病，只有排除或矫正了屈光不正才能明确诊断。严重的晶状体混浊、玻璃体混浊、角膜白斑、瞳孔粘连者散瞳验光无意义。青光眼患者禁止散瞳验光。

七、视觉电生理检查

当眼睛受光或图形的刺激，视网膜产生微小的生物电的变化，并通过视觉传导通路将这些生物电的变化所包含的信息传到大脑的视觉中枢，产生视觉。视觉电生理检查是利用仪器测得的视觉传导通路的生物电活动以了解视觉功能状况的一种无创伤性的检查方法，包括眼电图、视网膜电图和视觉诱发电位等。视觉电生理检查是一种客观视功能检查方法，特别适用于不能配合检查的婴幼儿、智力低下以及某些特殊患者。

(一)眼电图

眼电图(Electro-oculogram，EOG)是测量在视网膜色素上皮和感光细胞之间存在的视网膜静电位。EOG异常只表明视网膜第一个神经元突触前的病变，也即视网膜最外层的病变，如某些药物性视网膜病变、脉络膜缺损、脉络膜炎、维生素A缺乏、夜盲、全色盲、视网膜脱离等眼病。对某些视网膜感光上皮遗传变性患者，在年幼时还未出现临床症状前也可查出异常，甚至对这些疾病的基因携带者也可查出EOG低于正常。

(二)视网膜电图

视网膜电图(Electroretinogram，ERG)是测量闪光或图形刺激后的视网膜的动作电位。主要包括闪光ERG(flash ERG)、图形ERG(pattern ERG)和多焦ERG(multifocal-Electroretinogram，mfERG)。闪光ERG主要反映视网膜黄斑部第一、第二神经元的功能；图形ERG反映视网膜黄斑部第三神经元(神经节细胞)的功能状态；多焦ERG反映视网膜不同部位的功能状态。

(三)视觉诱发电位

视觉诱发电位(Visual Evoked Potential，VEP)是测量视网膜受到闪光或图形刺激后，经视觉传导通路传至枕叶视皮层所诱发出的一系列生物电活动。它可客观反映从视网膜到视皮层整个视觉传导通路各段的功能状况，对其损害程度、治疗效果及预后做出评估。对低视力患者，可以判断使用助视器和功能性训练的治疗效果。

八、功能视力

（一）功能视力的概念

在 20 世纪之前，人们以为视力残疾儿童用眼做细致的工作会伤害眼睛，故而主张"保护"所剩无几的视力，一直没有考虑不同程度视力残疾儿童的专门教育和分类教学。随着英国、美国等国家专门的低视力儿童班级的开设、大字课本的出现，少部分人逐渐认识到一部分视力残疾儿童，如低视力儿童是可以阅读文字的，视力也不是像原来认为的那样会越用越差。1963 年，美国乔治·皮博底学院的博士 Barraga 的研究结果证明低视力儿童运用剩余视力进行阅读不会损坏他们的剩余视力，而且研究对象的视觉状况和视觉功能明显地获得了改善。只要不是属于进行性眼病，如果合理卫生地用眼，其视力发展也符合用进废退的原则。Barraga 的研究结果把人们的着眼点从"损失多少视力"转移到"有多少可用的视力"。每个儿童都有两种视力：一种是生理视力，可以通过视敏度和视野等医学方法测量的；另一种是功能视力（functional vision）或有效视力（efficiency vision），指在日常生活的各种活动中，为了学习、工作、生活、休闲娱乐等各种目的而去使用视力的方式。功能视力受生理视力、心理、物理和环境等多因素的影响，是通过长期的视觉活动和视觉信息的反馈才能渐渐形成，并通过有关的视觉经验刺激、视觉技能和技巧的一系列训练而提高。对于视力残疾者而言，功能视力使用与其生理视力的检测结果并不一定是吻合的。生理视力完全相同的两个视力残疾儿童，功能视力却并不一定完全相同。这种不同取决于一系列复杂的因素，如学生的用眼动机、环境的影响和个人的感知能力等。

（二）功能视力的评估

功能视力强调其"功能性"，其功能性的意义就在于如何在现实生活的各种情境中维持现有视觉功能的基础上，发挥剩余视觉的功能，以达到视觉的最大利用。因而，功能视力评估的核心内容是对视力残疾者日常生活中用眼习惯、频率、效果等状况的一个详细的描述性的评估。例如，为视觉障碍学生评估他们在日常生活情境中，怎样利用剩余视力来完成日常生活的活动，从而了解学生在日常生活情境中（如教室内、走廊上、操场上、公园内、家中），使用剩余视力的情况，并协助课堂教师作为辅导学生的依据。例如，功能视力评估可以帮助教师了解到视觉障碍学生是否能看见印刷字体，或者能看见多大的印刷字体，进而在考虑课本的使用时，能够根据视觉障碍学生的要求为他们配置相应的印刷文字课本，以促进他们更多地接触印刷文字。

　　20世纪70年代，美国兴起了对功能视力的评估。美国的功能视力评估多使用现实生活中经常遇见的场景，在这些具体的场景中对视力残疾儿童进行观察评估。其中所用到的道具，大多数是视力残疾儿童所熟悉的。功能视力量表的使用要以眼科专家或视力门诊大夫经过科学的检查所得出的结论为前提，即评估者首先要基于眼科专家提供的"视力检查报告"上的具体数据进行客观的分析和评估，其次根据量表所列事项进行一一描述并分析，最后介绍给视力残疾者，以利于其能充分有效地使用他的剩余视力。同时根据这些数据，在视力残疾教育康复领域内为视力残疾者制定有效的补偿方法和教育对策。例如，中央视野受损的学生要学会使用边缘视野进行观察的技能；眼球震颤的学生要知道怎样才是适合自己阅读的最佳姿势；具有管状视野的学生要学习用转头代替眼动，从而在阅读时，使视野达到最大限度。功能视力评估结果作为安置视力残疾儿童的依据之一（Halent，1994）并以用作教学上的指引。

表 7-4　入园前儿童的功能视力评估

远距离视觉
a. 在＿＿英尺远处能模仿教师表情。
b. 在＿＿英尺远处能定位喝水的龙头。
c. 在＿＿英尺远处能认出我们的名字、形状、数字。
d. 高度为3英寸的图片，在＿＿英尺远处能说明图片中的主要形状，但需要到在＿＿英尺远处才能确认细节。
e. 在＿＿英尺远处能认出同班同学。
f. 在＿＿英尺远处能找到自己的小橱柜。
g. 找到掉到地板上的四个＿＿（颜色）的硬币中的＿＿个；在＿＿英尺远处找到2.5美元的硬币；
h. 在＿＿英尺远处找到镍币；在＿＿英尺远处找到角币；在＿＿英尺远处找到分币。
i. 在＿＿英尺远处能跟踪和寻找＿＿（尺寸）的滚动的球。
j. 当绕着体育运动器械运动时，避开障碍物。　能＿＿　否＿＿
k. 在坡道或台阶表面凹凸不平时，能用视觉发现并平稳渡过。能＿＿ 否＿＿
近距离视觉
l. 头离板＿＿英尺远，完成＿＿（数目）块拼图（描述学生如何完成任务——如：试误法，用视觉或触觉等）。
m. 在＿＿英尺远处把螺钉钉入螺钉板，头离螺钉＿＿英尺（描述学生如何完成任务）。
引自：[美]路得·特恩布尔，安·特恩布尔等. 今日学校中的特殊教育：下册. 方俊明，等译. 上海：华东师范大学出版社，2004.

表 7-5　学业功能视力表

A. 阅读印刷品

项　　目	观　　察	建　　议
a. 使用的低视力设备		
b. 最小可读印刷字字号		
c. 适宜的印刷体字号 阅读速度		
d. 对照物的使用（如以鲜明符号代替文字、副本、色纸）		
e. 适宜的书写材料格式（如白色的空间、图解）		
f. 阅读时保持个人位置的方式		

B. 书写和绘画

项　　目	观　　察	建　　议
a. 纸的类型和适宜的书写工具（如绿色底线的纸、黑色毛笔）		
b. 使用的助视器		
c. 书写的辅助工具和其他的帮助（如标志指示）		
d. 需要额外时间的书写活动		

C. 描述视力残疾者使用常规教科书和练习册的能力。

D. 描述视力残疾者从黑板阅读和抄写的能力以及任何必要的改动。

E. 描述视力残疾者在教室观看投射影像的能力以及任何必要的改动。

F. 描述视力残疾者观察教室内示范教学的能力以及任何必要的改动。

G. 描述视力残疾者扫视房间的能力(如礼堂、食堂、教室)以及任何必要的改动。

H. 描述视力残疾者寻找教室内物品的能力以及任何必要的改动。

I. 描述视力残疾者管理个人所属物品、书、学校提供物品等的能力。

　　我国的特殊教育工作者在参考美国相关资料的基础上，结合国情制定了一系列的功能视力量表，如功能视力检查一览表、学业功能视力量表、低视力儿童行走能力评估、功能视力表(体育资料)、功能视力表(生活技能)等。通过评估对视力残疾儿童的基本情况作一个整体性的了解，包括能不能看电视、阅读的字体需要多大、是否使用助视器等背景资料，并观察其运动方式(如速度、平衡性、是否磕绊、是否低头而行、能否躲避物体等)，观察其感觉反应(如盯光、畏光、手摸、嘴认、鼻嗅、对声音的反应等)，观察其姿势反应(如前倾、伸头、歪头看或听、眯眼、古怪方式调节等)，观察相关信息(如室内光线、教室的改装、班级设备的调整、物体形状及大小等)，最后提交评估报告，为视力残疾儿童的教育教学服务。

第三节　儿童视力残疾的常见疾病

一、眼附属器疾病

(一)睑内翻

　　睑内翻(entropion)是指睑缘内卷导致睫毛部分或全部倒向眼球，刺激角膜和球结膜而引起一系列角膜、结膜的继发改变的一种眼睑位置异常。上下眼睑均可发生。

1. 病因
先天性发育不良；瘢痕性内翻，如沙眼、睑腺炎、各种烧伤、手术等的并发症；痉挛性内翻，下睑多见，炎症刺激眼轮匝肌痉挛性收缩所致。在小眼球、眼眶内脂肪不足等情况下容易发生。

2. 致残特点

初期刺激角膜，有畏光、流泪、异物感、眼睑痉挛等症状。长期慢性的刺激可使角膜发生浑浊或有新生的血管生长，导致不同程度的视力低下。重症者形成角膜溃疡。

3. 治疗原则

手术矫治。

(二)睑外翻

睑外翻（ectropion）指睑缘向外翻离开眼球，并引起一系列角膜、结膜的继发改变的一种眼睑位置异常。

1. 病因

痉挛性外翻：眼部急性炎症时，眼轮匝肌周围部分受到刺激而发生痉挛性收缩。儿童、青少年容易发生。瘢痕性外翻：眼睑皮肤病变形成的疤痕收缩。麻痹性外翻：面神经麻痹，眼轮匝肌功能消失，眼睑由于本身的重量而外翻。

2. 致残特点

结膜充血、干燥、肥厚；角膜干燥，继而上皮脱落，溃疡形成，最终形成角膜浑浊、白斑，进而影响视力。

3. 治疗原则

手术矫治。

(三)上睑下垂

上睑下垂（blepharoptosis）指由于提上睑肌功能不全或丧失，或其他原因所引起的上睑部分或全部不能提起，部分或全部遮挡瞳孔，以致影响视力的一种眼睑位置异常。

1. 病因

先天性：与遗传有关。后天性：与眼部局部病变以及相关的神经或肌肉的病变有关。

2. 致残特点

①上睑下坠，不能上举而遮盖瞳孔的一部分或全部，引起不同程度的视力障碍。

②同时可出现代偿性皱额、耸眉，表现为一侧眉毛高，一侧眉毛低的特有外观。双侧下垂较重者，常仰首视物。

③自幼眼睑遮挡瞳孔，影响视觉功能的发育，导致弱视。

④严重者可影响儿童脊柱的发育。

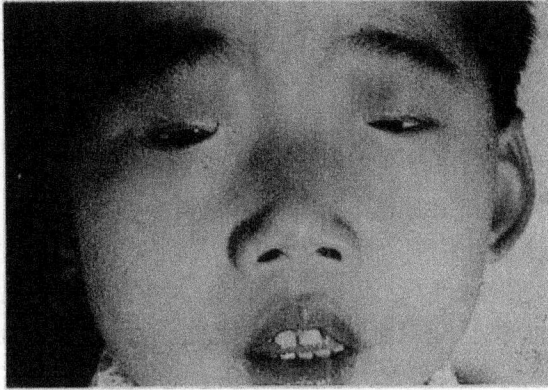

图 7-5 先天性小睑裂、上睑下垂

《中国医学百科全书》编辑委员会，郭秉宽. 中国医学百科全书：五十九 眼科学. 上海：上海科学技术出版社，1985.

3. 治疗原则

先天性原因应给予手术矫治。后天性原因引起的针对病因治疗。

(四)沙眼

沙眼（trachoma）是一种慢性传染性结膜炎，常双眼发病，可绵延数年甚至数十年。由于患眼睑结膜粗糙不平，形似沙粒，故形象命名为沙眼。人类对沙眼具有普遍的易感性，任何人都可以患沙眼。通常卫生条件不好的地区发病率比较高。本病在亚非地区不少发展中国家仍是致盲的主要原因。

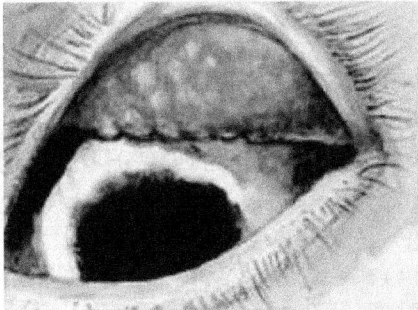

图 7-6 沙眼

1. 病因

沙眼是一种比细菌小、比病毒大的沙眼衣原体感染引起的，通过接触传染。沙眼患者的眼分泌物和眼泪中含有大量的衣原体，被污染的毛巾、手帕、水、脸盆和手都可以成为传染沙眼的媒介。沙眼衣原体在 56℃ 的热水中 5 分钟就可死亡。

2. 致残特点

自觉症状一般无特殊性，常在体检时发现。典型的沙眼表现为睑结膜有乳头(结膜表层上皮细胞变性脱落，而深层者则增生，随着病程发展，上皮细胞增生很快，使上皮层不再平滑，而形成乳头。乳头的实质里有扩张的微血管、淋巴管与淋巴细胞)和滤泡增生(结膜上皮下组织即发生弥漫性淋巴细胞浸润，同时有限局性聚集形成滤泡)、角膜血管翳及结膜瘢痕(在慢性病程中，结膜的病变逐渐为结缔组织所取代，形成瘢痕。最早出现在上睑结膜的睑板下沟处，呈水平白色条纹，以后逐渐呈网状，待活动性病变完全消退，病变结膜全部成为白色平滑的瘢痕)的出现。轻症可有发痒和轻微异物感，常伴有少许流泪，晨起有一些分泌物。沙眼对视力的影响主要是角膜血管翳以及后期的并发症和后遗症。

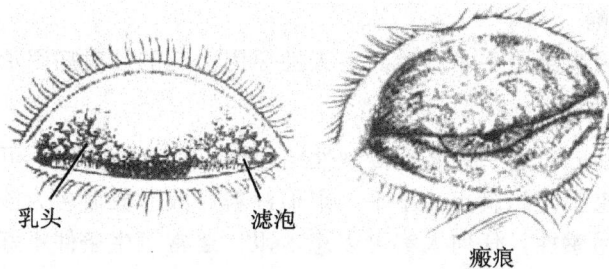

图 7-7　睑结膜乳头、滤泡、瘢痕

（1）角膜血管翳

成排的新生血管从角膜缘的上方向下延伸，其末端形成整齐的水平线，严重影响视力。

角膜血管翳的分级法：将角膜分为四等分，血管翳侵入上 1/4 以内者为（＋），达到 1/4 至 1/2 者为（＋＋），达到 1/2 至 3/4 者为（＋＋＋），超过 3/4 者为（＋＋＋＋）(图 7-8)。

（2）角结膜实质干燥症

沙眼病变使结膜组织广泛破坏，这些组织平时有分泌液体湿润保护角膜的作用。患者眼泪减少或根本无泪，角膜干燥，有的发生溃疡，结膜粗糙不平；重者形似皮肤覆盖整个角膜，眼球转动受限，视力明显下降，甚至失明。

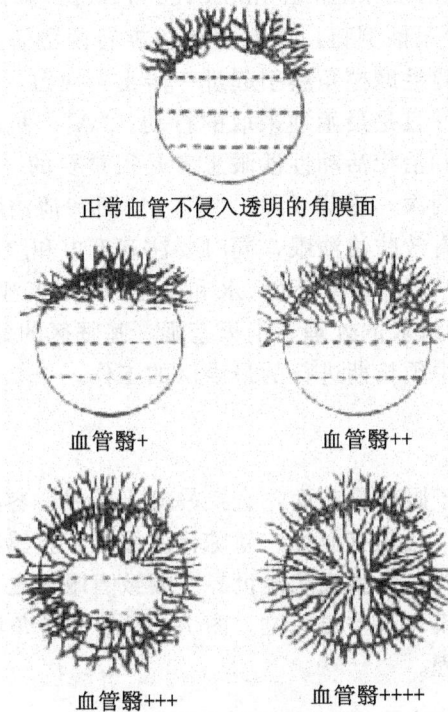

正常血管不侵入透明的角膜面

血管翳+　　　　　　血管翳++

血管翳+++　　　　　血管翳++++

图 7-8　角膜血管翳

（3）睑内翻与倒睫

多次的反复感染，加重原有的沙眼血管翳及瘢痕形成，甚至使睑板肥厚变形，引起睑内翻倒睫。随着眨眼动作，眼睫毛在角膜上刷来刷去，患者怕光、流泪、眼睛磨痛，同时透明的角膜越来越混，最终能导致失明。

（4）角膜溃疡与角膜白斑

若内倒的睫毛划伤角膜继发感染，可引起角膜溃疡，患者的症状明显加重。即使溃疡愈合，也会留下角膜白斑。

（5）慢性泪囊炎

慢性泪囊炎的分泌物中有大量的细菌，一旦角膜有了外伤或做眼内手术（如青光眼、白内障等手术），就会引起角膜溃疡或眼球内感染而导致严重的后果，因此有人形容慢性泪囊炎是一颗埋在眼睛内的定时炸弹。

3. 防治措施

1996 年，世界卫生组织为达到 2020 年消除因沙眼造成失明的目标制定了有效的控制沙眼的四个要素：Surgery（手术）、Antibiotics（抗生素）、Facial

Cleanliness（洁面）、Environmental Improvements（改善环境），简称 SAFE 战略。"S"，手术矫正沙眼性倒睫：用双层睑板旋转内翻矫正术使磨擦角膜的倒睫向外翻转，可防止睫毛摩擦角膜引起进一步丧失视力，这是有效的预防沙眼性盲的"最后机会"，并且是最亟须采取的行动。"A"，抗菌素治疗活动性沙眼感染人群：定期检查和治疗活动性沙眼患者是很重要的，活动性沙眼病例 1％四环素眼膏涂眼每天两次，用药 6 周。"F"，洗面和清洁眼部：增加洗脸的次数以保持面部清洁可有效防治沙眼，同时要注意毛巾和脸盆专人专用，以防沙眼微生物相互传播。"E"，改善环境（水和卫生）以消灭沙眼：改进水的供应、卫生和居住环境（包括垃圾的处理、消灭苍蝇、睡眠区的分隔与通风）能够预防沙眼，这是控制沙眼中须长期进行的最艰巨的工作。

二、角膜疾病

一方面，角膜位于眼球最前面，直接暴露于外界，容易受外伤和微生物感染；另一方面，角膜本身没有血管，新陈代谢缓慢、抗感染能力差，愈后留下瘢痕，影响视力。因此，角膜疾病是世界主要致盲眼病之一。各种角膜疾病致盲的原因中，又以角膜炎占主要地位。图 7-9 以细菌性角膜炎为例，反映角膜炎的致盲病理演变过程。

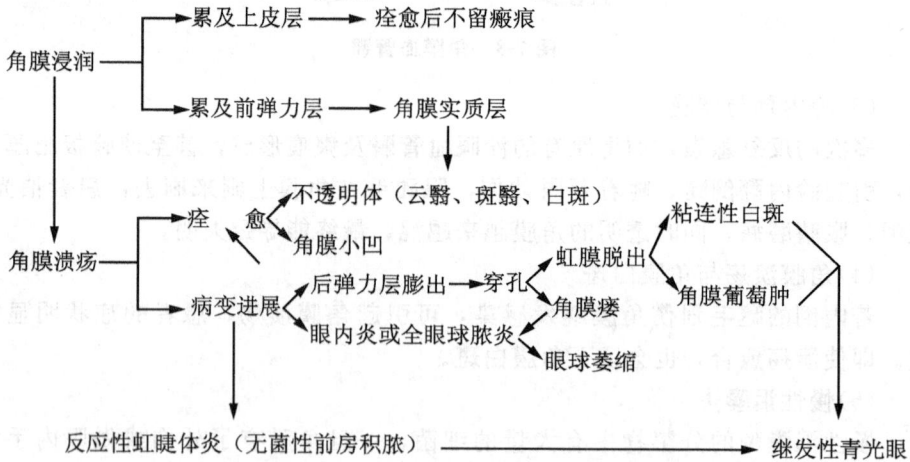

图 7-9　细菌性角膜炎的病理演变过程

（一）匍行性角膜溃疡

匍行性角膜溃疡（serpiginous corneal ulcer）是一种常见的角膜急性化脓性感染，多伴有前房积脓，又名前房积脓性角膜溃疡。

1. **病因**

主要致病菌为肺炎双球菌，其次为金黄色葡萄球菌、链球菌、淋球菌、枯草杆菌等。常因角膜上皮被异物、树枝或指甲等损伤后感染细菌所致。常见于慢性泪囊炎患者。

2. **致残特点**

角膜外伤史。发病急，常在角膜损伤后 2～3 天内突然发生眼痛、畏光、流泪、眼睑痉挛等刺激症状，球结膜常表现出水肿和混合性充血，视力下降。首先在角膜损伤处或角膜中心偏下方，出现灰黄色或黄白色浸润点，约米粒或绿豆大小，周围常环绕着灰暗色水肿区。浸润迅速扩大，坏死组织脱落形成溃疡。溃疡底部常覆盖有黄白色脓性坏死物。溃疡未能控制可继续向四周扩大，但通常向中央一侧进行较著，并向深部发展，而相对一侧比较清洁，其形态似蛇蜒行。由于细菌毒素刺激虹膜睫状体，使其血管扩张、充血、渗透性增强，大量白细胞及纤维蛋白性渗出物，沉积于前房内，形成无菌性前房积脓。脓液对角膜内皮可产生侵蚀作用，加速角膜的基质坏死，造成角膜溃疡穿孔，引起一系列严重后果。

3. **预后**

如在早期阶段得到控制，只留有较小的云翳，且不在瞳孔区者，视力一般影响不大；溃疡面较大者，瘢痕愈合留有致密的白斑，常伴有新生血管伸入，视力严重障碍；角膜溃疡穿孔，多数痊愈后形成粘连性角膜白斑；大面积穿孔时，常因继发性青光眼而导致无光感；细菌毒力过强或抵抗力低者，感染累及眼内组织，最后导致眼球萎缩，完全失明。

4. **治疗措施**

①针对病菌选有效抗菌素，如青霉素、金霉素、新霉素、磺胺或多种抗菌素混合眼药水，每小时滴眼 1～3 次，重症者可加上结膜下注射。溃疡控制后可减少用药次数。滴药时头部取仰卧位，使药液尽可能多地潴留于结膜囊内。②充分散瞳，防止角膜后粘连。如用 1%～3% 阿托品液或眼膏点眼，每日 1～3 次。③局部热敷，促进吸收。④前房积脓量多，不见吸收或眼压升高时，可考虑前房穿刺术。⑤临近溃疡穿孔者，如有条件可做治疗性角膜移植术。

(二)绿脓杆菌性角膜溃疡

绿脓杆菌性角膜溃疡是最凶猛的角膜溃疡之一，可于 24～48 小时内破坏整个角膜，数日内即可失明。

1. **病因**

由绿脓杆菌引起。绿脓杆菌最适宜的繁殖温度为 30℃～37℃，能产生荧光素和绿脓素。绿脓杆菌广泛存在土壤、污水和空气中，也可存在于正常人的皮肤、上呼吸道、结膜囊、消毒不彻底的器械、化妆品以及被污染的眼药水内，甚至可在蒸馏水中繁殖。绿脓杆菌具有很强的毒力，但侵袭力很弱，它必须通过破损的上皮才能侵犯角膜组织引起感染。因此，当角膜受到损伤(如手术、各种角膜外伤、角膜异物伤)或角膜抵抗力下降(如营养不良、角膜暴露、麻痹等)时，容易感染绿脓杆菌而引发本病。儿童患者大都发生在营养缺乏或角膜软化症的基础上。

2. 致残特点

起病急剧，发展迅速。初期剧烈眼痛、畏光、流泪、眼睑痉挛。眼睑及球结膜水肿，高度充血。分泌物增加，视力障碍。角膜感染后数小时，在角膜中心有小面积灰黄色的浸润、隆起，四周及深部基质有弥漫性水肿，继而很快形成圆形、半环形或环形的半透明的灰白色坏死区，坏死组织迅速脱落形成溃疡，溃疡面的坏死组织呈"胶冻"样，富于黏性。前房积脓特别多，绿脓杆菌可产生青绿色色素，故分泌物带有绿色。绿脓杆菌能产生一种蛋白溶酶降解角膜的胶原纤维，从而使角膜液化，可在 1～2 天内造成整个角膜坏死和穿孔，虹膜全部脱出，最终因眼内炎甚至全眼球炎而失明。

3. 防治原则

①选用有效抗菌素如多黏菌素、庆大霉素，急性期每 15～30 分钟点眼 1次，同时可结膜下注射。②在治疗过程中充分散瞳。③患者的药物单管独用，用过的敷料焚毁。④注意隔离患者，避免交叉感染。⑤不要使用剩眼药水，开启的眼药水最多可使用 4 周。

(三)真菌性角膜溃疡

真菌性角膜溃疡(fungal corneal ulcer)是一种起病缓慢、病程迁延，最终引起视力损失的角膜感染性疾病。由于抗菌素及糖皮质激素的广泛应用，眼部真菌性角膜溃疡的发病率逐渐上升。

1. 病因

致病菌为真菌。常见于角膜损伤之后。

2. 致残特点

本病起病及经过缓慢，眼部刺激症状与溃疡大小对比相对为轻微。溃疡常为不规则形，溃疡与健区角膜分界大多清楚，溃疡边缘常不整齐。溃疡特征为牙膏样或舌苔样外观：溃疡为浅在性、表面为灰白或乳白色垢状物品所覆盖，坏死组织呈"苔垢"或"牙膏"样，质地疏松，缺少黏性，外观干燥而粗糙，稍隆起。有些溃疡边缘伸出树根状浸润，称为"伪足"；有些溃疡在周围出现孤立的结节状圆形浸润点，称为"卫星灶"；在菌丝灶的周围常有一圈炎性浸润的反应环，约1～2毫米，是机体对菌丝的防卫反应，有人称做"免疫环"。随着真菌毒素侵入前房，引起虹膜炎及前房积脓。有时溃疡初步愈合，但旋又复发，最终角膜穿孔，引起真菌性眼内炎而失明。穿孔一般较缓慢，位置、大小及形态不定。穿孔发生率约10%左右。

3. **治疗原则**

①抗真菌药，如两性霉素B、金褐霉素、制霉菌素等。②散瞳。③辅助治疗，如补充维生素、加强营养。④对长期不愈或角膜频于穿孔的病例可采用角膜移植术。

(四)单纯疱疹性角膜炎

单纯疱疹性角膜炎(herpes simplex keratitis)是最常见的病毒感染性角膜病。本病有明显上升的趋势，可能与抗菌素和皮质类固醇的广泛应用有关，也可能是病毒发生变异使侵袭力增强。

1. **病因**

由单纯疱疹病毒感染所致。多系原发感染后的复发，原发感染常发生于幼儿，表现为唇部疱疹、皮肤疱疹或急性滤泡性结膜炎。原发感染后病毒可隐匿在三叉神经节细胞内，也可存在于皮肤、黏膜表面或在角膜的细胞内。当机体患呼吸道感染、肺炎、疟疾等全身热病后，便急性发作，可能与机体抵抗力的降低有关。

2. **致残特点**

早期症状为异物感、流泪、畏光和结膜充血，随着反复复发，角膜知觉减退或消失。

角膜典型病灶：初期角膜上皮层出现大小如针头样的小泡排列成行，称点状角膜炎。小泡溃破融合成树枝状称树枝状角膜炎，多数病例经过积极治疗可在1～2周内愈合，留下的少量浑浊可逐渐吸收，视力可不受影响。若树枝状角膜炎反复发作，特别是不适当地使用了糖皮质激素后，炎症向周围扩展，表面有深浅不等的溃疡，外观犹如地图样称为地图状溃疡。炎症侵犯角膜深层时，有时角膜中央部出现一灰色致密浑浊，边缘清楚，即为盘状角膜炎。反复发作而严重危害视力。

3. **治疗原则**

①抗病毒药，如环胞苷等。②清创灭毒，如冰冻法、机械清创法等，清除坏死组织，有助于溃疡面愈合。③增强机体免疫功能。④防止混合感染，可用抗菌素和抗真菌眼药水。⑤手术治疗。对药物治疗效果差、反复发作、角膜已穿孔或频于穿孔的病例，可行角膜移植术。

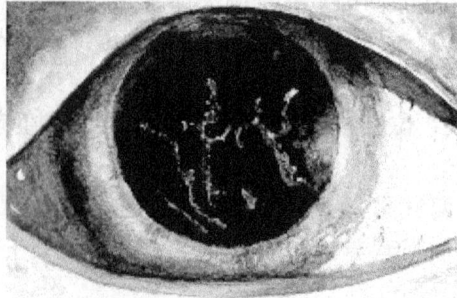

图 7-10　单纯疱疹性角膜炎

(五)角膜软化症

角膜软化症(keratomalacia)是由于缺乏维生素 A 造成的早期角膜、结膜上皮干燥，晚期角膜基质层坏死的角膜疾患。多见于 3 岁以下儿童，常为双眼受累。

1. 病因

食物中缺少维生素 A、喂养不当、慢性腹泻、患病时忌口，是导致维生素 A 缺乏的常见原因。

2. 致残特点

眼部症状主要为结膜特别是睑裂部分的特殊干燥状态以及角膜基质的坏死变化。临床病变的过程可分为四期。

夜盲期：婴幼儿常被忽略。较大儿童暗适应功能下降（维生素 A 参与视杆细胞司暗觉的代谢过程），每到黄昏时候有摸索走路的现象。

干燥前期：球结膜表面失去光泽，角膜暗淡无光，瞬目反射迟钝。这一时期如能及早发现，及时治疗，效果良好。

干燥期：球结膜干燥更为明显，色调污暗。当眼球转动时，在内外侧球结膜上，可见到典型的白色泡沫状的三角形上皮角化斑，称为毕脱(Bitot)氏斑。三角形的尖端朝向内外眦部，基底朝向角膜。角膜知觉迟钝或消失，上皮干燥而无光泽，不能为泪液所湿润。角膜表面呈毛玻璃状浑浊。在下睑部及穹隆等部，呈灰蓝色调色素变化，为上皮层内黑色素合成分泌所致。

软化期：球结膜粗糙肥厚，皱褶明显。角膜浑浊进一步发展，上皮剥脱，常合并继发感染，引起前房积脓而至角膜穿孔，大片虹膜脱出，形成葡萄肿或眼内炎。

维生素 A 缺乏时，除了眼部症状外，身体其他上皮组织系统诸如皮肤、消化道、呼吸道、泌尿道的黏膜上皮以及睑板腺、泪腺等组织亦均发生组织变化，表现为儿童发育不良、体格矮小、瘦弱、全身皮肤干燥、四肢无力、发音嘶哑、干咳、长期腹泻、皮肤粗糙、毛发干燥、指甲多纹等。

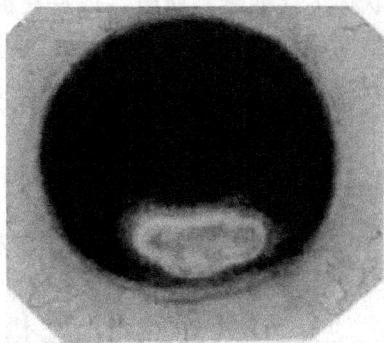

图 7-11　角膜软化症

3. 治疗原则

①积极治疗原发病。②迅速补充大量的维生素 A 以及其他的维生素。口服鱼肝油时，最好服用浓缩鱼肝油，因为患儿经常伴有腹泻，大量鱼肝油可能加重腹泻。若病情严重，已经发生角膜混浊时，肌肉注射维生素 A，按年龄每日 0.5~1 毫升（每毫升含维生素 A 5 万单位，维生素 D 5 千单位），每日一次，直至痊愈为止。③改善营养状况，多吃些含有丰富维生素 A 的食物。④眼部治疗。遵照医生的指示用药。在治疗期间要用眼垫遮盖眼部，不要压迫眼球，以免造成角膜穿孔。

4. 预防

本病的预防关键是科学喂养婴幼儿。对于不吃母乳的孩子和早产儿的喂养一定要给予含有丰富维生素 A 的食物，如牛奶、蛋黄、鱼肝油或黄绿色蔬菜等，不要单喂奶糕、米汤、稀饭等。在乳儿断奶后，应及时补充含有丰富维生素 A 的食物。对久病虚弱、营养不良和患有长期腹泻、结核等慢性消耗性疾病的儿童尤其要注意其饮食。除了急性炎症应少吃或不吃刺激性食物外（刺激性的饮食会使血管扩张，加重充血，对疾病不利），一般的眼病不必"忌嘴""忌荤"，同时要多吃一些营养丰富、易于消化的食物。孕妇、乳母不可偏食或单纯素食。患肝脏病的孩子要充分补充维生素 A 和含有丰富维生素 A 的食物。

三、白内障

由于各种内外因素，导致晶状体混浊，失去了透明性称为白内障（cataract）。依据晶状体混浊部位分为：①皮质性白内障，②核性白内障，③绕核性白内障，④前极性（前锥形）白内障，⑤后极性白内障等。依据白内障形成的时间，可分成先天性白内障和后天性白内障两类。先天性白内障多在出生时即已存在，小部分在出生后逐渐形成。其病因又分为内生性与外生性两种：内生性与遗传因素控制的胎儿眼部本身发育障碍有关，外生性是由于母体或胎儿的全身病变对晶状体造成损害所致。后天性白内障是出生后由于各种原因导致晶状体的代谢紊乱所致，依据病因分为：①老年性白内障、②并发性白内障（并发于其他眼病）、③外伤性白内障、④代谢性白内障（主要是糖代谢障碍和钙代谢障碍）、⑤放射性白内障、⑥药物及中毒性白内障、⑦后发性白内障等。

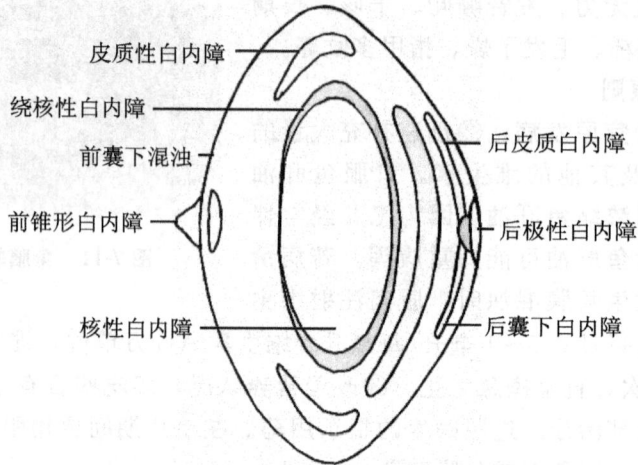

皮质性白内障
绕核性白内障
前囊下混浊
前锥形白内障
核性白内障
后皮质白内障
后极性白内障
后囊下白内障

图 7-12　晶状体不同部位的混浊

（一）先天性白内障

凡在胎儿期，由于各种因素致使晶状体的发育受到影响，在出生后（通常在 1 岁内）呈不同程度的晶状体混浊，称为先天性白内障（congenital cataract），又称为发育性白内障。先天性白内障可以单独表现为晶状体混浊，也可以伴发其他眼部异常，还可以伴发身体其他部分的发育畸形。

1. 病因

一个重要原因是遗传。大约有 1/3 先天性白内障与遗传性有关，其中常染色体显性遗传最为多见。我国的统计资料表明，显性遗传占 73％，隐性遗传占 23％。

再有一个原因是母体或胎儿的全身病变对晶状体所造成的损害，如母亲在妊娠期前 6 个月内患有病毒感染，如风疹、麻疹、水痘、腮腺炎、脊髓灰质炎以及甲状旁腺机能低下、营养不良、维生素缺乏等，均可能与之有关。

2. 分类与致残特点

先天性白内障多为双眼发病，静止性，少数在出生后继续发展，偶有至儿童或少年期始对视力有影响。通常按其混浊部位、范围不同进行分类。

（1）全内障

全内障（total cataract），指晶状体纤维在其发育的中、后期受损害，晶状体在出生时已全部混浊，或出生后逐渐发展在1岁内全部浑浊。常合并其他眼部畸形，明显影响视力。这主要由于子宫内炎症所致，也可能与遗传有关。以常染色体显性遗传最为多见，少数为隐性遗传，极少数为性连锁隐性遗传。多为双眼发生，视力障碍明显。

（2）绕核性白内障

绕核性白内障（perinuclear cataract），又称板层白内障，为儿童最常见的白内障之一。主要表现为围绕晶体核的板层混浊，并有许多白色索样浑浊骑跨在混浊区的边缘。因混浊区位于瞳孔区，故视力明显障碍。多属常染色体显性遗传，也与低钙、低血糖、甲状腺功能紊乱晶状体胚胎发育过程中母体营养不足所致。绝大多数为双眼，男性居多。

（3）冠状白内障

冠状白内障（coronary cataract），主要表现为晶状体皮质深层周边部有短棒状或滴水状或哑铃状的乳白色混浊，环绕成一周，形成花冠排列，中心部与极周边部晶体保持透明。与遗传有关，多在青春期后不久出现，双眼发生，属静止性的，一般不影响视力。到高龄时期，混浊逐渐向瞳孔发展而引起视力障碍。

（4）点状白内障

点状白内障（punctate cataract），主要表现为混浊小点分布在幼儿晶状体各部，呈蓝色、灰色或为乳白色。点与点之间的皮质透明，故不影响视力。

（5）前极白内障

前极白内障（anterior polar cataract），主要表现为混浊位于瞳孔正中前极部，为一圆形小点或表面突入前房呈锥形突起。前极白内障一般范围较小，对视力影响不大。部分病例可伴有角膜混浊。

（6）后极白内障

后极白内障（posterior polarcataract），主要表现为混浊位于晶状体后囊的正中部位，呈盘状，由于混浊部位接近眼球光学中心，严重影响视力。

许多先天性白内障合并其他眼病或本身是某些发育异常综合征的一部分，这些并发症的存在更加重了视力障碍。常见的并发症有以下一些。①斜视。50％左右的先天性白内障患儿伴有斜视。②眼球震颤。可以是先天性的眼球震颤，也可以是由于先天性白内障视力受影响，不能注视而出现摆动性或是搜寻性眼球震颤，即继发性眼球震颤。③先天性小眼球。多与遗传有关。先天性白内障合并先天性小眼球的患儿，常合并某些眼内组织（如虹膜、脉络膜）缺损，因而视力的恢复是不理想的。④视网膜和脉络膜病变。⑤其他。如大角膜、圆锥角膜、虹膜缺损、脉络膜缺损、瞳孔残膜、晶体脱位、晶体缺损等。

3. 治疗原则

先天性白内障的治疗目的是增进视力，防止弱视，促进视功能发育。

先天性白内障如属静止性的，对视力影响不大，一般无须治疗，如前极性白内障、点状白内障、花冠状白内障等。

绕核性白内障、全内障等对视力影响大，可采用手术治疗。摘除白内障并不一定能使先天性白内障患儿术后恢复良好的视力，手术时机的选择和术后视力康复是影响视力的重要因素。婴儿出生后 6 周是视力发育的关键期，而 24 个月是双眼视力形成的重要阶段。理想的手术时间应在儿童视觉发育的关键期之前。对出生即有双眼完全性白内障，一般在出生后 1～2 个月内进行一只眼的手术，最迟不超过 6 个月；另一眼应在第一眼手术后 1 周内进行手术。若双眼视力低于 0.1，不能窥见眼底者，应当争取早日手术，以免产生弱视。对单眼先天性白内障、晶状体混浊位于瞳孔区、视力在 0.3 以下者，应在 2～3 岁时尽早进行手术治疗。对局限性晶状体混浊、视力在 0.3 以上者，手术可推迟到 4～5 岁进行，但不能晚于 6 岁，否则可能造成不可逆性弱视。术后应尽早戴矫正眼镜。出生后两年内是眼轴和屈光度变化最剧烈的时期，并且很容易发生严重的炎症反应。一般认为，年龄小于 3.5 岁的患儿术后应长期佩戴框架眼镜，坚持弱视训练，待患儿 3.5 岁后再行人工晶体植入。

(二)外伤性白内障

1. 病因

眼球穿孔伤、挫伤、眼内异物、辐射性损伤(包括红外线、微波、快速中子、r 线、x 线等照射眼部及其临近部位)以及电击伤(如闪电击伤或触电甚至用电流进行休克治疗等)引起的晶状体混浊称外伤性白内障(traumatic cataract)。

2. 致残特点

晶状体囊及晶状体维损伤，引起晶状体的渗透功能失调；房水透入晶状体内，引起晶体受伤部位混浊，很快波及周边部位，最后导致整个晶体混浊。

辐射性白内障的潜伏期、发展速度与年龄、剂量、照射方式密切有关。儿童比成人敏感，大剂量者潜伏期短。在高原地区及受阳光辐射较多地区，白内障患病率相对较高。

闪电击伤多为双侧；触电者多为单侧，即发生在触电的一侧。多数病例混浊静止不发展，但也可逐步发展成完全混浊。

继发青光眼(最常见的并发症)和眼内感染(最严重的威胁)。

3. 防治原则

①教育儿童青少年，预防眼外伤的发生；②局限性混浊，对视力影响不大者，药物治疗；③如白内障已完全混浊，而光感、光定位和色觉正常，均可行白内障摘除术。

(三)抽搐性白内障

1. 病因

甲状旁腺功能不全(甲状腺切除时，误切了甲状旁腺)；营养障碍使血钙过低；常发生于女性哺乳期，双侧性，山区发病率较高。

2. 致残特点

晶状体出现灰色小点状、线条状和辐射状混浊，有时可发展为完全性白内障。儿童可为绕核性白内障；有手足抽搐、骨质软化及白内障三大典型表现。

3. 防治原则

①甲状腺手术时不要损伤甲状旁腺。注意补充妊娠和产后哺乳期的营养。②药物治疗可制止晶状体浑浊的发展。给予足够的钙剂、维生素 D、甲状旁腺提取物、二氧速固醇，低磷膳食，内服氢氧化铝以减少磷的吸收。③若白内障已严重影响视力，纠正低血钙后手术治疗。

(四)白内障的治疗

白内障采用手术治疗与药物治疗，至今仍以前者为主。

1. 手术治疗

晶状体手术是指用不同方法摘除已经明显影响视力的白内障或晶状体脱位(晶状体离开了正常的位置)，以达到提高视力或消除由此而引起的并发症的系列手术。近几十年来，由于手术显微镜和显微手术器械的应用和麻醉技术的改进，白内障手术已经很成熟，效果不错。

无论用何种方法摘除晶状体后的无晶体眼，屈光力减低 $10\sim14D$，呈高度远视状态，常伴有 $1\sim2D$ 的散光。因此摘除晶状体后，需要通过植入人工晶状体或佩戴 $+10\sim+14D$ 凸球镜(俗称白内障眼镜)或放置角膜接触镜或来补偿其屈光改变。摘除晶状体的同时也失去眼睛看近物时的调节能力，故需要再加以 $+3\sim+4D$，方能在 $25\sim30$ 厘米的近距离进行阅读。

植入人工晶状体后，一般应注意以下几个问题。①术后 3 个月应到医院常规检查。术后 1 个月内，遵医嘱每日数次使用激素、抗生素眼药及作用较弱的扩瞳眼药，以防止瞳孔粘连；每周去医院检查 1 次，包括视力、人工晶状体、眼压及眼底情况；1 个月后定期复查。一般 1 个月后可正常工作和学习。②术后 3 个月应避免剧烈运动，尤其是低头动作，避免过度劳累，防止感冒。③少吃刺激性食物，忌烟酒，多吃水果及蔬菜，保持大便通畅。

2. 药物治疗

目前尚无一种药物有肯定的作用能恢复晶状体的正常代谢和促进晶体混浊的吸收，故药物治疗的疗效不肯定。目前国内外出售的抗白内障药物有：白内停、消白灵、视明露、法可灵、谷胱甘肽等。

四、青光眼

在一般情况下，房水的产生和排出保持着一种动态平衡，即在一定时间内，房水的产生和排出的量是相等的。如果房水的排出通道受阻碍，或因某种原因使房水产生的量增加，都可使房水蓄积导致眼压升高。若房水产生的量过少，房水的蓄积达不到一定量，眼压就会过低。我国正常人眼压是 $1.47\sim2.793$kPa（$11\sim21$mmHg）。超过 2.793 kPa（21mmHg）或 24 小时眼压差超过 1.064 kPa（8mmHg）或两眼眼压差大于 0.665 kPa（5mmHg）时，应视为异常。

病理性高眼压合并视功能障碍者称为青光眼（glaucoma）。本病的主要特征是高眼压、视乳头萎缩及凹陷、视野缺损及视力下降。一般说，眼压越高，持续时间越久，视功能损害的可能性也越大。但视神经对眼压的耐受程度可有极大个体差异，少数病例眼压虽在正常范围内，而视功能的损害却已十分显著，称为低眼压性青光眼。部分患者眼压虽已超过正常高限，而房水流出阻力和房水产出量仍然正常，且长期观察并不出现视功能的损害，称为高眼压症。青光眼眼压升高的原因，绝大多数是由于房水流出的阻力增加。但也有少数病例眼压升高是由于房水产生过多而致。青光眼根据病因，分为原发性青光眼、继发性青光眼、先天性青光眼、混合性青光眼；根据前房角的开放状态分为闭角性青光眼和开角性青光眼。本部分将讨论先天性青光眼和继发性青光眼。

(一)先天性青光眼

由于胚胎发育异常，房角结构先天异变，而致房水排出发生障碍所引起的青光眼，称为先天性青光眼（congenital glaucoma）。本病属于常染色体隐性遗传病。大约 12% 的患者有家族史，男女之比约为 2∶1。发病多为双眼。先天性青光眼根据发病的年龄又分为婴幼儿型青光眼和青少年型青光眼。

1. 婴幼儿型青光眼

婴幼儿型青光眼（primary infantile glaucoma）早期表现为流泪、畏光、眼睑痉挛、角膜水肿，眼球及角膜扩张，角膜浑浊，视乳头凹陷。高度的眼球扩张，一般称为水眼。凡婴儿有原因不明的畏光、流泪或角膜直径大于 12 毫米或角膜直径逐渐增大者，均应怀疑为本病。约有 30%～40% 的先天性青光眼出生时症状明显，眼球明显突出，颇似牛的眼睛故称"牛眼"；出生后 6 个月内，将近 75%～80% 的病例能显示出来；到 1 岁时，90% 的患儿都能被发现；其余 10% 的病例在 1～6 岁时被诊断出来。

本病对药物不敏感，适于手术治疗。先天性青光眼的最适宜的手术时机，是在眼球尚未显著扩大之前。一般年龄在 3～4 个月左右即可进行，如果各项条件好，手术尚能提前。早期手术并发症少，效果也较好。如果初生时眼球已受到严重破坏者，术后也难恢复视力。

父母有青光眼病史者，最好定期给子女做眼部的检查，以期早发现早治疗。

2. 青少年型青光眼

一般 3 岁以前眼压不升高则眼球多不胀大，即 3 岁后的高眼压不使眼球再扩大。我国将发病年龄在 3～30 岁之间、不引起眼球扩大的青光眼定为青少年型青光眼(juvenile glaucoma)。青少年型青光眼眼压倾向于多变，视乳头凹陷不典型，因而发病隐蔽，危害性极大。大多数患者表现为近视(高眼压使眼轴加长，故可出现迅速进行性近视)、视疲劳、头痛、失眠，由于进行性视神经萎缩、视野缺损，患者在不知不觉失明。本病先试用药物治疗，如药物治疗无效者，可手术治疗。

(二)继发性青光眼

继发性青光眼是由于其他眼病或全身病所引起的眼压升高，伴有视功能损害的眼病，约占青光眼的 20%～40%，且多为单侧性。因发病机理、临床表现不同，其治疗方法各异。

1. 继发于角膜病的青光眼

最常见的是角膜溃疡穿孔后的粘连性白斑可使前房变浅、房角变窄，瞳孔缘与角膜粘连则影响前后房的沟通，这些情况都阻碍房水的排出而引起青光眼。

药物不能控制眼压，应及早施行手术治疗。

2. 继发于虹膜睫状体的青光眼

急性虹膜睫状体炎时，房水中的渗出物高于蛋白质成分，黏稠度增加，同时前房角有炎症性渗出物附着，以致房水排出受阻，引起眼压升高。此型青光眼一般应用药物治疗(如降压药、激素等)多能控制。

虹膜睫状体炎并发症和后遗症所致的青光眼可采用激光或手术治疗。

3. 继发于晶状体改变的青光眼

晶状体脱离正常的位置进入前房时，可阻塞前房角而使眼压升高，应立即摘出晶状体。

白内障破裂，一些物质进入前房堵塞前房角而引起青光眼。此型青光眼在摘除晶状体并彻底清洗前房后，一般都可缓解症状，有些病例可恢复一定的视力。

4. 继发于外伤的青光眼

眼外伤所致的前房积血可堵塞前房角引起眼压升高。先用药物控制，如仍不能控制眼压，可手术除去血块。

(三) 青光眼治疗

青光眼的治疗包括药物和手术两大方面。

1. 药物治疗

各种抗青光眼药物都是通过降低眼压发挥作用，主要有以下一些。①缩瞳剂，如毛果芸香、毒扁豆碱等。但这些药物长期应用，有产生或加速晶体混浊的危险。②碳酸酐酶抑制剂，如醋氮酰胺等。③β-肾上腺素能阻断剂，如噻吗心胺等。④高渗药物，如甘露醇和甘油等。⑤其他，尚有一些药物，如维护视功能的药物维生素 B、血管扩张剂等，对某些青光眼的治疗起到一定的作用。

药物治疗青光眼的原则：①局部和全身用药都能见效时，首先考虑局部用药；②一种药物已可见效时，不要同时采用几种药物；③小剂量能够奏效时，不任意加大剂量；④在多种药物相互配合治疗下，眼压控制仍不理想，视功能的损害继续发展，而患者对加大药物剂量已无法耐受时，不应无原则地再坚持药物治疗，而要争取及早手术。

2. 抗青光眼手术

凡应用药物不能使眼压降低、视功能不断恶化者，或某些与解剖结构变异有关的青光眼均应及时考虑手术治疗。抗青光眼手术的目的是减低房水外流阻力或减低房水产生而降低眼压，使眼压保持在正常水平，以避免高眼压造成的视功能损害。

五、色素膜、视网膜疾病

色素膜是最常见的眼内病之一，致盲率很高。由于色素膜内血管非常丰富，血流速度缓慢，血液中的致病因素，如微生物、肿瘤转移栓子以及其他有害物质，很容易在该处停留下来而致病。此外，色素是一种容易发生自体免疫反应的抗原组织，对毒的一些化合物又有特殊的亲和及聚集能力。这些因素使色素膜炎有较高的发病率。视网膜为神经组织，损伤后不能完全性再生，视功能丧失。2006年第二次全国残疾人抽样调查数据显示，色素膜、视网膜病变是导致视力残疾的第二位因素，占所有致残因素的14.1%。

(一)色素膜炎

色素膜炎(uveitis)按照炎症发生的部位，可以分为虹膜睫状体炎和脉络膜炎。不同病因引起的色素膜炎的症状各有特点。发生于角膜、巩膜穿孔伤，眼内手术、眼内异物、角膜溃疡穿孔等病例者多为化脓性色素膜炎，来势凶猛，往往使眼球遭到严重的破坏而丧失视力。

1. 虹膜睫状体炎

虹膜睫状体炎(iridocyclitis)，常见于青少年，一般为单眼发病。发病时患者自觉看东西不清楚、畏光、流泪、眼痛、头痛，夜晚加重。如果炎症是慢性起病，则可没有刺激症状，而以视力减退为主。虹膜肿胀，纹理不清，虹膜发生粘连时，瞳孔呈不规则形状。瞳孔缘全部后粘连称瞳孔闭锁。会导致继发性青光眼。虹膜睫状体炎容易反复发作，长期不愈，导致睫状体被严重破坏，失去了产生房水的能力，眼球前部组织缺乏营养，最终导致眼球萎缩、眼睛失明。

2. 脉络膜炎

脉络膜炎(choroiditis)，患者早期常眼前有黑影飞动，这是炎症引起玻璃体内渗出物所致。脉络膜炎一般不会造称成巩膜充血，也没有局部刺激症。患者可有变视症及闪光感，这是炎症累及视网膜所致。弥漫性脉络膜炎可致视力急剧下降。

3. 治疗原则

①首先用阿托品眼药水散大瞳孔，可预防瞳孔后粘连，从而避免有此引起的严重后果，还可以减轻眼痛、头痛等症状，使眼睛得到休息。②在医生的指导下，使用激素减轻炎症的反应。③眼部热敷，可以减轻症状，促进炎症的吸收。④尽可能的寻找病因治疗，消除病灶，有利于彻底的治疗。⑤如果发生继发性青光眼，可手术治疗。

(二)早产儿视网膜疾病

早产儿视网膜疾病(retinopathy of prematurity)，又名晶状体后纤维增生，是一种因视网膜血管异常增生而导致婴儿视力严重丧失的疾病。近年来，随着医疗技术的发展，早产儿、低体重儿的存活率大幅度上升，故本病的发病率呈上升趋势。

1. 病因

(1)氧中毒

多有出生后在温箱内过度吸氧史。吸氧时间越长，发病率也越高。处于高氧环境下，视网膜血管收缩、阻塞，使局部缺血、缺氧，诱发视网膜血管异常增生，并穿过视网膜表面伸入玻璃体内。伸入玻璃体内血管机化，在晶体后形成结缔组织膜，可因牵引引起视网膜脱离。早产儿长时间采用高浓度氧气疗法抢救生命，故易患本病。也有人认为患病是停止高浓度给氧使组织相对缺氧所致(Jacobson，1992)。

(2)视网膜发育不成熟

早产儿、低体重儿本病发生率高。出生时胎龄越小、体重越低，发育程度越差，本病发生率越高，病情越严重。

(3)种族差异

白人的发生率比黑人高，病情重，原因不清。

(4)其他

各种因素所致缺氧、酸中毒、贫血、高胆红素血症、高钠血症、低血糖、败血症等，均与本病的发生有关系。

2. 致残特点

多为双侧性，一眼较重，男女无差异。早产儿生后 4～6 个月出现瞳孔区发白(晶状体后纤维增生)和视力丧失。

眼底早期可见视网膜血管扩张及新生血管形成；随着病程进展，晶状体后面纤维组织增生而形成灰白色膜，伴玻璃体混浊、视网膜脱离。常有虹膜前后粘连，角膜混浊，继发青光眼。

3. 防治原则

预防为主。控制好早产儿用氧气的浓度和时间，预防本病的发生。对早产儿应定期检查眼底，如 3 个月尚未发现异常，则不需继续追踪。目前本病尚无特效疗法。严重病例在急性期须经常散大瞳孔，以免发生虹膜后粘连。

(三)视网膜脱离

视网膜是一透明的薄膜，由于胚胎发育的来源不同，视网膜的神经上皮层(神经节细胞层、水平细胞层、视锥及视杆细胞层)与色素上皮层之间有一潜在的间隙，色素上皮层与脉络膜紧密相连，这个薄弱环节是形成视网膜脱离的物质基础。在病理情况下，视网膜的神经上皮层与色素上皮层间隙增大导致两层分离称视网膜脱离(retinal detachment)。视网膜脱离的病因有的明显，有的不明显，通常可分为原发性脱离与继发性脱离两类。

1. **病因与分类**

原发性视网膜脱离：常有视网膜裂孔，故又称为孔源性视网膜脱离，与遗传、外伤、炎症等因素有关，2/3 患者为近视眼，尤以高度近视眼为多。

继发性视网膜脱离：常发生于眼局部的严重炎症、肿瘤、眼部或全身循环障碍等，一般不会有裂孔的存在。

2. **致残特点**

脱离前常有先兆症状，如眼球运动时发生闪光、黑影飞舞等。高度近视眼患者，突然出现大量飞蚊、某一方位持续闪光时，应警惕视网膜脱落的可能。

视力与视野的改变因视网膜脱离的范围、部位及病程长短而不同。当视网膜突然部分脱离时，在脱离的对侧视野中自觉出现云雾状阴影，看东西变形，直线变弯，平面变凸，慢慢地阴影扩大，最后导致失明。如果脱离在周边部，视力障碍不明显；如果脱离位于黄斑部，则中心视力显著下降；若视网膜全部脱离时，视力便降到光感或眼前手动。

可并发玻璃体变性、虹膜睫状体炎、白内障、继发性青光眼等。

3. **治疗原则**

视网膜脱离者应立即卧床休息，并使脱离部位处于最低位。双眼戴小孔镜或包扎，以免眼球运动引起脱离范围的扩大。

原发性视网膜脱离的治疗是以手术为主。术后遵医嘱定期复查：最初每月一次，以后间隔时间逐渐延长 1 次/3 个月、1 次/6 个月，1 次/每年。一般术后要休息两个月，不宜进行重体力劳动和剧烈运动，以避免因为玻璃体受到震动牵拉而发生视网膜再脱离。继发性视网膜脱离以治疗原发病为原则。

本病的预后决定于脱离的部位、范围、裂孔大小、病程的长短以及是否得到及时的治疗。黄斑部脱离超过 2～3 个月者，手术后视网膜即使复位，但视功能也难以恢复。周边部脱离预后较好。老年人和高度近视者，术后效果较差。

（四）视网膜母细胞瘤

视网膜母细胞瘤（retinoblastoma）是小儿眼部常见的恶性肿瘤之一。约25％可先后或同时双眼发病，多发生在 5 岁之前，3 岁以下占 75％。

1. **病因**

与遗传有关。6％为常染色体显性遗传，94％为散发病例，其中 25％为遗传突变，其余为体细胞突变。亦有人认为与病毒感染因素有关。

2. **致残特点**

根据临床病变的过程可分为四期。

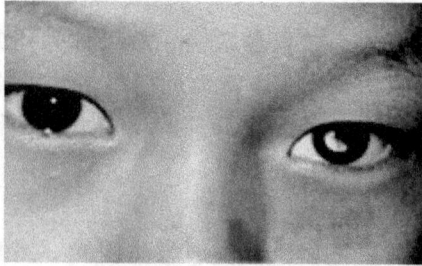

图 7-13　视网膜母细胞瘤

眼内生长期（静止期）：外观上无炎症表现。肿瘤在视网膜上呈黄白色隆起。视力较早受到影响，但因病儿多不能自诉或另一只眼尚好而被家长忽视。当肿瘤长入玻璃体后，在瞳孔区出现特殊的黄光反射，即所谓"黑蒙性猫眼"才引起家长的重视。

青光眼期：肿瘤在眼内蔓延，因眼球的内容物增加而致眼压升高出现青光眼症状。此时患眼发胀、疼痛、患儿精神不振或哭闹不安。

眼外蔓延期：肿瘤沿着视神经向颅内扩展，并可向前穿破角膜或巩膜突出睑裂之外。

全身转移期：随着淋巴和血液途径转移到骨骼、肝、肺等器官。

3. 治疗原则

早期手术治疗为主，辅以放射治疗和药物治疗。

(五)原发性视网膜色素变性

原发性视网膜色素变性（primary pigmentary degeneratio of the retina）是一种具有明显遗传倾向、慢性、进行性视网膜的变性疾病。根据我国部分地区的调查资料，群体发病率约为 1/3500。男多于女，常见一家族中数人同患此病，近亲结婚子女尤为多见。

1. 病因

与遗传有关。其遗传方式有常染色体隐性遗传、常染色体显性遗传与性连锁隐性遗传 3 种。以常染色体隐性遗传最多，常染色体显性遗传次之，性连锁隐性遗传最少。可与其他内分泌障碍伴发。

2. 致残特点

多 10 岁左右发病，也有更早的。病程缓慢进展，至青春期症状加重。夜盲和双眼视野呈逐渐向心性缩窄为本病主要特征。多双眼发病。

夜盲为本病最早出现的症状，常始于儿童或青少年时期，患者首先感到夜间或暗处行路困难，暗适应差。

早期有环形暗点，随后环形暗点向中心和周边慢慢扩大而成管状视野。

多数患者童年时色觉正常，其后渐显异常。典型改变为蓝色盲，红绿色觉障碍发生较少。

起病越早，进展越快，预后越差，最终完全失明。

可伴有精神紊乱、癫痫、智力落后、白内障、青光眼、先天性聋和先天性畸形等。

3. 治疗

目前尚无特效疗法。佩戴与视红同色调的红紫色或灰色变色镜（不宜使用深黑色墨镜，绿色镜片禁用）以及避免精神过度紧张与体力过度劳累可延缓视功能的迅速恶化。

六、视神经疾病

视神经由视网膜节细胞的轴突在视神经盘处汇聚，穿过巩膜进入颅窝，连于视交叉，全长约 42～47 毫米。视神经外面包有由三层脑膜（硬脑膜、蛛网膜、软脑膜）延续而来的三层被膜，硬脑膜下与蛛网膜下间隙前端是盲端，止于眼球后面，其中充有脑脊液。故颅内压增高时，常出现视神经盘水肿，而眼眶深部感染也能累及视神经周围的间隙而扩散到颅内。

（一）视神经炎

视神经炎（optic neuritis）泛指视神经任何部位的炎症、蜕变及脱髓鞘等病变的总称。依据病变部位不同，分为球内段的视神经乳头炎及球后视神经炎。前者多见于儿童，后者多见于青壮年。大多为单侧性。

1. 病因

视神经炎的发病原因较为复杂，大多数病例临床上查不出明显的病因。归纳起来，可能与下列因素有关。

（1）自身免疫性疾病

如脱髓鞘病变。完整的髓鞘是保证视神经信息传导的基础，髓鞘脱失使得视神经的信息传导明显减慢，从而导致明显的视觉障碍。

（2）感染

局部和全身的感染均可累及视神经，导致感染性视神经炎。例如，眼内、眶内炎症、口腔炎症、中耳和乳突炎以及颅内感染等，均可通过局部蔓延直接导致的视神经炎；急性传染病（麻疹、腮腺炎、带状疱疹、水痘、流感、白喉、猩红热、伤寒、传染性单核细胞增多症、结核、急性播散性脑脊髓炎等），都有引起视神经炎的报道。梅毒可引起多种眼病，但最常见且最严重的当属视神经炎及视神经萎缩。

(3)维生素 B 族缺乏

缺乏维生素 B_1，体内碳水化合物的代谢将发生紊乱，造成体内积存过多的丙酮酸，这种物质容易损害视神经。该症多发生于长期饮酒过度者。

(4)中毒

重金属如砷、铅、铊等中毒也可引起视神经损害。烟草中含有氰化物，后者会破坏血中的维生素 B_{12}，导致维生素 B_{12} 的缺乏，引起视神经的损害而产生视神经炎。甲醇中毒多系患者误饮工业用酒精而致中毒。甲醇在体内代谢时产生甲醛或蚁酸，从而引起严重的视神经及视网膜神经节细胞的损害，导致患者失明或严重视力障碍。乙胺丁醇、异烟肼、链霉素、氯霉素、氯喹、洋地黄、氯磺丙脲、碘氯羟喹、口服避孕药以及有机杀虫剂等，均有引起视神经损害的报道。

(5)代谢性疾病

如糖尿病、甲状腺功能障碍等，也是引起视神经损害的原因。

(6)肿瘤

肺癌、乳腺癌、白血病及恶性淋巴瘤等可直接浸润或压迫引起视神经损害。

2. 致残特点

(1)视力下降

双眼或单眼视力迅速减退为本病特有症状之一，常在数小时或 1～2 天发生严重的视力障碍，重者可以完全失去光觉。大多视力突然下降，甚至发病数日即可降至光感或无光感。发病较缓的患者，双眼视力逐渐减退，通常表现为中等程度的视力障碍，极少完全失明。球后视神经炎患者可在视力减退前，眼球转动和受压时有眼眶深部疼痛感。

(2)对光反射迟钝或消失

单眼全盲者，患眼瞳孔直接光反射及对侧健眼间接光反射消失，但患眼瞳孔的间接光反射及对侧健眼的直接光反射存在；双眼全盲者，双侧瞳孔散大，无光反射。

(3)色觉障碍

发作缓慢的视神经炎通常色觉障碍不明显。

(4)视野改变

表现为中心暗点或旁中心暗点。

3. 治疗原则

主要是寻找病因进行相应治疗。视神经炎一般预后较好，大多数患者视力均可恢复。但也有部分患者治疗后视力并无改善，终至失明。

(二)视神经萎缩

视神经萎缩(optic atrophy)指由于各种原因引起的视网膜神经节细胞的变性萎缩，以视乳头颜色苍白、视力减退和视野改变为主要特征。

1. 病因与分类

视神经萎缩的病因较为复杂，临床上分为两类。

原发性视神经萎缩：病因多不明，具有遗传性。常在儿童、青少年期发病。

继发性视神经萎缩：原发病为视网膜色素变性、青光眼、视神经炎、视网膜中央动脉阻塞、肿瘤、外伤、中毒、糖尿病、维生素 B 缺乏等。

一般说来，儿童、青少年期的视神经萎缩与遗传有关，脑部肿瘤或颅内炎症较多见。近年来，儿童、青少年人群因长期上网、看电视等用眼不当发生视神经炎者有增多趋势；中年人则多为视神经炎、视神经外伤或颅内视神经交叉区肿瘤所致；而老年人常与青光眼或血管性病因有关。

2. 致残特点

视力显著减退，可进行至完全失明；视野改变比较复杂，多呈向心性收缩。视野收缩先由颞侧开始，红、绿色视野收缩最为明显。也可出现其他形式的视野缺损。视野改变与视力减退同时出现瞳孔反射，依视神经萎缩轻重不同，可以由迟缓至完全消失。根据病因不同，合并全身其他相应症状。

3. 治疗原则

主要是针对病因治疗，制止或除去发生萎缩的原因。

七、屈光不正

眼球在调节静止的状态下，来自 5 米以外的平行光线经过眼的屈光后，焦点恰好落在视网膜上，所以能结成清晰的像，具有这种屈光状态的眼称为正视眼，即正常的屈光眼。若眼球在调节静止状态下，来自 5 米以外的平行光线经过屈光后不能在视网膜上形成清晰图像，称非正视眼，即屈光不正(ametropia)。由于眼球的屈光能力和眼球前后轴长短不相适应所致的屈光不正，称轴性屈光不正；由于眼球屈光力太强或太弱所形成的屈光不正，称为屈光性屈光不正。屈光不正有近视、远视及散光 3 大类。世界卫生组织提出了"重要的或有意义的屈光不正"这一概念。即在儿童，双眼视力低于 0.5，属于重要的或有意义的屈光不正，应予矫正。在成人，重要的或有意义的屈光不正可分为 3 级，高度优先矫正，即双眼视力低于 0.3；中度优先矫正，即双眼视力低于 0.5；低度优先矫正，即双眼视力低于 0.7 者。上述论点是从公共卫生角度，对整个国家或一个大的群体而言，并不是针对某个具体患者。根据 2006 年全国第二次残疾人抽样调查的数据分析，视力残疾（含多重残疾）致残原因中，屈光不正排在第四位，占所由致残原因的 7.2%。随着经济发展，教育负担加重，中国儿童和青少年近视不仅发病年龄提前，发生率高，且发生后呈现发展趋势，已成为严重的公共卫生问题。

由世界卫生组织与一些国际非政府组织联合发起的"视觉 2020，全球行动消灭可避免盲，享有看见的权利"（*Vision 2020，Global Initiative for the elimination of Avoidable Blindness The Right To sight*），以下简称"视觉 2020"，是一项到 2020 年在全世界消灭可避免盲的全球行动。"视觉 2020"行动主要针对白内障、沙眼、河盲（即盘尾丝虫病，在非洲 30 个国家及 6 个拉美国家流行，是这些国家的主要的致盲眼病）、儿童盲、屈光不正和低视力进行防治。选定这几种疾病进行防治是因为其覆盖范围较广，且防治和干预是可行的。屈光不正不但是低视力的主要病因，同时也是可避免盲的主要病因，而人们对此又缺乏足够的认识，这便是将屈光不正与低视力列为"视觉 2020"防治疾病的主要原因。

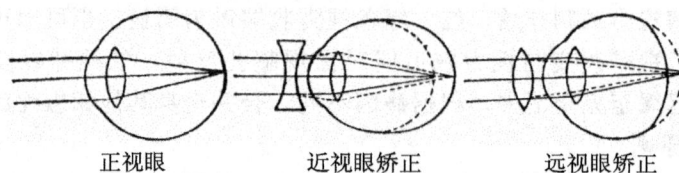

正视眼　　　近视眼矫正　　　远视眼矫正

图 7-14　正视眼　近视眼矫正　远视眼矫正

（一）近视眼

当眼的调节作用处于静止状态时，平行光线经过眼的屈光系统聚焦于视网膜之前，使从远距离目标上发出的光线不能在视网膜上聚成清晰的焦点，而是形成一个弥散圈，这种屈光状态，称为近视眼（myopia）。

1. 分类

（1）依据程度分类

① 低度近视：—3D 以下；② 中度近视：—3D～—6D；③ 高度近视：—6D 以上。

（2）依据病因分类

①轴性近视，是由于眼球前后轴过度发展所致。婴儿的远视眼是生理性的，随着发育，眼的前后轴也慢慢增长；成年人眼应当是正视或接近于正视，如过度即形成近视眼。②曲率性近视，是由于角膜或晶体表面弯曲度过强所致。③屈光率性近视，是由屈光间质屈光率过高所引起。

2. 病因

（1）遗传因素

高度近视的遗传倾向明显，低度、中度近视遗传倾向不很明显。有人对61个高度近视者进行家谱调查，结果表明：双亲均为高度近视者，其子女100％均为高度近视；双亲中的一方有高度近视，另一方为外表正常的近视基因携带者，其子女有50％以上患高度近视；双亲均无高度近视，子女一般不会患高度近视（双亲为携带者除外）。

（2）发育因素

随着年龄的增长和眼球的发育，眼轴逐渐加长，至青春期方发育正常。眼轴过度发育则形成近视，多在学龄时开始，到20岁左右停止发展，一般低于6D。若幼年的近视发展很快，到15～20岁时进展更速，以后减慢，这种近视常常高于6D，甚至可达20D、25D或30D。超过10D的近视，并有进行性加深的趋势，称为进行性近视或恶性近视，这种近视晚年可发生退行性病变，配镜不能矫正视力。

（3）病理因素

角膜弯曲度增大，晶状体弯曲度增大，睫状肌痉挛，房水屈光指数增加，眼外伤等。

（4）环境因素

包括精细目力工作、照明条件、阅读姿势、营养、疾病等。尤其是青少年的眼球正处于生长发育阶段，调节能力很强，球壁的伸展性较大，阅读、书写等近距离学习时眼的调节和辐辏作用使球壁逐渐延伸，眼轴拉长，近视程度越来越深，而且经休息和药物不能缓解，从而导致器质性（结构发生改变）近视或真性近视的发生。照明光线过强或过弱均能眼睛容易疲劳，眼睛因调节过度或痉挛而形成近视。经常在行车或走路时看书，由于身体在摇动，眼睛和书本距离无法固定，加上照明条件不好，加重了眼睛的负担，可引起近视。躺着看书，两眼与书本距离远近不一致，两眼视线上下左右均不一致，书本上的照度不均匀，都会使眼的调节紧张而且容易把书本移近眼睛，这样可加重眼睛负担2～3倍，日久就形成近视。课桌不符合要求，写字姿势不正确，使眼睛发生疲劳，久而久之就容易发生近视。经常看电视、玩电子游戏机，过长操作电脑引起眼的干燥和疲劳易引起近视。

近视的形成与营养不良有关。眼睛在生长发育期间缺乏某种或某些重要的营养物质，如维生素 A、维生素 B 和钙、铬、锌等，可使眼球组织变得比较脆弱，在环境因素的作用下，眼球壁的巩膜更容易扩张，眼球的前后轴伸长而导致近视的发生、发展。研究发现，多数近视儿童有爱吃零食、挑食、偏食的习惯，食品中缺乏营养物质或营养物质破坏较多。另外，如果长期嗜甜食，使血糖增高，血浆渗透压上升，也会使眼球晶体和房水渗透压上升，促使晶状体变凸，引起近视的发生。

胎儿发育时所处的环境条件也可能与近视眼有关。已发现新生儿近视与母体疾病有关，早产和出生时体重不足者，是新生儿近视发生的重要原因之一。

3. 致残特点

(1)视力下降

远视力差，近视力正常。即看远不清楚，看近清楚。

(2)眼疲劳

看远时喜欢眯着眼看，因为远处的物像在近视眼视网膜上形成的图像，是与瞳孔一样大小的朦胧圈。眯着眼看，可以减小瞳孔的直径，使朦胧圈缩小一点，看得清楚一些。经常眯着眼看东西，会使眼皮肌肉过度紧张，引起眼疲劳，如产生头晕、眼胀、看字串行等现象。许多近视的孩子为了看得更清楚一些，喜欢把书本放得很近，这样增加了眼睛的调节，也使眼睛容易发生疲劳。

(3)外斜视

近视眼视近物时，常常不需要调节，辐辏功能相应减弱，容易发生外斜视。

(4)飞蚊症

中度以上的近视眼可产生玻璃体液化、混浊，眼前有黑点随眼球转动飞来飞去，当仰望天空或注视洁白墙壁时更为明显。

(5)突眼

高度近视者因眼轴较长，眼球变大，眼球突出。

(6)视网膜病变

高度近视者可出现视网膜萎缩，黄斑出血，视网膜裂孔的形成，有的因此而发生视网膜脱离。

4. 矫正

(1)凹球镜片矫正

原则采用能获得最佳矫正视力的最低度镜片。例如，一个人戴上 2D、

2.5D、3D 的镜片，视力都能矫正到 1.0，则应选用 2D 的镜片。对高度近视眼第一次配镜，应先戴低度眼镜，待适应后再增加度数。儿童、青少年应散瞳验光，以防过度矫正。高度近视者可配角膜接触镜。

（2）角膜光学手术

如辐射状角膜切开术、角膜磨镶术、后巩膜加强术等。

5. 预防

消除不合理的用眼习惯。不要躺着或走路、乘车时看书；距离适当，书本和眼要保持 33 厘米；时间适当，用眼一小时应休息片刻或远视，或户外活动，或做眼保健操。消除或避免不适当的用眼条件，读书写字时，教室要有良好的照明及环境，教室的桌椅高低要适当，学生座位的前后左右定期调整，黑板要避免反光，印刷品字迹要清楚，不要在光线或阳光直射下看书写字；低视力者应使用印刷质量良好的大字课本。广泛宣传用眼卫生的常识，建立定期的视力检查制度，及时了解视力变化情况，对视力下降、眼位不正者早诊断早治疗，无效者早配镜矫正，低视力者选用助视器。积极参加体育锻炼，每天膳食要荤素搭配，合理营养，增强体质。

（二）远视眼

当眼的调节处于静止状态时，由于平行光线聚焦于视网膜之后，在视网膜上形成一个弥散圈，以致外界物体在视网膜上不能形成清晰的物像，这种屈光状态称为远视眼（hypermetropia）。

1. 分类

（1）依据程度分类

①低度远视：小于或等于＋3D；②中度远视：＋3D～＋6D；③高度远视：大于＋6D。

（2）依据病因分类

①轴性远视，即眼的前后轴比正视眼短。有些人在眼的发育过程中，由于内在（遗传）和外界环境的影响使眼球停止发育，眼球轴长不能达到正视眼的长度。②屈光曲率性远视，是由于眼球屈光系统中任何屈光体的表面弯曲度较小所形成的。角膜是易于发生这种变化的部位，如先天性的扁平角膜，也可由外伤或角膜疾病所致。③屈光指数性远视眼，由于晶状体的屈光效力减弱所致，如晶状体向后脱位、先天性扁平晶状体、无晶体眼等。

2. 病因

（1）眼轴过短

最常见，多为发育所致，如先天性小眼球。

(2)角膜和晶体的屈光力过低

多为先天性因素，如先天性扁平角膜、先天性扁平晶状体等。

(3)无晶状体眼或晶状体位置异常。

3. 致残特点

(1)视力下降

低度远视者，可被调节代偿，故远近视力均正常；中度远视者，远视力好而近视力差或远近视力均差；高度远视者，远近视力减退。幼年高度远视可造成弱视。

(2)眼疲劳

如眼眶隐痛、流泪、怕光、复视等，患者常不自觉的将读物向近处移位促使目标在视网膜上形成较大的像来补偿视物不清，造成一种"远视眼的近视表现"。

(3)内斜视

高度远视的儿童，由于过度调节而致过多的集合，久而久之导致内斜视。

4. 矫正

凸球面镜片矫正。学龄前儿童轻度远视，属于生理范畴之内者无须矫正，但视力减退明显或开始出现斜视者，必须散瞳验光，然后选择适度的凸球面镜片给予配镜。学龄儿童如有显著的视力疲劳，即使是轻度的远视，也要加以矫正。原则上配以能获得最佳矫正视力的最高度数的镜片。儿童的远视度随年龄增长常有减低趋势，故应每年验光一次，及时调整眼镜度数。

(三)散光

由于眼球各屈光面在各经线的屈光力不等，从而使外界光线不能在视网膜上形成清晰物像的一种现象称散光(astigmatism)。

1. 分类

(1)依据原因分类

①曲率性散光。主要是眼睛的各屈光间质各向的曲率不一致导致的；②角膜散光。由于外伤、手术、角膜疾病以及不合格的隐形眼镜的压迫等原因导致角膜表面各经线上的曲率不一致，大多是散光使角膜散光。③晶体散光。晶状体表面各经线上的曲率不一致，如圆锥晶体等。④光心偏离性散光。主要是晶状体半脱位、倾斜所致。⑤肌性散光。主要是睫状肌各方向上的屈光力不一致所致。⑥指数性散光。主要是由于屈光间质中各部分的折射率不一致所致。

(2)依据性质分类

①不规则散光。角膜各部分的屈光度不同，无规则可循矫正非常困难，常

由于角膜疾病、晶状体疾病等所致角膜或晶状体屈光面高低不平导致。②规则散光。这是指角膜在相互垂直的两条子午线上弯曲度不一样，屈光度不一样。可以矫正。规则散光根据各径线的屈光状态分为 5 种：a. 单纯远视散光，即眼球相互垂直的两条主径线一条位正视，另一条为远视；b. 单纯近视散光，即眼球相互垂直的两条主径线为一条正视，另一条为近视；c. 复性远视散光，即眼球在相互垂直的两条主径线上皆为远视，但远视程度不同；d. 复性近视散光，即眼球在相互垂直的两条主径线上皆为近视，但近视程度不同；e. 混合散光，即眼球在两条相互垂直的子午线上，一条为远视，另一条为近视。

2. 病因

圆锥角膜、角膜炎、角膜溃疡、眼外伤、眼手术后等。

3. 致残特点

(1)视力减退

看远看近均不清楚，视物模糊，似有重影。时常眯着眼视物，以减少散光。幼年高度散光可造成弱视。

(2)视疲劳

头晕、脑胀、恶心、流泪等。

(3)斜颈

高度不对称性散光可出现代偿性头部倾斜，久之形成斜颈。

4. 矫正

散光可通过验光以确诊，轻度散光而无症状者无须矫正。

(1)圆柱镜片矫正

伴有眼疲劳者，可用圆柱镜片以矫正。散光度数必须全部矫正。如果度数太高，不能适应一次全部矫正者，可先给较低的度数，到患者逐渐适应后，再全部矫正。由角膜病变造成的不规则散光则以配戴角膜接触镜为原则。

(2)激光手术治疗

激光治疗散光的手术方法有两种，分别为光学屈光性散光矫正角膜切开术和散光矫正角膜切开术。

(四)屈光参差

屈光参差(anisometropia)，又称屈光不等，即两只眼睛的屈光度数不相等。一般两眼都具有一定程度的屈光参差，绝大多数在 2D 以下。屈光参差在 2D 以下者，仍可获得良好的双眼单视功能。屈光参差超过 2.5D，为病理性屈光参差。

1. 分类

根据两眼的屈光的性质分类：①单纯性远视或近视屈光参差，即一眼正视，另一眼近视或远视；②复性远视或近视屈光参差，即两眼都是远视或都是近视其度数不等，也称同种屈光参差；③单纯散光性屈光参差，即一眼正视，另一眼散光；④复性散光性屈光参差，即两眼都有散光，程度不等；⑤混合性屈光参差，即一眼为远视，另一眼为近视，也称异种屈光参差。

2. 病因

(1)发育因素

在出生时或出生后眼的发育过程中，两眼的眼轴发育不平衡引起屈光参差。

(2)斜视

屈光参差经常发生于斜视之后，主要是由于斜视影响斜视眼的视功能发育。

(3)眼外伤和眼手术

损伤的疤痕和一些手术(如人工晶体的植入、角膜移植等)可造成屈光参差。

(4)其他疾病

如上睑下垂、角膜溃疡、视网膜病变、黄斑水肿、玻璃体积血、核性白内障等。

3. 致残特点

(1)双眼融合困难

为避免模糊物像的干扰，患者不自主地用屈光度数较低、视力较好的眼视物，而对屈光度数较高、视力较差的眼采取抑制作用，即单眼单视。单眼视力无正常的深度觉和立体视觉。在视觉发育尚未成熟的阶段，双眼单视功能不能形成。

(2)弱视

单眼单视形成后，屈光度数较低眼的视网膜不断受到正常的视觉刺激，并通过视觉传导系统将视觉信息传递至视中枢形成视觉，使视功能得到正常发育。屈光度数较高眼的模糊不清物像的信息被抑制，视中枢对该眼的视觉信息不发生反应，久之形成弱视。

(3)斜视

废用眼视功能长时间被抑制而废弃不用，则容易出现斜视。

(4)交替视

一种情况是双眼视力均较好的病例，两眼均能注视目标，可交替使用两眼。另一种情况是患儿一眼为近视，另一眼为正视或轻度远视，会不自主地看近时用近视眼，看远时用正视或远视眼，形成交替使用双眼的规律。

4. 矫正

屈光参差发生年龄越小，对视功能的影响越严重。因此，屈光不正的矫正原则是：早期发现，尽早配镜，充分矫正，坚持戴镜。两眼屈光参差过大，应考虑戴角膜接触镜矫正。可参考近年来有采用准分子激光自动角膜板层成形术和角膜表层镜片术等治疗儿童屈光参差的报道。对于已经形成弱视的患儿，在矫正屈光参差的前提下，治疗增视治疗（见弱视治疗）。

八、斜视

正常情况下看东西时，视中枢通过神经支配着眼外肌，保证两眼球协调运动，两眼视轴同时指向目标，使物像聚焦于两眼视网膜的黄斑中央凹，经视神经送往中枢，在脑内被综合成单一的印象，称为双眼单视。当视中枢、视神经或眼外肌任何一部分发生问题，两眼球之间的运动不能协调一致，不能同时注视同一目标，仅一只眼的视轴指向目标，另一只眼的视轴偏向目标的一侧（黑眼珠出现偏斜），即为斜视（strabismus）。斜视一般可分为内斜视（向鼻侧方向偏斜）、外斜视（向耳朵方向偏斜）以及上斜视和下斜视（图 7-15）。

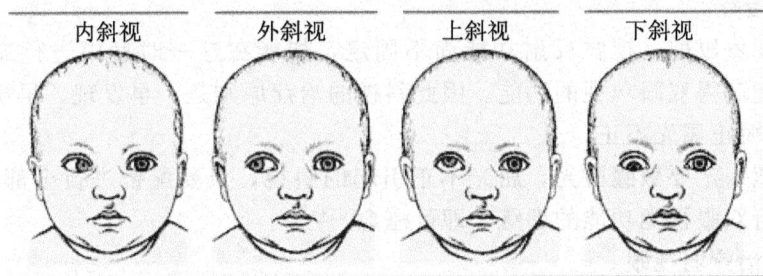

图 7-15 斜视

根据发病的原因分为共同性斜视与麻痹性斜视两种。

（一）共同性斜视

主要由于大脑高级中枢发生障碍，眼外肌本身和支配眼外肌的神经及神经核并没有病变而出现的眼位偏斜称为共同性斜视（concomitant strabismus）。常发生在学龄前儿童。

1. 病因

(1)家族史

目前认为斜视可能为多基因遗传。父母斜视者，其子女斜视的发病率高，兄弟姐妹同患斜视的机会多；也可能与相同的环境因素影响有关。

(2)发育因素

双眼视觉是婴儿期借助于视网膜对应点将图形信息传入中枢融合为一的过程而建立的条件反射。在这个条件反射形成的过程中，由于惊吓、头部创伤、高热、麻疹、百日咳等儿科疾病影响或破坏视觉中枢的发育，从而发生斜视。胎儿期母体疾病、难产、宫内缺氧、新生儿窒息等也可影响视觉中枢的发育。

(3)调节因素

远视眼为看清近物需高度调节，过度的辐辏引起内斜；反之，近视眼不太需要调节，辐辏功能相对不足而引起外斜。

2. 致残特点

眼球向各方向的运动正常。任意用一只眼注视时，另一只眼向内或向外偏斜。起初，两只眼的视力都正常。由于总有一只眼的眼位异常，故表面看起来是双眼视物，实际上只有一只眼视物。虽有斜视但无复视，斜视眼的功能总是处于抑制状态，如发生在 5 岁之前，很容易形成弱视。

3. 治疗

在 5 岁以前，视觉反射功能尚不固定，如能在这一时期内进行充分的治疗，多能获得双眼单视的功能。因此斜视的治疗原则是：早发现、早矫治。

(1)矫正屈光不正

儿童一定要散瞳验光。屈光不正引起的斜视，只要配镜进行全部的矫正，同时进行双眼视觉功能的训练，即可痊愈。

(2)治疗弱视眼

见弱视部分。

(3)眼肌训练

早期到医院用弱视镜、立体镜或同视镜等进行训练，不仅对斜视眼位的矫正有很大帮助，而且对弱视眼的视力和双眼单视功能的恢复能起到良好的作用。

(4)障碍爬

双眼会聚的中枢位于脑干，爬行能够调整脑干的功能。障碍爬能调动孩子的主观能动性，特别是有趣的障碍物设计和家长的积极参与，使孩子在兴奋状态下进行爬行，效果很好。

(二)麻痹性斜视

由于支配眼外肌的神经(包括神经核)或眼外肌本身病变,使眼睛向某一方向不能转动者,称为麻痹性斜视。

1. 病因

(1)先天性因素

主要为先天性发育异常、产伤或出生早期患各种疾病(脑炎、脑膜炎等)引起。

(2)后天性因素

炎症(如周围神经炎、脑炎、脑膜炎等)血管性病变、肿瘤、外伤、中毒(如一氧化碳、铅等)。

2. 致残特点

(1)眼球运动受限

眼球向麻痹的眼外肌作用方向运动时明显受限,眼球斜向麻痹肌作用方向的对侧。

(2)复视

将一个物体看成两个的现象称为复视。由于物像分别落在注视眼的黄斑部和斜视眼黄斑外的视网膜上,而这两个点不是视网膜的对应点,所以在中枢感觉为两个物像。由于复视,患者看东西容易产生眩晕,走路步态不稳。

(3)代偿头位

为避免或减轻复视的干扰,头向麻痹肌作用的方向偏斜。

3. 治疗原则

主要是查明原因,针对病因治疗。如果非手术治疗效果不好,可考虑手术治疗。

九、弱视

中国儿童弱视、斜视防治学组于 1987 年 10 月规定:凡眼部无明显器质性病变而戴矫正眼镜后视力低于 0.9 者称为弱视(amblyopia)。按视力程度分为:轻度弱视,视力 4.9(0.8)～4.8(0.6);中度弱视,视力 4.7(0.5)～4.5(0.2);重度弱视,视力低于或等于 4.0(0.1)。弱视是一种发育性疾病,

1. 病因与分类

(1)斜视性弱视

斜视性弱视(strabismic amblyopia),指由于斜视眼的黄斑功能长期受到抑制而形成弱视。斜视发病越早,产生抑制越快,弱视的程度越深,这种弱视是

斜视的结果，是继发性的、功能性的、可逆的，早期治疗，预后较好。极少数原发性者即使在积极治疗下视功能改善也不显著。

（2）屈光参差性弱视

屈光参差性弱视（anisometropic amblyopia），指当两眼的屈光参差超过2.5D以上时，度数低的眼睛看东西清楚，度数高的眼睛看东西不清楚，大脑无法把两个清晰度不同的物像融合为一，于是避重就轻，对度数高的那只眼采取主动抑制而形成弱视。这种弱视也是功能性的，预后良好。

（3）形觉剥夺性弱视

形觉剥夺性弱视（form deprivation amblyopia），指在婴幼儿视觉尚未发育成熟的时期，视网膜没有得到足够的图形刺激而使视觉中枢发育障碍形成弱视，如先天性白内障、上睑下垂遮盖瞳孔、角膜白斑等。由于某种原因遮盖婴幼儿眼一周，也可造成形觉剥夺性弱视。3岁以后由于遮盖眼睛而引起弱视的可能性较小。形觉剥夺性弱视不仅视力极差，而且预后不好。

（4）屈光不正性弱视

屈光不正性弱视（ametropic amblyopia），发生在高度屈光不正又没有戴过矫正眼镜的儿童。在儿童屈光参差性弱视中，大部分为远视性屈光参差。弱视的程度与屈光参差发生的年龄有关，年龄越小，弱视程度可能越严重。多数学者认为，近视性屈光参差发生弱视的可能性较小，因为近视眼的近视力多正常。同时，近视性屈光参差的发生较晚，很少发生在视功能发育敏感期，即使近视性屈光参差引起弱视，程度也往往较轻。由于双眼的屈光度相差不是太大，不存在物像融合障碍，一般不会引起黄斑部功能的抑制。只要配戴合适的眼镜，视力自能逐渐提高，但需要较长的时间，依弱视程度而定，一般需要2～3年。若能配合良好的治疗，疗程可明显缩短。

（5）先天性弱视

先天性弱视（congenital amblyopia），指患儿出生就有明显的器质性病变，如新生儿视网膜或黄斑出血、眼球震颤、全色盲等导致。由于先天性弱视有器质性病变的存在，故疗效不佳。

2. 致残特点

（1）视力减退

屈光矫正后视力仍不足0.9。

（2）斜视

一半以上患者患有不同程度的斜视。

（3）拥挤现象

表现为对单个字体的识别能力比对同样大小但排列成行的字体的识别能力

要高得多的现象。因此用普通的视力表（在 0.1～0.3 行处只有 1～3 个字）作为检查弱视的程度和治疗效果的依据是不完全恰当的。为了克服这些不足，Tommila 设计了一种新型视力表，每一行的字数相等（图 7-16）。

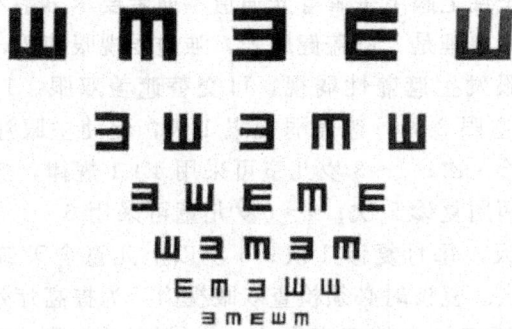

图 7-16　Tommila 视力表

（4）异常固视

用黄斑中央凹以外的某点注视目标。注视点离中央凹越远，该弱视眼的视力越差。

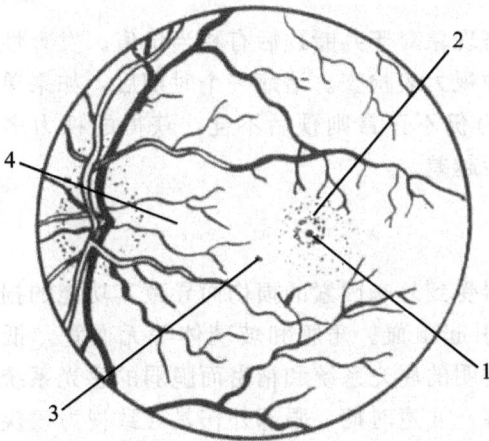

1. 黄斑中心凹注视
2. 旁中心凹注视
3. 旁黄斑注视
4. 周边注视

图 7-17　眼底镜下的注视地位

3. 治疗

弱视是一种发育性疾病，只有在视觉发育的敏感期进行治疗，弱视才有可能治愈。治疗年龄越小，效果越好，疗程越短。专家认为：最好在 6 岁以前进行弱视的筛查。弱视的治疗方法有：遮盖疗法、视刺激疗法（光栅刺激疗法）、压抑疗法、红色滤光胶片法、后像疗法等，遮盖疗法结合精细目力的家庭作业，是疗效可靠而容易被家长和孩子接受的方法。压抑疗法适合于年龄较大，弱视眼视力＜0.1 以及不能坚持遮盖或遮盖疗法失败者。对婴幼儿中患有先天性白内障或单眼完全性上睑下垂者等光通道不通者要尽早手术治疗。

遮盖疗法的治疗原理是：遮盖健康眼，强迫弱视眼使用，促进弱视眼视觉发育。为防止健康眼发生遮盖性弱视，可交替遮盖双眼。1 岁以下儿童采取 3∶1 规律，即遮盖主眼 3 天，遮盖弱视眼 1 天，促使主眼注视，以免发生遮盖性弱视，每周复诊 1 次；1～3 岁儿童可采用 4∶1 规律，遮盖主眼 4 天，遮盖弱视眼 1 天，每两周复诊 1 次；4～6 岁儿童可采用 6∶1 规律，遮盖主眼 6 天，遮盖弱视眼 1 天，每月复诊 1 次；6 岁以上儿童全天遮盖，无须盖弱视眼，每两月复查 1 次。复诊时必须检查双眼视力。为提高疗效缩短疗程，让患儿用弱视眼做一些精细目力的家庭作业，如描图、绘图、穿针、穿珠、剪纸等。家庭作业的量和项目必须因年龄和兴趣而定，但必须按规定完成，并持之以恒。

必须注意，所有弱视的治疗都必须在屈光不正的矫正基础上才能实施，即屈光不正的矫正是弱视治疗的重要内容。对屈光参差太大者，可配角膜接触镜。

治疗结束时，患者有无拥挤现象对于判断预后有相当价值。发育性弱视患者应有单个字体和行列字体两种视力表检查。治疗一个时期后，如果单个字体的识别力变为正常而行字体视力仍不正常则预后不佳，获得的视力多不能维持。二者之间的差别越大，预后越差。

十、眼外伤

眼外伤是指眼球及其附属器受到外来因素的损伤而导致其功能的损害。眼球富于血管组织，外伤后易于引起出血。角膜和玻璃体等无血管，抵抗力较低，易造成感染。由于眼球有透明的屈光系统和精密而脆弱的感光系统，轻微的外伤也会引起视力的严重损害。儿童时期，眼部外伤是导致视力残疾的常见原因之一。据统计，我国儿童眼外伤的发病率占外伤总数的 15％～27％，占全部眼外伤的 40％，各类眼外伤的致盲率高达 60％～70％。我国儿童眼外伤发生率农村高于城市，男孩多于女孩，男女比例约为 8∶1。

(一)病因

由于不同年龄组的儿童身心特点不一，因而致伤的原因也不同。新生儿时期，多由于病理分娩或助产者操作不当而引起。1～3 岁年龄段的婴幼儿眼外伤发生率最高。由于这个年龄段的孩子刚学会走路，步态蹒跚，很容易跌倒，因而碰到桌椅的棱角、地面的石块或手里拿着的玩具等造成伤害。学龄前期（3～7岁）的儿童，对周围事物有强烈的好奇性，喜欢模仿大人做事，但又缺乏一些自我保护的知识，随时随地都有可能发生眼外伤的可能。学龄时期（7岁以后）的儿童，与外界接触的机会更多了，受伤的机会也更多了。导致儿童眼外伤的常见原因有以下一些。①尖锐物品戳伤。儿童随手拿一些剪刀、针、锥子等尖锐物品当玩具或做针线活，一不小心戳伤眼睛。②危险的玩具打伤。弓、箭、矛、木棒、弹弓、气枪等玩具很容易碰伤或打伤眼睛。孩子之间相互用泥土、石块打斗，也很容易引起击伤眼部。③热烧伤。多由于热水、热油、热煤灰、火焰等触及眼部所致。④爆炸性损伤。孩子们喜欢放鞭炮，但在燃放时不分地点、场合或点不响时走近去瞧，爆炸物突然爆炸而伤害眼睛。此外儿童误玩雷管等爆炸物造成眼部严重爆炸伤，也是常见的导致眼外伤的原因。⑤化学烧伤。眼部的化学烧伤在工厂、农村、实验室、学校或家庭生活中经常能够遇到。有的化学物品放置不当被孩子误碰翻，溅到眼部而导致烧伤。有的建筑工地堆放石灰未加特别的防护，孩子跑到石灰堆里玩耍时，不小心跌入石灰堆中眼睛被石灰烧伤。在农村则常为氨水等化肥溅入眼内所致的烧伤。⑥动物抓伤。孩子与动物玩耍时，被动物抓伤。⑦摔跤扎伤或撞伤。幼小的孩子容易摔跤，当孩子拿者碗或杯走路或跑步时，不小心摔跤容易被碎碗、杯片扎伤眼睛；有时儿童不小心被桌椅撞伤。⑧日食灼伤。儿童在日食时用肉眼看太阳，阳光中的可见光线和红外线经过晶状体聚焦于黄斑，使视网膜发生灼伤。

（二）致残特点与急救原则

1. 眼睑外伤

眼睑被钝器或拳击伤，容易引起眼睑皮下出血、肿胀，有青紫淤斑。

早期（即伤后24小时内）用冷敷，每日三次，目的是使血管收缩，减少出血；1～2天后改为热敷，目的是使血管扩张，促进血液的吸收。一般一周内淤斑自行消退，无需特殊治疗。尖锐的器具，如刀、剪刺入或割破引起眼睑裂伤，应到医院诊治。

2. 角膜、结膜异物与眼内异物

角膜、结膜异物，眼部感觉磨痛、流泪。异物进入角膜引起角膜混浊、溃疡和白斑，影响视力和外观。异物进入眼内后果更为严重：金属异物形成的化学性损害（生锈）可严重破坏眼球组织；异物可引起感染性眼内炎和眼球萎缩。

翻开眼皮，用干净的棉签或手帕轻轻地将异物擦出；若异物落在角膜上，用淡盐水冲洗；如异物冲洗不掉，则在充足的光线下找到异物，再用棉签蘸点消炎眼药水或凉开水轻轻擦出角膜异物；若仍不易擦掉异物，到医院诊治。角膜损伤时，眼睛有明显的疼痛、怕光、流泪。对于角膜的损伤，轻者滴抗菌素眼药水(膏)，较重者用0.5%地卡因，一滴止痛，并涂消炎眼药膏，包眼，一般3~4天可痊愈。眼内异物应立即到医院由眼科医师手术治疗。

3. 眼球挫伤

由于打击、震荡和压迫等冲击力量所造成的眼球损伤称为眼球震荡伤或挫伤。眼球挫伤可引起虹膜断裂、前房和玻璃体积血、视网膜出血、水肿、裂孔、脱离与继发性青光眼。

挫伤的治疗以对症处理为主。如有伤口，清创后缝合。伤口有组织脱出，抗生素冲洗后可归还进去。白内障或晶状体脱位可予以手术摘出。继发性青光眼药物控制无效者可考虑手术治疗。对角膜血染经久不退者可作角膜移植术。

4. 眼球穿孔伤

锐利的或高速飞溅的物体最易穿破眼壁而造成穿通性眼外伤称眼球穿孔伤。眼球穿通伤大多发生在眼球前部，角膜、角膜缘及前部巩膜，受伤者自觉有一股"热泪"涌出，随即视物不清并伴有疼痛，穿孔部位临近的眼内组织往往同时受到损伤。眼球穿孔伤可造成一系列损伤性变化：眼球壁有伤口、眼内感染、眼球内异物、交感性眼炎。

发生眼球穿孔性外伤后，应立即做出必要的处理：让受伤者立即躺下，严禁用水冲洗伤眼或涂抹任何药物。对于插入眼球里的异物原则上不应将其硬行拉出。有的伤口会有一团黑色的虹膜或胶胨状的玻璃体等眼内容物冒出，此时绝不可将其推回眼内，以免造成感染。尽快用干净的布把眼部轻轻包扎起来送医院，严禁加压。所有眼部外伤均需双眼包扎，以免健眼活动带动伤眼转动而加重伤情。原则上不要敞着伤口长途转送以免加重伤势，增加感染的危险。在运送中要劝阻患儿哭闹，尽可能减少颠簸和震动以减少眼内容物的涌出。将致伤物一起送往医院，以便医生了解病情。千万不要随便揉眼或自己动手查看，以免引起眼内组织的进一步脱出或感染。如果伤眼的视功能已丧失，眼内反应很重者，为保护健眼，应及时摘除伤眼。

5. 化学性眼外伤

凡因腐蚀性化学物质与眼部接触所造成的组织损伤，称为化学性眼外伤。一般酸性物质接触眼组织后，立即与组织内的蛋白质凝结，凝结的蛋白反过来阻止了酸性物质进一步腐蚀组织，因此，病变多局限于被接触部位，较少向深部组织渗透，从而酸烧伤的创面较浅，边界清楚，受伤组织反应较轻且比较容易修复。碱性物质除与组织内蛋白结合外，还与脂肪组织结合起皂化作用，使组织溶解，导致碱性物质继续迅速向四周和深部组织渗透，对眼内其他组织造成严重破坏。

化学烧伤的治疗要争分夺秒，其原则有以下几点。①急救洗眼。最为重要的是现场急救。就近取净水或自来水大量冲洗，或将面部侵入水盆，拉开上下眼睑，摆动头部，将溅入眼内的酸、碱物质彻底洗净，然后弄干净结膜囊内及眼球表面黏着的残渣。②眼部用药。酸性烧伤用弱碱性药，碱性烧伤用弱酸性药滴眼。石灰烧伤的患者用0.5%依地酸二钠眼药水每小时点眼一次，以将渗入角膜内的钙质溶解排出。③预防感染：全身应用抗生素药，局部滴抗生素眼药水、眼药膏。④防止粘连：眼内滴鱼肝油或液体石蜡，每日用消毒玻璃棒分离结膜囊以防止眼球粘连。

6. 鞭炮炸伤眼睛

轻者头发、眉毛、睫毛烧焦，眼睑和面部皮肤、结膜、角膜的烧伤，重者可致眼球穿孔伤、眼内异物伤，甚至会合并全身其他部位的损伤，如颅脑、胸腹、四肢的损伤，个别人可能因伤势过重而死亡。

首先小心用清水清除伤者眼部、面部的污物及沙石颗粒等。清水不仅能清除尘土等细小异物和血迹，还能使被灼伤的局部组织降温，并清除创面残留的化学物质，减轻进一步损害。如果皮肤表面形成水疱，小心不要弄破水疱，更不要涂龙胆紫等有颜色的药水、药膏。出血不止者，可用干净的纱布或毛巾用力压住伤口，起到止血的作用。有眼球破裂伤、眼内容物脱出等情况，应以清洁纱布或毛巾覆盖后立即送医院。如果受伤者合并颅脑、胸腹、四肢的损伤，更要刻不容缓地送往医院救治。

7. 交感性眼炎

当一只眼受伤后（刺激眼），有时可引起对侧眼（交感眼）炎症。起初交感眼有轻微的自觉症状，如眼痛、畏光、流泪、视力模糊等，逐渐刺激症状明显。随着病情发展出现葡萄膜炎症，房水混浊，虹膜纹理不清，瞳孔缩小，虹膜后粘连，瞳孔闭锁，玻璃体混浊，视乳头充血、水肿等。如治疗不及时和治疗不规范，大多数患者表现为复发性慢性葡萄膜炎。炎症每复发1次，对眼组织损害加重1次，常并发继发性青光眼、并发性白内障、慢性黄斑囊样水肿等，严重者失明。交感性眼炎发生时间短则在受伤后几小时，多在受伤后2～8周，90%发生在1年以内，长者可在受伤后40年以上。刺激眼伤及睫状体，或伤口内有色素膜嵌顿，或眼内有异物更容易发生。可能与免疫反应有关。是眼外伤最严重的并发症。

最重要的是及时使用有效的免疫抑制药和给予规范的治疗方案，彻底控制炎症反应，避免并发症的发生。在糖皮质激素应用之前，仅有 45％ 的患者能够保留有用的视力。近年来，随着糖皮质激素和其他免疫抑制药的合理应用，约 75％ 的患者视力可达 0.5 以上。刺激眼经过早期积极治疗视力已完全丧失者应早期摘除。

(三)预防措施

①家长和老师应对学生讲解眼外伤原因和危害，加强安全教育，让儿童增强自我保护意识。②把刀、剪等危险物品放到儿童不能触及的地方。③不要让孩子玩一些带尖、带刃的尖锐物品；不买劣质、袭击性玩具，不让儿童玩一次性注射器(据报道，在眼球穿通伤中 10％ 是废弃注射器致伤的)。④让孩子远离酒精、石灰等化学物品。⑤远离放烟花、鞭炮地点，更不要让他们自己燃放烟花爆竹。

第八章 言语残疾

第一节 言语能力发展的生理条件

语言是人类特有的、用来进行信息交流的一种符号系统。言语是运用这种符号系统交流信息的行为，包括口头形式（说话）和书面形式。换句话说，言语是把语言符号按照语言的规则排列起来表达具体的内容。本章主要讨论口头形式的言语障碍。

健全的生理条件为言语能力的发展提供了物质基础。与言语行为有关的主要生理条件包括神经系统（主要是与语言有关的语言中枢及其信息传出通路）、运动系统（主要是发音器官）和听觉器官（见第六章第一节）。

一、神经系统

（一）语言中枢

在中枢神经系统内，功能相同的神经元细胞体汇集在一起，调节人体某一项生理活动的结构称为中枢。语言中枢是大脑皮质上对语言机能具有调节作用的神经细胞群，是人类大脑皮质所特有的。婴幼儿时期的两个大脑半球都有形成语言中枢的基础，以后在一侧半球上逐渐发展语言中枢，语言中枢所在的半球为优势半球。优势半球的产生和劳动分不开。临床实践证明，右利者（惯用右手的人），其语言区在左侧半球；大部分左利者，其语言中枢也在左侧，只有少数位于右侧半球。儿童时期如在大脑优势半球尚未建立时，左侧大脑半球受损伤，有可能在右侧大脑半球皮质区再建立其优势，使语言机能得到恢复。

1. 运动性语言中枢

运动性语言中枢又称说话中枢，位于额下回后 1/3 处（44 区和 45 区），紧靠中央前回下部，又称 Broca 氏回（布洛卡区）。说话中枢具有编制发音说话程序、分析综合与语言有关肌肉性刺激的功能。此处受损，患者与发音有关的肌肉虽未瘫痪，但构音器官各部分运动不能协调，因而丧失了说话的能力，临床上称运动性失语症。

2. 听性语言中枢

听性语言中枢又称听话中枢，位于颞上回后部（42 区和 22 区）。听话中枢负责对语音的精确分析语综合，分辨语音，形成语义，调整自己的语言和理解别人的语言。此处受损，患者能讲话，但混乱而割裂；能听到别人讲话，但无法辨别语言声音和语义，对别人的问话常答非所问，临床上称为感觉性失语症。

3. 视运动性语言中枢

视运动性语言中枢又称书写中枢，位于额中回的后部（6 区和 8 区），与头眼联合旋转运动中枢相重叠，并与中央前回支配手运动的区域相邻。书写中枢控制书写行为。此处受损，虽然其他的运动功能仍然保存，但写字、绘画等精细运动发生障碍，临床上称为失写症。

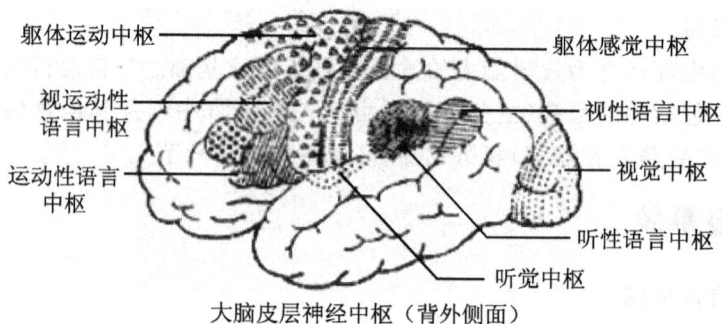

图 8-1　语言中枢

4. 视性语言中枢

视性语言中枢又称阅读中枢，位于顶下叶的角回（39 区），靠近视中枢。阅读中枢是听觉信号和视觉信号的联系整合区，文字的图形和读音在这里建立联系。此中枢受损时，患者视觉无障碍，但原来识字的人变为不能阅读，失去对文字符号的理解，称为失读症。

5. 命名中枢

命名中枢位于枕叶和颞叶交界区（主要是 37 区及 21 区和 22 区的后部）。此区损伤的临床特点是患者言语、书写能力存在，但词汇遗忘很多，物体名称遗忘尤为显著。如让患者说出指定物品名称则更显困难，经人提示可立即将该物名称说出，但不久又迅速遗忘，故称为命名性失语症。

6. 前额联络区

大脑半球额叶的最前端有一广大区域，称为前额联络区。前额联络区在人形成意向、运筹规划、调节和监督自己的行动使之与目的、计划相适应起决定性的作用，能产生说话的动机和愿望。前额联络区受伤者虽仍能表现简单的智能活动，保留执行操作活动的能力，但不能从事综合性与推理性的思考活动，丧失说话的愿望，不主动说话，或被动地模仿、重复别人的话，出现主动性言语障碍。

7. 语言形成区

语言形成区位于优势半球颞叶与枕叶交界区。此区储存着各种物体名称的信息以及组词造句的语法规则。

8. 听觉中枢

听觉中枢位于颞横回(41 区和 42 区)。颞横回埋在大脑外侧裂的内面，由一些短小、斜行的脑回组成。虽然一侧听觉中枢接受双侧听觉冲动的传入，但对传入神经冲动的精确鉴别是由优势半球的颞横回完成的。语音信号在这里被增强、分析、组合、识别，转换为语音的表象。

9. 听觉联络区

听觉联络区位于颞中回和颞下回，其功能是协助听觉语言中枢编排音位序列和理解语法关系。它负责听觉刺激意义的学习、习得经验的储存以及唤起经验赋予听觉刺激以意义等。如果听觉联络区受损伤，就失去对外部声音刺激的理解和判断。这时虽有声音刺激感觉，但不能判断是一种什么样的声音，会产生听而不闻的现象。

(二)运动传导通路

皮质中枢下达的言语运动指令由锥体系、锥体外系以及与发音有关的运动神经传导到发音器官。锥体系由大脑皮质的中央前回和它所发出的下行神经纤维(锥体束)组成，支配着脑干和脊髓的运动神经核(皮质脑干束和皮质脊髓束)。由脑干和脊髓的运动神经核发出运动神经纤维，支配着身体骨骼肌的随意运动。与发音有关的运动神经有：三叉神经、面神经、舌咽神经、迷走神经、舌下神经、肋间神经、膈神经等。锥体外系由锥体外皮质、皮质下核团及其各种下行传导束组成，包括小脑系统和基底神经核系统，其主要机能是维持肌张力，协调锥体系的运动机能，使其运动更为精确。

二、发音器官

呼吸器官除了呼出二氧化碳、吸入新鲜氧气的呼吸功能外，还有重要的发音功能。因此，呼吸器官又是发音器官。发音器官依据运动传导通路传来的信息，相互协调运动，把语言表象转变为声音。即呼出气流经过声带的震动形成一种基本的喉音，然后通过声道的修饰，产生特定形式的言语声。呼吸器官由呼吸道、肺以及容纳肺的胸廓和引起胸廓运动从而改变肺容积乃至改变肺内压的呼吸肌共同组成，从发音的角度可以分成动力器官、发声器官和构音器官。

(一)动力器官

动力器官包括肺、胸廓和呼吸肌，其主要作用是提供充足的压力与气流来启动和维持发声，是言语产生的动力源。如果没有气流呼出，将无法产生言语声。

肺，位于胸腔内，左右各一。进入肺的支气管，在肺内反复分支，越分越细，最后成为直径小于1毫米的细支气管。细支气管的管壁的某些部位向外突起，形成肺泡。肺泡是气体交换的场所。肺本身不能主动收缩。呼吸时空气进出肺，有赖于胸廓的周期性运动。胸廓扩大，肺随之扩张，外界空气吸入肺泡，形成吸气运动；相反，胸廓缩小，肺因本身的弹性回缩而缩小，肺泡的气体被排出体外，形成呼气运动。胸廓的节律性扩大与缩小称为呼吸运动。呼吸运动的实现，是由于附着于胸廓的呼吸肌活动的结果。呼吸肌的舒张与收缩是实现肺通气的动力。主要的呼吸肌是隔肌和肋间肌。收缩时使胸廓扩大的肌肉称吸气肌，收缩时使胸廓缩小的肌肉称呼气肌。一些在用力呼吸时参与呼吸运动的肌肉，如颈部肌肉和腹部肌肉，是呼吸的辅助肌。

1. 腹式呼吸

膈肌形如钟罩，位于胸腔与腹腔之间，形成胸腔的底。当膈肌处于松弛状态时，膈肌向上隆起。膈肌收缩时，隆起部分向下降低，压迫腹腔脏器使腹壁膨出，胸廓的上、下径延长，扩大胸腔容积，产生吸气动作。呼气时，膈肌舒张，腹壁因弹性回缩，腹腔脏器上推，膈肌隆起部分上升，恢复原位。由于膈肌的升降造成腹壁的起伏，因此，将主要以膈肌运动进行呼吸运动的方式称为腹氏呼吸。

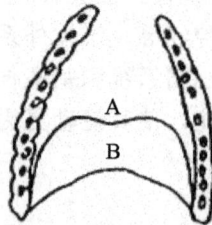

图 8-2　膈肌运动改变胸腔容积

2. 胸式呼吸

人体的肋骨共有 12 对，自脊柱向前下方斜行，怀抱胸腔。除第 11 和第 12 对肋骨外，都以软骨组织与胸骨相接，可以做一定程度的上下移位。肋骨之间有内、外两层斜行的肋间肌，外层叫肋间外肌，内层叫肋间内肌。肋间外肌的肌纤维从上一肋骨下缘的后方，走向下一肋骨上缘的前方，收缩时，肋骨上举外翻，增大胸腔的前后径和左右径。肋间内肌的肌纤维从上一肋骨下缘的前方，走向下一肋骨上缘的后方，收缩时，胸腔的前后径和左右径缩小。吸气时，肋间外肌收缩，增大胸腔容积；呼气时，肋间外肌舒张，胸腔弹性复位。由于肋间肌的活动引起胸壁的起伏，因而将主要依靠肋间肌进行呼吸运动的方式称为胸式呼吸。

在平静呼吸时，吸气是由隔肌和肋间外肌收缩所引起，是主动的；而呼气是由隔肌和肋间外肌的舒张所导致的胸廓弹性回位，是被动的，没有肌肉参与收缩。在用力吸气时，除加强隔肌和肋间外肌的收缩强度外，辅助呼吸肌也收缩，使胸廓进一步扩大；用力呼气时，除吸气肌松弛外，呼气肌和一些辅助呼吸肌也收缩，使胸廓进一步缩小，此时呼气也成为主动动作。当呼气与吸气都非常用力，并有"喘不过气来"的感觉时，称为呼吸困难。儿童胸部呼吸肌不发达，主要靠膈肌呼吸，呼吸肌容易疲劳。

3. 言语呼吸

言语产生依赖于声带震动时呼出的气流，因而人们总是边说话边吸气，这种呼吸称为"言语呼吸"。言语呼吸有以下特点。①吸气快而深。为了保证言语的连续性，首先要尽快储备足够的呼出气体量。因而，在说话之前或说话的过程中，呼吸肌积极参与产生了深吸气的动作。研究表明，平静呼吸时，每次吸入的气体量为 500 毫升；而说话时，每次吸入的气体量为 1000～1500 毫升。由于鼻腔通道相对较窄，故通常用口呼吸，以满足快速深吸气的需要。②呼气时期长。膈肌的逐步松弛有助于形成稳定的呼出气流，以保证一口气能连贯地说出几个词或完整的句子是非常重要的。呼出的气流量与言语声的大小成正比，即声音越大，呼出的气体量越多。③呼吸频率慢。由于呼气时期长、吸气动作深，因而单位时间内的呼吸频率减慢。平静呼吸的频率为 16～18 次/分，呼气期与吸气期之比为2：1；言语呼吸的频率为 8～10 次/分，呼气期与吸气期之比为 5：1 至 10：1。

（二）发声器官

喉是气体通道，也是发声器官，上接喉咽，下接气管。喉由软骨、肌肉、韧带、黏膜共同构成。软骨是喉的支架，喉肌肉和韧带附着于喉软骨之间或外面，围成喉腔。喉腔的上口叫喉口。喉腔内面衬有黏膜与咽和气管延续，并形成左右对称的上、下两对黏膜皱襞。上对称为室襞或称为前庭襞（假声带），有保护作用，两侧前庭襞之间的裂隙称前庭裂。下对叫声襞（声带），两声襞之间的裂隙叫声门裂（声门）。喉腔被上、下两对自外侧壁突入腔内的黏膜皱襞分为三部分：喉前庭、喉中间腔、声门下腔。吸气时，声门打开，空气经声门到达肺部；发声时，声门闭合，呼出的气体挤开声门，使声带产生震动从而形成言语的基本声源。声带的震动幅度和频率，取决于呼出空气的压力、声带的构造（长度和厚度）以及声带的紧张度等因素。喉肌是骨骼肌，按其功能分为两组肌群，一组使声门裂开大或缩小，另一组使声带紧张或松弛。因此，喉肌的运动使声门开大或缩小，声带紧张或松弛，借以发音和调节音量。

（三）构音器官

声带震动产生的声音很弱，通过构音器官的作用加强其力量并形成音色。构音器官主要由咽腔、口腔、鼻腔及其附属器官共同组成。

咽腔位于鼻腔、口腔、喉腔的后面，并与这些腔相通。口腔位于上颌骨与下颌骨之间，前壁有唇，上壁有腭。腭的前部分为骨质的、不能活动的部分，称为硬腭；腭的后部分为软骨的、可活动的部分，称为软腭。软腭向后、向下延伸为悬雍垂。口腔内有舌、牙齿和齿龈。言语的音质在很大程度上取决于咽腔的开放程度、口腔的大小和舌的位置。鼻腔位于口腔的上面，借腭与口腔隔开。鼻腔只对鼻音产生共鸣。发非鼻音时，软腭及悬雍垂下垂上抬时，鼻腔与咽腔分开；发鼻音时，软腭及悬雍垂下垂时，鼻腔与咽腔相通，气流到达鼻腔、并产生共鸣。

下颌的上抬和下放控制着口的张开与闭合，唇的动作改变口腔的形状，舌可在口腔内做前后上下的运动，并与牙齿、齿龈、硬腭和软腭形成不同部位的接触，从而形成各个语言声音之间的差异。例如，下颌运动直接影响唇和舌的运动以及舌与上腭间的构音位移，舌前后位之间的运动转换能力直接影响元音的构音，唇的圆展运动直接影响双唇音、唇齿音和后元音等构音的准确性。因而，舌、唇、软腭和下颌统称为会活动的构音器官。

构音器官的稳定性和灵活性，以及它们各自的协调运动是产生清晰、有意义言语（语音）的必要条件。只有当各个构音器官的运动在时间上同步、在位置上精确，才能保证形成准确的构音。每个构音器官的位置及动作的细小变化，都能使语音发生改变。多数构音器官是不能活动的，因此，要学会正确的说话，就必须先学会灵活自如地运用会活动的构音器官。

儿童的构音技能的完善需要一个相当长的过程。一般说来，一岁多的健全儿童已能发出几乎所有的言语声音，但大多数发音很不稳定，这是儿童词汇发展中的一个典型的特点。在言语交往时的发音过程中，儿童既能感受到自己的构音运动，又能听到自己发出的声音和周围人发出的声音，还能看到他人的构音动作。儿童通过不断地调整、重复、自我纠正，使自己的构音动作趋于完善。到了四五岁以后吐字越来越清楚，部分儿童入学以后通过学习完全纠正过来。因此，儿童时期与生理年龄有关的构音问题是暂时性的构音障碍，即生理性构音障碍，只要儿童智力和听力正常、言语环境健康，一般能够自愈的。

第二节 言语功能的评估

黄绍鸣教授根据多年的研究，提出言语功能的评估包括呼吸（respiration）、发声（phonation）、共鸣（resonance）、构音（articulation）和语音（phonetics）5个方面的评估。

一、呼吸功能评估

（一）主观评估

主观评估部分由8个问题组成。①能听到呼吸音吗？②呼吸规则吗？③是胸式呼吸吗？④能够随意调整自身的呼吸方式吗？⑤呼吸不充分时，影响到发音吗？⑥呼吸充分时，可以进行任何句长的发音吗？⑦大部分气流呼出后还能进行任何发音吗？⑧说话时气息音过重吗？患者根据实际情况，在合适的答案选项中打"√"。也可以由言语治疗师在理解患者的意图的前提下帮助填写。如果患者年龄太小或不能理解题意等问题导致实在无法进行测试时，可以放弃主观评估。

（二）客观评估

客观评估部分由言语治疗师实施测试，包括 s/z 比测量、最长声时（MPT）测量和最大数数能力（MCA）测量3个部分。

1. s/z 比测量

个体在深吸气后，分别一口气尽可能长地发/s/音和/z/音（英语发音），共测两次，取其中较大值，并求得两音最长发声时间的比值，即 s/z。如果 s/z 接近1，但/s/音和/z/音的最长时间明显低于参考标准，提示呼气力量减弱（肺活量减少）；如果 s/z 显著大于1，但/s/音正常，提示呼吸系统与发生系统不协调；如果 $1.2 < s/z < 1.4$，提示存在功能性或器质性嗓音疾病；如果

s/z＞1.4，提示存在器质性嗓音疾病；如果 s/z＜0.5，提示可能存在构音障碍或语音障碍。

2. 最长声时测量

个体在深吸气后，一口气尽可能长地发单韵母/ɑ/音，共测两次，取其中较大值即为最长声时。如果最大长声时没有达到参考标准，提示可能存在呼吸功能减弱、呼吸方式不正常或呼吸与发声运动不协调以及声门闭合控制能力减弱等。

3. 最大数数能力测量

个体在深吸气后，一口气连续说"1"或"5"的最长时间，共测两次，取其中较大值即为最大数数能力。如果最大数数能力没有达到参考标准，提示可能存在呼吸与发声的不协调。

二、发声功能评估

（一）主观评估

主观评估部分包括患者自测和言语治疗师实测两部分。自测部分由 20 个问题组成，患者根据实际情况作答，也可以由言语治疗师在理解患者的意图的前提下帮助填写。如果患者年龄太小或不能理解题意等问题导致实在无法进行测试时，可以放弃这部分测试内容。

言语治疗师主观评估部分是让患者按要求完成某些指令后，言语治疗师根据自己的主观听觉感受做出评价，包括嗓音质量一般描述和听觉感知评估描述两部分。听觉感知评估要求患者用舒适的发音方式，尽可能响地发/æ/(英文)音，从嘶哑声(嗓音嘶哑程度)、粗糙声(声带振动不规则程度)、气息声(声门漏气程度)、虚弱程度(嗓音疲弱程度)和紧张程度(发音动能亢进)5 个方面，分 0(正常)、1(轻度)、2(中度)、3(重度)4 个等级进行描述。

（二）客观评估

客观评估部分包括言语基频(F_0)、言语强度、嗓音音质的声学测量和电声门图测量 4 个项目。其中，言语基频(F_0)是指言语时，声带每秒钟震动的次数，单位是赫兹(Hz)；言语强度是指言语时，一定面积声带上消耗的功率的大小，单位是 W/cm^2 或 dB。言语基频(F_0)和言语强度主要反映患者在言语状态下，言语音调和响度是否异常。嗓音音质的声学测量和电声门图测量主要反映声带功能是否异常。

三、共鸣功能评估

(一)主观评估

主观评估要求患者完成某些指令后，言语治疗师根据自身主观的听觉感受对患者的表现做出评价，并记录结果。主观评估包括韵母音位聚焦的听觉感知评估、声母音位聚焦的听觉感知评估、声韵组合聚焦的听觉感知评估和会话时聚焦的听觉感知评估。以声母音位聚焦的听觉感知评估为例，让患者根据要求说出或模仿句子(句首和句中音节的声母分别为 b、p、d、t、g、k、m、n、h、l，韵母分别为核心韵母 i、a、u)，然后由言语治疗师进行听觉感知评估，分别判断句首和句中声母的聚焦类型、聚焦等级(0：正常，1：轻度，2：中度，3：重度)及错误走向。

(二)客观评估

1. 共振峰的测量

嗓音经过咽腔与口腔时，由于咽腔的开放状态与口腔的形状和大小不同会对某些频率成分进行加强，这些被加强的频率的峰值所组成的包络就称为共振峰，其主要反映口腔和咽腔的共鸣聚焦是否异常。常用方法为线性预测谱。

2. 鼻流量

鼻流量是鼻腔声压级(n)与输出声压级的百分比值，其中输出声压级为口腔声压级(o)和鼻腔声压级(n)之和。鼻流量可以用下面的公式表示：

$$鼻流量 = n/(n+o) \times 100\%$$

鼻流量主要反映鼻腔共鸣功能是否异常。鼻通道阻塞者，鼻音功能低下，在朗读或跟读时，鼻音共鸣不充分，出现鼻音过少的现象。鼻音功能亢进者，鼻腔共鸣过多，声音仿佛从鼻腔发出。鼻音同化者，在朗读或跟读含有鼻音成分的单词时，出现大量的鼻音。

四、构音运动功能评估

(一)主观评估

让患者按要求做一些口部动作，言语治疗师根据主观的视觉感受对患者的下颌、唇、舌及软腭等构音器官的生理结构和运动能力进行评价。

(二)客观评估

客观评估包括构音运动功能和口腔轮替运动速率(DR)两个项目。前者是言语治疗师通过分析患者发/a/、/i/、/u/等核心韵母的第一和第二共振峰，获取下颌距、唇距和舌距的数据，来分析下颌、唇和舌的运动范围，从而评估它们各自的运动能力；后者是言语治疗师通过定量测量患者的口腔轮替运动速率，即患者深吸气后，一口气在持续 4 秒钟内发指定音节（/pa/、/ta/、/ka/、/pata/、/paka/、/kata/、/pataka/）的数量，每一音节测两次，记录最大值，用以评估患者下颌、唇及舌的综合运动协调能力。

五、语音能力评估

语音功能评估是通过对被试声母音位习得、声母音位对比的分析来评价患者语音的清晰度，分析患者在交流中存在的各种问题，如歪曲、遗漏、替代等，并作为制订矫治计划、评价疗效和预后的依据。黄绍鸣和韩知娟编制的《构音语音能力评估词表》由 50 个单音节词组成，这些词包含 21 个声母、13 个韵母和 4 个声调。评估方式包括主观评估和客观测量两种。主观部分是言语治疗师通过听觉感知记录患者 50 个词的构音情况，获取患者 21 个声母的音位习得、37 对音位对比习得以及构音清晰度的信息，从而评估患者构音语音能力。客观测量部分是言语治疗师先录入患者 50 个词的发音，然后通过声学分析，进行语音分割，定量判断 21 个声母的习得是否正确，并标注出患者的构音错误走向。

第三节　儿童言语残疾的常见疾病

一、构音障碍

由于构音器官的结构或功能异常，导致构音不清者称为构音障碍（dysarthria）。

（一）唇腭裂

唇腭裂（Cleft Palate-lip）是口腔颌面部最常见的先天性畸形，主要是在怀孕前 3 个月，由于某些致病因素导致胎儿颌面部发育障碍所致。根据我国出生缺陷检测中心近年获得的结果显示，在全国 31 个省市的 2218616 多万围产儿中，检出唇腭裂患者 2265 例，其患病率为 1.625∶1000。唇腭裂患者男女性别之比为 1.5∶1，男性多于女性。

1. 病因

唇腭裂的发生受遗传因素和环境因素的影响。环境因素主要指胚胎生长发育的环境而言，即母体的整个生理状态构成了胚胎发育的环境条件。

（1）遗传因素

部分唇腭裂患儿直系或旁系亲属中有类似畸形发生。本病属于多基因遗传性疾病。病毒感染：怀孕初期的母亲感染过病毒，如流感、风疹等，可能成为唇腭裂的致病原因。

（2）药物因素

多数药物进入母体后都能通过胎盘进入胚胎。目前已知的抗肿瘤药物（如环磷酰胺、氨甲喋呤等）、抗惊厥药物（苯妥英钠）、抗过敏药物及治疗妊娠性呕吐的敏克静和某些安眠药物（如沙立度胺）均可导致胎儿畸形。

（3）烟酒因素

妊娠早期大量吸烟及酗酒，其子女唇裂的发生率比无烟酒嗜好的妇女要高。

（4）物理损伤

母体在妊娠初期如遭受某种损伤，或频繁接触放射线、微波等均可能影响胎儿的生长发育，从而导致唇腭裂的发生。

（5）内分泌的影响

孕妇在妊娠早期因患病使用激素治疗后，新生儿先天畸形的发生率高。母亲在怀孕早期曾有过各种明显的精神创伤因素者，在唇裂患儿家族史的调查中，发现有的推论可能由此而出现应激反应，导致体内肾上腺皮质激素分泌增加，而诱发先天性畸形。

（6）营养缺乏

在实验动物研究中发现小鼠缺乏维生素 A、维生素 B2 及叶酸等食物成分时，可以产生唇裂等畸形，而人类是否也会因缺乏此类物质而导致先天性畸形的发生还不十分明确。

2. 致残特点

（1）面部畸形

唇裂（Cleft Lip）是指患儿的上唇没有能像正常人一样形成一个完好的整体，而是形成一侧或双侧的裂隙。轻者只出现上唇红唇部的小裂隙，严重的可以出现从红唇到鼻底部的全层裂开。此时，因患儿的上唇被分裂两瓣或三瓣，外形酷似兔嘴的形状，故又俗称为兔唇。

腭裂（Cleft Palate）是指患儿口腔里的上腭部出现裂隙。轻者仅表现为软腭部的悬雍垂裂开，严重者则表现为从软腭到硬腭的整个腭部裂开。此时，由于腭不能分开口腔和鼻腔，形成所谓的"狼咽"。

唇裂与腭裂可各自单独出现，也可以同时出现。由于颌骨生长发育障碍还常导致面中部塌陷，严重者呈碟形脸，咬合错乱。

（2）构音障碍

患儿在生长发育期间说话时吐字不清，会影响语言的发育。由于口腔和鼻腔共鸣不能分开，故腭裂最特出的声音特点是开放性鼻音，即无论发什么音都鼻音过重。

（3）发育不良

腭裂患者的进食及语言等生理功能障碍方面远比唇裂严重。因口腔与鼻腔间有缺裂存在，患儿吸吮时不能在口腔内形成所必需的负压，以致发生吸乳困难。重度腭裂的患儿常伴有吞咽功能障碍，容易导致营养不良，容易导致中耳炎及呼吸道感染，容易因吸乳时呛咳而导致吸入性肺炎。

（4）心理创伤

国内外的调查发现，约25％唇腭裂患儿入学年龄推迟，未上学的比例也高于健全儿童；唇腭裂患儿学习成绩普遍较低，而且成绩与唇腭裂的严重程度成反比。智商测试结果显示，唇腭裂患儿与健全儿童相比，虽有很小的绝对值的差别，但不存在统计学意义的差异。由于外观上的缺陷以及多种生理功能障碍，患儿经常遭受周围人的歧视、小伙伴的嘲笑，特别是语言功能障碍使得他们不敢也不愿意与人交往、和同学讨论、向老师提问，因而导致学习成绩低下，并容易形成自卑感、人际交往困难以及孤僻的性格。

3. 防治原则

（1）预防保健

孕妇在怀孕期间应避免偏食，保证营养的充分摄入；保持心境平和，避免精神紧张；慎重用药；不吸烟不酗酒；避免接触放射线、微波等。

（2）综合治疗

唇腭裂的治疗是一系列的综合治疗，需要口腔颌面外科、整形外科、口腔正畸科、语音训练科、精神及心理科等多方面的专家共同协作才能取得满意的效果。唇腭裂整复手术是治疗过程中的关键步骤。尽早手术对改善术后语音效果非常明显。目前国内外公认唇裂最佳手术时间为出生后3个月；腭裂为出生后18个月；唇裂术后往往伴有不同程度的鼻畸形，应在8岁时做鼻畸形矫正术；上颌牙齿排列不齐者，应在12岁左右到口腔正畸科进行牙齿正畸治疗。在手术后，为改善发音，患儿应在医师的指导下作语音训练，以期形成正确的发音。在唇腭裂患者在生长发育过程中，应关注患儿的认知发育和社会心理发育等方面的问题，及时给予指导、咨询或其他必要的帮助。当患儿长大后，允许和鼓励他们成为治疗计划中积极的参与者。

（3）喂养方法

术前喂养：采用面对面喂哺方式，以利观察；患儿取坐位或45°角抱位，切忌平躺，以免呛咳；选用可以挤压的奶瓶或注射器、滴管喂养；选用十字开口的塑胶奶瓶，因为十字型的开口在受到压迫时才会打开，孩子不会被呛到；将奶嘴置于非裂开处，以免局部刺激过大；孩子吸奶时，用手指堵住唇裂部位，帮助唇部闭合。

术后喂养：由于术后吸食奶嘴会引起伤口局部张力过大而不易愈合，且术后因伤口疼痛致孩子也不愿吸食奶嘴，故要选用平底、非金属匙喂食；盛取食物应由少量开始，逐渐增加；不要喂食过烫食物；喂食后应进食少量温开水以清洁口腔；保持伤口局部清洁，干燥。

（二）舌系带过短

舌是人体中最灵活的肌肉组织，可完成任何方向的运动。在舌下面的正中部位，有一系膜组织连在舌头和口腔底之间，称为舌系带。正常情况下，新生儿的舌系带是延伸到舌尖或接近舌尖的。在舌的发育过程中，系带逐渐向舌根部退缩，两岁以后舌尖才逐渐远离系带，舌尖能自然地伸出口外，或向上舔到上齿龈。少数发育不正常者，舌系带没有退缩到舌根下，导致舌运动受限，舌头不能伸出口外，舌尖不能上翘，不能舔到上腭或伸过上唇，称为舌系带过短，俗称攀舌。如果系带发生纤维化，短而粗硬，这种舌系带过短称为舌系带短缩（ankyloglossia）。舌系带过短通常是到孩子出现吃奶困难或两三岁时遇到语言表达障碍时才会被发现。

1. 病因

舌系带过短多数是属于先天发育不良所致，少数是感染或外伤后疤痕形成以及局部慢性刺激的结果。

2. 致残特点

（1）伸舌困难

舌头不能正常自由地前伸。让孩子伸舌时，舌头像被什么东西牵住似的，舌头伸出口腔的部分不及正常儿童的长。正常人舌头伸出时舌尖呈V形，舌系带过短者舌前伸时舌尖因被舌系带牵拉而出现凹陷，舌尖呈W形。

（2）吸吮困难

舌系带过短的孩子，舌头不能伸到下牙龈以外，在吃奶时不能用舌头裹住妈妈的乳头和乳晕而出现漏奶现象，因而没办法吃到足够的乳汁。下颌乳切牙已经长出的幼儿，假若舌系带过短，会使接触牙切端的部分形成褥疮性溃疡，影响吸吮动作，容易发生流涎及拒奶现象。

（3）构音障碍

舌系带过短是导致舌腭音及卷舌音发音不准的最主要原因。舌系带过短的儿童，由于舌系带的牵引使舌的上抬、上卷受限，为克服舌系带的牵引，患儿发音时常错误地将舌伸于上下齿之间，或代偿性地使舌背上抬，从而形成异常的发音方式，不能正确发出舌腭音及卷舌音，儿童语音系统的形成是神经—肌肉运动模式逐步形成的过程，一旦不良发音形成了牢固的异常神经—肌肉运动模式，往往难以在短期内予以纠正。语音的异常容易导致儿童、不愿与人交往、自卑等心理障碍。

3. 治疗原则

（1）自然发育

正常儿童两岁以后舌尖才逐渐远离舌系带。所以，婴儿时期多因舌系带前部的附着呈紧张牵拉状态，出现舌系带"过短"的情况，这是暂时性的生理现象。随着年龄的增长和乳牙的萌出，舌系带的附着会逐渐向口底下移，逐渐变得单薄而松弛，舌的活动度也会变得更加灵活，舌系带过短的情况就自愈了。

（2）手术治疗

用手术的方法，修复或矫正过短的舌系带，恢复正常的发音功能即为舌系带矫正术。多数专家认为最佳年龄以 4 周岁半到 5 周岁手术效果较好。这时孩子能够配合医生手术，而且对孩子以后的发音、认字不会有影响。

（三）牙颌畸形

牙颌畸形（Malocclusion）是指儿童在生长发育过程中，受到先天的遗传因素或后天的环境因素的影响，造成的牙齿与颅面之间关系不协调而引起的畸形，如牙齿的排列不齐、上牙前突、下巴前翘等。据我国几个城市对牙颌畸形的调查，发病率约为 25%～49%。

1. 病因

（1）遗传因素

遗传因素来源于种族演化和双亲遗传两方面。一方面，在人类进化中，随着食物由生变熟和细软，咀嚼功能渐弱，致使口颌器官渐退化。其中，颌骨退化快于牙齿，导致牙齿拥挤错位。另一方面，牙颌畸形具有明显的种族发病特征和家族聚集倾向。

（2）喂养姿势不当

喂奶时，奶瓶如拿得太高，奶瓶开口过小，或婴儿平卧自抱奶瓶吸奶等，使得孩子下颌必须前伸才能喝到奶，久而久之，引起下颌功能性过度前伸而形成前牙反合。

(3)口腔不良习惯

如咬下唇可以使下前牙舌倾，上前牙暴出；咬上嘴唇可以造成上前牙舌倾，下颌前突，形成"地包天"；长期吮指可能造成上牙弓前突以及下颌后缩；咬铅笔、单侧咀嚼、托腮等可使后牙区发生反牙合甚至颜面部发育不对称。

(4)疾病因素

如慢性鼻炎、扁桃体慢性炎症及肥大，可导致呼吸不畅而前伸下颌。

(5)其他

在胎儿期，母亲患病、接受放射线过量和外伤等，可导致胎儿先天性牙颌畸形。儿童替牙期间的乳牙早失、滞留、多生牙和先天缺失牙等，均可引起牙颌畸形。有些孩子由于好奇而模仿周围牙颌畸形的人，也可导致牙颌畸形。

2. 致残特点

(1)牙齿咬合不正

牙列不齐：这是最常见的一类畸形，主要表现为牙齿排列不齐，拥挤错位，如"虎牙"。

反牙合：俗称"地包天"。正常牙列在闭口的时候，上牙是包盖在下牙外面的。反牙合的表现为下前牙包在上前牙的外头，下巴颏较突出，从人体侧面看，脸呈现凹陷的"月牙型"。有些孩子的反牙合会随着牙齿的生长发育而越发明显。由遗传和疾病等因素导致的反牙合，除前牙反合外，多伴有颌骨畸形，表现为上颌发育不足，额部明显前突，下颌不能自行后退，面部呈凹面型。

深覆盖：或称覆咬颌，俗称暴牙。表现为上前牙突出向外，放松状态下上下唇多不能自然闭合。严重的下前牙咬在上牙里面的牙龈上，侧面看脸型像"鸟型脸"。

咬合过深：表现为上前牙过多盖住下前牙，严重者下牙完全被上牙盖在里面，从前方看不到下前牙。

咬合不上：表现为当后牙咬合在一起时，前牙碰不上，在上下牙之间会出现一个缝隙。

牙列缝隙：正常牙列中牙齿一个紧挨着一个，在它们之间没有缝隙。但有些人的牙列中却存在明显或较大的缝隙。

(2)构音障碍

深覆盖或咬合过深时，上下唇难以接触，发双唇音 b、p、m 就会受到影响。上牙前突、下牙后退，口腔中的舌头前伸时可能超过下门齿，不能造成必要的缝隙，难以发好舌尖前音 z、c、s。反牙合时，下颌突出，下前牙明显超过上前牙，同样妨碍唇音的正常构音。咬合不上时，上下牙齿之间的缝隙过大，发 s 和 z 音受影响。下唇不能自由接触上牙，发 f 音出问题。

(3)发育障碍

牙齿是重要的咀嚼器官，咀嚼时又可对面部的骨、肌肉产生良性的刺激，促进面部的发育。口腔清洁困难易引起龋齿、牙龈炎、牙周炎等，严重者还会导致颞颌关节疾病，影响颌面部生长发育，影响咀嚼功能和消化、吸收，对全身的发育和健康产生危害。牙颌畸形还影响美观，造成儿童心理压力。

3. 防治原则

(1)预防矫治

采取各种预防措施来防止各种牙颌畸形的发生，称为预防矫治。主要措施有：①积极预防和治疗全身疾病，尽早治疗扁桃体炎、鼻炎、鼻窦炎，保持呼吸道通畅；②纠正各种口腔不良习惯；③在婴儿时期，母亲要掌握正确的哺乳姿势；④防止单侧咀嚼，以便充分发挥口腔咀嚼器官的功能，促进颌面软硬组织的正常生长发育；⑤儿童的食物应当稍硬、耐嚼且富有营养；⑥预防和治疗龋齿，有乳前牙该掉时不掉或因意外过早掉牙情况时，应及时就诊，拔除滞留乳牙和多生牙，保持早失乳牙间隙等；⑦通过肌能训练防止功能性错牙合发生和纠正某些功能异常造成的畸形；⑧养成定期到医院检查的习惯，才能防患于未然。

(2)阻断矫治

在牙颌畸形发生的早期，早去除病因，早矫治，阻断畸形向严重发展，将颌面的发育导向正常称为阻断矫治。

在乳牙期(3～5 岁)和替牙期(6～12 岁)，牙颌正处于生长发育速度很快的调整时期，随着不良习惯的纠正，错牙合畸形常可以部分自行纠正。一般的错牙合畸形，如个别牙齿错位不要立即矫治，应当继续观察和纠正口腔不良习惯，不适当的矫治力会影响发育。但对于严重妨碍生长发育的错牙合畸形，需要进行初步矫治。一般来说，有颌骨发育异常者(如上、下颌后缩畸形)，应在生长高峰期到来之前(8～10 岁)进行矫治。乳牙反牙合("地包天")会妨碍上颌骨的发育，影响面部的外形，应当及早治。如果孩子配合，在 3～5 岁可以矫治。不要以为要等待孩子换牙结束之后才能开始矫正，结果错过了最佳时机，给孩子留下终身遗憾。如果仅是牙齿拥挤不齐等畸形，可以在乳恒牙基本替换完成，儿童进入了生长发育的快速期(12～15 岁)时矫正，可以获得良好的效果；到 15～17 岁，仍处于青少年期，生长发育仍然比较活跃，虽然难度增加，但矫治效果也比较好；如果到了 18 岁以后，生长发育基本完成，矫治效果就不如儿童期和青少年期。早期矫治的方法比较简单，根据不同牙颌畸形选用各类矫治器。

（3）正颌外科手术

对生长发育完成后的严重的骨性牙颌畸形，通过正畸科医师与口腔颌面外科共同合作，以保证其咬合关系及颌骨畸形均得到良好的矫正效果的手术称为正颌外科手术。

一般来讲，到了 18 岁之后就可以施行正颌外科手术治疗。手术之前先行设计，术后一般要再进行正畸治疗，以保证咬合关系形成尖窝关系，预防复发。

二、发声障碍

由于呼吸及喉存在器质性病变导致的失声、发生困难、声音嘶哑等称为发声障碍，又称嗓音障碍。

（一）喉炎

喉炎（Laryngitis）是一种常见的喉部疾病，分急性喉炎和慢性喉炎两种。慢性喉炎多由急性喉炎未经适当的治疗演变而来。儿童慢性喉炎多见于学龄前儿童，主要是用声过度和用声不当所致，其特点为反复发生、时轻时重的声音嘶哑，一般不会发生呼吸困难。

1. 病因

（1）感染

急性喉炎常继发于急性鼻炎、急性鼻窦炎、急性咽炎，为整个上呼吸道感染的一部分，也可单独发生。慢性喉炎可由急性喉炎逐渐演变而来，也可慢性潜隐开始，鼻、鼻窦、咽或下呼吸道感染均可成为喉部慢性刺激的来源。

（2）吸入有害气体、化学粉尘

如氯、氨、硫酸、硝酸、毒气、烟熏等，亦可引起喉部黏膜的急性炎症。

（3）用声过度，发声不当

过强或过多用声，长期持续演讲，过高、过长时间的演唱，如教师、演员、售票员等，声带急性炎症的发病率较高。若儿童大声喊叫、过度用嗓、剧烈咳嗽引起急性喉炎，病情较为严重。

（4）外伤

异物、检查器械等操作喉部黏膜，也可继发急性喉炎。

（5）其他

烟酒过多、受凉、疲劳导致机体抵抗力降低时，易诱发本病。

2. 致残特点

（1）声音嘶哑

声音低沉、粗糙，重者发音嘶哑，严重只能作耳语，甚至完全失音。患者自觉讲话沉闷费力。晨起症状较重，随着活动增加，咳出喉部分泌物而逐渐好转；次晨又变差，禁声后声嘶减轻，多讲话又使症状加重。呈间歇性，时好时差，反反复复，病程漫长，日久演变为持续性。长期用声不当或用声过度可导致声带小结或声带息肉，因妨碍声门的闭合而出现声音嘶哑。

（2）咳嗽多痰

初起干燥无痰，但患者常常有想咳出喉内分泌物的咳嗽声，事实上咳不出多少分泌物，这种干咳却成为习惯。随着病情进展，喉黏膜发炎时分泌物增多，每当说话或演唱前，须咳嗽以清除黏稠痰液。在病情的后期，分泌物呈黏脓性而稠厚，不易咳出，黏附于声带表面而加重声嘶。

（3）喉部不适

患者感喉部不适、干燥、异物感，有的尚有隐痛感，发声时喉痛加重，在多讲、多唱后尤为明显，经休息后症状可以减轻或消失。

3. 防治原则

（1）预防原则

①积极治疗口腔、咽、鼻、鼻窦以及下呼吸道疾病；②感冒和声哑时要静息少，演出前禁烟和冷饮；③教育儿童不要大声喊叫，在青春变声期、妇女月经期和怀孕期，特别要防止用声过度；④生活起居有常，劳逸结合，平日多吃蔬菜、水果，少吃辛辣油炸食物，戒除烟酒；⑤减少粉尘，有害气体的刺激。

（2）治疗原则

①在喉炎的急性期应及时选用有效的抗生素治疗，勿使转为慢性。慢性喉炎必须积极治疗，如治疗不及时，最终可以导致失音。②禁声是有效的治疗措施。保证声带的充分休息至关重要，否则虽积极用药也无济于事。耳语并不能使声带休息，故不能用耳语代替发声。③局部治疗可用超短波理疗及雾化吸入。④可使用激素，以使声带尽可能消肿，对以用声为职业的人来说尤其重要。⑤小儿急性喉炎可引起呼吸困难，建议住院观察。

（二）喉乳头状瘤

喉乳头状瘤（Laryngeal Papilloma）为喉部常见的良性肿瘤，可发生于各年龄。幼儿型喉乳头瘤与病毒感染及慢性刺激有关，多于出生后 6 个月～5 岁发病，常以声门为中心广泛侵犯声门上区，为多发性，生长较快，术后易复发，很少发生恶性变，青春期后复发趋势下降，甚至有可能自行消失。成人型一般在 20 岁以后发病，常为单发性，往往位于声带的下侧面。手术后易复发，易恶变（多见于中年以上的患者）。

1. 病因

喉乳头状瘤由人类乳头状病毒引起。

2. 致残特点

（1）声音嘶哑

肿瘤生长在声带上或声带周围，影响声带的震动，或使声带闭合不全而产生声哑，进一步发展为失音。

（2）呼吸困难

由于肿瘤阻塞呼吸道，呼吸阻力加大而导致呼吸困难，以呼吸喘鸣以及肋间隙、锁骨上、胸骨上、剑突下的凹陷为特征。肿瘤可以在多个部位快速增生，需要气管切开以维持呼吸道通畅。

3. 治疗原则

一般采用手术治疗或者激光等治疗。喉乳头状瘤复发率很高。治疗目的是缩小瘤体，减少扩散，通畅气道，改善发音质量和延长手术间隔时间。

三、口吃

口吃（Stuttering），俗称结巴，指正常言语进程中，因不能自主控制的字音阻塞、重复或语流中断的语音节律障碍，常伴躯体怪异动作和面部异常的表情。口吃多发生于儿童，一般随着年龄的增长逐渐改善或消失，少数可持续至成年。

1. 病因

（1）遗传因素

口吃患者家族发病率可达 36%～55%。31 对有口吃问题的同卵双胞胎中，有 30 对都同时患有口吃，只有 1 对是一人患口吃；在同样生活条件下的 38 对有口吃的异卵双胞胎中，有 36 对中只有一人患口吃，其余两对为同时患口吃。有人报告，母亲家族口吃的案例比父亲家族口吃案例多一倍。

左利手与遗传有关。有人发现口吃患者及亲属中左利手多见，认为口吃与大脑优势侧有关。推测左利手的言语运动中枢既来自右半球，也来自左半球，来自两侧半球的言语运动相互干扰，使患者说话出现口吃现象。强制左利手者使用右手可引发口吃现象，取消强制措施，口吃随之消失。

（2）语言神经功能障碍

中枢神经系统兴奋与抑制之间的统一平衡，是人体各器官协调运动基本保证。儿童的神经系统处于发育过程中，其抑制性条件反射没有完全形成，神经细胞的兴奋性强且兴奋容易扩散。围产期或婴幼儿期曾受到有害因素作用，如胎儿期母体患妊娠毒血症、出血或躯体性疾病，或儿童发育过程中患某些传染病，如百日咳、麻疹、流感、猩红热等，或儿童脑部感染、头部受伤等，使其神经系统功能失调，发音器官可出现抽搐性运动与各组肌肉的痉挛。当发音器官发生痉挛失去了自由活动时，便形成口吃。核磁共振扫描发现，口吃者左脑某个地区的组织结构与说话正常的人非常不同。有人认为口吃可能与边缘系统和网状结构复合体活动增强、发音肌功能不协调和基底节存在生化障碍等因素有关。

（3）精神因素

精神因素是诱发儿童口吃的重要原因。儿童口吃往往发生在急性或迁延性精神创伤，特别是惊吓与恐惧之后。受惊吓或恐吓的儿童，神经系统功能紊乱，呼吸活动发生明显地变化，时而长长地深吸气，时而抽搐性地一呼一吸，出现说话不流利、无节奏的现象。有的表现一段时间的沉默无语，此后开口说话时表现结巴的现象。有些家长对儿童言语发育过程中表现出的正常的不流畅的言语，过于关注甚至给予惩罚，使儿童因焦虑而导致口吃。儿童最初的言语阻塞和周围令人不愉快的反应密切相关，如同伴的讥笑、周围人的议论等，使得儿童对言语产生恐惧。心理学家认为，口吃是内心冲突的外部表现，当内心的愿望受到压抑时，欲说又止，不知所措。

（4）模仿

口吃开始的时间大部分在3～5岁的儿童语言发育的重要时期。在言语形成期间，周围人的口吃，为儿童产生言语障碍创造了条件。有的儿童是有意模仿别人的口吃而形成口吃，有的儿童是由于受周围口吃者的潜移默化的影响而形成口吃。

2. 致残特点

（1）语音节律障碍

原本应当是流畅的、富有节奏的语言表达过程，被过多的、无法自控的语音重复、阻塞和拖长所中断是口吃的核心行为（core behaviors）或称为口吃的核心症状（core features）。

语音重复：患者表现为在说话过程中，对某一个音需要重复发音才能继续说下去。通常是重复发词语的第一个音，有时候也可能是重复发词语中间的某一个音。一般每一个音重复发几次，严重时可能重复发十几次，口吃越严重，重复发音越多。

语音阻塞：语音阻塞可发生在说话的开始，也可发生在说话的过程中。前一种情况称为起音困难。患者表现为说话时第一个音难以发出，口形要在第一个音上憋一会儿才能发出声。患者越是着急，越是发不出音，往往经过一番挣扎或借助于特定的辅助动作，才能发出第一个音。通常患者只要发出了第一个音后，只要不停顿，下面的句子就说得比较流利。即使是语句开头难发的音出现在语句中间或末尾也没有发音的问题。为了避免停顿后的第一个音的发生困难，患者说话急速，恨不得一口气把要说的话说完。后一种情况称为言语中阻。患者表现为说话过程中，突然发生言语卡壳，下面的话接不上来，要憋一会儿才能把话说下去。言语中阻通常发生于完整的语义单位之间。

语音拖长：患者表现为某个音发出后要拖很长才能带出下面的词语。如"明天……是……国庆节"。

（2）行为异常

患者为了逃避和摆脱口吃所表现出的各种异常的动作和行为，如脸红、耸眉、闭眼、切齿、流口水、跺脚、清喉咙、咬手指、面部抽搐、头部转动、体态动作古怪，在社交场合行动拘谨、手足无措，逃避某些容易使自己感到压力、说话结巴的场合等是口吃的第二症状（secondary symptoms），也称口吃的附加行为（accessory behaviors）或称口吃的第二行为（secondary behaviors）。

（3）心理障碍

口吃给患者所带来的恐惧、焦虑、害羞、自卑、挫折等负面感觉和情绪，也包括了由此导致患者对口吃、对自己、对整个人生和世界的看法与认知。当患者对说话、口吃、交际极度恐惧时，采取竭力逃避说话、逃避交际的策略，把自己与外界隔绝起来。由于口吃可能使患者在学习、工作、生活当中遭遇太多的挫败，患者容易产生消极情绪和悲观的心理，这些因素又加剧了口吃的症状，造成恶性循环。

3. 矫治原则

（1）初期口吃的干预

口吃还未发展到形成恐惧和其他消极心理反应的阶段称为初期口吃，主要指学前儿童及学龄初期儿童的口吃现象。儿童在初期口吃阶段，不会把自己的话同其他儿童做比较，因而也不知道自己的言语偏常，没有言语恐惧心理。只有从别人的反应中觉察到差异时，才会意识自己的问题。因此，对初期口吃的儿童的干预原则是鼓励孩子在放松的语言环境下说话，防止初期口吃发展为顽固性口吃。

在初期口吃儿童的干预过程中，家长的专业咨询，学会以一种新的、客观的眼光看待儿童口吃问题是非常重要的。一方面，家长需要减轻自身的焦虑情绪，和言语矫治师一起找出儿童口吃存在的各方面的问题；另一方面，为儿童创造适当的语言环境。出于口吃初期发展阶段的言语问题，只要稍加语言环境的改善，大多数不会向前发展的。

家长的技巧：①用平静、温和的方式和儿童交谈，以便于他们模仿学习。②鼓励儿童说话而不是要求儿童说话。③多使用陈述句方式沟通，少使用提问方式交流。太多的问题容易使儿童紧张、无话可说。④注意听儿童说话。儿童也和大人一样希望自己说话时能得到别人关注。儿童不善于等待说话的机会，当他们要求家长注意听他们的说话时，其言语的非流畅性增加。⑤对于学龄前儿童，轻轻地、流畅地重复儿童刚才说过的话而不引起儿童对口吃的注意可减轻儿童言语的非流畅性。⑥与儿童对话时减慢语速，儿童有可能相应地减慢语速。慢速说话对言语活动有全面的调节作用。⑦不要在儿童容易口吃的情境中要求儿童说话；不要表现出让儿童意识到自己言语不好的任何举止，如在儿童说话阻塞、重复时表现出不耐烦的样子等；更不要因儿童的口吃而采取训斥和惩罚。

教师的做法：①排查学校环境中诱发口吃的因素。②关心口吃儿童，营造一个和谐友好的班级氛围，不要歧视、嘲笑口吃儿童。③耐心听儿童讲话，不要轻易打断讲话者的思路，不要急于纠正儿童的言语错误。④充分肯定口吃儿童的优点和长处，维护其在班级集体中应有的地位，增强其自信心。⑤慢速说话。⑥语句简短，便于儿童模仿。⑦在愉快的游戏活动中练习说话。练习形式必须符合儿童的身心发展水平，练习环节必须事先设计，不能强制儿童进行练习。⑧儿童最初出现的口吃是呈波浪式发展的。当儿童说话比较流畅时，尽可能多地给儿童提供一些练习流利说话的机会；反之，当儿童口吃现象比较严重时，尽可能使孩子少说话，使口吃的发生几率降低，口吃的条件反射被淡化，最后消失。

（2）顽固性口吃的矫治

顽固性口吃阶段的患者已经意识到自己的言语问题，对周围人的反应和评价敏感，对说话产生忧虑与恐惧，形成得一种自我强化的障碍。口吃矫治过程复杂且困难，其矫治效果因人而异。要完全克服口吃的所有症状，需要经过长期不懈的努力。大多数顽固性口吃患者经过矫治训练，可以在一定程度减少口吃次数，减轻口吃程度，使言语交际能够基本正常地进行。有的人的疗效还会因身体疲劳、心理压力大等情况下而反复。口吃矫治就是使口吃者正确地对待口吃，掌握一些控制口吃的方法。训练言语流畅性的方法很多，大致可分为逆向训练法和正向训练法两类。

常用的逆向训练法有 3 种：①反面训练法，即让口吃患者反复练习需要克服的某一口吃症状，以达到最终克服这一口吃症状的目的；②故意口吃法，即让口吃患者练习一种新的、较容易的口吃症状，以便患者能以尽可能轻的阻塞或痉挛方式说话；③模仿他人口吃法，即让患者模仿另一患者的口吃症状，从而培养其对言语行为的调控能力。

常用的正向训练法有 4 种。①发音法，即让患者放慢说话的速度，在每句话的开始时刻轻柔地发音，改变口吃者首字发音经常很急很重的特点。②无声言语法，即让口吃患者在训练初期仅做口形，不出声音，使患者体会到自己构音的本身没有困难而困难在于大声说话。经过一段时期的练习，再让患者发出低音并逐步过渡到正常的音量流利说话。③长句分断法，即让患者把一个长句按逻辑关系分成几个部分，各部分之间有一定的停顿，以利于患者流畅地说话。口吃一般发生在说较长的句子时，句子越长越容易发生口吃。④节拍说话法，即让患者用手打节拍来控制言语速度与节奏。实际上也是一种训练慢速说话的方法。

四、失语症

人的大脑能把听到的口头言语或所看到的书面文字转化为意义（语言的理解），以及把思想转化为口头言语或书面文字（语言的表达）。由于大脑功能受损而导致语言的表达和理解障碍的临床症候群称为失语症（Aphasia）。失语症有两大特征：①语言障碍为核心症状，②语言障碍为获得性的。失语症不包括由于意识障碍、智力减退以及听觉、视觉、书写、发音等感觉和运动器官损害引起的言语、阅读和书写障碍，也不包括由于出生前、出生过程中及出生后一岁前后的大脑器质性损伤造成的言语发展严重滞后。

失语症的病理位置一定是在与大脑优势半球与语言相关的位置，导致失语症的常见病因为脑血管病、脑外伤、脑肿瘤、脑感染以及脑退行性变等脑损害疾病等。

基于失语症形成机制的复杂性、临床表现形式的多样性以及研究者的研究方法的差异带来的对失语症的认识不同，虽然已提出几十种失语症的分类方法，但目前为止尚无一种分类方法得到公认。

西方近代失语症分类法比较具有代表性的是 Benson 失语症分类法，将失语症分为：Broca 失语、Wernicke 失语、传导性失语、经皮质运动性失语、经皮质感觉性失语、混合性经皮质失语、命名性失语、完全性失语、失读伴失写、失读不伴失写、言语不能、纯词聋。

我国汉语失语症的分类以 Benson 失语症分类为基础，将失语症分为：Broca 失语、Wernicke 失语、完全性失语、传导性失语、纯词聋、纯词哑、经皮质运动性失语、经皮质感觉性失语、混合性经皮质失语、命名性失语、皮质下失语、失读症和失写症。

从语言的理解和表达的角度考虑，可将失语症分为运动性失语症和感觉性失语症两大类，而其他类型不外乎这两种基本形式的不同变式。

（一）运动性失语症

运动性失语症的根本问题的发音技能的丧失，言语器官是可以自由活动的，只是患者丧失了随意运动言语器官的技能和方法。患者能够说话，但不会说话。因此，运动性失语症是一种运动失用现象。

1. Broca **失语**

Broca 失语（Broca Aphasia，BA）又称表达性失语症（Expressive Aphasia）、口语性失语症、皮质运动性失语等。19 世纪法国医生布洛卡（Broca）发现左侧额下回后部区域受损的患者虽然能理解他人的语言，但自我表达能力缺失。这一发现证明了大脑左半球的言语优势，为纪念布洛卡的发现，人们把左半球额下回后部的言语运动中枢叫做 Broca 区。

这类失语症有两个主要特点。其一是言语表达方面有明显的语法缺失，而听理解障碍的程度较轻；其二是发音笨拙，而构音器官的活动并无障碍。患者虽能发音但不能由语音构成词句，说话吃力、缓慢、刻板、重复、不流利、不清晰、语法不通、语句不连，甚至说出母语中不存在的"新词"，几乎不能说出所要表达的意思，即使会说出来也没有语法规则，严重者只能说出一两个词。有的患者可能保存下来最熟悉的一些单字、词或句子的片断，如"好""是""不是""坐""吃""不知道""再见"等，但患者不分场合地重复使用这些残留词语，通常是词不达意，如问"这支笔是你的吗"，患者答"是"；再问"你家住在哪里"，患者还答"是"。若同时呈现几个水果图片，患者在说对第一个"苹果"的名称后，接下去的其他的水果图片都被说成"苹果"。有的患者往往仍有相当丰富的词汇保持不变，但由于丧失对虚词和冠词的应用，说话只能用几个主要词汇来表达，构成电报式语言。自发谈话比复述句子的障碍更为严重。复述可有一定困难，常有语法词省略，复述长句子障碍尤甚。患者语言共济运动无障碍，说出词句仍有相当抑扬，密切接触者根据患者语调而不是字词来理解其表达的意思。由于动词、名词等实词常常得以保留，而连词和介词等虚词消失，患者通常能够理解与日常生活内容相关的词汇和简单的句子，对句中各个名词和动词成分具有较好的理解能力，因而句子的形式决定着患者的理解程度，一般对结构复杂的句子难以理解。患者常常叫不出物品的名字（命名困难），但可接受语音提示，如出示一块手表时，患者叫不出名称，但提示"手"，患者即可说出"手表"。

正常情况下，一般人都具有一定的口语能力。书面语言是以口语为基础的。但书面语言的能力个体间的差异很大。评价书面语言的运用水平，必须考虑患者患病前的文化水平以及运动障碍（如多数 Broca 失语症伴有偏瘫）对书写的影响。书写障碍反映着相应的口语障碍，表现为与口语语法错误的一致性。一般而言，患者对文字的理解障碍相对轻些，可以通过看文字、语句理解内容，执行简单的指令。主要表现为近音词汇和近义词汇的混淆。前者表明从字形向心理上的音响形象的转换有障碍，后者表明从字形或字音向意义的转换有障碍。

Broca 失语是优势半球额下回后部的言语运动中枢（Broca 氏）区受损所致。此区与控制面、唇、舌等肌肉运动及声音感知的皮质区相邻，是言语运动分析与综合的高级中枢。一些研究证实 Broca 失语的病灶范围大于 Broca 区，损伤可涉及皮质前运动区、皮质下和基底节等部位。

2. 经皮质运动性失语症

经皮质运动性失语症（Transcortical Motor Aphasia）又称传出性运动失语症。患者口语不流利，自发言语明显少。

这种失语症与 Broca 失语症症状相似，即在言语表达时发音笨拙、语法缺失，而听理解能力相对较好。经皮质运动性失语症的最大特点是在自发言语时，连贯的言语不流畅，每个词语后都有较长的停顿，经常重复，有时用明显的身体动作来启动话语。往往是说了一个词后，找不出下一个词；或者是把后面的词先说了，不知道接下来该怎么说。与 Broca 失语症的主要区别在于此类患者可复述较长的句子；命名能力有个体差异；阅读困难程度不等；部分患者书写障碍。

经皮质运动性失语症是由于优势半球皮层前运动区的损伤。此区在空间和时间上对运动起着整合和抑制的作用。此区损伤时，患者无法对顺序发生的运动进行精确的协调。

3. 传导性失语症

传导性失语（Conduction Aphasia）是运动性失语的一种形式。患者的语言缺欠是不能逐字重复别人的句子和不能有效地把音素编成词句。

这类失语症特点为严重的复述障碍、听理解能力相对较好和自发言语流畅。患者对会话理解和文字的理解正常，能进行流利的会话。但患者能听懂的词和句却不能正确复述，在复述、自发语、命名、读词时均表现为语言错乱，这种错乱多见于字义上的变化，也可能出现字词的创新。多数有书写障碍。抄写优于听写、自发性书写。

大多数学者认为传导性失语是连接 Broca 区（言语产生中心）和 Wernicke（言语理解中心）之间的弓状纤维束受损所致。弓状纤维束是从颞上回后部即 Wernicke 区起源的白质纤维，呈弓形绕过大脑外侧裂，从顶下小叶的前部穿过，到额叶的 Broca 区。也有学者认为损伤部位并非局限于某特点的一区域，而是优势半球的外侧裂周围部位散在性损伤所致。

4. 纯词哑

纯词哑（Pure Word Dumbness）又称纯运动失语症或言语失用，是一种纯言语的障碍。患者不能执行自主运动的发音和言语的活动，而且这种异常是不能用言语肌肉的麻痹、不协调或肌力减弱来解释的运动性言语障碍。

纯词哑的主要表现为严重的口语表达障碍，以发音不清和错误为主，有完整的文法结构，用词正确，其他语言功能包括听理解、文字理解、书写计算均正常。患者的自发语具有言语失用的症状特征：①随着构音器官运动调节的复杂性增加，发音错误也相应增加；②辅音在词头的位置比在其他位置的发音时错误多；③重复同样的词时会出现不同的错误音；④模仿回答比自发性言语出现更多发音错误；⑤发音错误随词句的长度和难度增加而增多。在多数情况下，患者对自己的错误很在意，反复自我修正、速度减慢、口吃样的停顿等特点也会呈现出来。重度的言语失用患者因发声困难，也会呈现缄默状态。轻度患者在单词水平上基本可流畅说出，而在句子水平上可能呈现非流畅的言语变化。复述、命名、阅读的语音错语与自发言语的语音错误相近。患者通过书写、手势等代偿日常口语表达。有些患者可有轻度书写障碍，表现为代替，或有构字障碍。

大多学者认为纯词哑的病变部位在优势半球中央前回下部、额下回后部的皮质和皮质下。是一种言语的运动策划障碍。是由于按意愿产生语音而需要做到的肌肉运动到位、动作协调和正常地安排时序等感觉—运动能力障碍所导致的神经源性的、从音位层面过渡到语音层面的障碍。

(二)感觉性失语症

感觉性失语症的患者保存着构音说话的能力，能重复听到言语，但其言语的输出障碍。

1. Wernicke 失语

Wernicke 失语（Wernicke Aphasia，WA）又称感受性失语症（Receptive Aphasia）、感觉性失语症（Sensory Aphasia）等。19 世纪德国神经病学韦尼克（Wernicke）报告：损伤左半球 Broca 区以外的颞上回后部皮质，患者表现为对言语理解能力受损而听觉能力没有影响。为纪念 Wernicke 的发现，人们把左半球颞上回后部的区域叫做 Wernicke 区。

这类失语症的有 4 个特点。其一是语言理解困难，以言语理解为特征。患者听觉正常，但不能听懂他人语言的意义，听不懂问题或指令，不会听写。复述障碍差别较大，但无论失语程度轻重，患者一般不理解复述的内容。语言文字的理解也受到损害，可读字，但多为错读；书写时常有字形，但错写较多。由于病情的轻重程度不同，理解能力也有不同程度的保留。患者可能保留某些数学能力，能认识和书写数目，会做笔算，但不会心算和口算。其二是言语杂乱。患者常常能流利地讲话，但说话时清晰与含混的词汇混杂在一起，很多错语与新造词混合一起，用词错误百出，语法关系紊乱，答非所问，讲话内容无法使人真正了解，患者也不知道自己在说什么。感觉性失语症的言语错乱具有变化多端的特点，即每一次说话时替代同一词语的语音都可能不同，而患者本人并不能意识到这种不稳定性。其三是表现出口语与内部语言的不一致性。患者嘴上说的和心里想表达的不是一回事，如"把书给我"说成"拿住杯子"。其四是严重的命名障碍。给予提示后也不能改善。

Wernicke 失语是优势半球颞上回后 1/3 的 Wernicke 区损伤所致。此区与听觉中枢相邻，主要控制语音的接收和理解。可能由于 Wernicke 区域听觉输入系统相互分离，丧失了字和词的语音与语义分辨能力，但没有丧失句法和音素加工能力，因而无法理解听到的他人和自己的言语。

2. 经皮质感觉性失语

经皮质感觉性失语（Transcortical Sensory Aphasia，TSA）也是一种感觉性失语症。

这类失语症类似于 Wernicke 失语，患者的语言流利，但找词困难，有错语和新语，不能正确表达患者的意思，但这种语言障碍程度比 Wernicke 失语轻。对简单词汇和复杂语句的理解均有明显障碍，不能正确执行检查者的指令性动作。复述功能较 Wernicke 失语相对完整，但常不能理解复述的含义。阅读功能严重受损，大声朗读和文字阅读均有障碍。可见明显的命名障碍，可接受语言提示。

经皮质感觉性失语（TSA）病变部位在优势半球颞顶叶交界区，可向 Wer-

287

nicke 区的下方或后方扩展。

3. 纯词聋

纯词聋（Pure Word Deafness）又称听词语失认，主要特征是选择性听言语理解受损，而其他语言功能和阅读能力保留。

患者无外周听力损失，可识别非词语声音，如能分辨流水声、汽车喇叭声、鸡鸣狗叫声等，仅对语言声音听失认，听不懂别人说的话，即使简单的听词指图也不能完成；不能复述口头言语，但自发谈话正常，可以表达自己的思想。能正确阅读及理解文字，自发书写、命名书写描述书写，甚至可以写日记和文章，但不能听写。

纯词聋病变部位可能是单侧颞叶也可能是双侧颞叶。单侧颞叶损伤位于优势半球颞叶的深部，累及 Heschl 回（颞横回中部）或投射到初级听觉中枢的纤维；双侧颞叶病变位于颞上回中部。也有人认为受损部位大部分为颞叶，某些病变在顶叶、基底节或侧脑室外侧。无论是单侧还是双侧的颞叶损伤，Wernicke 区是完好的。离断综合征学说认为纯词聋是由于 Wernicke 区与听输入纤维的离断或 Wernicke 区被孤立所致。

(三)完全性失语

完全性失语（Global Aphasia，GA）又称全脑性失语，是一种混合性失语。

患者语言的听、说、读、写均有严重的障碍，既没有言语表达能力，同时对言语的理解有很大的困难，对姿势、语调、表情等非词语性语言功能认知常可保留。自发性语言极少，只能说个别单词或无意义音节的重复，可见刻板性语言。可以说出某些平时熟练运用而不需要大脑临时加工的语言，如可唱部分歌曲、数数等。完全不能复述别人的话。命名、阅读均严重受损。多伴有失读和书写。

完全性失语的病变范围一般比较大，常累及优势半球的外侧裂区域，包括 Broca 区、Wernicke 区、外侧裂周围区、内囊、丘脑等部位。

(四)命名性失语症

命名性失语症（Anomic Aphasia，AA）又称为健忘性失语、失忆性失语、遗忘性失语、失名词性失语，是以物体命名困难为主的失语症。

命名性失语的特点是患者言语、书写能力存在，但词汇遗忘很多，物体名称遗忘尤为显著。患者口语表达较为流利，其发音和语调正常，但内容缺乏实质词，形成特征性的空话、赘语，讲话经常发生停顿。由于找词困难，经常以描述物品性质和用途代替物品的名称。例如，指着水杯问："这是什么?"患者不能说出水杯的名称，但能说出是喝水用的，并用手势做出喝水的动作。有时候，患者能够接受暗示，只要提醒第一个音，他就能够说出正确的名称，但不久又迅速遗忘。命名障碍轻重不一。口语理解可完全正常或轻度异常，复述良好。阅读和书写正常与否，与脑损伤的部位相关。

命名性失语症受损部位为颞叶、顶叶和枕叶交界区，主要是 37 区及 21 区、22 区的后部。

(五)儿童失语症

儿童失语症指在儿童时期由于脑损伤所造成语言发育迟滞者，且这种障碍并非因智能不足、自闭症、听力障碍、哑和社会现实环境剥夺等因素所致。儿童失语症又分先天性失语症和后天性失语症两种。前者又称无语症，后者又称儿童获得性失语症。

1. 儿童获得性失语症

儿童获得性失语是指处于发育时期的儿童，因大脑损伤而丧失习得不久或正在习得的言语能力的一种失语症。一方面，由于儿童大脑的功能分化尚未完成，大脑具有不可遏止的发育趋势；另一方面，儿童的语言经验有限，学前儿童尚缺少读、写的技能。因而，多数情况下，儿童失语症表现为以言语的表达和理解混合障碍的性质，很少见到单纯的运动性失语症或感觉性失语症；同时通过积极的治疗，容易得到迅速而全面的功能补偿。

在言语表现方面，儿童获得性失语症通常表现为大脑言语感觉系统和言语表达系统混合受损的症状。即运动性失语症的患者伴有明显的语音听觉障碍，而感觉性失语症的患者同时伴有言语输出方面的问题。虽然每一类型失语症都在一定程度上伴有其他类型失语症的症状，但每一个患者的表现或以运动性失语症为主要症状，或以感觉性失语症为主要症状，并借此分为运动性儿童失语症和感觉性儿童失语症。几乎所有儿童失语症患者的口语表达均为非流畅性，很少出现杂乱语；而成人运动性失语症表现为非流畅性失语，感觉性失语症表现为流畅性失语和杂乱语。大多儿童失语症患者初期表现为缄默，此后表现为话语少、语速慢、声音弱和韵律失常；而成人缄默情况少见。由于儿童的语音和语法的发展还不完善，因而其语音障碍和语法障碍比成人更多。

在病因学方面，儿童获得性失语症主要见于脑外伤或脑感染，而成人失语症主要见于脑血管意外。

2. 无语症

无语症指出生前或产程中或 3 岁以前，因大脑损伤导致言语能力发展的严重滞后。这类儿童不能通过自然途径获得言语能力的发展，而需要借助特别的训练来帮助他们掌握一些词语。无语症也可分为运动性无语症及感觉性无语症两类，一般所见大部分为运动性无语症，感觉性无语症较为少见。

运动性无语症的言语发展可分为完全不会说话阶段、婴儿式咿呀语词汇阶段、词汇发展阶段和常用语句阶段。在完全不会说话阶段，患儿不言不语，或者只能发某些单音或组合音，没有口语模仿能力。轻度患儿到四五岁开始说话，重度患儿可能到十一二岁尚不会说话。他们主要依赖表情和手势表达自己的愿望和要求。词汇出现的初期，声音严重歪曲、难发的音被漏掉或替代，词汇中的音节次序颠倒。随着患儿积累的词汇越来越多，咿呀语消失，词汇歪曲有所减少，通常使用"电报式"言语，语句中充满语法错误。他们掌握词汇的顺序大致是：名词、动词、形容词、数量词、连接词等。经过一段时间的自我实践或干预，患儿能正确使用一些简短的常用语句。但是，他们几乎不可能连贯地讲述看过或经历过的事情，表现出词汇贫乏、词义歪曲、语法错乱、展开性言语困难的共性特征。

感觉性无语症的基本特点是语音听觉发生困难，听觉注意不稳定和听觉记忆障碍。在言语开始发展阶段，可表现出咿呀语，也可能反射性地重复一些单词。但是，词语不能和相应的概念对应起来，不能用词语组成句子。有的儿童用不同的声音组合而自造一些自己和别人听不懂的"词语"。与运动性无语症儿童相比，感觉性无语症儿童比较容易模仿重复听到的语句和词汇，但他们并不理解其含义。感觉性无语症的儿童通常也是使用表情和手势与人交流。

（六）失语症的康复

失语症康复的根本目标是改善患者在理解和表达两个方面运用语言的能力，即提高患者听理解、阅读理解、口语表达、书写以及非言语交际能力，从而提升患者的生活质量。失语症康复治疗方法主要包括语言治疗技术、功能性交流治疗、认知神经康复治疗、社交心理治疗、计算机辅助治疗等。应根据失语症的检查及评定，判断失语的性质，确定语言障碍的严重程度及具体特点，制订个性化的训练方案，选择适宜的言语康复治疗方法或采用综合的治疗措施。Broca 失语以表达训练和文字训练为主，给予实物、图片、画册等进行复述、联想、呼名、回答问题，描写等训练；Wernicke 失语以听理解训练为主，主要包括听语指物、执行指令等；传导性失语则以阅读及复述为主；命名性失语则以口头和文字称呼为主；对于重度发音障碍及伴言语失语患者先进行呼吸训练、鼓腮、圆唇、撅嘴、弹舌等构音器官训练及发音训练。训练过程中要保持患者注意力的高度集中。影响失语症疗效的因素很多，发病时失语的严重程度是最主要的因素，失语症的类型、患者的职业、受教育程度及社会支持等都对言语的康复有重要影响。

第九章　肢体残疾

第一节　运动生理

运动系统由骨、骨连接和骨骼肌组成。单块骨叫骨，骨和骨连结组成人体的支架，称为骨骼。骨骼系统是身体的支柱，也是造血器官，在运动时起着杠杆作用。骨骼肌跨过关节附着在关节两端，在神经系统的支配下，肌肉收缩，同时牵动骨骼产生各种运动。

一、骨骼的功能

骨和骨连接组成骨骼。

(一)骨

1. 骨的形态

活机体内的每一块骨都是一个活的器官。骨主要由骨质构成，外面包以骨膜，内部藏有骨髓，有血管和神经的支配。每一块骨都具有一定的形态与其功能相适应。依据骨的形态大致分为 4 类。

长骨：如肱骨，呈长管状，中间部分称骨干，两端较肥大部分称骨骺，主要分布于四肢，起着支持和杠杆作用。

短骨：如腕骨，形似立方形，多分布于既能承受压力又能活动的部位。

扁骨：如枕骨，呈板状，围成空腔，对腔内器官起保护作用。

不规则骨：如椎骨，形状不规则。

2. 骨的生长

(1)骨的增长与变粗

出生后在长骨两端的骨内出现骨化点，使软骨变成骨质，称骨骺。在长骨两端骨骺和骨干之间的软骨叫骺板。在 25 岁之前，骺板的软骨不断分裂增生，不断骨化，使长骨不断增长。成年后骺板全部骨化，骨干与骨骺连成一体，相连处形成骺线，此时骨不再增长，人也就不再长高了。

在骨增长的同时,骨膜的成骨细胞不断形成骨质,使骨的横径变粗。

(2)影响骨生长的主要因素

①与体内维生素是否充足有关,尤其是维生素 A、维生素 C、维生素 D 三种。适量的维生素 A,能使骨头正常生长,如严重缺乏,骨头就会变形,有时压迫骨头中间的神经,引出种种神经症状。但是维生素 A 过多时骨头变脆容易发生骨折。维生素 C 是造骨原料之一。缺乏维生素 C 将使骨的生长受阻。如果发生骨折,骨折不容易愈合。维生素 D 的主要作用是促使肠道吸收造骨的原材料钙和磷。正在成长的儿童,如果缺少维生素 D,就会患佝偻病。成人缺乏维生素 D,也会造成软骨病。②钙和磷的供应是否充足。如果食物中的钙和磷供应不足,就会使骨的生长停滞、发育障碍。③体育锻炼会促使骨头的增长和加粗。④长期、大量 X 线照射,会抑制软骨的生长;大量服用皮质激素,也会延缓骨的发育;某些疾病(如垂体、甲状腺疾病)能严重妨碍骨的生长与成熟。

(二)骨连结

骨与骨之间的连结称骨连结。

1. 骨连结方式

骨连结的方式分为两种。

(1)直接连结

骨与骨之间以结缔组织膜或软骨直接连接,如颅骨的骨缝,椎骨之间的椎间盘等。其特点是活动范围很小。

(2)间接连结

两块骨或多块骨连接在一起,并能活动的骨连接方式,又称关节,由关节面、关节囊、关节腔组成。特点是活动范围大。关节是全身骨的主要连接方式。

关节面:组成关节的相邻两骨的接触面。一般一个为凸面,一个为凹面。关节面上有一层薄而光滑的关节软骨,可以减少摩擦,并能缓冲运动时的冲击和震荡。

关节囊:附着在关节面周围以及附近骨面上,有一密封的、坚厚的包囊,称关节囊。关节囊分两层,外层由致密的结缔组织组成,内层即滑膜层,由薄而疏松的结缔组织组成。滑膜能分泌滑液,减少运动时的摩擦。

关节腔:关节囊围成一个封闭的腔称关节腔,含少量的液体。关节腔内为负压有助于关节的稳定。

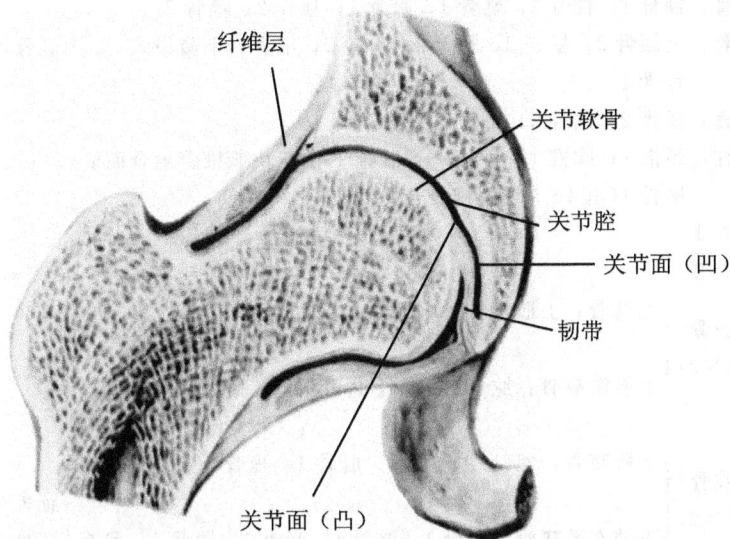

纤维层
关节软骨
关节腔
关节面（凹）
韧带
关节面（凸）

图 9-1　关节的构造

2. 关节的运动

在肌肉的牵引下，关节能做各种运动。

屈和伸：相邻两骨之间的角度减小称为屈，角度增大称为伸。

内收与外展：肢体向矢状面靠拢称为内收，离开矢状面称为外展。

旋转：骨绕本身的纵轴转动。肢体由前面转向内面为旋内，由前面转向外侧为旋外。

环转：骨的近端在原位运动，骨的远端做圆周运动。

当关节受到强大外力的作用，如牵拉过度或跌倒时，关节的凸面和凹面离开正常的位置称为脱臼。脱臼部位出现肿胀、疼痛，并失去运动功能。

（三）人体的骨骼

按人体骨骼所在的部位分为颅骨、躯干骨和四肢骨 3 部分。如图 9-2 所示。

颅腔：由 1 块额骨、1 块枕骨、1 块蝶骨、1 块筛骨、2 块顶骨、2 块颞骨共 8 块颅骨共同围成，容纳并保护脑。新生儿的颅骨还没有发育完全，骨与骨之间的骨缝较大，并为结缔组织膜所充填，称为囟。额骨与顶骨之间称为前囟；顶骨与枕骨之间称为后囟。前囟约在 1 岁半左右完全闭合。

颅骨
（29）
　脑颅骨：额骨1；枕骨1；蝶骨1；筛骨1；顶骨2；颞骨2
　面颅骨：上颌骨2；颧骨2；腭骨2；鼻骨2；泪骨；下鼻甲骨2；下颌骨1；犁骨1；
　　　　　舌骨1
　听小骨：锤骨2；砧骨2；镫骨2

躯干骨
（51）
　脊柱：颈椎7；胸椎12；腰椎5；骶骨1（由5块骶椎骨愈合而成）；
　　　　尾骨1（由4～5块尾椎骨合并而成）
　胸骨1
　肋骨24

四肢骨
（126）
　上肢骨
　（32×2）
　　上肢骨：上肢带骨：肩胛骨1；锁骨1
　　上肢游离骨：肱骨1；桡骨1；尺骨1；手骨　腕骨8
　　　　　　　　　　　　　　　　　　　　　　掌骨5
　　　　　　　　　　　　　　　　　　　　　　指骨14
　下肢骨
　（31×2）
　　下肢带骨：髋骨（由髂骨1、耻骨1、坐骨1愈合而成）
　　下肢有游离骨：股骨1；髌骨1；胫骨1；腓骨1；足骨　趾骨7
　　　　　　　　　　　　　　　　　　　　　　　　　　　跖骨5
　　　　　　　　　　　　　　　　　　　　　　　　　　　跗骨14

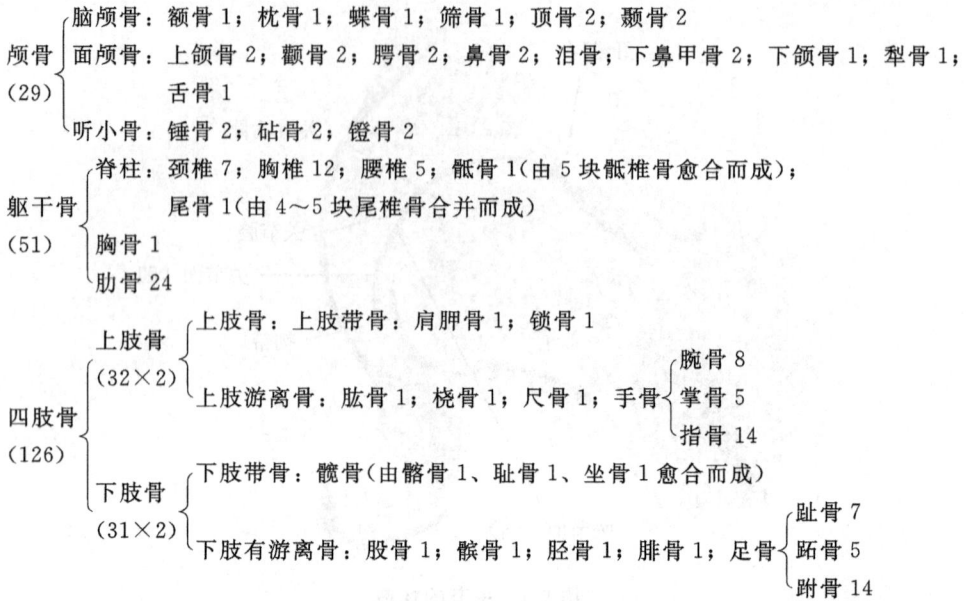

图 9-2　全身骨骼

脊柱：位于背部正中，由 26 个椎骨（7 个颈椎、12 个胸椎、5 个腰椎和 1 个骶骨、1 个尾骨）组成。整个脊柱骨中间有一管道叫椎管，容纳脊髓，上与颅腔相连。从侧面看，整个脊柱有 4 个生理性弯曲，即向前凸的颈曲、向后凸的胸曲、向前凸的腰曲、向后凸的骶曲。这些弯曲的意义在于：使人体的重心后移，有利于直立；增大胸腔和腹腔的容积；减少走路或跳跃时对脑的冲击。

胸廓：由 12 块胸椎、1 根胸骨、12 对肋骨以及韧带共同围成，容纳并保护心、肺等器官，并参与呼吸。

骨盆：由髋骨、骶骨和尾骨组成，容纳并保护直肠以及泌尿和生殖系统。

足弓：足骨借坚强的韧带连接成向上隆起的弓形称为足弓。足弓具有弹性，能缓冲行走与跳跃时对身体和脑所产生的震荡；可保护足底的血管、神经不受压迫。足弓不显，称为扁平足，长时间站立和行走时，压迫足底神经和血管而产生疲劳和足底疼痛。

二、骨骼肌的功能

骨骼肌是运动系统的动力装置，在神经系统的支配下，随人的意志而收缩，故又称随意肌。

一块肌肉一般由肌腹和肌腱两部分组成。肌腹由肌纤维构成，色红质软，有收缩能力；肌腱由致密的结缔组织组成，色白质硬，没有收缩能力。

(一)肌肉的形态

全身肌肉有 600 多块，形态各种各样，与其功能相适应。依据骨骼肌的形态大致分为 4 类。

长肌：多分布在四肢，收缩时引起大幅度运动。

短肌：多分布在躯干的深部，收缩时运动幅度较小。

阔肌：分布在躯干，对内脏器官起保护和支持作用，收缩时引起躯干的运动。

轮匝肌：位于孔裂的周围，收缩时关闭孔裂，如眼轮匝肌等。

(二)肌肉的配布与运动

肌肉的两端通常分别附着在两块或两块以上的骨上，跨过一个或数个关节。当肌肉收缩时，牵引骨骼产生运动。人体的运动，即使是最简单的动作，都不可能只有一块肌肉完成，而是由许多肌肉组成的肌群共同作用的结果。

肌肉大多成群配布在关节的周围。根据肌肉的作用不同，可分为屈肌和伸肌、收肌和展肌。配布在关节两侧的肌肉，就其分别运动来说是拮抗的，但对完成这一关节的某一工作来说又是高度协调的，如肘关节前面有屈肌，后面有伸肌。屈肘运动时，既要有屈肌群的收缩，又要有伸肌群的适当舒张相配合，才能完成屈肘的动作。伸肘时伸肌收缩，屈肌放松。肌肉收缩与舒张的协调是在神经系统的作用下实现的。

在完成某一活动时，起相同作用的肌肉是协同肌，起相反作用的肌肉是拮抗肌。

(三)骨骼肌的分布与作用

骨骼肌包括头颈肌、躯干肌、四肢肌，部分肌肉的分布与作用见表 9-1。

表 9-1　骨骼肌的名称、部位、作用

	肌肉名称	部　位	作　用
躯干肌	斜方肌	颈后和背上部	提肩，降肩
	背阔肌	背下部和胸侧部	使上臂内收、内旋和后伸
	骶棘肌	脊柱两侧深层	仰头，使脊柱伸直，维持人体直立
	胸大肌	胸前	使上臂内收。内旋，协助深吸气
	胸小肌		
	肋间肌	肋骨之间	提肋或降肋，以协助吸气或呼气
	膈肌	胸腔与腹腔之间	改变胸腔的上下径，以协助吸气或呼气
	腹直肌	腹前壁正中线两侧	腹部肌肉收缩，使躯干前屈，侧屈或左右回旋

	肌肉名称	部 位	作 用
头颈肌	咀嚼肌	耳前部	使下颌骨运动，进行咀嚼
	表情肌	额部、眼裂与口裂周围	扬眉、闭眼、闭口，表达各种感情，并参与语言活动
	胸锁乳突肌	颈部两侧	单侧收缩，可使头向同侧倾斜；两侧同时收缩使头后仰
上肢肌	三角肌	肩关节周围	外展上臂，肌肉注射的部位
	肱二头肌	上臂前面	屈肘
	肱三头肌		伸肘
	前臂肌	上臂前面和后面	运动腕关节
	手肌	手部	指关节运动，拇指对掌等
下肢肌	臀肌	臀部	髋关节运动，使大腿伸直与外旋，维持身体重心与直立
	腰大肌	髋关节前方	屈大腿
	股四头肌	大腿前面	伸小腿，屈大腿
	股二头肌	大腿后面	屈小腿
	腓肠肌	小腿后面	使足屈，维持身体直立，防止前倾
	胫骨前肌	小腿前面	使足背屈及内翻
	足肌	主要位于足底	运动足趾和维持足弓

三、儿童运动系统的特点

1. 骨骼肌肉生长迅速

骨骼和肌肉的生长需要大量的原材料，如钙、磷、蛋白质、维生素等。适当的运动促进运动系统的生长发育。疾病或营养缺乏可导致骨质疏松易骨折，特别是小儿缺钙可产生"O"形腿或"X"形腿、鸡胸等。

2. 脊柱发育

新生儿脊柱从侧面看，几乎是直的或略向后突出。随着小儿的抬头、坐立、行走等动作的发育过程逐渐形成脊柱的颈曲、胸曲、腰曲和骶曲。因此，儿童要注意保持正确的姿势，以免发生脊柱弯曲的异常。

3. 可塑性大

儿童和青少年时期，骨组织中有机物含量较多，因而具有弹性大、硬度小、可塑性强、容易变形的特点，如果坐立、书写姿势不端正，容易造成脊柱、胸廓和下肢畸形。

4. 关节附近的韧带较松

小儿四肢骨骼在初生时相对较短，随着年龄的增长，四肢长骨的生长速度比躯干迅速。因此小儿关节附近的韧带较松弛，应避免过度的牵引或负重引起脱臼或损伤。

5. 骨化中心逐步出现

骨骼系统是一个统一的整体，身体某一部分骨化中心的出现和愈合，常可说明全身骨骼的发育状况。人体各部有许多骨化中心，他们从出生到青春期大体按一定时间和一定顺序出现，所以采用腕部骨骼 X 摄片观察骨化中心出现的时间及愈合的情况，并与标准骨龄片进行比较，就可确定儿童少年的骨龄。

6. 肌肉群发育不平衡

大肌肉先发育，较小肌肉后发育。5～6 岁儿童手部肌肉开始发育；8～9岁后肌肉发育速度加快；青春期肌肉发育加剧，不但大肌肉快速生长，小肌肉生长也很快，此时，能够准确灵活做出各种精细动作。儿童肌肉的能量储备较差，不宜做较长时间的运动。蛋白质营养与肌肉的发育有直接关系。

第二节　运动机能的检查

一、肌力

肌力指肌肉收缩的力量，即肌肉主动运动时最大力量。肌力低下见于神经系统和肌肉系统疾病以及继发于各种病、伤所致的运动和机能制动和废用，如烧伤、截肢、关节炎、骨折等。

(一)检查方法

1. 观察法

观察肢体活动是否自如，是否有力，两侧是否对称。观察运动的幅度和维持一定姿态的时间。

2. 抵抗阻力法

嘱患者运动各部分的肌肉，检查者以相反的动作阻抗，以试其肌力。如嘱患者紧握检查者的食指和中指，检查者用力试行抽出。

为了只引起受检查肌肉所作用的关节运动，要采取正确的姿势和肢体位置。检查肩部的肌力应采取坐位，其他各关节运动的检查坐位、卧位均可。在检查时，要充分暴露被检查部位，并与健侧进行比较。阻力应施加于被测关节的远端，使用的力量大小相等。

（二）评定标准

手法肌力检查通常采用 6 级分级法，各级肌力的具体标准见表 9-2 所示。

表 9-2　肌力分级标准

级别	名称	标　　准	相当正常肌力的百分数（%）
0	零	不能触及肌肉的收缩	0
1	微缩	有轻微收缩，但不能引起关节运动	10
2	差	在减重状态下能做关节全范围运动	25
3	可	能抗重力做关节全范围运动，但不能抗阻力	50
4	良好	能抗重力、抗一定阻力运动	75
5	正常	能抗重力、抗充分阻力运动	100

（三）瘫痪

肌肉随意运动能力（力度、速度、幅度）低下或消失称瘫痪或麻痹。肌肉随意运动能力完全丧失称为全瘫，肌肉随意运动能力减弱称为轻瘫。

1. 分类

（1）根据瘫痪范围及形式分类

①偏瘫，同一侧上、下肢瘫痪；②单瘫，一个肢体的瘫痪；③四瘫，四肢的瘫痪；④截瘫，两下肢的瘫痪；⑤交叉性瘫痪，一侧脑神经周围性瘫痪和对侧肢体的中枢性瘫痪。

（2）根据瘫痪性质分类

①中枢性瘫痪，又名上运动神经元瘫痪、痉挛性瘫痪或硬瘫，损伤部位位于大脑皮层及锥体束各段（内囊、脑干、脊髓），其特点是肌张力增高，腱反射亢进，无肌萎缩，有病理反射，电生理检查无变性反应，瘫痪位置以肢体为主（单瘫、偏瘫）；②周围性瘫痪，又名下运动神经元瘫痪、弛缓性瘫痪或软瘫，损伤部位位于脊髓前角、前根、脊神经以及脑运动神经核、脑神经，其特点是肌张力减低，腱反射减退或消失，肌萎缩明显，无病理反射，电生理检查有变性反应，瘫痪位置以肌群为主。

2. **肢体轻瘫的检查方法**

上肢平举试验：两上肢向前平举，掌心朝下，轻瘫侧上肢出现逐渐旋前（掌心朝向外侧）、下垂，小指常轻度外展。

上肢平举试验：双臂向前平举，维持不放下，轻瘫侧上肢会在短时间内出现上下摇晃，逐渐下降的趋势。

手指肌力试验：嘱患者将大拇指先后与其他各指连成环状，由检查者分开，结果病侧易分开。

分指试验：双手掌面相对，双手手指尽量分开，两手第五指对准，观察双手拇指能否一直亦保持对峙关系，如有轻瘫，患侧各指角度会变小，拇指向内移。

伸腕试验：双臂向前平举，手掌朝下，然后努力使手腕背伸，持续两分钟。双侧对比，患侧可见示弱现象。

膝下垂现象：患者仰卧，检查者先将患者两下肢屈成直角，松手后轻瘫侧下肢逐渐滑下并外旋，而健侧下肢仍维持屈曲位或稍伸直。

二、肌容积

(一)检查方法

1. 观察法

观察各肌容积的大小，注意有无萎缩或肥大。

2. 测量法

用软尺测量肢体两对称部位的周径进行对比。

(二)肌容积异常

1. 肌萎缩

见于运动元及神经干的损伤，如小儿麻痹症、神经炎等。

2. 假性肥大

外观肢体肥大而实际肌力减弱。肢体肥大是脂肪及结缔组织增生所致，肌肉本身并不发达，如进行性肌营养不良。

三、肌张力

正常的肌肉即使在非收缩状态下，不是完全松弛的，而是处于一种持续性的轻度的收缩状态，维持着肌肉一定的弹性与张力，这就是肌张力。正常的肌张力有赖于神经系统和肌肉结构与功能的完整与正常。换句话说，肌张力是指肌肉在静止状态下的紧张度。

(一)检查方法

1. 基础肌张力

用手轻捏或压各肌肌腹,体会其肌肉的紧张度与活动的幅度。正常的肌肉有一定的紧张度。

2. 运动肌张力

嘱患者放松肌肉,用手握持患者的肢体,按照关节可能运动的方向,以不同速度施以被动运动,检查肌肉的紧张度与活动范围。

(二)肌张力异常

1. 肌张力减低

肌肉松软无力,关节活动幅度超过常态。例如,将肌张力低下的肢体被动地置于某一体位,在放手后不能维持这一体位,而是重重地掉下来。见于下运动神经元、神经、肌肉的损害或小脑病变。肌张力低下的儿童往往表现出某些特征,如俯卧时不能抬头;全身滚动的动作发展缓慢;坐姿需要倚物支持,不能独自坐好;站立、行走等都显得缓慢或缺失。

2. 肌张力增高

肌肉紧张坚硬,有明显阻力,关节运动受到限制。肌张力过高的儿童往往表现出某些特征:躯干和四肢因动作不便而产生变形;随意肌的活动不能完全随意控制;缺乏平衡能力与运用四肢做保护动作的能力;一些原始反射会持续存在以作为代偿。

根据临床表现分为两种类型。①痉挛性肌张力增高。被动屈伸患肢,开始抵抗力较强,到一定角度时阻力突然降低,如折刀样感觉,故又称为折刀样强直,见于锥体束病变。②强直性肌张力增高。被动屈伸患肢时,有均匀的阻力,又称为铅管状强直;当患者伴有震颤时,有如齿轮样的顿挫感觉,特称为齿轮样强直。两者均见于锥体外系病变。

四、关节活动度

关节活动度是指关节向各个方向所能活动的范围。正常的关节活动范围是正常运动必不可少的前提条件之一。

(一)检查方法

关节活动范围一般用量角器测定。临床最普遍用的是180°方式。对所有的关节而言,0°是开始的位置。所有的关节的运动是从0°开始,并向180°方向增加。把量角器的轴心与关节中心点对准，将其连有刻度的直尺放在肢体的轴线上，随着关节的活动度转动另一根直尺，即可测出关节活动度的大小。检查时先查主动运动，再查被动运动。

(二)关节的活动方式

1. 肩关节活动

肩关节正常活动范围：屈曲 0°～170°；后伸 0°～40°；外展 0°～180°；内旋 0°～70°；外旋 0°～70°。

2. 肘关节活动

肘关节正常活动范围：屈曲 0°～150°；伸直 0°～10°。

3. 腕关节活动

腕关节正常活动范围：屈曲 0°～60°；背伸 0°～60°；尺偏 0°～40°；桡偏 0°～25°。

4. 髋关节活动

髋关节正常活动范围：屈曲 0°～130°；后伸 0°～10°；内收 0°～30°；外展 0°～40°；外旋 0°～45°；内旋 0°～35°。

5. 膝关节活动

膝关节正常活动范围：屈曲 0°～135°；伸直 0°～5°。

6. 踝关节活动

踝关节正常活动范围：背伸 0°～30°；跖屈 0°～50°。

7. 躯干活动

躯干活动正常范围：屈曲 0°～80°；后伸 0°～30°；侧屈 0°～35°；旋转 0°～60°。

(三)关节活动范围异常

一般情况下，主动活动范围小于被动活动。

关节的被动活动正常而主动活动障碍，常为神经损伤，肌肉、肌腱断裂所致。

关节主动运动、被动运动均障碍，常为关节僵硬、关节粘连、关节周围软组织疼痛、肌肉痉挛或皮肤瘢痕组织挛缩等。

关节活动超过正常范围，见于周围神经病变所致的肌肉弛缓性瘫痪、关节支持韧带以及关节骨质破坏等。

五、肢体测量

(一)肢体长度测量

1. 垫高测量法

被试取立位，在短腿的足底下垫不同厚度的木板，直到两侧髂前上棘达到同一水平，木板的厚度即为短腿所短的长度。

2. 皮尺测量法

采用无伸缩性的皮尺，以骨性标志为定点。

下肢长度测量：自髂前上棘通过髌骨中点至内踝。若下肢不能伸直，可分段测量大腿和小腿各自的长度，由髂前上棘至髌骨上缘为大腿的长度，由膝关节内侧间隙至内踝为小腿的长度。

上肢长度测量：由肩峰至中指尖端为全长。若上肢不能完全伸直，亦可分段测量上臂和前臂各自的长度。上臂的长度，由肩峰至肱骨外踝；前臂的长度，由尺骨鹰嘴至尺骨茎突。

(二)肢体周径测量

必须选择在两侧相对应的部位进行测量。测量大腿的周径常采取髌骨上方8~10厘米处，测量小腿周径常在髌骨下方10厘米处。

六、姿势与步态

(一)检查方法

观察患者卧位、坐位、立位时有无异常姿势。对于能够行走的患者，观察其在睁眼与闭眼情况下，行走时的一切动作。

(二)异常步态

剪刀步态：行走时两下肢伸直，步态僵硬，两足向内交叉前进，状如剪刀。见于脑瘫或截瘫患者。

跨阈步态：见于腓神经麻痹而导致足下垂的患者，为避免拖地绊倒，故行走时足离地面较高。

摇摆步态：由于骨盆带肌肉及腰肌无力，为维持身体的中心平衡，故脊柱前凸，步行时不能固定骨盆，身体左右摆动，像鸭子走路一样，故又称为鸭步。见于肌营养不良症、佝偻病、先天性髋关节脱位等。

慌张步态：躯干前倾，身体中心前移；行走时起步困难，起步初步幅小、足底擦地而行，步子越走越快，小步急速前冲，有难以止步之势。见于基底神经节病变。

偏瘫步态：上肢指关节、腕关节、肘关节屈曲，走路无正常摆动；下肢伸直，膝关节不能弯曲。行走时偏瘫侧骨盆抬高，以帮助提起下肢，下肢往外做划圈样移步前进。见于脑血管意外患者。

短腿步态：如一腿缩短超过 3.5 厘米，患腿着地时，可见同侧骨盆和肩下沉，又称为斜肩步。

共济失调步态：站立时，两足分开过宽；行走时，抬腿高、落地重，因重心不容易控制而摇晃不稳。常见于小脑、前庭、脊髓病变患者。

七、动作协调功能

动作协调功能是指机体进行准确的、有控制的运动的能力。协调运动（又称共济运动）有赖于神经系统以及肌肉各个环节的结构与功能的正常。

（一）检查方法

指鼻试验：让受检查者伸出两手食指，反复伸、屈肘关节指点自己的鼻尖，正常能准确地指向自己的鼻尖；共济运动失调者，手臂摇晃，指尖指不准自己的鼻尖。

对指试验：伸出两手食指，由远而近使两指尖相碰。先睁眼、后闭眼做此动作。正常情况下对指准确；共济运动失调时，对指不准并左右摇晃。

跟膝胫试验：受试者仰卧，两下肢伸直，先举起一下肢，然后将该肢的足跟放在另一下肢的膝盖上，并沿胫骨向下推移。正常时能准确完成而无偏斜，共济运动失调者不能准确完成此动作。

昂伯氏症：双足并拢，闭目，双臂向前平伸，有摇晃或倾跌，即为阳性，表示共济运动失调。

（二）异常运动

由于中枢神经系统的损伤，往往产生一些异常的运动，这些异常运动影响肢体正常姿势的维持，妨碍正常运动的完成。

痉挛：不自主的肌肉收缩谓之痉挛，可见于局部或全身。全身痉挛伴有意识障碍者，称为惊厥或抽风，常见于中枢神经系统病变。

震颤：肌肉不自主的节律性收缩，是对抗肌群规律性交换收缩的结果。按震颤的幅度分为细震颤和粗震颤两种。前者常见于甲亢或慢性酒精中毒患者，后者见于基底神经节、小脑等病变。

舞蹈样运动：在颜面、躯干、四肢出现不规则而粗大的不随意运动，通常上肢比下肢重；远端比近端重；情绪激动时加重，睡眠时消失。常见于基底神经节病变。

手足徐动症：四肢动作不能受意志控制，并因此产生动作过多。如双手无目的地、不规则地乱动，在受到外界刺激或情绪亢奋时，随意肌的协调动作更差。

第三节　儿童肢体残疾的常见疾病

一、脑部疾病

(一)脑瘫

脑性瘫痪(Cerebral Palsy)，简称脑瘫，是指在脑部尚未成熟阶段受到了损害或损伤，形成以运动和姿势障碍为主要临床表现的伤残综合征。脑的损伤是部分而不是全部，是一种非进行性的不可逆的病变，症状是减轻或加剧，取决于患儿大脑损伤的程度和人们对患儿的态度。据统计，我国脑瘫的发病率为1.5%～5%，是造成儿童肢残的主要原因。

1. 病因

引起脑瘫的直接原因是脑损伤与脑发育障碍。80%以上的患者可追溯出较为明显的病因，20%的病例病因尚不清楚。导致脑瘫的病因见表9-3，最常见的3大病因是窒息、早产、核黄疸。早产及低体重儿，除因全身各个器官都未发育成熟，难以适应子宫内外环境的骤然变化，喂养难、护理难、易发生急性危重情况外，最重要的是脑瘫发生率明显增高。先天性感染、颅内出血、黄疸

表 9-3　脑瘫常见病因

出生前(30%)	出生时(60%)	出生后(10%)
遗传	胎盘或脐带异常	核黄疸
宫内感染，如风疹、带状疱疹、流行性感冒等	窒息	新生儿溶血
	产伤	感染
母体慢性疾患，如妊娠毒血症、严重糖尿病、高血压等	难产或异常分娩	颅脑损伤
	早产	脑血管以外
双胎	新生儿颅内出血	惊厥
辐射	感染	
服用药物		

均是脑瘫发生的独立高危因素，早产儿伴有这些情况的比例明显高于正常出生体重儿。在早产婴儿中，发生脑瘫的概率超过了50%。随着医学发展和技术水平的提高，特别是新生儿广泛完善的护理机构成功救活了比以往更多的产伤或产前有缺陷的儿童，因而增加了脑瘫患者的人数。我国现有脑瘫患者约250万，每年新增患者15万。

2. 致残特点与分型

脑瘫的主要表现为运动与姿势障碍，可伴有不同程度的其他症状，如弱智（25%患儿智力正常，50%呈轻度或中度弱智，25%为重度弱智），生长发育迟缓（和正常儿童相比，患儿抬头、起坐、翻身、爬行、走路均晚），口面功能障碍（流涎、咀嚼以及吞咽困难），语言障碍（约30%~70%伴有语言障碍），语言障碍程度与运动能力丧失程度有直接关系，语言发育迟滞与智力高低成正比），癫痫（约1/3患儿伴有癫痫、痉挛性截瘫较多见，重度弱智发生率高），感觉障碍（视力障碍、听力障碍、触觉障碍），失认、失用以及情绪与行为障碍。脑瘫根据运动障碍的特征分为以下几种类型。

（1）痉挛性瘫痪

约占60%，往往在患儿半岁至两岁时，开始在自主性动作如抓物、站立、行走时呈现症状，表现为肌肉僵硬、身体僵挺、行动笨拙、腱反射亢进、巴氏症阳性。痉挛状态不改善，必然会发生挛缩和畸形。痉挛性瘫痪可分为四种类型。

痉挛性双瘫：四肢瘫痪，下肢更严重。两只手臂僵硬地在胸前交叉，走路呈剪刀步态。

痉挛性截瘫：只有双下肢瘫痪。

痉挛性偏瘫：同侧上肢和下肢瘫痪，上肢更重。

痉挛性单瘫：只有一个上肢或一个下肢瘫痪。小儿在1岁之前，双手的功能是相等的，若在此时之前发现小儿只用某一侧手，应想到该小儿是否有另一侧手的运动功能障碍。

（2）弛缓性瘫痪

肌张力降低，关节活动的幅度增加，扶起时不能维持体位，甚至不能竖颈，自主动作极少，运动发育落后。无肌萎缩，反射可引出或亢进。多数病儿吸吮无力，吞咽功能差，咳嗽无力，易患呼吸道感染。此型常为脑瘫病儿暂时阶段，一般2~3岁后大多转为手足徐动型或痉挛型等。弛缓性瘫痪的常见姿势如下。

蛙位姿势：无论患儿仰卧或俯卧，其躯干及四肢大腿及小腿紧贴床面，呈青蛙状。

"W"状姿势：下肢屈曲外展外旋，少动，紧贴床面，形如"W"状。

倒"V"字形姿势：将小儿水平托起，头和下肢依重力下垂，躯干上凸，形如倒写的"V"字。

"坐位口足"现象：使小儿坐位时，头躯干极度前屈，下颌抵床，口与足相接，四肢无力。

阳性围巾症：将小儿一侧上肢拉向对方肩部，可见肘过下颌并与下颌密接，手过肩，有如一条围巾围住颈部。

阳性跟耳实验：仰卧位，固定骨盆将两下肢拉向耳边，足能触耳为阳性。

拉起头不稳定：仰卧将小儿拉起，拉至45°时可见头背屈角缩小，拉至90°坐位时可见头不能立直而偏倒。

缩头抬肩：用两手支撑小儿腋下立位悬起，可见两肩抬高，头向下缩回。

（3）徐动型瘫痪

动作控制不良。四肢和头部出现不自主的无意识动作。在做有目的的动作时，会伴随全身动作及脸部表情不同程度扭曲的舞蹈样或徐动样动作。构音不清，吞咽困难，常伴有流口水等。患儿早期，肌肉张力无力或低张，随着年龄渐长，若没有适当的康复治疗，常转变为混合型。其主要病因为核黄疸、新生儿窒息。

（4）共济失调型瘫痪

患儿肌张力低、自发性活动少。动作特征是摇摇晃晃或颤抖，常存在平衡困难。患儿常常无法保持一个固定姿势。站立时，为了维持站立姿势不得不进行频繁调整。学走路时间晚于正常儿童。行走时为了获得较稳定的平衡，双脚左右距离较宽，步态蹒跚，方向性差。手指精细运动障碍，动作不灵活。本型由围产期异常、未成熟儿引起小脑出血或先天性小脑发育不良或锥体与锥体外系损伤所致。单纯性共济失调较少见。共济失调也可与手足徐动联系在一起。

（5）混合型

兼具以上各型的某些特点。许多未经治疗和康复的脑瘫患儿多呈现此障碍特征。

2. 早期筛查与诊断

（1）早期筛查

①出生时，全身松软无力、青紫，俯卧位悬空抱时呈倒"U"字形，运动较少或无运动。

②运动发育延迟，如3～4个月小儿俯卧位不能竖头；4个月后仍不能用

前臂支撑负重；双手常握拳，不能将手伸入口中吸吮；6～7个月仍不能翻身和独坐片刻；扶站时以足尖着地或双腿屈曲不能负重，或两下肢过于挺直、交叉等。

③有异常运动模式出现，如不使用手，或仅使用一只手；站立或学步时，以前脚掌及脚着地，姿势笨拙。

④出现不自主的运动。常常发生于1岁以后，表现为不受控制的肢体和面部出现怪异的动作。

⑤喂养困难。吸吮、吞咽和咀嚼困难，常出现呛咳。在抱患儿或为其脱衣服或洗澡时，有的孩子四肢或躯干突然变得僵硬；有的孩子全身松软无力，不能使自己保持某一体位，使得照料困难。

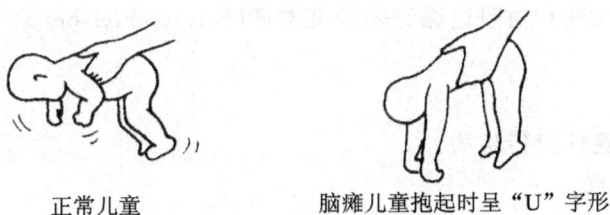

正常儿童　　　　　脑瘫儿童抱起时呈"U"字形

图 9-3　脑瘫儿童俯卧抱起时的姿势

（2）诊断

①详细询问病史，寻找高危因素，早产儿或新生儿有窒息、重症黄疸者尤其要提高警惕。

②新生儿时期出现不明原因的哺乳困难、易吐、哭声低弱、肢体僵直、抽搐、四肢运动不均衡。

③运动发育迟缓。

④肌紧张异常。

⑤姿势异常。

⑥辅助检查，如脑 CT 或 MRI 可见脑部发育不良等改变、脑电图有异常改变等。

3. 防治原则

（1）预防原则

做好孕期保健、产期护理工作，规避高危因素（见第四章第二节和第三节）。

（2）治疗原则

脑瘫的治疗原则是：充分的营养，合理的教育，精心的护理，科学的功能训练。任何脑瘫都无法自然痊愈。必须经过长期的治疗，才能将残疾的障碍减少到最低的极限。正常儿童的运动发育是与脑发育同步的，如果不能早发现、早治疗会失去最佳的脑功能发育时期。最好在出生后 6 个月就能确诊，并积极进行训练。药物治疗无效。手术治疗可用于矫正肌肉的挛缩，但远期效果不佳。科学的功能训练的目的是抑制异常动作姿势，促进正常运动发育，防止肌肉挛缩和关节的畸形；同时多感觉通道的输入，对促进智力的发展很有帮助。

（二）肝豆状核变性

肝豆状核变性（Hepatolenticular Degeneration，HLD）又称威尔逊氏病，1912 年由 Wilson 首先报道和描述。本病是一种慢性、进行性铜代谢障碍的疾病，其病理特征是肝硬化和大脑基底节区的豆状核变性，以不同程度的肝细胞损害、脑退行性变和角膜边缘有铜盐沉着环（Kayser-Fleisher 环，K-F 环）为临床特征。

1. 病因

常染色体隐性遗传疾病。

2. 致残特点

（1）肝损害症状

儿童早期以肝损害症状为主，如恶心、呕吐、黄疸、腹水等，严重者有昏迷、谵妄等。发病年龄小者或只出现肝病症状。

（2）神经症状

以锥体外系症状为主，肌张力高，肢体震颤，说话口齿不清，随意运动减少而缓慢，面具样脸，出现摇头、吞咽困难，可出现扭转痉挛、舞蹈样动作和手足徐动症等不自主运动，可有癫痫发作。

（3）精神症状

智力减退，记忆力减退，注意力不集中，学习成绩下降，逐渐出现性格的改变。重症患者可出现抑郁、狂躁、幻觉、妄想、冲动以及伤人自伤行为。

（4）眼部症状

在角膜边缘出现绿褐色、金褐色、古铜色的宽约 1～4 毫米的角膜色素环。

（5）骨骼改变

关节疼痛，鸡胸，脊柱畸形，自发性骨折，个子矮小。

3. 治疗原则

（1）特效疗法

用二巯基丙醇、青霉胺等螯合剂排铜。

（2）饮食控制疗法

低铜饮食。不要食用含铜量高的食品，如肝、肾、血、贝类、螺类、蘑菇、海产品、花生米等，不要使用铜制器具装水或盛食物。

（3）护肝治疗

进行护肝治疗。

二、脊髓疾病

（一）脊髓损伤

脊髓损伤是由于各种不同致病因素引起脊髓结构与功能的损害，造成受伤平面以下的身体部分的感觉和运动会丧失或减弱，受伤平面越高，身体受累的范围越大，可导致终生残疾，因此是一种严重性的致残性损伤。

1. 原因

分为外伤性与非外伤性两大类，以外伤性损伤多见。外伤性损伤多见于交通事故、体育事故、登高坠落、地震、重物砸伤、战争等。非外伤性损伤多见于脊柱、脊髓的肿瘤、结核、炎症、畸形等。

2. 致残特点

（1）脊髓休克

当脊髓与中枢离断以后，受损部位以下的感觉和运动丧失，骨骼肌紧张度降低或消失，外周血管扩张，同时还将暂时失去一切反射活动，进入无反应状态，大小便潴留，这种现象称为脊髓休克。大约经2～4周后，脊髓的反射机能逐渐恢复，其反射比正常更为强烈。并逐渐演变成痉挛性瘫痪，表现为肌张力增高，腱反射亢进，病理反射阳性。

（2）脊髓半切断

患侧病损以下的机体出现痉挛性瘫痪和深感觉消失，对侧痛觉和温觉消失。

（3）脊髓横断性损害

病变平面以下的感觉、运动障碍，反射异常，大小便失禁。病变位置在颈膨大以上者，四肢瘫痪，呼吸困难，发音微弱，咳嗽无力；病变位置在颈膨大与腰膨大之间者，两下肢瘫痪。骶髓受损时，尿液像没有关紧的水龙头不断地滴出，称自动膀胱。

（4）并发症

感染，褥疮，畸形。

3. 现场急救

意外事故是脊髓损伤最常见的原因，现场急救是治疗成功与否的关键之一。根据调查，约有 1/4 的患者由于现场抢救不当而使病情加重，一些单纯骨折因搬运不当而致骨折错位产生脊髓损伤；一些原来很轻微的脊髓损伤因处理不妥而成为严重的脊髓损伤。在现场急救中，首先，要迅速发现危重伤员以及危及生命的紧急情况，采取必要的现场抢救措施，以稳定病情；其次，迅速安全地运送伤员至就近而有条件的医院进行救治，以减少死亡率和致残率（见第二章第一节）。

(二)脊柱裂

脊柱裂(Spina Bifida)一种常见的先天畸形。这是由于胚胎发育时，神经管闭合不全，脊柱的某部分没有覆盖住脊髓所致。临床上常分为隐性脊柱裂和现行脊柱裂。最常见的是隐性脊柱裂，只有椎管缺损而脊髓本身正常，无神经系统症状，X 线平片才可确诊。隐性脊柱裂不需特殊处理。显性脊柱裂指椎管内容从骨缺损处膨出。据膨出内容的不同又分为脊膜膨出和脊髓脊膜膨出等。脊柱裂最常见的位置在腰骶段，偶尔在胸段，极少在颈段。

1. 病因

(1)遗传因素

许多研究结果报道遗传因素与脊柱裂的发病肯定有关，但遗传学的研究结果显示脊柱裂的发病不能用孟德尔遗传法则的单基因突变来解释。一般的观点认为，本病为多基因遗传，每对基因间无隐性或显性之分，其作用是很小的微效基因，但各级因的效应累积和环境因素作用达到一定阈值即可发病。

(2)环境因素

研究证明，孕妇身体中缺乏叶酸(一种水溶性维生素)是导致胎儿发生脊柱裂的主要原因之一。怀孕早期是胚胎分化、胎盘形成阶段，细胞分裂十分活跃。叶酸是胎儿早期神经发育必需的一种营养物质，如果孕妇叶酸缺乏，将影响胎儿神经管的正常发育，导致脊椎骨融合不良。孕妇服用抗癫痫药物(如丙戊酸、苯巴比妥和苯妥英钠等)和抗肿瘤药物(如氨甲蝶呤、氨基嘌呤和巯基嘌呤等)以及大量或持续应用皮质激素(如可的松、强的松龙等)，均可以诱发神经管发育畸形，其作用机制可能是与干扰叶酸代谢有关。

2. 致残特点

脊柱裂的病情与缺陷的程度以及受累脊髓的位置有关，缺陷严重、位置较高者，病情严重，反之较轻。

（1）局部表现

缺损部分的皮肤上可有小窝、痣、色素沉着、一撮毛等异常症状。腰骶部有脊膜圆状物膨出，当啼哭、咳嗽、喷嚏时，可见皮下囊状物的冲动。严重者其脊柱开放，脊髓与脊膜一起膨出于皮下，如皮肤覆盖不全，可有脑脊液漏出。

（2）常见的症状

常见症状：下肢瘫痪、肌肉萎缩、臀部及大腿后侧皮肤感觉迟钝或麻木、足底及臀部可发生溃疡、大小便失禁等，由于脑积水而至大头。隐性脊柱裂在出生时多无症状，多在 10 岁后逐步出现症状，依据脊髓和神经根受损伤的部位和程度不同而表现出相应的症状。

（3）先天畸形

可伴有其他先天性畸形，如足内翻、足外翻、弓形足、先天性脑积水、脊柱侧弯等。

（4）并发症

感染：由于脊髓暴露，很容易引起中枢神经系统感染，是引起患儿死亡的重要原因之一。

褥疮：由于运动及皮肤感觉丧失，长期受压而导致软组织的缺血、坏死、破溃。

关节脱位与畸形：由于肌群间的肌力不平衡所致，常发生于足、髋、膝关节。

3. 防治原则

（1）早做咨询和检查

早做遗传咨询和孕、产前检查

（2）补充叶酸

在怀孕前和怀孕早期母体及时增补叶酸（多吃水果、蔬菜或口服小剂量叶酸）可降低本病的发病率。

（3）加强护理

用软布或泡沫乳胶做一个比膨出物大一些的环，再把环套在膨出物上，以保护膨出物不受损伤。6 个月后可做手术治疗。处理好患儿的大小便，防止褥疮及外伤。

（4）手术治疗

有脊膜膨出物者，一般 6 个月后可进行手术。新生儿头部的增长速度过快，可能是脑积水，应在大脑尚未受到严重损伤之前，做脑脊液分流手术。但如果头围的增长速度不明显或不再快速膨胀，不一定要做手术，或许可自然好转。

（5）功能训练

预防及矫正早期的肌肉挛缩。

（三）脊髓灰质炎

脊髓灰质炎（Poliomyelitis）又名小儿麻痹症（Infantile Paralysis），是一种由病毒引起的急性传染病，主要损害脊髓灰质的前角运动细胞，也可侵犯脑干或大脑。多见于儿童。在脊髓灰质炎疫苗普及之前，本病是导致儿童肢体瘫痪的常见病。

1. 病因

脊髓灰质炎病毒。这种病毒存在于患者和带病毒者的鼻腔分泌物与粪便中，通过呼吸道和消化道传染。

2. 病程与致残特点

（1）潜伏期

一般为 7～14 日。

（2）急性期

平均 17 天左右，分为前驱期、瘫痪前期、瘫痪期。

前驱期：一般 1～3 天。出现高烧、食欲不振、多汗、烦躁和全身感觉过敏，伴有头痛、咽痛、恶心、呕吐、腹痛、腹泻等。若病情不发展，即为顿挫型。

瘫痪前期：一般 1～2 天。体温下降后又升高则进入本期，形成双峰热。头痛剧烈，烦躁嗜睡，肌肉酸痛。如病情到此为止，3～5 天后热退，即为无瘫痪型。

瘫痪期：瘫痪多发生在瘫痪前期的第 3～4 天。大多在体温开始下降时出现瘫痪，并逐渐加重，当体温退至正常后，瘫痪停止发展，无感觉障碍。为弛缓性瘫痪，可影响 1～4 个肢体，以下肢多见。

（3）恢复期

烧退后瘫痪不再发展，接着瘫痪肢体从远端开始恢复。最初 3～6 个月恢复较快，6 个月后恢复减慢，多数在 1 年内恢复，两年内不恢复者，不再恢复。

（4）后遗症期

发病后 1～3 年进入后遗症期。受累肌肉出现萎缩，神经功能不能恢复，造成受累肢体畸形。常见的后遗症有：下肢短缩，马蹄足，内翻足，外翻足，髋关节畸形，膝外翻，膝反屈，脊柱侧弯，跟行足等。

3. 治疗原则

(1)急性期治疗

①卧床休息，避免剧烈活动，至少休息到热退后1周。②避免不必要的肌肉注射。③瘫痪期与恢复期保持瘫痪肢体于功能位（关节固定后肢体能发挥最有效功能的适合生理需要的位置），防止肢体下垂或畸形。④肌肉疼痛消失后即可开始训练。

(2)后遗症治疗

①辅助器械的应用。②手术治疗。

4. 预防原则

本病无论是在发病时或发病后，药物治疗均不起作用，关键在于预防本病的发生，按规定的时间和次数口服脊髓灰质炎减毒疫苗。脊髓灰质炎是人类限期消灭的第二个疾病（人类第一个消灭的疾病是天花），消灭脊髓灰质炎的主要策略如下。

(1)常规免疫

按照儿童免疫程序口服脊髓灰质炎疫苗是消灭脊髓灰质炎的基础。

(2)强化免疫

在一个相当大的范围（一个国家、一个省或一个省的部分地区），在同一时间内，对规定年龄组的人群，不论免疫史如何，一律口服脊髓灰质炎疫苗。我国从1993年12月起，每年在冬、春季开展1次两轮不同范围的强化免疫，这是消灭脊髓灰质炎的重要措施。

(3)应急免疫

常规免疫工作薄弱地区，一旦发现可疑病例，要迅速在一个大的范围内（一个县及其邻近地区）对特定人群进行免疫。

(4)疫情监测

发现15岁以下儿童急性弛缓性麻痹病例和任何年龄临床疑诊为脊髓灰质炎的病例，要尽快向当地卫生防疫站报告，并及时进行现场调查，采取双份合格粪便标本（发病14天内、两份间隔24～48小时、重量在5克以上、送达时有冰）送省级卫生防疫站实验室进行检验，以便确定是否为脊髓灰质炎病例，必要时应及时采取相应措施。

三、骨骼疾病

(一)佝偻病

佝偻病是由于体内钙、磷代谢异常而引起骨骼发育障碍，严重者导致骨骼畸形的致残疾病。

1. 病因

(1)维生素 D 缺乏

由于日光照射不足、喂养不当(维生素 D 摄入不足、钙和磷含量过少或比例不当)以及慢性疾病影响维生素 D 以及钙、磷的吸收所致。婴幼儿生长发育快，特别是早产儿，体内维生素 D 及钙、磷储存较少更容易发生。

(2)遗传因素

抗维生素 D 性佝偻病(Vitamin D Resistant Rickets，VDRR)是一种 X 连锁的显性遗传病。患儿无维生素 D 缺乏的病史，用常规剂量的维生素 D 治疗不能奏效，故有抗维生素 D 性佝偻病之称。由于肾远曲小管对磷的转运机制有某种障碍，导致尿排磷酸盐增多、血磷酸盐降低而影响骨质钙化。女性患者的病情较男性患者轻，多数只有低血磷，佝偻症状不太明显，这可能与女性患者多为杂合子、正常 X 染色体的基因还发挥一定的作用有关。

2. 致残特点

主要表现是骨骼的改变、肌肉松弛、神经精神症状。

(1)一般症状

患儿情绪不稳，睡眠不安，表情淡漠不活泼，夜间惊啼与多汗。由于汗液刺激，患儿经常摩擦枕部，形成枕秃或环形脱发。出牙晚，严重者牙齿排列不齐，釉质发育不良。运动发育迟缓。

(2)骨骼畸形

颅骨：颅骨软化多见于 3～6 个月婴儿，为佝偻病的早期症状。常表现为：囟门晚闭，方颅或臀形颅(矢状缝内凹)或鞍形颅(冠状缝内凹)或十字形颅(矢、冠状缝均内凹)。

胸部：肋骨患珠(两侧对称性的肋与软肋骨结合部位圆形隆起，多发性)、鸡胸(胸廓侧壁向内凹陷，胸骨向前突出，形如鸡的胸廓)或漏斗胸(胸前壁正中及胸骨下段内陷，胸廓形如漏斗)。

脊柱弯曲：脊柱后凸或侧弯。

四肢畸形：腕、踝部膨大，形成佝偻病"手镯"与"足镯"。最常见的是膝内翻与膝外翻。

膝内翻：双下肢伸直，双踝关节靠拢，若双膝之间有间隙，称为膝内翻，又称"O"形腿，俗称"罗圈腿"。常以双膝之间的距离作为判断膝内翻严重程度的依据，3厘米以下者为轻度；3～6厘米为中度；6厘米以上为重度。

膝外翻：双下肢伸直，双膝靠拢，若双踝关节之间有间距，称为膝外翻，亦称"X"形腿。由于走路时，双膝相碰，故又称为碰膝症。单侧膝外翻为"K"形腿。常以双踝关节之间的距离作为判断膝外翻严重程度的依据，3厘米以下者为轻度；3～6厘米为中度；6厘米以上为重度。

3. 防治原则

（1）补充维生素D与钙

合理营养；增加日光照射；大量补充维生素D时，应选用单纯的维生素D制剂，不宜使用鱼肝油，因为鱼肝油中含有大量的维生素A，要避免维生素A中毒。评价钙剂的质量好坏不在于价格，而是应考虑三个方面：一是钙的含量是否足够，二是重金属是否超标，三是钙是否好吸收。抗维生素D性佝偻病用大剂量的维生素D和磷酸盐治疗可使患儿正常生长。

（2）矫形

对佝偻病尚未治愈，特别是5岁以下的肢体畸形患儿，在补充维生素D与钙的同时，可采用手法矫正：在畸形的凸侧用手施加压力，徐徐加力，然后用夹板矫正。每日早、中、晚三次，坚持数月，即可矫正。对于已学会走路的患儿，加用鞋底垫高法矫正：膝内翻患儿，鞋底外侧垫高0.5～0.8厘米。反之。膝外翻患儿，垫高鞋底内侧。对年龄在5岁以上的患儿，在原发病治愈后，再做手术治疗。

（二）先天性髋关节脱位

先天性髋关节脱位（Congenital Dislocation of Hip Joint，CDH）又称为发育性髋关节脱位（Developmental Dysplasia of the Hip，DDH），是指由于先天性髋关节发育不良，股骨头扁而小，髋臼浅而小，使得股骨头不在正常的髋关节位置上的畸形疾病。

1. 病因

无定论，可能与胎位不正、胚胎发育不良以及遗传因素有关。

2. 致残特点

（1）会走路前

①患肢缩短；两侧臀纹及大腿内侧皮纹不对称，患侧纹的位置偏高；髋部扁而宽，双侧脱位时更为明显，见图9-4。

②患儿髋关节活动少，活动时受限；蹬踩力量较健侧弱；常处于屈曲位，

不能伸直。

③外展试验阳性（屈髋分腿试验受限）：6个月以下的婴儿，将两髋两膝各屈曲 90°，做外展外旋位，患侧膝关节不能触及台面。

④弹进弹出试验阳性：检查者将拇指放在髋关节内侧，绕经关节后方，将其余四指放在髋关节外侧，左右推动股骨头，可感到髋关节松弛或有弹响。

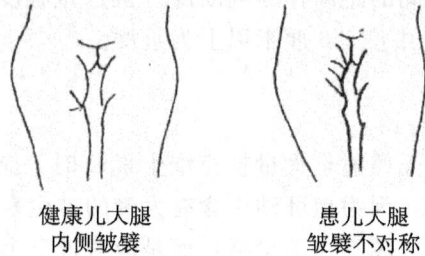

健康儿大腿　　　　　患儿大腿
内侧皱襞　　　　　皱襞不对称

图 9-4　先天性髋关节脱位患侧皮纹增多、加深，位置偏高

（2）会走路后

①患儿学会站立及行走较同龄儿晚。

②内收肌紧张，髋关节外展活动受限。

③单侧髋关节脱位者，患侧单腿站立不稳。在正常情况，用单足站立时，臀中、小肌收缩，对侧骨盆抬起，才能保持身体平衡。如果患侧单腿站立，因臀中、小肌肉松弛，对侧骨盆不但不能抬起，反而下降，即单足站立试验（Trendelenburg 征）阳性。行走时，患侧脚着地身体向患侧摇摆，跛行步态明显。

④双侧髋关节脱位者，站立时骨盆前倾，臀部后耸，腰部前凸特别明显，患者仰卧位，双侧髋、膝关节各屈曲 90°时，双侧膝关节不在同一平面。推拉患侧股骨时，股骨头可似打气筒样上下移动。行走呈鸭行步态，身体向两侧摇摆。

3. 治疗

骨盆正位 X 片有助于诊断。先天性髋关节脱位的治疗方法因年龄而异，但原则是：治疗早，方法简单，疗效好。

1 岁以下的治疗：用外展尿垫、布制吊带或外展支架，使髋关节保持屈曲外展位（如图 9-5）髋关节脱位可自行复位，维持此位置 6～12 个月，即可治愈。在一些农村地区，把婴儿两腿分开用布带固定在大人背上（保持髋关节屈曲外展位）也是一种治疗方法。此期治疗，效果最佳。

1～4 岁的治疗：先对患肢进行牵引 1～2 周，使股骨头达到髋臼水平，再

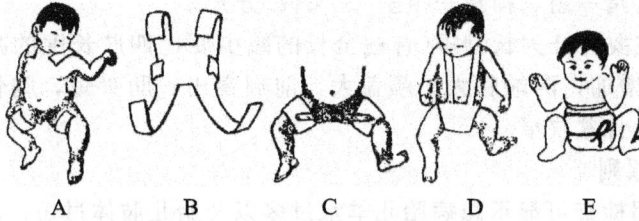

图9-5 髋关节屈曲外展位治疗

用石膏或支架固定9个月。个别病例手法复位困难者，需要手术治疗。此期治疗，效果较好。

4～7岁的治疗：以手术治疗为主。

7岁以后的治疗：手术治疗，效果较差。一般对于12岁以上的患者，暂时不做手术。

(三)软骨发育不全

软骨发育不全(Achondroplasia)又称胎儿型软骨营养障碍(Chondrodystrophiafetalis)、软骨营养障碍性侏儒(Chondrodystrophicdwarfism)等，是一种长骨骨骺端软骨细胞形成障碍的遗传病。

1.病因

本病为常染色体显性遗传，致病基因位于4号染色体上。如父母一方为患者，其子女中有一半患病；如父母均为患者，则全部子女都可能患病。事实上，由于种种原因，大多数患者没有下一代，因而超过80％的病例不是通过遗传得来的，而是由形成胚胎的卵细胞或精细胞的基因新突变所致。大龄母亲与软骨发育不全的发病率增加有相关性，高龄父亲(40岁及以上)生育软骨发育不全患儿的几率更高。由基因新突变所引起的患儿，其父母身材可以是正常的，但是患者可把这种疾病传递给他们的后代。

2.致残特点

出生时即有体态异常，四肢较短，躯干相对较长。成年平均身高男性为132厘米，女性为123厘米。智力发展正常，性功能正常。

头部：头围大，前额突出，马鞍形鼻，下颌前凸。

躯干：胸椎后突，胸腔扁而小，肋骨异常的短；腰椎明显前凸；臀部后凸。

肢体：四肢长骨不成比例短小，特别是上臂和大腿过短。关节松弛，以膝关节最为明显，可导致膝内翻和弓形腿。手指粗而短，常可见小指和无名指一组、中指与食指一组、拇指一组呈"三叉戟"分开。

X线：主要特征为长骨短（脊柱全长的减少要比四肢长度的减少相对少很多），弯曲度增加，两端膨大。颅盖大，前额突出；肋骨短，胸骨宽而厚；椎体厚度减少；骨盆狭窄。

3. 防治原则

通过B超检查可显示患病胎儿羊水过多以及胎儿肢体过短，应及早做出宫内诊断。大多数患儿死于胎儿期和新生儿期。如能成活，矫形手术可解决部分问题。

四、肌肉疾病

(一)进行性肌营养不良症

进行性肌营养不良症（Progressive Muscula Dystrophy，PMD）是一种遗传性、进行性的随意肌疾病。临床特点为病变的肌肉萎缩或伴有假性肥大，肌力逐渐减退至最后完全丧失运动能力。本病根据临床特征可分为假肥大型、肢带型、面肩肱型等，其中以假性肥大型在儿童中最为多见。

1. 病因

与遗传有关。临床表现类型不同，遗传方式不一。假肥大型，X连锁隐性遗传；肢带型，常染色体隐性遗传；面肩肱型，常染色体显性遗传。

2. 致残特点

(1)假肥大型

本型由Duchenne(1868)首先描述，故又称Duchenne型。男孩多见。患儿在婴儿期常有运动发育较迟缓的迹象（坐、立、行走较晚），一般3岁以前症状不太明显。大多数在4～8岁表现出明显的症状，最初表现为行走笨拙，易跌倒，登梯起立时困难，病情多呈进行性加重，其特点如下。

步态不稳——"鸭步"。由于骨盆带肌群、腰与臀部肌群无力，走路时腰椎前凸，躯干上部代偿性后倾，同时为了保持躯干的平衡，两足分开过宽，行走时身体左右摆动，缓慢前进而呈"鸭步"。

特殊起立姿势。患儿自仰卧起立时，先转为俯卧，用双手支起上身呈爬跪姿势，继而两膝关节伸直，以双手双腿共同支持躯干，接着用手支撑在膝盖上，使身体呈深鞠躬状，然后双手交替逐渐向腹部方向移动，最后躯干成直立位（如图9-6）。

特殊的肌群有下述表现。3～5岁后，患儿的胸肌、肩部及臀部肌群明显萎缩，而上臂肌（如三角肌、肱二头肌）和小腿肌（腓肠肌）等呈假性肥大（僵硬、

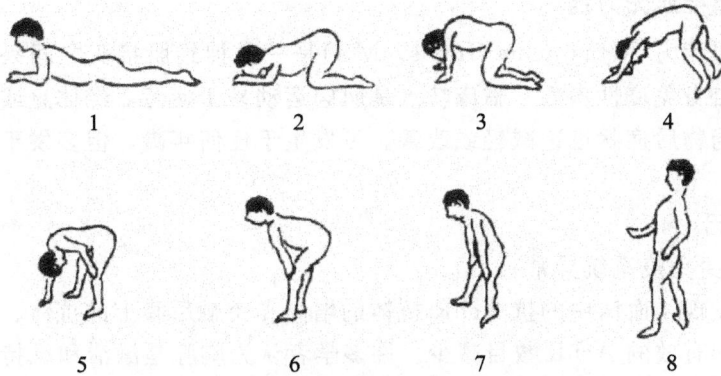

图 9-6　进行性肌营养不良的特殊起立姿势

无弹性）。萎缩肌群与假性肥大肌群呈鲜明对照。患儿两肩下垂，穿衣抬臂困难。大多数在 10～20 岁不能行走甚至卧床。

其他：多半患儿还伴有心肌损害，约 30％患儿伴有不同程度的智能障碍，大部分患者在 25～30 岁以前因呼吸感染、心力衰竭或慢性消耗而死亡。

（2）肢带型

本型各年龄均可发病，但以 10～20 岁期间起病较为多见。男女均可患病。病情进展缓慢，但年幼起病者发展较快。肌无力及肌萎缩先出现在骨盆带与肩胛带的部分肌肉。

（3）面—肩—肱型

本型最初在 1885 年由法国神经科医生 L. Landouzy 和 J. Déjerine 记录，故又称为 Landotlry-Déjerine 型的进行性肌营养不良症。男女均可发病。通常在 20 岁左右才出现临床症状。病变主要侵犯面肌、肩胛带及上臂肌群。面肌受累时表现面部表情淡漠，闭眼困难、示齿力弱，不能蹙眉、皱额、吹口哨等，常为不对称性。常合并口轮匝肌的假性肥大，以致口唇肥厚而致突唇。病变常不对称性地累及双侧肩胛带及臂肌群，以致患者双臂不能上举，出现梳头、洗脸、穿衣等困难。由于肩胛带肌无力萎缩，表现明显的翼状肩或"衣架样肩胛"。上臂肌肉萎缩，但前臂及手部肌肉不被侵犯。心肌受累罕见。晚期才累及骨盆带肌群。病情进展缓慢，一般预后较好。

3. **治疗原则**

无特效疗法。对症治疗。一般支持疗法，加强护理，保证足够的营养，防止并发症的产生。适当的功能锻炼。进行各关节充分被动运动，针灸、推拿、按摩等均可延缓更严重的肌无力、肌萎缩和关节挛缩的发生。

(二)重症肌无力症

重症肌无力(Myasthenia Gravis，MG)是一种神经肌接头之间兴奋传递障碍的慢性自身免疫性疾病。临床特点是肌肉运动易于疲劳，经休息或给予抗胆碱酯酶类药物后症状迅速减轻或改善。可发生于任何年龄，但多发于儿童及青少年。

1. 病因

(1)自身免疫系统异常

研究发现，血清中的抗 AchR 抗体的增高和突触后膜上的抗体、补体复合物沉积引起有效的 AchR 数目减少。许多学者认为胸腺是激活和维持重症肌无力自身免疫反应的重要因素。本病患者体内许多免疫指标异常，经治疗后临床症状消失但异常的免疫指标却不见改变。

(2)遗传易感性

本病为多基因遗传。

(3)病毒感染

本病常因病毒感染而诱发或使病情加重。

2. 致残特点

缓慢起病。患儿在重复多次运动后呈现软弱或瘫痪状态，休息后逐渐恢复或改善。通常早晨起床时症状较轻，下午及傍晚时症状较重。

最常侵犯的肌群是眼外肌，表现为眼睑下垂、复视、斜视，严重者眼球运动明显受限，甚至眼球固定，瞳孔反射不受影响；其次是面肌及咀嚼肌，表现为不能做出各种表情，张口、咬牙、示齿困难，咀嚼障碍，吞咽困难，言语含糊不清，声音嘶哑；颈肌无力则不能抬头；呼吸肌无力则呼吸困难。一般上肢重于下肢，近端重于远端。

严重病例在感染、外伤、精神创伤、过度疲劳、停药或药量不足时，可出现呼吸肌麻痹，不能维持正常的呼吸功能而危及生命，称为"肌无力危象"。

3. 治疗原则

①特效治疗。抗胆碱酯酶类药物的应用。②免疫抑制疗法。③手术疗法适合于药物疗效欠佳伴有胸腺肿大的患者，儿童从严掌握。④禁用对神经—肌肉传递阻滞的药物。⑤出现危象应送医院按急诊处理。

(三)先天性肌强直(Thomsen 氏病)

先天性肌强直是一种肌肉松弛障碍的遗传性疾病，表现为骨骼肌在收缩后不能立即放松的肌强直现象。1876 年，Thomsen 详细地描述了他本人及其家族的四代患者的症状，因而又称为 Thomsen 病。

1. 病因

多数为常染色体显性遗传，少数为常染色体隐性遗传。

2. 致残特点

轻症者自觉无症状。较严重者自婴儿期或儿童期开始出现症状，呈进行性加重，至成年期趋于稳定。表现为普遍的肌肉强直与肌肥大。肌肉一次兴奋后，经过较长的一段时间收缩（强直）后才舒张。当肌肉强直时，肌肉隆起如球状且坚硬。患者肢体僵硬、动作笨拙，久站后不能立即行走，握拳后不能立即松开，久坐后不能立即起立。静立后，起步困难；发笑后，表情肌不能立即收住；两眼闭合或打喷嚏后，也要过一段时间才能睁开眼睛。反复运动可暂时减轻症状。寒冷、疲劳、精神紧张等可加重症状。严重病例在突然受惊后可引起全身肌肉的强直性收缩，无法动弹。

3. 治疗

无特效疗法。对症治疗。

第十章　智力残疾

第一节　儿童智力发育

一、儿童智力发育的规律

智力是脑的各种机能的体现。儿童的智力发育是指儿童的各种能力、行为、心理和精神的发育，包括动作能力、应物能力、应人能力以及语言能力等。儿童的智力发育与体格发育一样，是按一定的规律进行的。

(一)连续性

尽管每个儿童来自父母的遗传基因不同，身体素质、营养状况、生长的环境差异较大，但是到了一定的年龄阶段，神经精神发育成熟到某一个水平，就会表现出这一年龄阶段特有的语言和动作行为特征，即儿童的智力随着年龄的增长而逐步发展起来。儿童早期的能力为以后其他能力的发展打下基础。

(二)阶段性

按照皮亚杰的儿童认知发展理论，儿童智力整体发展过程可以分成 4 个阶段。第一个阶段为感知运动阶段，又称感觉动作期。0～2 岁儿童用感知和动作来接触世界。第二个阶段为前运算思维阶段，又称前逻辑阶段。2～7 岁的儿童已经能使用语言及符号等表示外在事物，脑内的思维出现了，可以通过"想"产生一个行动的观念，思维的特点是以自我为中心，不能涉及事物的全面性。第三个阶段为具体运算思维阶段。7～12 岁的儿童开始独立地运用各种方法进行正确的逻辑思维，但还不能脱离具体事物或形象的帮助。第四个阶段为形式运算思维阶段。12～15 岁的儿童开始会类推，具有逻辑思维和抽象思维能力，可以按假设验证的科学法则思考解决问题。

脑的各种机能的发育有着各自的"关键期"。例如，语言的"关键期"在 2～12 岁，两岁之前大脑的语言中枢尚未发育完善，12 岁之后开始学习另一种语言（如外语）就困难得多；学习音乐的"关键期"是 3～5 岁；掌握汉语词汇表达能力的"关键期"在 5～6 岁；性格发育的"关键期"在幼儿期至学龄前期。美国学者布鲁姆指出，如果以 17 岁测量的智力为标准，从胎儿期至出生后 4 岁，个体发展了其成熟智力的 50％；4～8 岁发展了其余智力的 30％，8～17 岁发展了其余智力的 20％。专家认为，5 岁以前，特别是 4 岁以前，智力的发育呈直线上升，是开发智力的最佳时期。

二、影响智力发育的因素

每个人的智力的形成和发展受许多制约的因素的影响，是通过许多因素相互作用、相互配合而实现的。

(一)遗传因素

智力是一种多基因遗传。遗传为个体智力的形成和发展提供了最初步、最基本的的条件。一般情况下，健康父母所生的孩子，他们的大脑结构虽然不完全相同，但彼此差异不是很大。只要具有健全的脑的儿童，其智力都能按正常的规律发育。若由于遗传缺陷造成脑发育不全的儿童，往往造成智力低下。另一方面，遗传也是造成人们智力差异的最初基础。遗传决定了个体神经过程的基本特征，如条件反射或分化形成的速度、巩固性，以及动力定型形成的速度和改造的难度等，而这些在很大程度上影响一个人对事物的感知和认知。许多研究表明，儿童与亲生父母的智商相关高于与养父母的相关。一些文学世家、音乐世家、体育世家、书法世家、科学世家等的特殊能力的发展，很大程度受遗传因素的影响，是因为他们充分利用和发挥了遗传所提供的有利条件，取得了事半功倍的效果。

(二)营养因素

脑的发育状况是影响智力活动的物质基础，而营养水平又是影响脑发育的关键因素之一。胎儿从受精到出生，从仅重 0.0005 毫克的受精卵发育到体重 3000 多克的新生儿，历时不过 280 天，充分说明了胎儿期对营养物质的需求量之大。研究表明，神经系统的生长，包括了神经细胞数量的增多和体积的增大两个阶段。第一阶段在出生后的一年左右完成，此后神经细胞的数量便不再增多。在胎儿或出生后的第一年内，如果营养不足，就会影响孩子脑细胞的数量，进而影响其智力的发展，并且这种影响是不可逆的，即使以后补充营养也改善不了智力低下的状况。1 岁以后脑的生长主要是脑细胞的体积增大，神经纤维长长、增粗以及分支的形成。充分的营养保证，使脑细胞能得到正常的发育，从而为智力发展提供良好的物质基础。否则就会因营养不良使生长发育的脑产生缺陷。研究发现，妊娠后期及出生时患有营养不良的胎儿或新生儿，在学龄期间有 30％ 患有神经和智力方面的疾病。因此，"智力是吃进去的"的说法是很有道理的。

(三)环境因素

地理环境条件对人的智力有很大的影响。例如，缺碘地区，水和农作物也缺碘，人体摄碘量不足将引起智力障碍。随着城市人口密集、工业发展、能源利用、生活和生产中的废弃物大量投入环境，人为造成环境的污染，如水质污染、大气污染、农药污染、重金属污染、电离辐射以及噪音污染等。国内曾有报道，母亲于整个孕期每天接触强度在 100dB 以上的噪音，所生的子女儿童期的智商低于对照组。

大脑功能的发育成熟不但需要充分的物质营养，还需要丰富的环境信息营养。各种机能在大脑中不但有特定的位置，而且有特定的细胞来表达。大脑通过不断接收和储存信息进行分析综合形成智力。如果一个人自幼同人类社会隔绝，不接触任何事物和任何人，长大后就不会有人类的智力，印度狼孩子就是大家熟悉的例子。克雷赤等人把许多同胎雄鼠任意分成两组。甲组鼠生长在刺激丰富的环境中，光线充足，周围热闹，每天可外出游玩一个半小时，并以糖果作为奖励进行各种训练。乙组鼠单独关在暗淡、安静的笼子里，不与别的老鼠接触，也不接受任何训练。两组老鼠的伙食标准相同。150 天后对老鼠的脑进行了一系列的形态学和生物化学的分析，结果显示，接受丰富刺激的甲组鼠的大脑皮层面积大、沟回深、重量重，神经细胞的胞体和核增大，树突增多、增长，神经胶质细胞增多，皮层血管增粗，酶系统发达。缺乏环境刺激的乙组鼠大脑皮层薄、沟回浅，血液供应少，酶系统活性低，神经细胞的体积小。实验重复几十次，结果一致。早期良好的环境刺激对于促进脑结构与机能的发育是至关重要的。

(四)疾病因素

脑的机能可以受到各种致病因子的直接损伤作用，并且，疾病过程中的高温、低血糖、缺氧等在影响着全身代谢的同时也影响着脑的代谢与功能。许多疾病可引起惊厥。惊厥时脑的代谢率急速加快，对氧和各种营养物质的消耗极大，干扰酶系统的正常功能，不仅引起暂时的脑功能障碍，而且可造成脑不可逆性的病变。脑损伤与惊厥持续时间的长短有密切关系，惊厥反复发作或者惊厥发作持续 30 分钟以上者，可发生缺血缺氧性脑损伤，出现脑的器质性病变。脑损伤与惊厥发生的年龄关系也很密切。年龄越小，惊厥性脑损伤的发病率越高。由于婴幼儿时期大脑的发育尚未完善，脑组织代谢活跃、细胞分化和髓鞘形成旺盛，当惊厥发生时，可干扰脑内 DNA 的合成，使脑的发育障碍，从而导致智力低下。

(五)文化家族因素

文化家族因素对孩子智力的影响是肯定的。家族人群的不良文化水平对孩子造成极为不利的作用。一份辅读学校调查报告显示，在 117 个家庭中，父亲小学文化以下者占 46.15％(对照组为 19.55％)，而母亲占 60.68％(对照组为 19.91％)。该数据说明，父母文化水平低者，孩子出现智力落后者明显高于对照组。

由于多胎、贫困而受不到教育的婴幼儿产生智力落后虽多为轻度的智力落后，但由于得不到良好的教育与训练，往往加重智力落后的程度。

三、智力残疾儿童智力发育的特点

从本质来看，智力落后儿童的智力发育与健全儿童是一样的，也遵循着连续性与阶段性发展的规律。但是受大脑损伤的影响，智力落后儿童的智力发育有其本身特点。

(一)智力发育的速度慢

与健全儿童相比，智力落后儿童的语言、运动、认知、社会交往等各个领域发展的速度慢，且随着智力落后儿童年龄的发展，其智力发展的速度越来越慢，与同龄健全儿童的智力差距越来越大。

(二)智力发展的最终水平低

一般认为，轻度智力落后者的智力水平上限为智龄 9～12 岁；中度智力落后者的智力水平上限为智龄 6～9 岁；重度智力落后者的智力水平上限为智龄 3～6 岁；极重度智力落后者的智力水平上限为智龄<3 岁。

(三)智力各个方面的发展不均衡

任何一个智力残疾的儿童在他的智力发育过程中，组成智力的各个方面的能力发展速度和程度是不完全相同的。即使是两个智商一样的智力残疾儿童，他们各方面的能力也有差异。如甲、乙两个智商一样、年龄均为 8 岁的智力残疾儿童。甲的表现是：语言能力像两岁的孩子，只会说一些两三个字组成的电报句子；运动能力像 3 岁的儿童，能单腿站但不能单腿跳；交往能力像 4 岁的儿童，自己穿衣、脱衣，但需要别人帮助系扣子。乙的表现是：语言能力像 1 岁半的孩子，只会用简单的单词表达意思；运动能力像 5 岁的儿童，能攀登、能单脚跳几十厘米远；交往能力像 3 岁的儿童，会玩简单的游戏。了解每个智力低下儿童各个方面的能力，这对为他们设计个别化的训练方案是极为重要的。

（四）智力高低的界限是相对的

虽然健全儿童的智力与智力低下儿童之间存在着显著的差异，但智力高低在一定的范围内是一个相对的概念，轻度智力残疾儿童与普通儿童之间没有一条明确的界限。例如，两个 10 岁的儿童，经韦氏量表测定，一个智商为 69，另一个智商为 74。因此就确定前一个儿童是智力残疾儿童，只能进弱智学校学习；后一个儿童是健全儿童，可以进普通学校学习，那么就会人为地限定了两个儿童的学习方式和发展的途径。"69"和"74"，只能说明前者比后者的智商稍差，他们在学习上都可能遇到各种困难，如果前者训练方法得当，其潜在能力发挥好，可能会比后者获得更好的成绩。同样，在社会适应性行为方面，如果一个人的行为符合社会要求，能够被社会接纳，那么他的社会行为是正常的；否则，就是不正常的。每个人处于的社会环境不一样，其社会适应性行为的界限也不一致。例如，一个年龄 14 岁、智龄 8 岁的儿童，若在农村，只要生活能自理，能做简单的家务或一些简单的农活，他就被认为是一个正常的儿童；但若在城市里上学，他就会被当做智力低下的儿童。

第二节　儿童智力低下的诊断

一、病因诊断

（一）一般资料

姓名、性别、年龄、父母职业，家庭经济背景以及居住环境等。

（二）病史

1. 妊娠史

父母受孕年龄，孕期有无感染、放射线照射、服用药物、接触毒物、先兆性流产、多胎、糖尿病、甲状腺功能亢进或母子血型不合等。

2. 生产史

是否足月产，是否难产以及有无产伤、窒息、颅内出血、重度黄疸、先天畸形等。

3. **生长发育史**

各年龄段的发育指标是否与正常儿童相符合。

4. **预防接种史**

何时接种过何种疫苗。

5. **过去疾病史**

是否患过高烧、惊厥等类的疾病。

6. **家族史**

父母是否近亲结婚。家族有无先天性畸形、癫痫、脑瘫、智力低下、精神病患者等。

(三)体格检查

除一般体格检查外，要特别注意神志、表情、肌张力、头围、特殊面容、特殊气味、皮肤纹理以及语言、行为、视听等方面的异常。

(四)特殊检查

根据不同的情况可选做头颅X线拍片、脑超声、脑CT、脑电图、脑干诱发电位等。

(五)实验室检查

是遗传代谢病诊断的重要措施。

1. **染色体检查**

通过分析染色体的核型、带型，发现染色体数量和结构上的异常。

2. **基因分析**

通过对致病基因的分析，确诊由基因病理性变化所导致的遗传病。

3. **生化检查**

通过测定血、尿中酶的活性，或者对各种代谢中间产物进行定量分析以及结构的分析，对先天性代谢病做出诊断。

二、儿童智力发育诊断

儿童的智力发育水平可以通过智力测验进行评价。人的智力是通过活动和行为表现出来的，因此可以通过人的活动和行为来检查人的智力。儿童的智力测验是以儿童智力测验的量表为标准，这种量表是以数千名不同年龄阶段的小儿正常行为为标准(模式)，经过统计学的处理而制定出来的。根据量表上的指标与被测试儿童的智力活动相比较，得出他们的智力水平的高低，从而了解儿童智力发育，是否符合正常的发育规律，有无发育迟缓或异常，以便智力残疾儿童的早发现、早诊断、早干预。儿童智力测验的方法有许多种，下面介绍几种常用的方法。

(一)丹佛智能测验

丹佛智能测验(Denver Development Screen Test，DDST)是由美国学者丹佛设计的一种儿童发育筛查测验。该测验在我国已做标准化的修订。DDST 分为 4 个能区：个人—社交能区(儿童对周围人们的应答能力和料理自己生活的能力)、精细动作—适应性能区(儿童视觉、用手取物和画图的能力)、语言能区(儿童听、理解和运用语言的能力)和大运动能区(儿童坐、步行和跳跃的能力)。共计 104 个项目，有的项目通过询问家长对儿童的报告来判断是否通过，有的通过检查者观察儿童对项目的操作情况判断是否通过。该量表属于筛查量表，对结果评定只有正常、异常、可疑之分，只反映发育方面的情况，无法测定儿童目前和将来适应环境的能力与智力的高低，不能测定智商，不能用来诊断和评价发育障碍。DDST 适用于 6 岁以下的儿童，对主观上怀疑有问题的儿童，可以用 DDST 做客观上的评定，证实是否有发育上的差异；也可用于对围产期高危儿童，如新生儿窒息、颅内出血、新生儿核黄疸、早产儿等的随访观察，提供小儿生长发育过程中的信息，有助于及早发现患儿哪一个能区发育迟缓，以利于及早对该能区进行干预。

(二)绘人测验

绘人测验(Draw a Person Test)又称画人测验，是一种简便易行的智力测验方法，适用于 5～12 岁儿童。1926 年由 Goodenough 首次提出。1963 年Harris 对本方法进行了大量研究，1968 年 Koppitz 将本测验与韦克斯勒(Wechsler)测验及斯坦福—比奈(Stanford-Binet)量表进行相关分析，相关系数为 0.55～0.80。本实验要求儿童"按你自己脑子里想的人，画一张全身的人像。可以画男人、女人，也可以画男孩或女孩。随你的便。画好后告诉我"。这里要注意，不要让孩子画机器人、动画片里的人或跳舞的人，更不要照着图画书或其他书刊上的人画，只画自己脑子里想象的男人或女人。一般情况下，孩子在 10～12 分钟内就会完成，快的 1～2 分钟就画完成，家长不要限制孩子画的时间。这个实验对于孩子来讲操作简单，但评分则相对麻烦，掌握不熟练还会有误差，是一种筛查性测验。

(三)格塞尔发展诊断量表

格塞尔发展诊断量表(Gesell Developmental Diagnosis Scale，GDDS)是由美国耶鲁大学医学院儿童发展诊断的儿科医生、心理学家 Gesell 及儿科医生

Amatrude 编制的。1940 年正式出版，1947 年发行了第二版，1974 年由他的学生 Hilda Knobloch 和 Benjamin Pasamanick 发表了第三版修订本。GDDS 的适用年龄是 4 周～6 岁。1974 年出版的 GDDS 包括 5 个行为领域：适应性行为，指对外界刺激物的分析和综合的能力，是运用过去经验解决新问题的能力，包括对物体和背景的精细感知觉及手眼协调能力；大运动行为，如姿态的反应、头的平衡、坐、爬、站、走、跑、跳等运动协调能力；精细动作行为，包括手指的抓握和操纵物体的能力；语言行为，包括语言的表达及对简单问题的理解能力；个人—社交行为，反映其生活能力（如大小便）及与人交往的能力，包括小儿对所居住的社会文化环境的个人反应。这 5 种能力对于每个时期的儿童都有相应的行为范型，正常儿童的行为表现在这 5 个方面应当是平行的、相互联系并彼此重叠的。检查者通过测查并计算出发育商数（Developmenta Quotient，DQ）来表示儿童发育成熟水平。研究表明，除个别项目略有差异外，中国婴幼儿均能循序达到格塞尔发展量表的项目标准。

(四)韦氏智力测验量表

韦氏智力测验量表由美国韦克斯勒（Wechsler）制定的一系列智力测查量表。韦氏成人智力量表（Wechsler Adult Intelligence Scale，WAIS），适用于 16～74 岁的成人；韦氏儿童智力量表（Wechsler Intelligence Scale for Children，WISC），适用于 6～16 岁 11 个月的儿童；韦氏学龄前及学龄初期智力测验量表（Wechsler Preschool and Primary Scale of Intelligence，WPPSI），适用于 3～7 岁 3 个月。这些量表已成为世界通用的智力量表，内容包括语言与操作两大部分，可测定智商，是一种诊断性量表。1979 年，林传鼎、张厚粲等人对"韦氏儿童智力量表"进行修订，建立了中国常模。1986 年，湖南医学院龚耀先等人对"韦氏学龄前及学龄初期智力测验量表"进行了修订，并制订了全国常模，即《中国修订韦氏幼儿智力量表》。

三、适应性行为测量

(一)AAMD 适应性行为量表

1965 年美国智力落后协会（AAMD）编制了两个适应性行为量表：一个为 3～12 岁儿童设计，另一个为 13 岁以上的人设计。1974 年这两个量表经修订合并成一个"AAMD 适应性行为量表修订本"，其主要目的是提供个体处理周围环境的自然与社会要求的能力方面的客观描述和评估资料。1981 年，"AAMD 适应性行为量表—学校版"（简称 ABS-SE）出台并广为流行。该量表由两部分组成，第一部分主要评估被试的一般适应能力，第二部分主要评估被试不良的适应行为。1993 年，对该量表进行修订，简称为 ABS-SE2。

(二)婴儿—初中学生社会生活能力量表

本量表是为了了解儿童的各种生活能力而设计的。20 世纪 90 年代，"婴儿—初中学生社会生活能力量表"再标准化全国协作组对日本的"婴儿—初中学生社会生活能力量表"进行了再标准化工作。标准化主要经过对量表的翻译、回译、预试验、修订、采样、统计和信度、效度的测定等工作步骤，标准化出适合我国城乡儿童社会生活能力评定量表。本量表包括独立生活、运动、作业操作、交往、参加集体活动和自我管理 6 个方面，计 134 道题，答题时只需回答是与否，回答人可以是孩子的父母、每天照料孩子的人或经常与孩子接触的老师。检查时，从第一项开始提问。如有连续数项通过，则认为已通过，可继续进行，直至有连续部分题目不能通过，检查即可结束。由于本量表具有简便、省时、效率高、可靠性强等特点，已成为对评估我国儿童社会生活能力，智力低下诊断和分级必备的量表之一。

第三节　儿童智力残疾的常见疾病

一、先天性代谢病

先天性代谢病是由于人体缺乏某种酶而产生代谢紊乱的疾病。属于单基因遗传病，是由于某一个基因(显性遗传)或某一对等位基因(隐性遗传)异常所致。当任何一个酶的活性有缺陷时，正常的代谢途径受阻，一方面不能形成机体必需的代谢物质，另一方面代谢产生的中间物质在体内蓄积。这些物质对全身器官和系统有着不利的影响，特别是对神经系统有较严重的有害影响，对脑的发育有着直接的毒性作用。同时蓄积的代谢产物还可抑制其他酶的活性，干扰其他的代谢过程，导致细胞器的功能和结构的紊乱，整个过程是一个脑损伤的过程。先天性代谢病的临床特征，随着发病的年龄的不同而不同，一般发病的年龄越早，临床症状越重，智力低下和惊厥的表现越明显。

(一)苯丙酮尿症

苯丙酮尿症(Phenylketonuria，PKU)是一种常见的常染色体隐性遗传的氨基酸代谢障碍病。我国本病的发生率为 1/16500。

1. 病因

肝脏缺乏苯丙氨酸羟化酶。机体内不能将苯丙氨酸转变为酪氨酸，一方面导致酪氨酸不足，由酪氨酸转变而成的黑色素生成减少；另一方面致使苯丙氨酸及其代谢产物在体内蓄积，引起中枢神经系统的发育障碍。

2. 致残特点

（1）精神发育迟滞

精神发育迟滞是本病最典型、最严重的症状。婴儿出生时正常，3～4个月逐渐出现不同程度的智力低下、发育迟缓，缺乏表情、易激动。

（2）神经体症

部分患儿有肌张力增强，腱反射亢进，脑瘫；25%患儿有反复发作性惊厥；80%患儿脑电图检查异常。

（3）皮肤与毛发

患儿在新生儿阶段头发颜色正常，以后逐渐转黄，少光泽，质地细软。皮肤白嫩，常患湿疹。皮肤和尿中有"发霉"的鼠气、烂苹果味等特殊的气味。

3. 早诊断

新生儿期普筛或对有阳性家族史、父母近亲结婚、临床症状可疑者做尿三氯化铁试验和2，4二硝基苯肼试验，阳性者测定血中苯丙氨酸浓度可确诊。

4. 治疗原则

饮食控制疗法。治疗要坚持至8～11岁或更大的年龄。

（1）限制苯丙氨酸的摄入

低苯丙氨酸的食品除特制的低苯丙氨酸乳制品、米糕外，主食有麦淀粉、山药、藕粉、土豆粉、代藕粉、粉条、粉皮、凉粉等；蔬菜与水果有胡萝卜、南瓜、茄子、葱头、柿子、藕、大白菜、圆白菜、油菜等；可使用的油脂有猪油、牛油、奶油、植物油、芝麻酱等。

（2）提供必需的营养

由于苯丙氨酸是机体必须的氨基酸，摄入不足，也会导致生长发育迟滞、智力低下等严重的症状，因此必须将患儿苯丙氨酸的摄入量控制在维持生长需要的最低量。每天饮食中苯丙氨酸含量按 15～30mg/kg 体重计算，蛋白质总量可按每天 2～4g/kg 体重计算。以奶糕、米粉为主提供热能，辅以部分母乳，再给以低苯丙氨酸水解蛋白，同时多供给水果和蔬菜。

（3）定期检测血清苯丙氨酸

要定期查血，使血清中的苯丙氨酸保持在 3%～7%/毫克，以此为标准调整食物的结构和量。通常1岁以内每周测1次，1岁以上每月测1～2次，3岁以后半年测 1 次。

有条件者可使用低苯丙氨酸奶粉。也可以在常规饮食后服用苯丙氨酸解氨酶，这种酶能够在肠内将食物消化后形成的苯丙氨酸转化为苯丙烯酸，使苯丙氨酸不能被肠黏膜吸收进入血液。

本病力求早发现、早治疗，预防智力低下的发生。出生一个月开始治疗，智力可接近正常；出生两三岁之前治疗，可限制脑损害的发展，但已有的脑损害难以恢复；年长儿除智力低下外，其余症状经治疗大多可得到改善。

(二)半乳糖血症

半乳糖血症(Galactosemia)是一种常见的常染色体隐性遗传的糖代谢障碍病。人群中发病率约为 1/50000。近亲结婚发病率高。

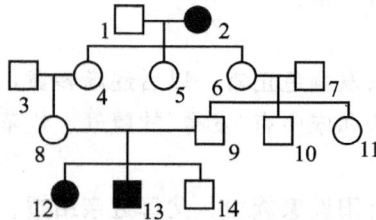

图 10-1　半乳糖血症家族谱系图

1. 病因

乳糖在体内分解为葡萄糖和半乳糖。半乳糖在 1-磷酸半乳糖尿苷转移酶(Galactose-1-phosphate-uridyl-transferase，GPUT)的作用下生成葡萄糖衍生物。本病患者肝脏缺乏 1-磷酸半乳糖尿苷转移酶，因而导致半乳糖积聚在血及组织内并随尿排出，对细胞有害的中间产物 1-磷酸半乳糖的浓度增高，在红细胞、肝、脾、肾、晶状体以及脑内沉积，引起各器官的功能紊乱，特别是造成脑组织不可逆性的损伤。

2. 致残特点

出生时正常。生后哺乳(乳汁和其他乳类食品中含有丰富的乳糖)不久就出现特异症状：呕吐、腹泻、脱水、肝脾肿大、病理性黄疸、体重不增等，由于肝脏合成凝血物质减少引起小儿皮肤多处有出血点。可伴有低血糖惊厥。1 个月后出现白内障。1 岁后出现智力低下，生长发育落后。重者死于酸中毒、肝功能不全或其他并发症。

3. 早诊断

新生儿期筛查，尿糖阳性者，选用纸色谱法鉴定糖，如为半乳糖即可确诊。目前最敏感的方法是测定红细胞中 GPUT 酶的活性。

4. **治疗原则**

饮食控制疗法。立即停止喂乳汁和乳类制品，用豆类、谷类（大米粥、糕干粉等）、水果、蛋类、肉类等喂养，可酌加维生素、矿物质。饮食疗法开始越早，治疗效果越好。饮食控制至少需要 3 年或更长。年龄较大时，对半乳糖的耐量可逐渐增加，可给予一般饮食，包括少量奶类可不出现症状。对顽固性白内障可手术治疗。

（三）高雪氏病

高雪氏病（Gaucher's Disease）又称葡萄糖脑苷酯沉积病，是一种常见的溶酶体沉积性疾病，属常染色体隐性遗传。本病多发于东欧犹太人种，散见于包括中国在内的世界各地。

1. **病因**

葡萄糖脑苷脂酶，又称葡萄糖苷鞘氨醇酶，外有膜包裹，很少分泌出细胞外，在人类糖（神经）鞘脂代谢中有着重要作用，催化神经酰胺糖苷（葡萄糖脑苷脂）转化成为神经酰胺。由于缺乏葡萄糖脑苷脂酶，使底物葡萄糖脑苷脂堆积于肝、脾、淋巴结、毛细血管和骨髓的巨噬细胞中，后者又称高雪氏细胞。

2. **致残特点与分型**

（1）婴儿型

又称急性神经病变型。起病急，出生 3 个月左右开始肝脾肿大，很快出现神经系统损伤症状：肌张力高、腱反射亢进、癫痫、斜视、牙关紧闭、哺乳困难、智力低下等。

（2）少年型

又称亚急性神经病变型。起病相对较慢，在 10 岁内起病，有进行性痴呆、肌阵挛、斜视，伴有肝、脾肿大，骨损伤、坏死、再生障碍等。

（3）成年型

最为常见。起病缓慢，主要表现为肝、脾肿大，骨质溶解性坏死、再生障碍等。无脑的损害。

3. **治疗原则**

（1）酶替换疗法

酶替换疗法需每两周注射一次，费用昂贵。

（2）骨髓移植

骨髓移植受来源的限制，风险大，且价格昂贵。

（3）基因治疗

2000 年，《科学》杂志首次报道世界上第一个（1990 年）成功接受基因治疗的病例。患者各项指标良好，增强了人们的信心。

二、染色体病

染色体病（Chromosomal Disease）是染色体遗传病的简称，是由染色体数目或结构异常而引起的临床综合征。通常分为常染色体病和性染色体病两大类。前者由常染色体异常引起，后者由性染色体异常引起。染色体病的共同临床特点是：①多发性先天畸形，②生长发育落后，③智力低下，④生殖能力低下或无生殖能力，⑤寿命较短。目前对染色体病尚无有效的治疗方法，只能通过产前诊断、遗传咨询等预防措施，来指导控制染色体病患儿的出生。凡高龄孕妇、有反复自然流产史或有过畸形儿的孕妇均应进行产前诊断，发现胎儿有染色体异常时应终止妊娠。对有染色体病家族史者，应进行染色体检查，以便指导婚配和生育，提倡适龄生育和计划生育。

（一）21 三体综合征

又称先天愚、伸舌样痴呆、唐氏综合征（Down Syndrome），是最为常见的一种染色体病。60% 患儿在胎儿早期夭折流产。活婴中发生率约 1/600～1/8000。在引起智力低下的染色体疾病中，本病处于首位。

1. 病因

常染色体异常疾病。主要由于生殖细胞在减数分裂过程中，发生不分离，增加了一条 21 号染色体。核型为 47，XY(XX)＋21。本病与环境污染、辐射、甲状腺疾病、传染性肝炎有关。与母亲（父亲）生育年龄有关，发病率随着母亲（父亲）生育年龄的增长而增加。父方起因和母方起因的比例为 1：4。

2. 致残特点

（1）智力低下

智力呈中度或重度低下。

（2）特殊面容与体征

患儿眼裂小、眼距宽、眼斜吊，鼻梁低，耳郭小、耳位低，口半张、舌经常伸出口外、流口水，手指粗短，双侧手掌皮纹呈贯通手，颈短、颈后皮肤松弛形成皱褶（颈蹼），四肢松软、全身肌张力低下。

（3）先天性畸形

常伴有先天性心脏病、胃肠道畸形、脐疝等。可伴有听力障碍、眼球震颤、眼底视网膜增生等。

（4）发育障碍

新生儿期反应差，生理性黄疸延长，肌张力低下，身体矮小，说话晚，发音不清，动作笨拙、步态不稳。

（5）行为问题

大多性情温和，傻笑，喜欢模仿和重复一些简单的动作，可进行简单的劳动。少数患者易激惹、任性、多动，甚至有破坏攻击行为，有的表现畏缩倾向。

（6）其他

白血病的发病率比正常人增加 20 倍。青春期开始的时间一般正常，男性患者多不能生育，女性患者可能生育，但染色体异常可遗传给下一代。

3. 产前诊断

20 世纪 70 年代开始，我国对先天愚型进行产前诊断，通常是采取抽取胎儿的羊水或绒毛做染色体检查，由于技术难度较大，进行孕妇普查比较困难。90 年代，美国开始采用测查孕妇血清甲胎蛋白和绒毛膜促性腺激素的方法来诊断本病。在怀孕 14～20 周时抽取孕妇的静脉血检查甲胎蛋白和绒毛膜促性腺激素两项生化指标，即可推断出本病的高危孕妇（可靠性大约为 85％），筛查出的高危孕妇再做进一步确诊，最终得到妥善处理。如今这种方法已成为美、欧、亚洲许多国家的常规医疗服务项目，我国也已开展此项测查项目。

4. 治疗

由于大多患儿性情温和，为特殊教育训练提供较好条件，虽然在文化技能上很难达到小学一二年级水平，但适应能力可有明显的改善，有一定的生活自理和劳动能力。

早期使用美国费城人类潜能开发研究所开创的脑功能调整训练法进行训练，不但可以促进智力的发展，而且其外貌也能得到一定的改善。

（二）18 三体综合征

18 三体综合征又称爱德华氏综合征（Edwards Syndrome）。

1. 病因

常染色体异常疾病。增加了一条 18 号染色体，核型为 47，XY（XX）＋18。

2. 致残特点

（1）智力低下

严重智力低下。

（2）特殊面容与体征

小头、前额窄、枕部突，耳位低、耳郭畸形、耳聋，下颌小，颚弓高，颈蹼，兔唇，腭裂，手指屈曲，指纹多为弓形。

（3）先天性畸形

常伴有先天性心脏病，肾脏畸形，腹股沟疝、脐疝，马蹄内翻足等。

（4）发育障碍

肌张力增高及手紧握，发育极度迟缓。

3. 治疗

无特殊疗法。

（三）13 三体综合征

13 三体综合征又称帕陶氏综合征（Patau Syndrome）。

1. 病因

常染色体异常疾病。增加了一条 13 号染色体，核型为 47，XY(XX)＋13。

2. 致残特点

（1）智力低下

严重智力低下。

（2）特殊面容与体征

头小，小眼球或无眼球、眼距宽、白内障、视网膜发育不良，耳位低、耳郭畸形、耳聋，兔唇、腭裂，下颌小。

（3）先天性畸形

多数伴有指趾畸形，心血管和其他内脏的畸形。

（4）发育障碍

患儿出生时低体重，惊厥，运动发育迟缓。

3. 治疗

无特殊治疗。

（四）猫叫综合征

又称 5 部分单体综合征，简称 5q-综合征。

1. 病因

常染色体异常疾病。第 5 号染色体短臂部分缺失或全部缺失。

2. 致残特点

（1）智力低下

严重智力低下。

（2）特殊面容与体征

小头、圆形脸，眼距宽、眼裂下斜、内眦赘皮，耳小、耳位低，鼻梁扁宽，下颌小，随年龄的增长面部逐渐瘦长且不对称。

（3）先天性畸形

50％伴有先天性心脏病。

（4）发育障碍

患儿哭声微弱、音调高、悲切、似小猫叫，惊厥，运动发育迟缓，反应能力低下。喂养困难。

3. **治疗**

无特殊疗法。

（五）先天性睾丸发育不全

先天性睾丸发育不全又称克氏综合征（Klinefelter Syndrome），原发性小睾丸征。本病发生率较高，在新生活婴中的发生率是 1.4％～2.9％，是男性不育症中常见的一种。

1. **病因**

性染色体异常疾病。本病多由于生殖细胞在减数分裂中，性染色体不分离，形成多种性染色体数目异常，包括 XXY 综合征（核型为 47，XXY）、XXXY 综合征（核型为 48，XXXY）、XXYY 综合征（核型为 48，XXYY）、XXXXY 综合征（核型为 49，XXXXY）等，其中 XXY 综合征最为常见，约占80％，为典型的克氏综合征。

2. **致残特点**

本病见于男性。

（1）智力低下

中度智力低下。

（2）先天性畸形

可伴有手指、足趾畸形，小头，视力障碍，隐睾及尿道下裂等多发性畸形。

（3）特殊体征

幼年无特异性体征，一般在青春期表现为男性乳房发达，体毛稀少，睾丸小，无精子产生。

3. **治疗**

无特殊疗法。

（六）先天性卵巢发育不全

先天性卵巢发育不全又称特纳氏综合征（Turner Syndrome）。

1. 病因

性染色体异常疾病。本病是由于生殖细胞在减数时，卵子或精子的性染色体不分离，多数是由于父亲的精子在形成过程中发生异常。核型 45，X。出生率 1/5000～1/2500。

2. 致残特点

本病见于女性。

(1)智力低下

轻度或中度智力低下。

(2)先天性畸形

可伴有颈蹼、肘外翻、指甲发育不良、先天性心脏病等多发性畸形。

(3)发育迟缓

出生时低体重。新生儿期多数有四肢水肿。儿童期身材矮小，卵巢发育不全或无卵巢。青春期乳房不发育，原发性闭经。

3. 治疗

无特效疗法。

(七)脆性 X 染色体综合征

简称脆 X 征，又称 fraxX 征。在引起智力低下的染色体疾病中，本病仅次于先天愚型。

1. 病因

性染色体异常疾病。X 染色体末端有一个脆性位点。

2. 致残特点

症状的严重程度与性别有关。女性大部分症状较轻，男性症状较严重。

(1)智力低下

大部分为中度至重度智力低下，少数为轻度智力低下。

(2)特殊面容与体征

儿童期头围大、前额突出，长脸、大耳朵，眼距窄、虹膜呈淡蓝色，高颚弓，面部不对称，手大脚大。青春期表现为大睾丸，中国男性睾丸平均体积为 10 立方厘米，脆性 X 征睾丸大于 25 立方厘米。

(3)其他

语言单调、刻板，性格温和或孤僻，可伴有惊厥发作。

3. 防治原则

遗传咨询。血液检查可以检测出脆性 X 染色体综合征的患者和携带者；产前诊断(羊膜腔穿刺和绒毛膜活检)有助于判别携带者母亲的胎儿是否遗传了全突变的基因；采用叶酸和各种维生素治疗，可能有一定效果。

三、新生儿神经系统疾病

（一）新生儿颅内出血

新生儿颅内出血（Intractanial Hemorrhage）是新生儿常见的死亡原因之一，早产儿尤为多见。部分幸存者留下严重的后遗症。

1. 病因

缺氧使血管壁的通透性增大、血液渗出，早产儿多见；凝血因子缺乏，血管壁弹性纤维发育不完善，早产儿多见；急产、难产、助产，使胎儿过度挤压、变形，均能导致颅内血管破裂而出血，多见于足月产。

2. 致残特点

以窒息、惊厥、抑制状态相继出现为特征。早期出现大脑皮层受刺激、兴奋性增强的症状，如烦躁不安、突然高声尖叫、呕吐、局部或全身痉挛、前囟隆起、脖子硬、肌震颤、抽搐、凝视、斜视、眼球颤动、两侧瞳孔大小不等、对光反向消失，可出现呼吸障碍、全身青紫。继之，出现皮层抑制症状，如嗜睡、拒奶、全身肌肉松弛、瘫痪、昏迷等。重症和早产儿可无兴奋症状而仅表现抑制状态，甚至在昏迷中死亡。早产儿可仅有抑制症状而无其他临床表现。

轻型颅内出血几乎全部存活，后遗症较少，发生率为 10%；中型死亡率为 5%～15%，后遗症发生率为 15%～25%；重型死亡率高达 50%～65%，几乎都有后遗症。常见的后遗症有：智力低下、脑积水、脑萎缩、癫痫、瘫痪、听力障碍、视力障碍等。

3. 预防与护理

做好孕期保健工作，预防早产；对早产、难产、急产以及产时有窒息的新生儿要加强监护，注意保暖，保持室内安静，尽量避免惊扰，及时抢救；抬高患儿头肩部，右侧卧位，及时清除口腔内的呕吐物或呼吸道的分泌物，必要时鼻饲喂养，喂奶时间可推迟到一般情况好转后再开始。

（二）新生儿核黄疸

红细胞代谢产生的胆红素像一种黄色的"染料"，过多时可将皮肤、巩膜等组织染黄，称为黄疸。新生儿时期出现黄疸可以是生理性的，也可以是病理性的。大部分新生儿在出生后 2～3 天开始出现黄疸，第 4～6 天最严重，足月儿在出生后 10～14 天消退，早产儿可延迟到第三周才消退。在此期间小儿一般情况良好，不伴有其他临床症状，称生理性黄疸。黄疸出现过早（黄疸在出生后 24 小时内出现)、程度过重、持续时间过长均属于病理性黄疸。严重者胆红素沉积在基底神经节、脑干神经核而引起细胞核黄染，称核黄疸(Kernicterus)。黄疸的神经细胞不能进行能量代谢，于是发生变性坏死。

1. 病因

最常见的是母子血型不和引起的新生儿溶血。多发生于父亲为 A、B 或 AB 血型，母亲为 O 血型所生的新生儿。由 ABO 血型不合引起的溶血可发生在第一胎。在我国由于由 Rh 血型不和而产生的新生儿溶血较少见。Rh 血型不合引起的溶血疾病不发生在第一胎。新生儿溶血也可见于红细胞膜缺陷、红细胞酶缺乏、感染、体温过低、某些药物等。分娩时损伤出血，使胆红素产生增加；产程中窒息、缺氧抑制了酶的活力而影响了胆红素的代谢进程；产后受冻、饥饿使体内游离脂肪酸等有机阴离子增多，与胆红素竞争与白蛋白结合，而使血中游离胆红素增加；再有延迟喂养，胎粪排出延迟，可增加肠—肝循环，也使血中游离胆红素增加，容易透过血脑屏障，造成脑细胞不可逆的损害。

2. 病程与致残特点

(1)早期(警告期)

患儿嗜睡、发热、哭声低微，肌张力低下，吸吮反射、拥抱反射消失。通常一天后进入痉挛期。

(2)痉挛期

轻者两眼凝视；重者肌张力增强，脖子硬、头后仰、四肢抽搐呈"角弓反张"状。若能度过此期，则进入恢复期。

(3)恢复期

先是吸吮渐渐有力，对外界的反应增强；继而呼吸好转，痉挛逐渐消失。

(4)后遗症

常在出生后 2 个月至 3 岁出现：智力低下、脑瘫、听力语言障碍、眼球运动障碍、手足徐动症以及牙釉质发育不良等。

3. 防治措施

①做好产前检查，尽量预防早产和难产，临产前不要对产妇滥用药物。特别是未成熟儿不宜常规使用维生素 K、磺胺类、苯甲酸钠、咖啡因及水杨酸等药物。②分娩过程中严密监护，以免胎儿发生窒息和产伤。③生后注意保持新生儿体温，适当提早喂养。④对 Rh 血型或 ABO 血型不合者，应及早换血。⑤寻找病因，积极进行病因治疗。⑥对高危儿应采取预防性光疗。⑦积极防治缺氧、感染等，保护小儿的神经细胞的功能。⑧凡有过重度新生儿溶血病的婴

儿，都应在医生的监护下直至 3 岁，以便早期发现智力有无问题，及早干预。

(三)新生儿缺氧缺血性脑病

新生儿缺氧缺血性脑病(Hypoxie-ischemic Encephalopathy，HIE)是指在围产期窒息缺氧而导致脑的缺血缺氧性损害。基本病理改变是脑水肿和脑坏死。本病病情严重，是新生儿致死、致残的常见病因之一。

1. 病因

(1)产前窒息

如母亲妊娠高血压综合征、心肺疾病、严重贫血等，胎盘功能异常、脐带脱垂、受压及绕颈等，宫内发育迟缓、先天畸形等。

(2)产时窒息

如滞产、急产、难产，母亲应用麻醉药等。

(3)产后窒息

新生儿严重的呼吸系统疾病、严重循环系统疾病、严重感染伴循环衰竭等。

2. 致残特点

(1)意识障碍

轻度患儿主要表现为兴奋性增高，烦躁不安，对外界刺激高度敏感；中度患儿主要表现为嗜睡或反应迟钝；重度患儿出生后即出现昏迷。

(2)肌张力改变

轻度患儿肌张力正常；中度患儿肌张力降低但未完全消失；重度患儿肌张力极度低下，没有自主运动。

(3)原始反射异常

轻度患儿拥抱反射、握持反射正常或活跃；中度患儿拥抱反射、吸吮反射减弱；重度患儿拥抱反射、吸吮反射消失。

(4)惊厥

中度以上患儿通常有惊厥。表现为面部肌肉抽搐、阵发性吸吮动作、眼球凝视或震颤、肢体出现不规则、不固定的节律性抽动以及阵发性呼吸暂停等。

(5)并发症

常合并吸入性肺炎、颅内出血、脑水肿、脑实质坏死及脑积水。

(6)后遗症

常见的后遗症有智力低下、痉挛性瘫痪、发育迟缓、视力障碍、耳聋、癫痫等。

3. 防治措施

①加强围产期监护，怀孕后定期到医院进行产前检查并在医院分娩。②生后窒息的婴儿要及时复苏和供氧。③保持安静、吸氧、保暖、保持呼吸道通畅，维持热量和适当限制液量，及时纠正酸中毒、低血糖、低血钙等。④重症者进行心肺、血压、颅内压及脑电监护。⑤抗惊厥治疗。

四、中枢神经系统感染性疾病

(一)流行性乙型脑炎

流行性乙型脑炎(Epidemic Encephalitis B)，简称乙脑。发病有严格的季节性，80%～90%的病例集中在 7、8、9 月三个月，以 8 月中下旬的发病率最高，因夏秋季最适合于蚊子孳生与活动和病毒在蚊体中繁殖。10 岁以下的儿童发病最多。

1. 病因

乙脑是一种乙脑病毒以蚊虫为传播媒介引起的中枢神经系统急性传染病。乙脑病毒对热的抵抗力不强，56℃加热 30 分钟即可灭活。

2. 病程与致残特点

临床上急起发病，有高热、意识障碍、惊厥、强直性痉挛和脑膜刺激征等，重型患者病后往往留有后遗症。

(1)潜伏期

潜伏期为 10～14 天。

(2)初期

起病急，体温急剧上升至 39℃～40℃，伴头痛、恶心和呕吐，部分患者有嗜睡或精神倦怠，并有颈项轻度强直，病程 1～3 天。

(3)极期

高烧：体温持续上升达 40℃或更高，高烧持续不退。

中枢神经系统症状：初期症状逐渐加重，意识明显障碍，嗜睡、昏睡乃至昏迷；昏迷越深，持续时间越长，病情越严重。重症患者可出现全身抽搐、强直性痉挛或强直性瘫痪，少数也可软瘫。体检可发现脑膜刺激征，瞳孔对光反应迟钝、消失或瞳孔散大浅反射消失，深反射亢进，病理性锥体束征如巴氏征等可呈阳性。

呼吸衰竭：呼吸不规则，时快时慢，时深时浅或呼吸暂停。

循环衰竭：血压下降，面色苍白，肢体冷。

（4）恢复期

发病 1～2 周后，体温逐渐下降，意识逐渐好转，病情逐渐恢复。重症患者仍可留在神志迟钝、痴呆、失语、吞咽困难、颜面瘫痪、四肢强直性痉挛或扭转痉挛等，少数患者也可有软瘫。经过积极治疗大多数症状可在半年内恢复。

（5）后遗症期

重型和暴发型患者的病死率为 10％ 左右，后遗症发生率约有 5％～20％。常见的有：失语、智力减退，癫痫，肢体运动功能障碍，吞咽困难，盲，精神异常、性格改变和记忆力减退性格改变等。

3. **防护措施**

①搞好预防接种等综合预防措施。②隔离传染源，填报传染病卡。③密切注意患者体温、呼吸、脉搏、瞳孔、血压的变化，发现情况及时采取有效治疗。④加强护理。昏迷患者要随时吸痰，防止窒息或肺部并发症的产生。保持皮肤的干燥与清洁。定时翻身，防止褥疮。⑤早期训练。早期训练吞咽功能，如开口、闭口、咀嚼、吞咽，不仅是为了保证营养的需要，也是语言训练的开始，而训练语言功能又能促进智力训练。早期肢体运动训练，避免了肢体僵直和肌肉萎缩，也有利于智力康复。

（二）流行性脑脊膜炎

流行性脑脊膜炎（Epidemic Cerebrospinal Meningitis）简称流脑。我国是流行性脑脊膜炎的高发区，多发于冬春季节，约每 8～10 年出现一次流行高峰。发病年龄集中在儿童和青年，儿童病例占全部病例的 90％，其中 6 岁以下占 50％。

1. **病因**

流脑是一种脑膜炎双球菌引起的急性呼吸道传染病，通过飞沫传播。脑膜炎双球菌对外界的抵抗力很弱，当温度低于 37℃ 或高于 50℃ 或在干燥的情况下均容易死亡。对一般消毒剂敏感。

2. **病程与致残特点**

起病急，发展快，变化大。

（1）潜伏期

潜伏期为 1～7 天。

（2）症状期

发烧，头痛，呕吐，精神萎靡不振，嗜睡，烦躁不按，惊厥；躯干、四肢皮肤和眼结膜、口腔黏膜出现大小不等的淤点、淤斑。

脑膜刺激征表现：颈项强直，克力格（Kernig）、布鲁辛斯基（Brudzinski）氏征阳性。婴幼儿表现为前囟隆起而脑膜刺激征不明显。克氏征，又称屈膝抬腿试验。儿童卧位，将大腿弯曲与躯干呈直角，使小腿伸直，正常可达120°以上，若达不到120°则为阳性。布氏征，又称抬头试验。屈曲患儿颈部，使头前屈，引起任何一侧肢体呈屈曲动作，或做克力格氏征检查时，另一下肢呈屈曲动作即为阳性。

（3）后遗症

智力缺陷、动眼神经麻痹、视神经炎、听神经及面神经损害、肢体运动障碍、失语、癫痫、行为异常等。

3. 防护措施

①对6月龄至15周岁儿童进行预防接种，在流行性脑膜炎流行季节前完成。在可能发生流脑流行的情况下，可扩大年龄范围做应急接种（参见第五章第一节）。②不要带孩子到患者家去串门。③在流行病高峰季节里，如果发现孩子有发热、咽喉肿痛、头痛、呕吐、精神不好、皮肤出血点等症状应及时去医院诊治。④隔离病儿治疗，报传染病卡。⑤患儿原住的卧室开窗通风，衣被在日光下暴晒消毒。⑥对昏迷、惊厥的患儿应采取保护性措施，避免坠床，防止褥疮，及时清除口腔的呕吐物以及鼻咽部分泌物，保持呼吸道通畅，以免引起窒息。⑦对患者周围的密切接触者和发病家庭的密切接触儿童进行药物预防。

（三）结核性脑膜炎

结核性脑膜炎（Tubercolous Meningitis）简称结脑，是儿童结核病的严重并发症。从发病原理来看，结核性脑膜炎是一种继发性结核病，往往在初染结核后3个月至1年内发病，多见于1～3岁的小儿。在抗结核药物问世以前，本病的死亡率几乎高达100%。我国自普遍推广接种卡介苗和大力开展结核病防治以来，本病的发病率较过去明显下降。虽然有特效的抗结核药，但早期诊断及充分有效的治疗仍是改善本病预后的关键。如诊断不及时、治疗不恰当，其死亡率及后遗症的发生率仍然较高。

1. 病因

儿童结核病是一种结核菌感染的慢性传染病。传染源主要是患有开放性肺结核的成人，传播途径以呼吸道为主。

2. 致残特点

（1）结核病的一般症状

早期症状不典型，可表现为食欲差、逐渐消瘦、睡熟后出汗多、长期不规则的低热。

（2）典型结脑临床症状

前驱期（早期），约1～2周。一般起病缓慢，在原有结核病基础上，出现性情改变，如烦躁、易怒、好哭，或精神倦怠、呆滞、嗜睡或睡眼不安、两眼凝视、食欲不振、消瘦，并有低热、便秘或不明原因的反复呕吐。婴幼儿表现为皱眉、以手击头、啼哭等。年长儿可自诉头痛，初可为间歇性，后持续性头痛。

脑膜刺激期（中期），约1～2周。头痛呈持续性加剧，呕吐频繁、常呈喷射状，可有感觉过敏，逐渐出现嗜睡、意识障碍。婴儿主要表现为前囟饱满或膨隆、腹壁反射消失、腱反射亢进。年长儿出现典型脑膜刺激征，如颈项强直、克氏征、布氏征阳性。若病情继续发展，则进入昏迷状态，可有惊厥发作。此期常出现颅神经受累病状，最常见为面神经、动眼神经及外展神经的瘫痪，多为单侧受累，表现为鼻唇沟消失、眼睑下垂、眼外斜、复视及瞳孔散大，眼底检查可见视神经炎、视乳突水肿，脉络膜可偶见结核节结。

晚期（昏迷期），约1～2周。意识障碍加重反复惊厥，神志进入半昏迷、昏迷状态，瞳孔散大，对光反射消失，呼吸节律不整甚至出现潮式呼吸或呼吸暂停。体温可升至40℃以上，终因呼吸循环衰竭而死亡。

（3）后遗症

脑积水、智力低下、肢体瘫痪、盲、行为异常、癫痫、尿崩症等，通常造成多种残疾。

3. 防治措施

（1）积极预防

新生儿以及结核菌素试验（OT）阴性的儿童青少年均应接种卡介苗。近年来，结核感染有上升的趋势，及时复种维持身体一定的免疫力是必要的（参见第五章第一节）。

（2）抗结核治疗

药物治疗原则是：早期、联合、适量、规律、全程。缺少哪一个环节都能导致治疗失败。

早期诊治。据统计，结核性脑膜炎第一周开始抗结核治疗，70％缓解；第二周开始抗结核治疗，50％缓解；超过三周才抗结核治疗，疗效极差。本病早期诊治者无一例死亡，中期诊治者4.8％～24％死亡，晚期诊治者则有40.6％～72.4％死亡。

联合用药。首选两种或两种以上的杀菌药，配用抑菌药；首选杀菌药，配用抑菌药。WHO 建议至少选择 3 种药联合治疗，既可避免或延缓耐药性的产生，又能提高杀菌效果，并能缩短疗程，减少不必要的经济浪费。

适量用药：几乎所有的抗结核药物都有毒性作用，剂量过大，副作用大；剂量不足，达不到杀菌的目的，易产生耐药性。

规律用药：结核菌是一种分裂周期长，生长繁殖缓慢杀灭困难大的顽固细菌。如果用药不当，症状缓解就停用，必然导致耐药的发生，造成治疗失败，日后治疗更加困难。

全程用药：抗结核药物治疗方案通常需要数月乃至数年时间的实施。一定要在专科医生的指导下一丝不苟地用药。切不可半途而废，不能以症状和体征的改善甚至消失作为终止治疗的依据。

五、儿童癫痫

癫痫(Epilepsy)是阵发性的、暂时性的脑功能失调。其生理学的表现是脑的神经元过度放电，临床上的表现是各种癫痫发作(Epileptic Seizure)。发作的症状根据异常放电的部位不同而不同，通常有意识障碍和肌肉抽搐，也可有感觉、情感、行为或植物神经功能的异常。常反复发作。儿童癫痫多在婴幼儿期起病。

癫痫与智力低下关系密切。国内有人报道，癫痫患者中，智力低下者占 53.4%，且癫痫发作率越高，智力低下发生率也越高。反之智力低下患者中，约 50% 有过癫痫的发作。

(一)病因与分类

癫痫是由多种原因引起的综合征，根据病因可将癫痫分为两大类。

1. 原发性癫痫

又称特发性癫痫，目前尚未在这类患者的脑部发现可以解释的病理变化或代谢异常，是指一些原因不明或有遗传因素的病例。

2. 继发性癫痫

又称症状性癫痫，是指脑部有器质性病变或由于代谢紊乱、中毒性疾病引起的癫痫。

表 10-1 儿童癫痫病因简表

类 别	致病因素	症 状
原发性癫痫	遗传因素	
继发性癫痫	产前因素	母体接受药物或放射线。 先天性脑结构异常，如脑畸形、脑积水等。 宫内感染，特别是风疹、巨细胞病毒、弓形体病等 母体疾病，如妊娠毒血症、慢性肾炎、糖尿病等。 染色体畸变。
	围产期	缺氧与产伤。
	产后阶段	代谢因素，如低血糖症、低血钙症等。
		中毒，如重金属（铅、汞、砷）中毒、食物中毒、CO 中毒、农药中毒、药物中毒等。
		感染，如脑膜炎、脑炎、脑脓肿等。
		脑外伤。
		血管疾病，如脑血管畸形、颅内出血、脑血管栓塞等。
		肿瘤，如脑神经胶质细胞瘤、脑膜瘤等。
		脑过敏反应。

(二)致残特点

儿童癫痫根据临床症状分为大发作、失神性小发作、小运动型发作、婴儿痉挛症、精神运动性癫痫等几种类型。

1. 大发作

大发作是儿童最常见的类型，与遗传有关。起病通常在 5 岁以后，患儿可无神经、精神缺陷，对治疗反应颇佳，预后较好。

(1)前驱期

婴幼儿常无先兆，年长儿可有先兆，如不安、上腹部不适感等。

(2)发作期

突然意识丧失，呼吸暂停，青紫，瞳孔散大，全身肌肉抽搐。常有舌咬伤，可有大小便失禁。发作持续时间一般为 1~5 分钟，很少超过 10 分钟。

(3)发作后期

出现短暂的肌无力期。呼吸渐渐平稳，脸色渐渐恢复正常。患儿由昏迷、深睡、意识模糊而转为清醒。发作后嗜睡，可达数十分钟或几小时。

2. 失神性小发作

以 3～12 岁儿童多见，与遗传有关。发作的频率每天数次至数百次不等。

(1)发作期

突然发生短暂的意识丧失，语言中断，活动停止，固定于某一体位，不跌倒，两眼茫然凝视。发作时间持续 2～10 秒，不超过 30 秒。没有先兆，没有肌肉抽搐。有典型的脑电图改变。

(2)发作后期

很快意识恢复，继续正常活动，但对发作不能记忆。没有发作后的嗜睡。

3. 小运动型发作

多在 6 个月至 6 岁之间发病。与先天性发育障碍、代谢异常、围产期缺氧、中枢神经系统感染等多种因素有关。治疗困难，预后不良。

发作时，往往表现身体某一局部(如口角、手指等)的突然抽动，做出些奇怪的动作，不伴有意识障碍。可发展到一侧面部或一侧肢体的抽动，也可发展到对侧引起大发作。脑电图有特征性改变。

70%患儿出现不同程度的智力低下。

4. 婴儿痉挛症

多在 3～10 个月之间发病。40%患儿病因不明，可与遗传有关；60%为继发性，与先天性发育异常或代谢异常、中枢神经系统感染以及各种原因引起的脑缺氧等有关。

发作时，突然短暂意识丧失，全身性肌肉抽搐，尤其是上半身向前屈，呈点头、拥抱状。每次抽搐持续 1～2 秒，往往发作次数频繁成串发生。脑电图呈"高峰节律紊乱"特征性改变。

90%以上的患儿伴有明显的智力低下和发育迟缓。

5. 精神运动性癫痫

又称颞叶癫痫。与遗传、产伤、窒息、感染、中毒、脑外伤等有关。

(1)前驱期

半数患儿可有先兆，如恐惧感、幻听、幻视、面色改变等，很快进入发作期。

(2)发作期

精神异常，表现为意识丧失或朦胧状态，思维紊乱以及情感变化；运动障碍，表现为一系列无目的而又离奇的重复刻板运动，如摸索、转圈、咀嚼等，可伴有语言障碍以及感觉的改变。脑电图有特征性的改变。

（3）发作后期

乏力、嗜睡、头痛、精神紊乱等。长期多次发作有智力低下以及性格的改变。

6. 癫痫持续状态

一次癫痫发作时间持续 30 分钟以上，或虽有间歇期，但意识不能明显恢复，反复癫痫发作持续 30 分钟以上者，称为癫痫持续状态。70％发生于 3 岁以内的患儿。与患儿突然停药、感染、颅内出血、缺氧、代谢紊乱、中毒等因素有关。由于神经细胞长时间的缺氧，可造成脑细胞不可逆性损伤。

40％患者有不同程度的智力低下。可出现偏瘫、失语、共济失调等后遗症。

(三)防治措施

儿童癫痫治疗越早，脑损伤越小，预后越好。治疗的目的不单纯是控制癫痫的抽搐发作，更主要的是使患儿恢复正常的生活和学习能力，有智力损害的儿童要做特殊的教育与训练。

1. 病因治疗

寻找病因，对原发病进行治疗。

2. 抗癫痫药物的应用

抗癫痫药只能控制癫痫的发作，不能解决引起癫痫的原因，只有与病因治疗同时进行才能有较好的效果。抗癫痫药的使用原则如下。

（1）从一种药物开始

经过几周的应用仍未完全控制发作时，可加用另一种药。

（2）从低限剂量开始

有效量有个体的差异，自小剂量开始，疗效不明显时可逐渐加量。

（3）长期规律性用药

儿童在癫痫发作完全停止后，药量不减少，再服 2～4 年，然后逐渐停药。发作严重者，在末次发作后再继续服用 3～4 年才能逐渐停药。

（4）停药过程要慢

突然停药可诱发癫痫持续状态。减药期与用药期成正比。用药量大、疗程长者要有 2～3 年的减药过程。因无效而换药者，也应有 3～4 天的减药过程。

（5）定期复查

抗癫痫药物对身体各系统都有一定的副作用，因此在整个治疗过程中，要定期检查血、尿常规以及肝功能等。

3. 癫痫大发作时的处理

①扶患儿卧倒，防止跌伤或撞伤。②解松衣领和腰带，利于呼吸道的通畅。将毛巾或手帕塞入上下牙齿之间，防止舌头咬伤。③不要按压患儿的肢体，以免发生骨折或脱臼。④惊厥停止后，将头部旋向一侧，让唾液和呕吐物流出，以免窒息。⑤大发作后嗜睡，要注意保暖。

4. 癫痫发作的预防

①保证充分的休息，避免过度劳累。②禁止单独游泳和攀高。③合理饮食，保持充分营养，不要暴饮暴食。④生活起居有规律。⑤保持心情愉快、平静，避免情绪激动或忧伤。

5. 癫痫持续状态患儿的健康指导

癫痫持续状态多见于小儿，不及时治疗可造成永久性脑损害后遗症，甚至危及生命。癫痫患儿长期处于家庭和社会之中，只有正确的家庭护理才能巩固治疗效果，防止疾病的复发促进疾病的康复。

(1)家长指导

发作时的紧急处理：癫痫患儿一旦出现发作，家长不必惊慌，应立即将患儿平卧，头偏向一侧，迅速松解衣领及裤带，将毛巾塞于其上下磨牙之间，以免咬伤舌头；不可强行按压抽搐的肢体，以防骨折及脱臼，并及时送医院治疗。

病情观察：家长要了解患儿发作的特征，如发作的诱因、场所、发作的时间、先兆、持续的时间等，还要观察发作时的特点，如抽搐的部位、有无大小便失禁、舌咬伤和外伤等。同时还要观察发作后的表现，如有无头痛、精神不振、四肢无力等。

服药指导：按时、按量服药，防止少服、漏服和多服。家长不可随便更换药物或剂量，无论是加量、减量还是更换其他药物，均需在医生的指导下进行，切忌短期或突然停药。同时还要注意药物的不良反应。

定期复查：由于许多抗癫痫药物的最佳治疗范围与中毒剂量接近，单凭临床观察难以把握最适范围，因此要定期到医院复查血药浓度、肝功能、肾功能，医生根据患儿化验结果、年龄、体重的增长来调整药量。

(2)年长儿指导

心理治疗：癫痫儿由于反复频繁发作，可产生恐惧、焦虑、紧张心理；又由于本病难以治愈而出现自卑心理。因此，在精神上对他们进行安慰、劝解、启发、诱导，帮助他们认识疾病的原因及症状，增强战胜疾病的信心。

生活指导：患儿应建立良好的生活制度，生活要有规律，避免过度劳累、紧张等。

合理饮食：饮食上要吃一些营养丰富、易于消化的食物，多吃清淡的蔬菜和水果，不吃辛辣、刺激性的食物，勿暴饮暴食。

尽量避开危险场所：不要游泳、骑自行车、独自在河边玩耍。

避免发作的诱因：如过度的情绪激动、睡眠不足、疲劳、饥饿、感染等。

六、内分泌疾病

内分泌系统是机体的重要调节系统，其中一些激素与智力的发育有着密切的关系。如下丘脑释放的促甲状腺激素释放激素影响脑成熟的代谢过程；生长激素与学习能力有关；垂体促肾上腺皮质激素与学习和记忆有关；甲状腺激素促使脑细胞的增殖与分化；肾上腺皮质激素影响神经递质合成与代谢酶系统的功能；性激素对脑正常功能的发育起着调节作用，男女两性智力发育的不同特征，可能与性激素有关。任何一种激素量的缺少或过多都可能导致脑发育的异常，其中甲状腺激素最为重要。

(一)呆小病

生长发育时期由于甲状腺功能不足引起的疾病称呆小病。

1. 病因与分类

(1)散发性呆小病

患儿先天性甲状腺发育异常或甲状腺素合成障碍(酶系统缺陷，与遗传有关)。

(2)地方性呆小病

饮食中缺碘。

2. 致残特点

(1)特殊面容

头大，颈短，眼距宽，鼻梁宽而平，鼻翼肥大，舌大而宽厚、经常伸出口外。

(2)生长发育迟缓

身材矮小，四肢短而躯干相对较长，至年长时身体上部量与下部量仍然保持婴儿期的特点。囟门闭合晚，体态呆笨，出牙迟。青春期生殖系统发育以及第二性征出现较晚。

(3)神经精神发育延迟

动作发育迟缓、智力明显低下，对周围事物反应迟钝。

（4）生理功能低下

体温低，脉搏、呼吸慢，血压低，进食少，基础代谢低下，常便秘。

（5）其他

皮肤粗糙，皮下组织细胞间积聚粘蛋白及水分而有黏液性水肿，面呈黄色，头发稀少而干枯。

3. 防治原则

无论什么病因引起的呆小病，治疗主要是终生服用甲状腺片以代替补充甲状腺激素分泌不足。出生后半岁之内及时治疗，智力可不受影响，治疗过晚，可产生智力永久性低下。地方性呆小病的病因虽然是由缺碘引起的，但出生后用碘治疗效果不好，甲状腺片只能改善某些症状，故预防是重要而有效的措施（参见第二章第二节）。

（二）脑性肥胖综合征

肥胖是指皮下脂肪积聚过多，通常以超过同年龄、同身高的正常体重20％者称为肥胖症。由于过食引起的肥胖称单纯性肥胖症，由于脑部疾病、内分泌异常等引起的肥胖称继发性肥胖症。

1. 病因

由于颅内感染、肿瘤或颅脑外伤等造成下丘脑垂体损伤而引起的肥胖。

2. 致残特点

（1）体格发育迟缓

身体矮小，肌张力低下。

（2）智力发育落后

可伴有不同程度的智力低下。

（3）性腺发育迟缓

第二性征推迟或不出现。男性睾丸小或未下降至阴囊。

（4）肥胖特点

皮下脂肪分布以颈部、乳房、下腹部和外生殖器附近为显著，面部及肘、膝关节以下并不胖，指趾细尖。

（5）其他

头痛，呕吐，偏盲，嗜睡或失眠，发热或体温过低，多汗或汗闭，尿崩症等。

3. 治疗原则

寻找病因，对原发病进行治疗。

第十一章　精神残疾

　　人的精神活动是大脑机能的产物，包括感觉、知觉、情感、思维、意志等心理过程。精神障碍指由于体内外各种有害因素（包括精神因素在内），引起大脑的机能发生紊乱，以至于机体内部机能的完整性与机体同外界环境相互作用的统一性遭受破坏，因而出现各种精神活动异常所表现出来的精神症状——感知障碍、情感障碍、言语和思维障碍、行为和动作障碍、注意障碍、记忆障碍、智力障碍、意识障碍等。

第一节　精神疾病的病因与分类

一、精神疾病的病因

　　引起精神疾病的病因很多，概括起来可分为器质因素、素质、精神因素3大类。

（一）器质因素

　　包括原发于脑的疾病和影响大脑功能的其他躯体疾病所致的精神疾病，总称为器质性精神病，智力减退和意识障碍是此类疾病的基本症状，一般伴有神经系统或躯体疾病的症状和体征。

　　丹麦 Schulisinger 等从1962年开始对35例高危子女（生母均患有精神分裂症）进行追踪观察，至1980年发现已有10人患精神分裂症，10人处于边缘状态，其余15例为健康者。患病组的侧脑室及第三脑室明显大于后两组。推测脑形态学的异常原因不是单一的，可能也反映早年中枢神经系统的疾病，青少年精神分裂症在母孕期或因生期有较多的产科合并症。

（二）素质

　　一个人的素质是由先天遗传以及后天环境长期潜移默化而形成的总的特点。素质在躯体方面表现为体型、身体的强壮程度、对疾病的易感性。例如，精神分裂症在人群中的发病率为1％；如果双亲中有一个曾患此病，其子女的发病率为 10%；如果双亲都患过此病，其子女的发病率为 30%～40%。焦虑症在人群中的发病率为 5%，而患者亲属中的发病率为 20%。素质在精神方面的表现为人格或性格的特点，如某些能引起精神刺激的因素，虽然刺激强度并不强烈，对大多数人没有影响，但对某种特殊人格特别敏感，引起明显的精神异常。

(三)精神刺激(环境刺激)

精神刺激指与发病在时间上有密切关系的环境因素。适量的环境刺激是个体发育和社会发展所必需的。一个人没有对手，没有压力，就会甘于平庸，养成惰性，就会因为相互依赖和潜移默化而丧失活力，丧失生机。例如，"竞争"或"竞赛"就是一种精神压力，但是过度的精神压力可以引起病态。在当今的社会里，孩子处在"望子成龙""出人头地""学业有成""事业有成"等种种压力之下，这种永无止境的压力就是一种精神压力，对于某些人来说，更是一种难以忍受的精神压力。有研究报道，长期精神压力能改变脑部的化学分泌，从而增加了患某些精神疾病的机会。

随着科学的发展，人们已经认识到疾病的产生不再是单纯的生物学因素所致，而是生物—心理—社会因素综合作用的结果。在疾病的预防、诊断和治疗中，必须采取各种相应的措施，以期获得更好的效果。

二、精神疾病的分类

(一)《国际疾病分类》

《国际疾病分类》(International Classification of Diseases，ICD)始于 1893 年的国际统计学院，1893 年出版了 ICD-1。为了便于各国的经验交流，联合国在 1948 年成立时就采用了这个标准。同年，世界卫生组织(WHO)发布 ICD-6，并首次加入了精神疾病的分类，但很不完善。之后，由世界卫生组织主持，每十年左右修订一次。1975 年发布了 ICD-9。1994 年发布了 ICD-10，此版对精神疾病分类比较全面，成为国际影响很大的分类；2009 年世界卫生组织启动 ICD-11 的修订工作，2019 年 5 月 25 日，世界卫生组织审议通过 ICD-11，并决定自 2022 年 1 月 1 日起在全球范围投入使用。2023 年 1 月，ICD-11 中文版上线。ICD-11 版将 ICD-10 中的第 5 章"精神与行为障碍"更改为第 6 章"精神、行为或神经发育障碍"；将 ICD-10 中"精神发育迟滞""心理发育障碍"和"通常起病于童年与少年期的行为与情绪障碍"重组为"神经发育障碍"一节，强调本类疾病起病于童年和青少年时期，但是具有疾病的终生性。亚目包括"智力发育障碍、发育型言语及语言障碍、孤独症谱系障碍、发育性学习障碍、发育性运动协调障碍、注意缺陷多动障碍、刻板运动障碍、原发性抽搐或抽动障碍、继发性神经发育综合征"。

(二)《精神疾病诊断统计手册》

1952 年，美国精神病学会（America Psychiatric Association，APA）首次制定了《精神疾病诊断统计手册》（*Diagnostic and Statistical Manual for Mental Disorder*，DSM），后来称之为 DSM-I，当中列有 60 种不同的精神疾病。1968 年制定了第二版，即 DSM-II。1974 年着手制定并在 1980 年正式出版了 DSM-III。1987 年 APA 又修订出版了 DSM-III-R，并着手 DSM-IV 的制定，1993 年最后定稿，1994 年 5 月正式出版。2000 年出版了 DSM-IV 的修订版，简称为 DSM-IV-TR。2013 年 DSM-5 面世，分类由 DSM-IV-TR 的 17 类变成了 DSM-5 的 22 类，分别为：神经发育障碍、精神分裂症谱系障碍与其他精神病性障碍、双相障碍与其他相关障碍、抑郁障碍、焦虑障碍、强迫障碍与其他相关障碍、创伤和应激相关障碍、分离障性碍、躯体症状障碍及相关障碍、喂养和进食障碍、排泄障碍、睡眠-觉醒障碍、性功能障碍、性别焦虑、破坏性-冲动-控制和品行障碍、物质相关障碍与成瘾障碍、认知神经障碍、人格障碍、性欲倒错障碍、其他精神障碍、药物所致的运动障碍及其他药物的不良反应和其他可能称为临床关注重点的问题。其中，神经发育障碍是一组在发育阶段起病，并以引起个体社交、学业或职业功能损害的发育缺陷为特征的疾病。包括智力障碍、交流障碍、孤独症谱系障碍、注意缺陷多动障碍、特定学习障碍、其他神经发育障碍 6 个类型疾病。DSM-5 的序号是用阿拉伯数字表示的，之前所有版本的序号都是用罗马数字代替的。

(三)《中华医学会精神疾病分类》

1984 年中华神经精神科学会首次正式发表了《中华医学会精神疾病分类》，简称 CCMD，将精神疾病分为 14 大类。1989 年，中国精神疾病分类第二版（CCMD-2）将精神疾病分为 10 类。《中国精神障碍分类与诊断标准第 3 版》（CCMD-3）工作组于 1995—2000 年，在以往工作的基础上，由卫生部科学研究基金资助，通过 41 家精神卫生机构负责对 24 种精神障碍的分类与诊断标准完成了前瞻性随访测试，并编写了《CCMD-3》和《CCMD-3 相关精神障碍的治疗和护理》。《CCMD-3》诊断标准参考《ICD-10 研究用标准》和美国的《诊断与统计手册第 4 版》（DSM-IV），同时结合现场测试结果做适当修改。CCMD-3 将精神疾病分为 10 类：0 器质性精神障碍；1 精神活性物质或非成瘾物质所致障碍；2 精神分裂症（分裂症）和其他精神病性障碍；3 心境障碍（情感性精神障碍）；4 癔症、应激相关障碍、神经症；5 心理因素相关生理障碍；6 人格障碍、习惯与冲动控制障碍、性心理障碍；7 精神发育迟滞与童年和少年期心理发育障碍；8 童年和少年期多动障碍、品行障碍、情绪障碍；9 其他精神障碍和心理卫生情况。

第二节　儿童精神活动的评定

　　儿童精神疾病表现出来的精神症状和年龄、行为发展水平、生活经历的体验、环境与教育有着密切的关系。因此，在判断儿童精神活动是否正常时，要考虑不同年龄阶段儿童的生理、心理特征，精神异常表现的严重性、持续时间、不同场合的差异性，还要根据儿童所处的社会环境、文化背景和风俗习惯等而综合评定。儿童精神活动是否正常，一般参考以下几个方面的表现：一般行为活动表现与年龄相适应情况；社会适应能力的水平；人际交往的情况；性格特征；情绪的稳定性、协调性和反应的适度；认知能力；学习能力与一般运动技巧；言语与语言功能；思维、情感与行为的协调情况；记忆力和注意力；自我行为调节能力；对自身人和事的态度；社会道德行为的表现；智力水平。

　　一般来说，幼年儿童的精神症状相对单调、贫乏，随着年龄增长，其精神症状的内容也表现为复杂多样。

一、精神症状

（一）感知障碍

1. 错觉

　　错觉是对客观事物不正确的感知，是一种被歪曲的知觉。错觉可以是病理的，也可以是生理的。人在意识不清时，可出现许多惊恐内容的错觉，如将布带当成蛇、灯泡当成眼睛、输液架当做骷髅等。所谓"风声鹤唳，草木皆兵"，是人在情绪紧张时产生的错觉。健康人的错觉是能够为理智所纠正的，这是与病理错觉的区别要点。

2. 幻觉

　　幻觉是一种在缺乏客观刺激时，凭空产生的一种感知印象，内容生动鲜明、丰富多彩。儿童在意识清晰状态下，反复出现幻觉往往见于精神疾病，如精神分裂症，细菌、病毒感染所致中枢神经系统的感染，药物和其他化学物质的中毒，高烧，癫痫等。

（1）听幻觉（幻听）

听幻觉是一种最常见的幻觉。年龄小的儿童以非言语性听幻觉为多见，如听到各种动物的叫声或一些无意义的声音。年长儿童可听到批评、嘲笑、责骂、威胁、命令、讽刺、表扬等言语性幻觉。这些幻觉可影响患者的思维和情感，可表现出种种现象，或紧张恐惧，或气势汹汹，或双手捂耳，或自言自语，或面带微笑等。此声音也可支配患者的行为，出现自伤或伤人等。

（2）视幻觉（幻视）

幻视常常与幻听同时存在。患者可能看到各种颜色、闪光、动物、奇形怪状的图像或生动活泼的场面。患者出现幻视时，常常伴有紧张、惊恐不安、凝视、逃避、自得其乐等行为。生动的视幻觉常见于精神分裂症。癫痫患者出现幻视常常是癫痫发作的先兆。

（3）嗅幻觉与味幻觉（幻嗅与幻味）

这两种幻觉常同时存在。患者常常感觉到一些腐败、霉烂、血腥、药品或粪便等不愉快的气味。这类气味缠绕着患者，使之无法摆脱，因而不得不经常以手捂鼻，或用被子包着头睡觉。有的患者感到食物有特殊的味道，怀疑别人在食物中下毒而拒绝进食。

（4）皮肤幻觉（幻触）

皮肤表面出现各种各样的异常感觉，如触摸、虫爬、针刺、电麻等。

（5）内脏幻觉

患者有内脏器官异常的感觉，如心脏压缩感、肺扇动感、肠扭转感、脑晃动感等。

（6）本体幻觉

患者身体未动，但感觉到有人推动或自己在动，因而感到自己身体倾斜而失去平衡。

3. 感知综合障碍

感知综合障碍是一种患者在意识清晰状态下，虽然对客观事物的本质和整体能正确反映，但对该事物部分属性产生歪曲的知觉。

（1）视物变形症

对事物的形状、大小产生歪曲的知觉。例如，患者看到某一事物变大或变小了，别人的脸型或身材变样了。

（2）形体感觉障碍

对自己的形体产生歪曲的知觉。例如，患者感到自己的头变大了，手变长了，人变矮了，或感到自己头上还有一个小头，或感到自己的身体是两个躯壳连在一起的。

（3）时间、空间感知障碍

对时间关系以及事物的距离、位置、运动等方面的体验产生歪曲的知觉。例如，遇到一个从未认识的人或在一个从未到过的地方，患者却感到非常熟悉，称为似曾相识症；也有的以往经常接触的事物，患者却感到从未见过，称为旧事如新症。

（二）注意障碍

1. 注意减弱

虽然有强烈的外界刺激也不能引起患者的注意，主动注意和被动注意均减弱。注意的时间短暂而且广度缩小。

2. 注意涣散

主动注意减弱，被动注意增强。患者易受周围环境的影响而分散注意力，不能自始至终地做完一件事情。例如，不能坚持读完一篇课文，或一篇课文读完多遍也不知道其中心内容。这并不是他们的记忆力衰退或能力不够，而是注意力涣散所致。

3. 注意增强

有些患者的心理活动特别容易为某些事物所吸引，而且主动地专门注意某一方面的活动，如神经官能症的患者除注意自己身体不舒服的感觉外，对其他的事物则漠不关心。一些躁狂、猜疑患者，思维活跃飘浮，易受环境影响，触景生情，注意很容易从一个对象转移到另一个对象，称为随境转移。

（三）记忆障碍

1. 记忆减退

记不住事，好忘事。主要是条件暂时联系形成困难，留下的痕迹不能持久保持，或者再现与回忆阶段的暂时联系发生困难。往往伴有注意力的不集中。

2. 遗忘

遗忘是指既往已经获得的记忆和知识，由于某种原因，后来不能回忆，虽然提醒也感到陌生。患者发病后一段时期的经历被遗忘称顺行性遗忘；患者发病前一段时期的经历被遗忘称逆行性遗忘。

3. 记忆错误

患者的一种不正确和不真实的回忆。乍看起来像撒谎一样，但是患者并没有任何企图，也不是为了达到什么目的。患者"回忆"自己的经历有声有色，如同真有其事。

(四)思维障碍

1. 联想障碍

在进行思维时，概念的形成与许多概念之间发生联系，当这种联系发生困难或失去控制时，则属于联想障碍。

(1)思维奔逸(意念飘忽)

患者头脑中的概念迅速形成，一个接着一个的涌现出来。表现为语流很快，说起话来滔滔不绝，但没有主题，没有中心思想。他们常常注意力涣散，触景生情，见异思迁。在讲话的句子里可能前后有些同音字或押韵字，称为音联；或者前后的语意多少有些联系，称为意联。常见于躁狂症和其他躁狂状态。

(2)思维迟缓

思维迟缓是思维奔逸的另一个极端，由于联想困难而出现思路阻滞。表现为言语缓慢，说话吞吞吐吐，难于出口，内容贫乏，但是患者无意识障碍。常见于精神分裂症、抑郁症，儿童服用抗精神病药物可产生思维迟缓的副作用。

(3)思维破裂

患者意识清楚，但说话杂乱无章，语句之间缺乏内在的联系。多自言自语，或与人交谈时答非所问，是联想障碍最严重的表现。多见于精神分裂症。

(4)思维中断

患者在说话时突然思路中断，默不作声，过一会儿又接着讲，但已转换了话题。如给予提醒，也可以接着原来的话题说下去。常见于精神分裂症。

(5)强迫思维(强迫观念)

强迫观念是指脑子里反复出现的某种不必要的想法和联想。患者脑子里反复出现某一件事、某一句话、某一组数字、某一句歌或想一些毫无意义的问题。虽然自己认为这些想法是不必要的，但是仍然不能克制，倍感苦恼。强迫观念特点是：顽固出现，内容固定，自身困扰不安。常见于强迫性神经症、精神分裂症早期、抽动秽语综合征等。正常儿童也可出现强迫动作和强迫观念，但能自我控制而并不影响其日常生活与学习。

(6)象征性思维

象征性思维指将抽象概念和具体概念加以混淆，象征的含义离奇荒谬，只有患者自己知道，别人无法理解。常见于精神分裂症的患者。

2. 妄想

妄想是一种病理性信念，是一种坚定不移的、不正确的思想。患者对这种思想的荒谬性、不真实性，缺乏正确的认识和批判，不能为他人所说服，甚至不能为事实矫正。妄想的产生可能受幻觉或错觉的影响，也可能是判断推理的错误或不正确的联想。妄想的种类与患者的年龄、生活经验、知识水平有关。儿童妄想的内容多不固定、不系统。

（1）被害妄想

患者表现出种种不安全感，轻则认为自己受到别人的诽谤，习惯受到监视，重则感到别人（包括亲属）迫害他，或有人在他的食物或饮料中放了毒药。有些患者不仅感到自己受人迫害，甚至亲属也在遭人暗算。在这种妄想的支配下，患者拒食、出逃、攻击、破坏、自杀等，整天愁眉苦脸，惶惶不可终日。多见于精神分裂症。

（2）夸大妄想

基本内容是过高估计自己，自夸有特殊的才能，显赫的地位，家财万贯，言语之间自命不凡。在这种妄想的支配下，表现为神气十足，常常以命令口气待人。常见于精神分裂症和躁狂症。

（3）非血统妄想

患者无缘无故怀疑自己不是父母亲生，从而滋长对父母的敌对情绪，认为父母要毒害他。常见于儿童精神分裂症。

（4）关系妄想（牵连观念）

患者坚信现实环境中本来与己无关的事情都与之有关，别人的一举一动都是针对自己来的。电视、报刊的信息也与自己相关。常见于精神分裂症。

（5）罪恶妄想

患者坚信自己犯了严重的错误，毫无事实地对自己妄加指责，因而情绪低沉，自伤或自杀。常见于抑郁症和精神分裂症。

（6）影响妄想（被控制妄想）

患者认为自己的思想和行为被一种神秘莫测的外来力量（无线电或遥控装置等）所影响，患者并不因此感到苦恼。常见于精神分裂症。

（7）疑病妄想

患者身体本来健康，却坚信自己的内脏得了某种严重的疾病，或认为有蛇或其他生物钻进肚子里去了，虽然医生检查证明这种疾病并不存在，但患者坚决不相信，感到自己痛苦难受，甚至自杀。多见于抑郁症和精神分裂症。

(五)智力障碍

1. 真性痴呆

根据发病的时间分为先天性痴呆和后天性痴呆两大类。

(1)先天性痴呆

胎儿在母体内或出生之初，由于某种原因引起大脑发育不全而导致的智力低下。这种疾病虽不呈进行性发展，但是其智力程度与年龄增长日益不相适应。

(2)后天性痴呆

大脑得到相当发育后再受到某种损害，以致原来的智力降低或停止发育，是各种有害因素引起大脑弥漫性损害的结果。

2. 假性痴呆

多指由于意识障碍而暂时不能进行的思维。因此，随着意识活动的恢复正常，智力也恢复正常。

(六)情感障碍

1. 情绪高涨(情绪高扬)

患者自我感觉良好，心情特别愉快，语速畅快，诙谐浪漫，引人发笑，表情或喜悦开朗，或傲慢自负，或盛气凌人，讲话有明显夸大的色彩。见于各种躁狂症、中毒性精神病、精神分裂症等。

2. 情绪低落

患者自我感觉不良，心境抑郁悲观，对人和事物不感兴趣，不愿与人交往，寡言少欢，长吁短叹，表情沮丧。多见于抑郁症。

3. 情绪不稳

患者自发地发生情绪变动，喜怒无常，时而抑郁，时而悲愤，时而激怒，时而高兴，情绪的变化与外界环境无明显的关系。常见于精神分裂症、癫痫、颅内有病理性病变者。

4. 情感淡漠

患者对外界事物，甚至对与自己有切身利害关系的事件缺乏相应的情感反应。对日常生活漠不关心，对父母冷淡，逢喜事不欢，遇意外不惊，受人捉弄不怒，亲人死亡不悲伤。常见于精神分裂症和儿童孤独症。

5. 情感不协调

患者的情感表现与其处境或内心的情感体验不相协调或相反。例如，讲述亲人死亡时，反而流露出兴高采烈的样子。常见于精神分裂症。

6. 易激惹

患者容易为一些微小的事情而爆发强烈的激情，如哭闹、攻击或出现破坏行为。常见于脑外伤或其他脑损害者。

(七)意志障碍

1. 意志增强

有的患者经常为各种不同的动机所驱使，终日忙忙碌碌，但由于动机经常改变，虽然意志活动增强，却一事无成，常见于躁狂状态。有的患者受妄想的支配，不顾行动中的任何困难和阻挠，一意孤行，经久不懈，常见于妄想性精神病。

2. 意志减弱

患者表现为动机不足，除了本能的需要外，对其他的事情缺乏主动性和进取心，表现为饱食终日无所用心。有的患者虽有正确的动机，但一遇到困难则放弃自己的打算；有的患者不能克制某些不正当的意向和本能的欲望而产生违法乱纪的行为。

3. 意志缺乏

患者表现为动机缺乏和本能需要的显著减退或消失。他们的一切活动都很被动，需要别人的照顾和督促，多伴有情感的淡漠。常见于精神分裂症和痴呆患者。

(八)行为障碍

1. 紧张性木僵

患者在意识清楚的情况下，全身肌张力增强，运动几乎消失，长时期内僵住不动，做被动运动时抵抗力可以很大。既不主动讲话，也不回答问题。面部表情呆板。不吃、不喝，大小便潴留。常见于精神分裂症。

2. 紧张性兴奋

突然发作，动作单调而带有冲动性，语言杂乱而不连贯。可伴随意识障碍、攻击或破坏行为。常见于精神分裂症、癫痫、脑炎、脑外伤等。

3. 刻板动作

刻板动作是一种持久的、机械的重复动作，不具有任何动机和目的，如反复地举起右手。常见于精神分裂症。

4. 模仿动作

模仿动作是患者重复地模仿别人的动作。例如，别人瘙痒，他也在同样部位瘙痒；别人吐痰，他也吐痰。常见于精神分裂症。

5. 强迫动作

患者不能克制地重复某些毫无意义的动作，否则会感到莫名其妙的苦恼。例如，反复洗手；反复检查门窗是否关好；每次过门槛都要用右脚上前，否则就会感到内心难受，一定要返回头"补课"。常与强迫观念相联系。见于强迫性神经症和精神分裂症早期。

6. 违拗症

吩咐患者做出某种动作，或者对患者做被动运动时，患者不但不服从，而且做出相反的反应，像表示抗拒一样。常见于精神分裂症等。

7. 冲动行为

患者无缘无故地攻击他人，破坏财物，引起不良后果的行为。常见于品行障碍、癫痫、精神分裂症。

8. 自伤行为

患者持续地、反复地自我损伤行为，如以头撞物、用手抓破自己的皮肤等，劝阻或教育无济于事。多见于全面发育障碍、脑炎后遗症、精神分裂症、抽动秽语综合征等。

9. 退缩行为

过分的胆小、孤独、不跟外界接触，严重影响其社会适应性行为。常见于孤独症和精神分裂症。

10. 活动过度

与同龄儿童相比，活动明显增多，没有片刻的安宁，特别是小动作不停。常见于脑损伤、轻微脑功能障碍、重金属中毒、锥体外系病变、精神分裂症等。

11. 抽动

指不自主、重复、快速的肌肉收缩。常见于抽动秽语综合征、抗精神病或抗癫痫药物的副作用等。

12. 特殊姿态

表现为离奇古怪、特异的动作和姿势，如蜷缩躯体、原地打转、反复摇晃身体、刻板仪式步态以及做鬼脸、耸眉、努嘴、吸吮等。常见于学龄前精神分裂症患者。

（九）言语障碍

1. 缄默症

主要表现为言语方面的抑制。患者原先能说会道，言语逐渐减少，不主动说话，甚至不说话，也不回答问题，但是他们的发音器官无障碍。常见于精神分裂症、孤独症、退行性变形脑病等。

有些患者在某些环境下不言不语，但在某些环境中又开口讲话，缄默不语具有明显的选择性，称选择性缄默。

2. 模仿言语

患者常常模仿、重复别人的讲话。如问："你叫什么名字?"答："你叫什么名字?"问："你几岁了?"答："你几岁了?"常见于精神分裂症、抽动秽语综合征、孤独症等。

3. 刻板言语

患者重复地说一句话或几个字。如自言自语地说"我就是这样……我就是这样……我就是这样……"反复不已地讲下去。常见于精神分裂症、孤独症等。

4. 言语减少

与平时讲话相比，患者说话明显减少，不愿与人交谈，词汇贫乏。除了陌生、害羞或情绪不愉快因素外，常见于抑郁症、精神分裂症等。

5. 言语增多

与平时讲话相比，患者说话明显增多，语速快，滔滔不绝，往往伴有兴奋多动。常见于躁狂症、精神分裂症等。

6. 语词新作

自创一些文字和词句或将一些词句奇怪地运用，只有自己懂得其含义，别人不能理解。常见于精神分裂症。

7. 语音语调的变化

患者的语音语调发生持久的、特异的变化，这些变化并非调皮所致。常见于起病年龄小的精神分裂症。

(十)意识障碍

1. 昏迷状态

患者的意识完全丧失，对外界任何刺激都不能感知，是一种全面的意识障碍。昏迷是一种危重的征象，可见于感染、中毒、外伤等各种躯体疾病。一般的精神创伤并不引起真正的昏迷。

2. 意识模糊

意识并未完全丧失，但意识的清晰度显著降低。

（1）混浊状态

在意识清晰度降低的情况下，患者的感觉刺激阈普遍升高，对各种刺激的反应减弱，整个精神活动，均显得十分贫乏。多次提问，虽能回答简单的问题，但还是错误百出。多见于癫痫、颅脑外伤或感染中毒性精神病等。

（2）朦胧状态

意识的活动范围缩小。患者对一定范围内的刺激能够感知，并做出相应的反应，但对广泛的事物感知困难，并有定向力障碍。这种征象可以突然发生，也可以突然停止。发作之后可能有片段的记忆，也可能全部遗忘。维持的时间长短不一致。各种朦胧状态，均可产生幻觉和妄想等，并可能危及他人和本人的安全。朦胧状态维持较长，患者在完成许多复杂行为之后突然醒来，称神游症。例如，患者处于朦胧状态毫无目的地到外面去走一遭，一路买票、乘车、换车、吃饭、购物等完成许多复杂的行为，患者途中醒来，却不知自己是怎样来到这里的。患者从熟睡中起床，到处走动，做了一些无目的事情后，又自动入睡，称梦游症。

（3）梦样状态

患者沉溺于幻想性的体验之中，犹于梦境一般。此时，对外界的反应迟钝。有时喃喃自语，透露体验中的情况，有时伴有一些兴奋症状。多见于感染性精神病和癫痫。

（4）酩酊状态

意识清晰程度降低，并伴有丰富的情绪色彩，情绪略微高扬，易与人发生争吵。可见于催眠药中毒、慢性缺氧和癫痫等。

二、儿童精神症状评估量表

量表是一种有效的、从多方面评定儿童行为的评估工具，但必须结合病史及临床检查综合评定，才能得出确切的结论。常用的儿童的精神活动进行评定量表有以下几种。

（一）Conners 儿童行为问卷

包括父母症状问卷和教师评定量表。Conners 父母症状问卷包括 48 个问题，每个问题采用 4 级计分：无问题评"0"，轻微问题评"1"，问题较重或经常出现评"2"，问题很严重评"3"。48 个问题可测出 6 个方面的问题：品行问题、学习问题、心身问题、冲动—多动、焦虑、多动指数。Conners 教师评定量表包括 28 个问题，每个问题同样采用 4 级记分。28 个问题可测出 5 个方面的问题：攻击行为、注意缺陷、多动、焦虑、人际关系（社会—合作）。

（二）Rutter 儿童行为问卷

Rutter 儿童行为问卷由英国儿童精神病学家 Rutter 编制，适用于学龄期儿童，要求对儿童过去 12 个月内的行为表现进行评价。Rutter 儿童行为问卷包括父母问卷和教师问卷，都是从一般健康问题和行为问题两个方面对儿童行为进行评估。父母问卷了解儿童在家中的行为问题，教师问卷了解儿童在学校中的行为问题。问卷简单、明确、易于掌握，可区别情绪和行为问题。适用于儿童行为问题的流行学调查。

(三)艾森博克(Achenbach)儿童行为量表

艾森博克儿童行为量表适用于4～16岁儿童，分为家长、教师、本人(智龄在10岁以上)3种表，内容大同小异。量表的内容分为三部分：第一部分是背景资料，不评分；第二部分为社交能力，分数越高越好；第三部分是量表的重点部分，由113条行为问题组成，每条按0、1、2三级评分，无问题评"0"，轻微问题评"1"，肯定问题评"2"。把113条的得分相加得出粗分，分数越高，行为问题越大，分数越低行为问题越小。113条行为问题可归纳为14个因子：分裂样因子、多动因子、抑郁因子、体诉因子、焦虑因子、违纪因子、攻击因子、交往不良因子、退缩因子、性问题、不成熟、残忍、敌意性、强迫性。把被一个因子所包括的条目得分加起来就是该因子的分数。

(四)孤独症儿童行为量表(Autism Behavior Checklist，ABC量表)

ABC量表由Krug(1978)编制，可归纳为感觉、交往、躯体运动、语言和生活自理5个因子，共列出孤独症儿童的行为症状表现57条项目。每项选择是与否的回答，对"是"的回答，按各项负荷分别给予1、2、3、4的评分，分数附在每条项目之后，只要患者有此项症状，无论轻重，得分都是一样的。原作者研究提出筛查界限分为53分，而诊断分为67分以上，其阳性符合可达85%，两位评分者间一致性相关系数0.94，同一评分者先后评定的一致性为0.95，本表由家长或抚养人使用。

(五)克氏行为量表

克氏行为量表是美国克兰西(Clancy，1969)所编，适用年龄为2～5岁儿童，共14个项目，评价孩子最近一个月内的行为情况。施测需时约10分钟。计分方式为：从不计0，偶尔计1，经常计2。"从不"指这种行为从来没有出现过；"偶尔"指这种行为有时出现，但次数不多，一周只反复几次；"经常"指这种行为几乎每天都出现，已引人注目。总分大于14分者即有自闭症倾向，分数越高患自闭症的可能性就越大。超过2/3的题目有得分者则确定是自闭症儿童。根据宋维村医师等人诊断结果，中文版的克氏行为量表可以筛选出84%的自闭症儿童。

第三节　儿童精神残疾的常见疾病

一、孤独症谱系障碍

1943 年，Kanner 在"孤独性情感交往障碍"一文中首先提出了"早期婴儿孤独症"的概念。DSM-Ⅰ(1952)和 DSM-Ⅱ(1968)中并没有对孤独症进行专门的描述或者分类，只是在儿童型精神分裂症中用孤独症作为举例。也就是说，在 DSM-Ⅰ 和 DSM-Ⅱ 中孤独症属于儿童精神分裂症的一类症状。DSM-Ⅲ (1980)首次将孤独症和儿童精神分裂症区分开来，并将其归类为新提出的广泛性发展障碍(Pervasive Developmental Disorder，PDD)；婴儿孤独症、儿童期出现的广泛性发展障碍、非典型广泛性发展障碍(Pervasive Developmental Disorder Not Otherwise Specified；PDD-NOS)。DSM-Ⅳ (1990)和 DSM-Ⅳ 修订版(1994)基本上沿袭了 DMS-Ⅲ-R 的诊断标准，将广泛性发展障碍分为 5 个亚型：孤独症(autism)、雷特氏综合征(Rett syndrome,)、儿童瓦解性精神障碍(Heller syndrome)、阿斯伯格综合征(Asperger syndrome，简称 AS)、未特定说明的广泛性发展障碍。DSM-5(2013)剔除了雷特氏综合征(已发现 MECP2 基因异常为明确的病因)，不再针对经典孤独症、阿斯伯格综合征、儿童瓦解性综合征、未具体说明的广泛性发展障碍进行分类，而是统一称为孤独症谱系障碍(autistic spectrum disorders，ASD)。

世界卫生组织公布数据显示，儿童 ASD 患病率为 1/150，目前全球有 3500 万人患孤独症。美国疾病控制预防中心(Centers for Disease Control and Prevention，CDC) 报道，美国 ASD 儿童人数急剧上升，2000 年每 150 个儿童中有一个儿童患有孤独症，2012 年每 88 个儿童中有一个患有孤独症，2014 年每 68 个儿童中有 1 个患有孤独症，2018 年每 44 个孩子中就有一个被确认患有孤独症谱系障碍(ASD)。2017 年《中国孤独症教育康复行业发展状况报告Ⅱ》显示，目前中国孤独症患者已经超过 1000 万人，其中 0～14 岁患儿的数量已经高达 200 万，且每年以 20 万的速率增长。

(一)病因

研究表明：儿童 ASD 是由多种因素导致的神经发育性障碍，是带有遗传易感性的个体在特定环境因素作用下发生的疾病。

1. 遗传因素

本病患者同胞的患病率为 2%，几乎高于一般儿童群体 50～100 倍。

Rutter(1977)对 21 对孤独症双生子进行研究。发现单卵双生同病率为 36%，双卵双生同病率为 0。另一项研究报道中单卵双生同病率为 96%，双卵双生同病率为 27%。此外，单卵双生中有一个患孤独症，另一个有认知（感知觉、记忆、理解、判断和推理等）障碍者占 82%，而双卵双生只占 10%。以上说明至少有一部分孤独症的发生与遗传有关。多数学者认为孤独症为多基因遗传。目前研究表明与 ASD 有关的易感基因有数百个，这些基因的功能体现在参与突触信号传递以及表观遗传变异等方面。表观遗传变异是指在 DNA 序列没有发生改变的情况下，基因表达发生了可遗传的改变，即在一定遗传易感性的基础上，环境因素可通过改变表观遗传信息，影响特定基因表达，进而影响神经元发育和联系，导致 ASD 发生。

2. 脑结构的改变

有报告颞叶受损的人出现类孤独障碍综合征。动物实验表明，当动物的颞叶受损后，则预期的社会行为消失，并出现多动和重复动作。神经影像学的研究报道，与正常对照组比较，高功能孤独症的脑部核磁共振（MRI）显示第 4 脑室扩大，大部分患儿小脑蚓部小叶发育不良，脑干明显变小，部分患儿大脑皮层散发性缺损。一项尸检报告，患儿小脑浦肯野细胞数目减少。本症患儿有围生期损害史者较正常对照组为多见。

3. 脑功能紊乱

孤独症儿童脑电图异常的发生率为 20%～80%，大多表现为广泛性非特异性异常，如慢波增多。有些孤独症患儿 EEG 出现阵发慢波、棘波，可能与部分孤独症患儿伴发癫痫有关。神经递质方面的研究发现，兴奋性谷氨酸能神经递质和抑制性氨基丁酸能神经递质系统的失衡与孤独症发病密切相关，并提出了孤独症的神经递质失衡学说。有报道孤独症患儿的全血 5-羟色胺浓度显著高于正常组。高 5-羟色胺浓度的孤独症患儿其谷氨酸和 γ-氨基丁酸都降低。孤独症儿童组血 Mg 水平明显低于普通儿童组（P<0.01）；血 Zn 水平低于普通儿童组（P<0.05），血 Cu 水平高于对照组（P<0.01），铅含量显著增高。

(二)致残特点

1. 社会化行为缺陷

对人情感淡漠，对事缺乏应有的反应。与亲人不亲，与同伴分离，不会建立友谊和伙伴关系。不参与游戏或不懂游戏规则。部分病例在婴儿早期即对父母无依恋之情，当在母亲怀里吃奶时，婴儿不把身子紧贴大人，当伸手去抱孩子时，无正常的迎接姿势。缺乏眼对眼的注视。患儿能认识各种物体，但不能意识到人的感情（如快乐、悲伤、惊恐等）。

2. 语言障碍

缺乏正常有来有往的交流，包括词语与非词语的交往。常保持缄默，对语言的理解低下，常出现一些异常言语，如刻板、重复、模仿以及代名词错用等。不会用手势或表情进行交往。

3. 兴趣狭窄，行为活动方式刻板、单调

有的喜欢圆的物体，尤其喜欢旋转的车轮和风扇，也喜欢自身转圈玩。喜欢听同一首歌，看同一个广告，看同一本书，吃同一样食物，穿同样的衣服。固执地坚持环境、日常惯例和行动的同一模式，每天出门走同样的路线，家里物品要摆在固定的位置，睡觉要进行同样的动作，如做变更，如若进入陌生环境，则出现强烈的焦虑反应。

4. 感觉和动作障碍

不同程度地表现出听觉、视觉、触觉、味觉、痛觉的敏感或迟钝。有的对低频声音过敏，有的对高频声音过敏；有的不让人接触身体，特别是头部；有的对针刺无反应，并出现自残自伤；有的一闻到某种味道就大喊大叫等。多数患儿活动过度，以跑代走或用脚尖走路，不动时常过分伸展颈部和背部，或做出一些怪异姿势。

5. 特殊依恋

对某些无生命的物体或有生命的动物，如一只杯子、某只小动物，表示特殊兴趣，甚至产生依恋，如将依恋的东西拿走，就产生情绪反应或出现严重的焦虑反应。

6. 智力障碍

80%以上的患儿表现出不同程度的智力障碍。但部分患儿可表现出某方面较强的能力，如路线识别、空间定向，特别是对计算、年月的推算以及机械记忆有特殊的能力，即所谓"白痴学者"。

7. 共患疾病

70%左右的ASD儿童有喂养和（或）饮食行为问题，其中36%问题较为严重，30%以上的ASD儿童合并异食癖；ASD儿童出现一种或多种胃肠道问题的比例为普通儿童的8倍；50%～80%的ASD儿童罹患一种或多种慢性睡眠问题；30%以上的ASD儿童合并癫痫；41%～78%的ASD儿童合并注意缺陷多动症；14%～38%的ASD儿童合并抽动症等。

(三)诊断标准

组成孤独症诊断标准基础的四个要点为：①社会交往有质的改变，不仅与周围人建立不起情感联系，而且极度孤独；②言语和非言语交往障碍，缺乏想象活动；③刻板重复动作，活动的兴趣严重受限制；④起病于 30 月以内。

1. CCMD3

A. 症状标准：在下列①、②、③项中，至少有 7 条，且①至少有两条，②、③项至少各有 1 条。

①人际交往存在质的损害，至少两条。

a. 对集体游戏缺乏兴趣，孤独，不能对集体的欢乐产生共鸣；b. 缺乏与他人进行交往的技巧，不能以适合其智龄的方式与同龄人建立伙伴关系，如仅以拉人、推人、搂抱作为与同伴的交往方式；c. 自娱自乐，与周围环境缺少交往，缺乏相应的观察和应有的情感反应（包括对父母的存在与否亦无相应反应）；d. 不会恰当地运用眼对眼的注视，以及用面部表情，手势、姿势与他人交流；e. 不会做扮演性游戏和模仿社会的游戏（如不会玩过家家等）；f. 当身体不适或不愉快时，不会寻求同情和安慰；g. 对别人的身体不适或不愉快也不会表示关心和安慰。

②言语交流存在质的损害，主要为语言运用功能的损害。

a. 口语发育延迟或不会使用语言表达，也不会用手势、模仿等与他人沟通；b. 语言理解能力明显受损，常听不懂指令，不会表达自己的需要和痛苦，很少提问，对别人的话也缺乏反应；c. 学习语言有困难，但常有无意义的模仿言语或反响式言语，应用代词混乱；d. 经常重复使用与环境无关的言词或不时发出怪声；e. 有言语能力的患儿，不能主动与人交谈、维持交谈，及应对简单；f. 言语的声调、重音、速度、节奏等方面异常，如说话缺乏抑扬顿挫、言语刻板。

③兴趣狭窄和活动刻板、重复，坚持环境和生活方式不变。

a. 兴趣局限，常专注于某种或多种模式，如旋转的电扇、固定的乐曲、广告词、天气预报等；b. 活动过度，来回踱步、奔跑、转圈等；c. 拒绝改变刻板重复的动作或姿势，否则会出现明显的烦躁和不安；d. 过分依恋某些气味、物品或玩具的一部分，如特殊的气味、一张纸片、光滑的衣料、汽车玩具的轮子等，并从中得到满足；e. 强迫性地固着于特殊而无用的常规或仪式性动作或活动。

B. 严重标准：社会交往功能受损。

C. 病程标准：通常起病于 3 岁以内。

D. 排除标准：排除 Asperger 综合征、Heller 综合征、Rett 综合征、特定感受性语言障碍、儿童精神分裂症。

2. DSM-5

DSM-5 关于孤独症谱系障碍的诊断标准和障碍程度分级见表 11-1 和表 11-2。

表 11-1　孤独症谱系障碍的诊断标准(DSM-5)

1. 在各种情境下持续存在的社会交往和社会沟通缺陷,不能用一般的发育迟缓解释,符合以下 3 项。	①缺乏社交或情绪互动; ②非口语沟通行为的应用有显著损伤; ③建立或维持与其发育水平相符的人际关系缺陷(与抚养人关系除外)。
2. 行为、兴趣或活动的模式相当局限,重复刻板,表现为下列各项中的至少两项。	①语言、动作或物体运用刻板或重复(如简单刻板动作、回声语言、反复使用物体、怪异语句); ②过分坚持某些常规及言语或非言语的仪式行为,或对改变过分抵抗(如运动性仪式行为,坚持同样的路线或食物,重复提问,或对细微变化感到极度痛苦); ③高度狭隘、固定的兴趣,其在强度和关注度上是异常的(如对不寻常的物品强烈依恋或沉迷,过度局限或持续的兴趣); ④对感觉刺激反应过度或反应低下,对环境中的感觉刺激表现出异常兴趣(如对疼痛、热、冷觉麻木,对某些特定声音或物料表现出负面反应,过多嗅或触摸某些物体,沉迷于光线或旋转物体)。
3. 症状必须在儿童早期出现(但当对儿童社交需求未超出其受限能力时,症状可能不会完全显现)。	
4. 以上症状的出现严重影响了社交、工作或其他重要领域的正常功能。	
5. 此障碍无法以智力障碍或整体发展迟缓作更佳解释。由于智力障碍常常作为孤独症谱系障碍并发症,因此在做孤独症谱系障碍同智力障碍的共病诊断时,患者的社会沟通能力应低于正常发展水平。	

表 11-2　孤独症谱系障碍不同程度分级的临床表现(DSM-5)[①]

严重程度	社会交往	受限的、重复的行为
水平 3:需要非常大量的支持	严重的言语和非言语社会交流技能缺陷导致严重功能受损;极少发起社交互动,对他人的社交示意反应低下。	迷恋、固定的仪式和(或)重复行为,显著影响各方面功能;当这些行为被中断时表现明显的痛苦反应;很难从其狭隘的兴趣中转移出来或很快又回到原有兴趣中。

① 邹小兵,邓红珠. 美国精神疾病诊断分类手册第 5 版"孤独症谱系障碍诊断标准解读"[J]. 中国儿科实用杂志,2013(8):561-563.

续表

严重程度	社会交往	受限的、重复的行为
水平2: 需要大量的支持	明显的言语和非言语社会交流技巧缺陷;即使给予现场支持也表现出明显社交受损;较少发起社交互动,对他人的社交示意反应较低或异常。	重复刻板行为和(或)迷恋固定的仪式频繁出现,观察也可明显发现;在很多场合下影响患者的功能;当这些行为被中断时表现出明显的痛苦反应或挫折反应;较难从其狭隘兴趣中转移出来。
水平1: 需要支持	当现场缺乏支持,社会交流缺陷引起可察觉到的功能受损;发起社交困难;对他人的社交示意的反应显得不正常或不成功;可能表现出社交兴趣降低。	仪式和重复行为在某一个或多个场合中显著影响患者功能;若他人试图中断其重复刻板行为或将其从狭隘兴趣中转移出来,会表现出抵抗。

(四)治疗原则

药物治疗无法改变孤独症的病程,也缺乏治疗孤独症的核心症状的特异性药物。但药物可以消除患者的精神病性症状、情绪不稳、注意缺陷和多动、冲动行为、攻击行为、自伤行为、抽动、强迫症状等问题,有利于保护患者自身或他人安全,顺利实施教育训练及心理治疗。

1. 调整内环境

少吃甜食、油炸食物、饮料以及含有人工色素的食品,多吃绿色蔬菜以及豆类食品;排除重金属;远离过敏原。

2. 康复训练

康复训练内容包括感觉统合训练、注意力训练、运动训练、认知训练、语言训练、生活自理能力训练、社会技能训练、情绪与行为管理、睡眠管理等。

3. 特殊教育

根据患儿的具体情况,制定出个别化教育方案。首先,要创设良好的教学环境,包括身体舒适、结构化布局的物理环境,使儿童的感官系统安静下来,环境能够预测并有视觉提示;再者要进行教育评估,选择合适的教学内容、教育方式并提供适当可得的强化物和充足的行为支持;教学过程灵活,使用循证的教学策略。

二、Rett 综合征

Rett 综合征(Rett Syndrome)是一种广泛性发育障碍的综合征,起病于婴幼儿期(通常为 7～24 个月),常见于女孩,偶见男孩。女孩本病发病率为

1/15000～1/10000。该病由 Andreas Rett 于 1966 年首先报道，1987 年北京医科大学第一医院儿科在国内首先报道。本病以发病早期智力运动倒退、手的刻板性扭动、过度换气与手的失用为主要表现。病程进展较快，预后较差。

(一)病因

1. 基因突变

大约 99.5％的病例为散发。通过对 Rett 综合征患者大脑的分析发现，患者脑内神经元之间的联系比正常人要少，推测由新的 MECP2 基因突变影响了神经元之间联系的建立，从而导致一系列的神经系统异常。本病 0.5％～1％有家族史，均为母系家族史，且同卵双胎发病具有高度一致性。

2. 脑器质性病变

神经病理及神经放射学研究发现，患者存在包括大脑和小脑在内的普遍脑萎缩及普遍的大脑皮层锥形细胞树突数目减少，树突、突触形成不良；全脑神经元细胞的体积减小，无活动性神经变性的证据，无明显神经元数目减少；前脑胆碱能神经元数目减少，此区域是大脑皮层胆碱能神经元的主要区域；基底节神经元细胞内黑色素减少，此区域神经元数目是否减少报道不一，但有细胞死亡的证据，未见到神经变性的表现。单光子衍射 CT(SPECT)显示 2～3 岁 Rett 综合征患儿的脑血流灌注类型相当于 2～3 个月的正常婴儿，病理结果显示脑异常的程度与死亡时症状的严重性密切相关。

3. 生化紊乱

研究证实：Rett 综合征患儿在新皮层、海马、丘脑和基底节，胆碱乙酰基转移酶(ChAT)的活性显著降低，与神经病理发现的在前脑的胆碱能神经元减少一致。这些资料表明，胆碱能神经元功能缺陷可能为初始因素，可能引起一些其他的缺陷如锥体外系功能障碍。另外，前脑胆碱能神经元有显著的性别差异的易损性，与这些神经元上的雌激素受体的不同分布有关，如果胆碱能神经元功能缺陷确为 Rett 综合征发病的初始因素，此点可对患者的性别比例差异做出解释。在尸解组织和脑脊液中生物胺水平变化报道不一。在丘脑中，β-内啡肽水平升高，脑脊液中谷氨酸水平升高。

4. 神经营养因子的缺乏

研究发现，患儿脑脊液神经生长因子的水平下降。神经生长因子是前脑胆碱能神经元发育所必需的。因而本病可能为婴儿早期细胞程序化死亡(Apoptosis)的异常或一些神经营养因子的缺乏所致，在生后最初几年影响最严重，因为此时正是树突增殖高峰和突触形成时期。

（二）致残特点

Rett综合征儿童从发病起，日常生活及大小便不能自理。依据起病的年龄和临床表现，通常分为四期。

Ⅰ期：发病早期停滞期。起病于生后6～18个月，持续数月，头围增长缓慢，发育停滞；对玩耍及周围的环境无兴趣；肌张力低下。

Ⅱ期：发育快速倒退期。起始于1～3岁，持续数周至数月，发育迅速倒退，失去语言的表达能力。儿童出现手的失用以及手的刻板动作，包括搓手、绞手、拍手、洗手样动作、吸吮手指、单手的手指搓动等，入睡后消失。逐渐出现步态不稳，运动困难，睡眠紊乱、情绪不稳定。大约一半儿童出现惊厥。

Ⅲ期：假性静止期。起始于4～7岁，持续数月至数年，情绪的异常得到改善，手的失用、手的刻板动作、运动障碍和惊厥表现得更为突出。站立和行走时所占基地很宽，明显的共济失调、躯体失用；反射增强和进行性强直；清醒时的呼吸暂停；体重下降；早期的脊柱侧弯；咬牙。严重的智力倒退或明显的智力低下。

Ⅳ期：晚期运动恶化期。起始从5～15岁至成年，持续数年。上下神经原受累的体征；进行性脊柱侧弯、肌肉废用、关节的挛缩；运动功能下降，部分儿童失去行走能力，需靠轮椅移动；生长迟缓；手的技能不再倒退，仍有手的刻板动作，能长时间与人对视，保持一种"社交性微笑"，表现为深深地凝视；不能理解和运用语言；双足萎缩。多数病例出现癫痫发作。

（三）诊断标准

1. CCMD-3

A. 症状标准：

①起病后，以前获得的语言和社会化技能迅速丧失，多为重度智力缺损；②以前已获得的目的性手部技能丧失，出现无目的、刻板、重复的动作，多为手指置于胸前不停地扭动、揉、搓等；③步态不稳或躯干运动共济不良；④对环境反应差，对玩具丧失兴趣，面部不时显示"社交性微笑"一样的表情；⑤部分患儿出现咬牙、过度呼吸，如长出气、叹气。

B. 严重标准：社会交往功能严重受损。

C. 病程标准：大都起病于7～24个月，病程进展较快，预后较差。

D. 排除标准：排除孤独症、神经系统变性病、先天代谢性疾病或Heller综合征。

2. ICD-10

诊断要点：多数病例起病于7～24个月。最具特征性的表现是丧失目的性手动和获得性精细运动操作技能。伴有语言发育丧失、部分丧失或缺陷；特有的刻板性扭动或"洗手"样动作，上肢弯曲放到胸前或下额前；刻板地用唾液把手弄湿；不能正常咀嚼食物；常有过度换气发作；几乎总有大小便失禁；常常过度流涎和伸舌；缺乏社会参与。典型病例中，患儿保持一种"社交性微笑"，注视或凝视他人，但在童年早期不与他人交往（尽管以后会有社会交往）。站立和行走时所占基地很宽，肌张力低，躯干活动常有共济失调，常见脊柱侧凸或后凸。约半数病例到青少年或成年出现脊髓萎缩并伴有严重运动不能。后来可出现强直状态，下肢常较上肢更严重。多数病例出现癫痫发作，常有某种类型的较轻发作，一般始于8岁前。与孤独症不同，故意自伤、复杂刻板的专注或常规动作罕见。

鉴别诊断：Rett综合征在发病早期的鉴别诊断主要基于无目的的手动、头颅发育变慢、共济失调、刻板的"洗衣"样手动以及咀嚼运动缺乏。本障碍的病程，即渐进性运动功能恶化，更可以确诊。

(四)防治原则

1. 遗传咨询

遗传性疾病的预防主要靠遗传咨询与产前诊断。尽管Rett综合征绝大多数为女孩，但男性Rett综合征也时有报道。另外，还有一个值得重视的现象是有MECP2基因突变的男孩，不仅可表现为Rett综合征，还可表现为其他的神经系统疾病，如婴儿期严重脑病、智力低下、精神疾病等。男孩的MECP2基因突变大多由家族遗传而来。因此，重要的是母亲是否有MECP2基因突变。如果有，那么不管生男生女，每一胎都有大约50%的患病几率。

2. 康复与对症处理

左旋肉碱对某些儿童的症状有所改善。物理治疗，纠正关节挛缩，脊柱侧弯。如有惊厥发作，需应用抗癫痫药物控制惊厥发作。理疗、水疗与音乐治疗等对改善症状，保持肢体功能非常重要。

3. 精心护理

合理饮食，提供足够的热卡；提供富含纤维的饮食，培养大便习惯，及时解除便秘；睡眠困难者睡前吃点东西，比如热牛奶，但不要吃糖果；或听放松的轻音乐；或洗个热水澡或腹部放一个温水瓶；或安静地谈话以使患儿平静下来；或睡前做一会儿舒适的按摩；或盖个柔软的毯子，或者穿上柔软的短袜等。针对不同的患儿和不同的情况采用不同的方法，家长一定要有耐心、细心和毅力。

三、儿童精神分裂症

儿童精神分裂症（Childhood Schizophrenia）是发生于儿童少年期，以个性改变、思维联想障碍、情感障碍为主要特征，并与相应年龄行为的活动表现有明显异常和不协调（包括在家庭、学校各种场合下的人际关系、学习表现、劳动和自助能力的变化和缺陷）以及孤独等"精神分裂"现象的一组疾病。20 世纪初 Kraepelin 观察一组起病于儿童期的精神病，称为"早发性痴呆"，即相当于现今所提的儿童精神分裂症，并估计起病于 10 岁之前的约占 3.5%，另有 2.7%起病于 10～15 岁。Bleuler 估计在精神分裂症患者中，起病于 10 岁之前的占 0.5%～1%，起病于 15 岁之前的占 4%。儿童精神分裂症的患病率较成人为低。据国外报道 15 岁以下精神分裂症的患病率约 0.14%～0.34。国内文献报道儿童精神分裂症患病率为 0.05%～0.08%，男女比率相差不多。起病于 10 岁以前者较少；10 岁以后起病者显著增多。起病年龄最小者为 3 岁，一般以 12～14 岁少年占多数。起病越早，进行性加重的倾向越明显。

（一）病因

本病的病因尚不清楚，但与下列因素有关。

1. 遗传因素

据调查，患儿父母患有精神分裂症者远高于一般人群。1956 年，Bender 等报道的精神分裂症病儿母亲患精神病的比例 43%，父亲患精神病的比例 40%。1994 年，Werry 等报道美国 11～12 岁 24 例精神分裂症病儿中有精神分裂症家族史者占 17%。1960 年，我国上海统计的 25 例儿童精神分裂症者中有 8 例（占 32%）有阳性家族史。1963 年，南京统计的 72 例病儿中有 20 例（占 27.8%）有阳性家族史。1966 年，Heston 将精神分裂症者的子女从小寄养出去，同时设立对照组。实验组共 47 人，其生母均为精神分裂症，对照组 50 人，其父母均无精神病病史。实验组在成年后有 5 人患精神分裂症，4 例有智力低下，病态人格有 22 例，而对照组仅有 9 例病态人格。单卵孪生子女的同病率比双卵孪生高 4 倍。夏镇夷等（1982）认为儿童精神分裂症的遗传方式以多基因遗传可能性为大，其遗传度为 70%，一级亲属中本症发病率：父母为 4.0%，同胞为 6.7%。有人认为父母同患精神分裂症，其子女患精神分裂症的危险性为 40%左右；父母之一患本症其子女发生同病的危险率为 7%～17%。

2. 中枢神经系统发育障碍或受损

本症患儿多有围生期损害史。运动功能发育差，协调平衡功能差，肌张力异常，脑电图异常等均与早期大脑损伤有关。头颅 CT 扫描、磁共振影像（MRI）等研究结果，提示额叶、基底节、颞叶损害与精神分裂症密切相关。

3. 精神因素

儿童少年精神分裂症多为慢性疾病，与环境中的诸多应激因素有关，如家庭不和、父母关系紧张、亲子关系矛盾、家庭破裂、父母双方或一方性格怪僻或患精神疾病等，这样的环境对儿童的生活成长，无疑会产生不良影响，轻者导致情绪障碍，重者可引起分裂情感性精神病或不典型精神分裂症。当前家庭结构多为父母和独生子女的三口之家，子女往往被视为宝贝，娇生惯养，适应能力往往很弱。也有的父母整日忙于工作、学习，无暇照顾子女，或由保姆照顾或托给外地的老人抚养，母爱和科学育儿手段的缺乏，易使儿童养成太多的不良行为和习惯，影响健全人格的建立，甚至形成分裂样人格，一旦环境改变或不良应激因素的刺激超越了儿童自身承受能力，则容易发生精神障碍或诱发潜在的精神分裂症。另一方面，随着经济的发展，精神病患病率逐年增多。以湖南为例，20世纪50年代精神分裂症的患病率为0.084%；70年代的调查则为0.15%～0.46%，到80年代中期普查的结果则升为0.74%。儿童少年都是社会的成员，繁重的学习任务、升学的竞争、理想和现实的矛盾、同学和师生间交往的冲突、就业与前途问题等，都牵系着少年儿童的心理，烦躁、紧张、压抑、苦闷的心情无法摆脱，如遇上内向弱型性格及适应不良的素质，久而久之便可促发精神分裂症的发生。1/3至2/3病例起病有精神因素。

4. 病前性格

个性特征对一个人适应行为的影响极为重要，不良个性可能为精神分裂症的发生、发展提供条件。57.9%～82.2%的患儿病前性格多为内向性格，孤僻、安静、少语、怕羞、敏感、好幻想、思想缺乏逻辑性、主动性差、不善于与人交往等。在性格偏异或不健全基础上，受到环境因素的影响，增加发病的危险性。

5. 生物化学因素

一般认为本症与中枢多巴胺能系统活动过度和去甲肾上腺素能功能不足有关。有些研究发现本症患儿血浆多巴胺 β-羟化酶增高，而胆碱能系统受抑制。1973年，Wyatt 等对慢性精神分裂症患者血小板单胺氧化酶（MAO）活性进行测定，发现较健康者明显为低，同时还发现患者的孪生同胞兄弟血小板 MAO 活性也降低。故认为酶活性的下降可能与精种分裂症遗传有一定的关系。1979年，北京对50例精神分裂症患者血中5-羟色胺含量观察，发现患者血5-羟色胺平均含量较健康人为低（前者53mg/ml，后者68mg/ml），并随病情改善症状缓解而恢复正常。1982年，湖南对精神分裂症患者脑脊液的 γ-氨基丁酸和谷氨酸含量进行测定，发现比健康对照组为低。而 γ-氨基丁酸功能不足可致抑制性神经冲动不足、多巴胺功能亢进，从而导致精神分裂族的发生。

（二）致残特点

本病缓慢起病为多，随年龄增长，急性起病逐渐增多。对儿童精神分裂症患儿的纵向研究发现，年龄较小（10 岁以下）儿童的病程以缓慢渐进者占多数，以情感、运动及智能活动障碍为多见；年龄较大（10～16 岁）急性起病者以间歇或波动形式的病程为多见，随着年龄的增长，出现更多的焦虑症状、思维障碍和人格分裂性症状。年龄越大，临床特征越接近成人。

1. 早期症状

（1）以神经症性症状为主的早期表现

精神萎靡不振，注意力不集中，记忆力下降，头昏、头痛，晚间睡眠障碍，学习成绩下降等。

（2）以性格改变为主的早期表现

性格执拗、任性、怪癖、自卑，生活懒散，不讲卫生。对事冷漠，粗枝大叶，有时突然大发脾气等。

（3）以行为问题为主的早期表现

好惹是生非，恶作剧，调皮捣乱，不守纪律，不服管教，伤人，游荡或痴笑，挤眉弄眼，常有说谎、逃学、外出游荡的行为，故常被家长误认为是道德品行问题被严加管教，却收效甚微。部分病例早期出现强迫观念和强迫行为。

（4）以情绪障碍为主的早期表现

情绪不稳定，或淡漠，或暴躁，或紧张，或恐惧，渐渐疏远亲人等。

2. 典型症状

临床症状与年龄因素密切相关，年龄小者症状不典型，单调贫乏；青少年患者基本症状逐与成人相近似。

（1）感知觉障碍

以幻听、幻视最多见。年龄小的病儿以视幻觉为多见，以恐怖内容为主，如看见可怕的鬼怪、动物或昆虫；年长儿以听幻觉为多见，以言语性幻听为主，往往是一些使病儿不愉快、恐吓性的内容，如批评、嘲笑、咒骂、呼唤名字、鬼怪或动物的叫声等。儿童精神分裂症也常有错觉出现，如看水磨石地面，把许多小黑点一会儿看成蝴蝶，一会儿看成娃娃脸形。也有的病儿躺在床上看天花板贴的壁纸，说每个花格都是骷髅头像，坚决要揭掉。感知综合障碍以视物变形和不真实感多见，病儿有时看自己头变长了，脸变大了，面孔变丑了。

（2）思维和言语障碍

年龄较小的儿童主要表现为各种形式的言语障碍，如言语减少、缄默、刻板重复、言语含糊不清、思维内容贫乏。年龄较大患儿可出现思维散漫以及具体形象性离奇幻想，幻想内容分散易变，各种幻想内容之间无联系，常有被害、罪恶、疑病和非血统妄想。

（3）情感障碍

大多表现孤僻、退缩、冷淡，对家人无亲切感，与小伙伴疏远或无故滋长敌对情绪；对周围环境无兴趣；自发情绪波动，一会儿高兴傻笑，一会儿伤心哭泣；有的表现为莫名其妙的、无具体对象的恐惧。

（4）运动和行为障碍

常表现兴奋不安、行为紊乱、无目的跑动，或呈懒散、无力迟钝、呆板少动，或出现奇特的动作或姿势，常有刻板动作，模仿动作，少数患儿表现紧张性木僵、违拗、冲动等，可出现自伤、伤人，以及破坏财物等反社会行为。

（5）智能活动障碍

精神分裂症对儿童智能损害的程度，与患病年龄有关。主要见于早年起病的患儿，病后智能受损明显表现为言语功能的削弱，待人接物的能力丧失，已养成的生活习惯和掌握的技能也随之消失，如不能自理生活、把大小便解在裤子里、不会说话等。年龄大的病儿智能受影响较少，一般在疾病发展期表现出智能下降，多为联想障碍、注意力涣散或不继续学习的结果。经治愈后智能可以恢复，能继续升学并取得好成绩。

（三）诊断标准

1. CCMD-3

A. 症状标准：至少有下列两项，并非继发于意识障碍、智能障碍、情感高涨或低落，单纯型分裂症另规定。

①反复出现的言语性幻听；②明显的思维松弛、思维破裂、言语不连贯，或思维贫乏或思维内容贫乏；③思想被插入、被撤走、被播散、思维中断，或强制性思维；④被动、被控制，或被洞悉体验；⑤原发性妄想（包括妄想知觉、妄想心境）或其他荒谬的妄想；⑥思维逻辑倒错、病理性象征性思维，或语词新作；⑦情感倒错，或明显的情感淡漠；⑧紧张综合征、怪异行为，或愚蠢行为；⑨明显的意志减退或缺乏。

B. 严重标准：自知力障碍，并有社会功能严重受损或无法进行有效交谈。

C. 病程标准：①符合症状标准和严重标准至少已持续1个月，单纯型另有规定；②若同时符合分裂症和情感性精神障碍的症状标准，当情感症状减轻到不能满足情感性精神障碍症状标准时，分裂症状需继续满足分裂症的症状标准至少两周以上，方可诊断为分裂症。

D. 排除标准：排除器质性精神障碍，及精神活性物质和非成瘾物质所致精神障碍。尚未缓解的分裂症患者，若又罹患本项中前述两类疾病，应并列诊断。

精神分裂症单纯型诊断标准：①以思维贫乏、情感淡漠，或意志减退等阴性症状为主，从无明显的阳性症状；② 社会功能严重受损，趋向精神衰退；③起病隐袭，缓慢发展，病程至少两年，常在青少年期起病。

2. DSM-IV

A. 特征性症状：下列两项以上，均应在一月内的（如经有效成功的治疗，限期可以较短）显著较长时间里呈现。

①妄想；②幻觉；③言语紊乱，如常常乱扯（"出轨"）或散漫；④明显的紊乱或紧张症行为；⑤阴性症状，即情感平淡、言语贫乏或意志减退。

注意：如妄想荒谬怪异，或幻觉是对患者的行为或思想做实况广播样的评议，或有两个以上声音在互相对话，则仅需1项便已足够。

B. 社交或职业功能不良：自起病以来在显著较长时间内，一个以上重要方面的功能（如工作、人际关系或自我照料）明显地较起病前差得多（如起病于童年或青少年，则为未能达到应有的人际关系、学业或职业水平）。

C. 病期：病情的持续性表现至少持续6个月。此6个月应包括至少1个月符合A标准（即急性期症状）的症状（如经有效成功的治疗，限期可较短），可包括前驱或残留期。在前驱或残留期中，病情可表现为仅有阴性症状或A所列两项以上较轻表现的症状（如古怪想法、不寻常的知觉体验）。

D. 排除心境障碍及分裂情感性精神障碍：分裂情感性精神障碍及伴有精神病性表现的心境障碍均已排除，因既无重性抑郁、躁狂或混合发作同时出现于急性症状期；而且如在急性症状期出现情感（心境）发作，其持续时期与急性期或残留期相比均明显较短。

E. 排除物质或一般躯体情况：此病情并非由于某种物质（如某种滥用药物、某种治疗药品）或由于一般躯体情况所致之直接生理效应。

F. 与广泛性发育障碍的关系：如有婴幼儿孤独症或其他广泛性发育障碍的病史，除非出现至少1个月（如经有效成功的治疗，限期可较短）的明显妄想或幻觉，否则不做精神分裂症附加诊断。

（四）治疗原则

①本病以抗精神病药物治疗为主。② 疾病期间患儿需要安静的环境，避

免外界不良刺激。③症状缓解期，除抗精神病药物治疗外，应给予积极的教育，并进行心理治疗。④通过康复训练让患儿掌握日常生活能力和人际交往技巧，防止社会功能的衰退。

(五)预后

影响预后有多种因素，一般认为，起病年龄小，病期长，缓慢起病，病程逐渐进展而无间歇缓解，以及性格孤僻胆小，敏感，少语者，预后不佳；起病年龄偏大，病程短，急性起病，症状丰富活跃者，较易获得好转或缓解。性别及家庭遗传史与预后无明显关系。早期诊断，及时治疗，对本病疗效有积极的影响。

四、儿童情感性精神病

儿童情感性精神病是一种明显而严重的、以情感障碍为主要临床表现的精神病。其特征为：情感高涨或低落，言语增多或减少，智力增强或减弱，并有相应的思维和行为改变。大多数患者有反复发作的倾向。

(一)躁狂症

1. 病因

(1)遗传因素

本病有明显的家族聚集性，其遗传倾向较精神分裂症、抑郁症更为突出，遗传方式属于多基因遗传。

(2)精神因素

精神因素是本病的诱因，症状发作常继之于应激性生活事件或其他精神创伤。

(3)病前性格

本病多发于过于喜悦、性格外向、精力充沛、情感旺盛性人格特征的儿童。

2. 致残特点

情感高涨，与其处境不相称，自我感觉良好，好表现自己，精力充沛；多动，冲动，惹是生非，好管闲事，终日忙碌，不知疲倦；言语增多，注意力涣散，总被周围的环境事物所吸引；思维敏捷，领悟力极强但表浅，观察力敏锐但判断力很低。有的出现幻觉，有的出现妄想，有的出现越轨行为；可出现食欲下降或增强，体重减轻，睡眠减少等躯体症状。

3. 躁狂发作诊断标准

本病是儿童时期发生的情感性精神病，许多学者认为成人情感性精神病的诊断标准也适用于儿童。

(1)CCMD-3

A. 症状标准：以情绪高涨或易激惹为主，并至少有下列 3 项（若仅为易激惹，至少需 4 项）。

①注意力不集中或随境转移；②语量增多；③思维奔逸（语速增快、言语迫促等）、联想加快或意念飘忽的体验；④自我评价过高或夸大；⑤精力充沛、不感疲乏、活动增多、难以安静，或不断改变计划和活动；⑥鲁莽行为（如挥霍、不负责任，或不计后果的行为等）；⑦睡眠需要减少；⑧性欲亢进（在儿童期如何理解此项内容，还有待于研究）。

B. 严重标准：严重损害社会功能，或给别人造成危险或不良后果。

C. 病程标准：①符合症状标准和严重标准至少已持续 1 周；②存在某些分裂性症状，但不符合分裂症的诊断标准。若同时符合分裂症的症状标准，在分裂症状缓解后，满足躁狂发作标准至少 1 周。

D. 排除标准：排除器质性精神障碍，或精神活性物质和非成瘾物质所致躁狂。

说明：本躁狂发作标准仅适用于单次发作的诊断。

(2)DSM-Ⅳ

A. 持续至少 1 周（或更短时期，只要达到必须住院程度）的一个异常的而且持续的心境高涨、夸大或激惹。

B. 在此心境障碍时期内，持续地表现出下列症状 3 项以上，并有较显著的程度。

①自我估价过高或夸大；②睡眠需要减少（如感到只要 3 小时睡眠便休息好了）；③比平时更健谈，或感到一直要讲话的紧迫感；④意念飘忽，或主观上体验到思想在赛跑；⑤随境转移，容易分心（即注意力很易转移到无关紧要的外界刺激上去）；⑥有目的的活动增多（无论社交、工作或学习或者性活动都是如此），或精神运动性激越；⑦过分地参与某些有乐趣的活动，而这种活动有潜在或能乐极生悲地造成痛苦的后果（如无节制地狂欢狂饮、轻率的性行为或愚蠢的商业投资）。

C. 这些症状并不符合混合性发作的标准。

D. 此心境障碍已严重到会产生职业和日常社交活动及人际关系的明显缺损，或严重到必须住院以防伤人或自杀，或者具有精神病性表现。

E. 这些症状并非由于某种物质（如某种滥用药物、某种治疗药品或其他治疗方法），或由于一般躯体情况（如甲亢）所致的直接生理性效应。

4. 治疗原则

①在医生的指导下用药。②将患儿安排在一个安静舒适的环境中，避免过多的强烈刺激。③针对当前的问题，有目的地进行正面的指导帮助。对精力过剩的儿童，引导他们参加劳动、体育以及游戏等健康活动。

(二)抑郁症

1. 病因

(1)遗传因素

大约 40%～70% 的抑郁症患者有家族史。研究发现，血缘关系越近发病一致率越高，父母兄弟子女发病一致率为 12%～38%，单卵双生为 69%～95%。寄养子研究发现患者亲生父母患病率为 31%，养父母的患病率为 12%。

(2)心理社会环境

重大生活事件(如亲人死亡)，缺乏双亲的关爱(如父母的关系不融洽、父母两地分居、因某种原因使得儿童长期寄养在祖父母或他人或全托幼儿园或其寄宿学校等)，儿童期受到虐待(特别是性虐待)不良经历(如长期生活于相对封闭的环境、父母过分严厉、无法进行正常的社会交往等)对个体抑郁症的发生有着重要的作用。

(3)病前性格

大多患儿有明显的焦虑、强迫、冲动等特质。

2. 致残特点

以心境低落为主，与其处境不相称，对周围事物丧失兴趣，患者觉得自己没用，可以从闷闷不乐到悲痛欲绝，甚至觉得生活无意义而寻求自杀；安静少语，动作缓慢，活动明显减少，孤独，退缩，甚至发生木僵；智能活动受到抑制，认识、记忆困难，学习成绩下降；严重者可出现幻觉、妄想等精神病性症状；多伴有失眠、食欲不振、无力、胸闷、全身不适等躯体症状。

3. 抑郁发作诊断标准

(1)CCMD-3

A. 症状标准：以心境低落为主，并至少有下列 4 项。

①兴趣丧失、无愉快感；②精力减退或疲乏感；③精神运动性迟滞或激越；④自我评价过低、自责，或有内疚感；⑤联想困难或自觉思考能力下降；⑥反复出现想死的念头或有自杀、自伤行为；⑦睡眠障碍，如失眠、早醒或睡眠过多；⑧食欲降低或体重明显减轻；⑨性欲减退(在儿童期如何理解此项内容，还有待于研究)。

B. 严重标准：社会功能受损，给本人造成痛苦或不良后果。

C. 病程标准：①符合症状标准和严重标准至少已持续两周；②可存在某些分裂性症状，但不符合分裂症的诊断。若同时符合分裂症的症状标准，在分裂症状缓解后，满足抑郁发作标准至少两周。

D. 排除标准：排除器质性精神障碍，或精神活性物质和非成瘾物质所致抑郁。

说明：本抑郁发作标准仅适用于单次发作的诊断。

（2）DSM-Ⅳ

A. 在同一个两周时期内，出现与以往功能不同的明显改变，表现为下列5项以上，其中至少1项是：①心境抑郁；②丧失兴趣或乐趣。

说明：不包括明显是由于一般躯体情况，或者与心境协调的妄想幻觉所致的症状。

①几乎每天的一天中大部分时间都心境抑郁，这或者是主观的体验（如感到悲伤或空虚），或者是他人的观察（如看来在流泪）。说明：儿童或青少年，可能是心境激惹。②几乎每天的一天中大部分时间，对于所有（或几乎所有）活动的兴趣都显著减低。③显著的体重减轻（未节食）或体重增加（一月内体重变化超过原体重的5%），或几乎每天食欲减退或增加。说明：儿童则为未达到应增体重。④几乎每天失眠或嗜睡。⑤几乎每天精神运动性激越或迟缓（由他人观察到的情况，不仅是主观体验到坐之不安或缓慢下来）。⑥几乎每天疲倦乏力或缺乏精力。⑦几乎每天感到生活没有价值，或过分的不合适的自责自罪（可以是妄想性的程度，不仅限于责备自己患了病）。⑧几乎天天感到思考或集中思想的能力减退，或者犹豫不决（或为自我体验，或为他人观察）。⑨反复想到死亡（不只是怕死），想到没有特殊计划的自杀意念，或者想到某种自杀企图或一种特殊计划以期实行自杀。

B. 这些症状并不符合混合发作的标准。

C. 这些症状产生了临床上明显的痛苦烦恼，或者在社交、职业或其他重要方面的功能缺损。

D. 这些症状并非由于某种物质（如某种滥用药物、某种治疗药品）或由于一般躯体性情况（如甲亢）所致的直接生理性效应。

E. 这些症状不可能归于离丧；后者即，在失去所爱者后出现这些症状并持续两个月以上，其特点为显著的功能缺损、病态地沉湎于生活无价值、自杀意念、精神病性症状或精神运动性迟缓。

4. 防治原则

①提高人群对抑郁症的识别率，及早就医。②在医生的指导下用药。抑郁

症为高复发性疾病，倡导全程治疗，防止复发。③支持心理治疗。常用对技术有耐心倾听、解释指导、疏泄、保证、鼓励与支持等。④认知行为治疗。通过言语交谈和行为矫正技术相结合，帮助患者重建认知，澄清和矫正患者的对个体既往生活经历和将来前途做出的种种错误的解释和预测。⑤家庭治疗。以家庭为基本单元，家庭成员共同参与治疗方案中，改善家庭成员间相互作用的方式。⑥建立支持系统，扩大人际交往，丰富生活内容。⑦社会技能训练。包括个人整洁与卫生、症状的自我控制、药品的管理、社交技巧、同伴游戏等。

(三)双相情感障碍

1. 病因

(1)遗传因素

本病有明显的家族聚集性，其遗传倾向较精神分裂症、抑郁症更为突出，遗传方式属于多基因遗传。家系研究发现，双向Ⅰ型障碍患者的一级亲属患双向Ⅰ型障碍者较对照人群高8~18倍。约半数双向Ⅰ型障碍患者，其双亲中至少有一方患心境障碍。父母中若一方患有双向Ⅰ型障碍，其任一子女患心境障碍的几率约为25%。若父母双方患有双向Ⅰ型障碍，其子女患心境障碍的几率约为50%~75%。双生子研究发现，单卵双生子双向Ⅰ型障碍同病率达33%~90%，而双卵双生子约为5%~25%。分子遗传学研究，双向障碍可能与第5号染色体、第11号染色体以及性染色体上的基因异常有关。而第5号染色体上有多巴胺D1受体基因，第11号染色体上有多巴胺D2受体基因和儿茶酚胺类神经递质合成的限速酶酪氨酸羟化酶基因。

(2)社会心理因素

生活事件、精神紧张可能促发本症。

(3)病前性格

情感旺盛性人格特征。明显外向性格、精力充沛、睡眠少。

(4)神经生物化学因素

5-羟色胺(5-HT)和去甲肾上腺素(NE)等神经递质功能紊乱与双相障碍关系最为密切。缺乏可能是躁狂症状和抑郁症状的共同升华基础，是易患双相障碍的素质标记。但5-HT缺乏并不一定导致患病，需要NE异常才会表现临床症状。NE异常可能是双相障碍的状态标记：NE不足出现抑郁症状，增多则表现躁狂症状。

2. 致残特点

一般从青春期或成年期的早起开始，持续一生；情绪摇摆于极度高涨和悲伤失望之间；发作性病程，躁狂和抑郁反复循环或交替出现，也可以混合方式存在，缓解期情绪正常；每次躁狂症状发作持续 1 周以上，抑郁发作持续两周以上；严重者可出现幻觉、妄想等精神病性症状。

3. 诊断标准

（1）CCMD-3

目前发作符合某一型躁狂或抑郁标准，以前有相反的临床相或混合性发作，如在躁狂发作后又有抑郁发作或混合性发作。

（2）DSM-Ⅳ

目前发作符合某一型躁狂或抑郁标准，以前有相反的临床相或混合性发作，如在躁狂发作后又有抑郁发作或混合性发作。

4. 防治措施

将双相障碍的疾病本质、临床表现、病程特点、治疗方法及有关药物知识、长期治疗的必要性、复发的早期表现及自我监测、复发的有关因素处理、疾病遗传倾向等相关知识印制一些通俗易懂的知识性小册子分发给广大群众，使他们了解双相障碍的基本知识。在专业人士的指导下，综合运用精神药物治疗、躯体治疗、物理治疗、心理治疗（包括家庭治疗）、危机干预和特殊教育等措施，提高疗效，预防复发，提高患者生活质量。

五、多动综合征

又称"儿童期多动综合征"、"注意缺陷障碍"（Attention Deficit Disorder，ADD）、"注意缺陷多动障碍"（Attention Deficit Hyperactivity Disorder，ADHD）、多动障碍等。本病患病率为 5%。主要表现为在各种场合有明显注意集中困难、注意持续时间短暂易及活动过度或冲动。起病于 12 岁之前。（多在 3 岁左右），男童明显多于女童（4－8：1），男童有更多的多动和攻击行为，女童多表现为注意力缺陷。

（一）病因

本症尚无确切的病因，一般认为与多种因素有关。

1. 遗传因素

患儿亲属中同病率明显高于一般群体的患病率，单卵双生的同病率（100%）明显高于二卵双生（33%）。可能为多基因遗传。

2. 脑损伤

部分病例有脑损伤史，如产前、产时或幼年早期有窒息缺氧、颅外伤、感染、中毒或营养不良等病史。神经系统检查发现：轮替运动不足、肌张力轻度增高、腱反射亢进或不对称等，少数有眼球震颤、语言障碍，脑电图 50% 出现异常。故曾将轻微脑损伤综合征(Minimal Brain Damage，MBD)等同视为多动综合征。近来研究表明，MBD 和 ADD 可以同时存在，可有一定的联系，但没有必然的因果关系，故轻微脑损伤综合征的命名已基本淘汰。

3. 脑发育成熟迟缓

语言发育较同年龄晚，口齿不清；精细动作笨拙，对指、翻掌动作不灵活，系鞋带、扣纽扣不灵便。可能与大脑前额叶发育迟缓有关。前额叶在生物进化中发育最晚，此区神经纤维髓鞘化最迟，本病患者晚至少年期才完成，故出现多动现象。

4. 神经递质异常

多巴胺、5-羟色胺、去甲肾上腺素等脑内抑制性神经递质不足，对外来的刺激不加选择地做出反应，导致活动过多，注意力不集中。

5. 铅中毒以及食物添加剂问题

参见第三章第五节。

6. 社会、家庭、心理因素

正常的儿童，对自己内心的情感、外界的压力可通过语言来表达，但ADHD 儿童则用行动代替了语言，从而表现出各种行为问题。家庭关系紧张、父母离异、学校功课负担过重等，可诱发或加重其症状。

(二)特点

1. 活动过度

活动过度是多动症最典型的症状。婴儿时期就表现为格外活泼，从摇篮或小车里往外爬，刚开始学步就以跑代走。稍大后，看小人书看不了几页就换一本，甚至干脆把书撕掉，喜欢翻箱倒柜，把东西弄得一团糟。上小学后因受到各种限制，其表现更为显著，上课时小动作不断，手闲不住，因喜欢招惹别人而常与同学争吵或打架。

2. 注意力缺陷

注意力短暂和注意力易分散是多动症最常出现的症状。患儿上课不能集中注意力听讲，常受外界的细微干扰而分心，故听课常常是听一点、漏一片。做作业也是边做边玩，粗心草率。玩游戏也不能坚持到底，中途常常停止或频繁转换。

3. 情绪不稳、冲动任性

冲动任性是多动症最突出而且经常出现的症状。患儿缺乏克制能力，做什么事情都是急急匆匆，不假思索，不顾后果，对一些不愉快的刺激做出过分的反应，以致在冲动之下伤人或破坏东西。时常无缘无故地叫喊或哄闹。

4. 感觉统合失调

多动症儿童多伴有感知觉异常，手眼协调能力差，动作不协调，自我评价低等。

5. 学习成绩不佳

多动症儿童的智力水平大都正常或接近正常，但由于上述问题，给学习带来一定的困难。

(三)诊断标准

1. CCMD-3

A. 症状标准：

①注意障碍，至少有下列 4 项。

a. 学习时容易分心，听见任何外界声音都要去探望；b. 上课很不专心听讲，常东张西望或发呆；c. 做作业拖拉，边做边玩，作业又脏又乱，常少做或做错；d. 不注意细节，在做作业或其他活动中常常出现粗心大意的错误；e. 丢失或特别不爱惜东西(如常把衣服、书本等弄得很脏很乱)；f. 难以始终遵守指令，完成家庭作业或家务劳动等；g. 做事难于持久，常常一件事没做完，又去干别的事；h. 与他说话时，常常心不在焉，似听非听；i. 在日常活动中常常丢三落四。

②多动，至少有下列 4 项。

a. 需要静坐的场合难于静坐或在座位上扭来扭去；b. 上课时常做小动作，或玩东西，或与同学讲悄悄话；c. 话多，好插嘴，别人问话未完就抢着回答；d. 十分喧闹，不能安静地玩耍；e. 难以遵守集体活动的秩序和纪律，如游戏时抢着上场、不能等待；f. 干扰他人的活动；g. 好与小朋友打逗，易与同学发生纠纷，不受同伴欢迎；h. 容易兴奋和冲动，有一些过火的行为；i. 在不适当的场合奔跑或登高爬梯，好冒险，易出事故。

B. 严重标准：对社会功能(如学业成绩、人际关系等)产生不良影响。

C. 病程标准：起病于 7 岁前(多在 3 岁左右)，符合症状标准和严重标准至少已 6 个月。

D. 排除标准：排除精神发育迟滞、广泛发育障碍、情绪障碍。

2. DSM-5

A. 一个持续的注意缺陷和/多动-冲动的模式，干扰了功能或发育，以下列 1 或 2 为特征。

①注意障碍：6 项(或更多)的下列症状，持续至少 6 个月，且这些达到了与发育水平不相符的程度，并直接对社会和学业/职业造成负面的影响。

a. 经常不能关注细节，在学习、工作或其他活动中难以在细节上集中注意或犯粗心大意的错误（例如忽视或遗漏细节，工作不精确）。

b. 在任务或游戏中，经常难以维持注意力（例如，在听课、对话或长时间的阅读中难以维持注意力）。

c. 当和别人讲话时，经常似乎没有在听（例如，即使环境没有明显的干扰也容易分神）。

d. 经常不遵守指令，导致无法完成作业、家务及工作中的职责（例如，刚开始工作，但是很快就分心、走神，转移目标）。

e. 组织任务和活动困难（例如，难以管理有条理的任务，难以把材料或物品放到整整齐齐，工作组织混乱，时间管理无序，不能按时完成任务）。

f. 经常回避不喜欢或不情愿从事哪些需要精神上持续努力的任务（例如，学校作业或家庭作业，对于年龄较大的青少年或成人，则为准备报告、完成表格或阅读长篇文章）。

g. 经常丢失完成任务或活动的必须物品（如，学习材料、文具用品、钱包、钥匙、书面作业、眼镜、手机等）。

h. 经常容易被外界刺激分神（对于年龄较大的青少年和成人，可能包括不相关的想法）。

i. 经常在日常活动中忘记事情（例如，做家务，外出办事；对于年龄较大的青少年或成人，则为回电话、付账单、约会等）。

②多动/冲动症状

a. 经常扭动受、脚、身体，坐立不安。

b. 经常在需要安坐的场合中离开座位（例如，在教室、办公室或其他工作环境或需要保持原地的位置）。

c. 经常在不适宜场所奔跑和攀爬（注：青年或成人可限于坐立不安的主观感受）。

d. 经常不能安静地玩耍或从事游戏或课外活动。

e. 经常"忙个不停"，似"有发动机驱动"一样，坐不下来（例如，在餐厅、会议中无法长时间保持不动或觉得不舒服）。

f. 经常话过多，"说个不停"。

g. 经常在他人问题还未说完就着急回答（如，接话茬、插话）。

h. 经常不能静心等候（如排队等待时）。

i. 经常打断或干扰别人（如，插入与别人的对话、游戏或其他活动；未经许可随便使用他人物品；对于青少年和成人包括干扰或插手别人正在做的事情）。

B. 若干注意缺陷或多动-冲动症状出现在 12 岁之前。

C. 若干注意缺陷或多动-冲动症状症状出现在两个或更多的场所（例如，家里、学校、或工作中；与朋友或亲属互动中；在其他活动中）。

D. 有明确的证据显示这些症状干扰或降低了社交、学业或职业功能的质量。

E. 这些症状不是由精神分裂或其他精神并行障碍引起；也不能由其他精神障碍来解释（例如，心境障碍、焦虑障碍、分离性障碍、人格障碍、物质依赖或戒断）。

（四）防治措施

注意孕期和产期的保健，减少脑损伤的发生；从小培养生活规律化，养成做事一心一意的良好习惯；不要吃甜食、饮料、油炸食品以及添加人工色素的食物；在医生的指导下，服用中枢神经兴奋药，如利他林、匹莫林等，这类药物对某些患者的短期疗效显著；对于有明显社会心理因素的患儿，对患儿本人和家庭采用一些有针对性的心理治疗；有意识地引导患儿参加各种文娱、体育活动，使他们过多的精力有出路；根据患儿的具体情况，选用合适的行为改变或矫正治疗方法；进行感觉统合训练。主要从负责身体平衡、方向和速度的内耳前庭系统、肌肉关节和皮肤等处输入感觉，使儿童能够统合这些感觉，促进神经功能的发展，并同时做出适应性的反应，从而达到治疗的目的。据报道，感觉统合治疗对多动症儿童的疗效为 $40\%\sim60\%$。

六、抽动秽语综合征

抽动秽语综合征又称 Tourette 综合征（Tourette Syndrome，TS）是一组以进行性发展的多部位肌肉抽动和声音抽动为主要特征，并伴有其他行为障碍的综合征。本综合征由 Itard 于 1825 年首先报告，1885 年法国医生 Tourette 曾报道 9 例并做了详细的描述。发病年龄多在 $7\sim15$ 岁，男童多见。

（一）病因

1. 遗传因素

本病有明显的家族倾向 $65\%\sim90\%$ 的抽动秽语综合征病例是家族性的，单卵双生子抽动秽语综合征的发病率为 $53\%\sim56\%$，明显高于双卵孪生的发病率 8%。可能是常染色体显性遗传伴不完全外显率的疾病，且外显率存在性别差异，男性外显率高于女性外显率。患者的致病基因在子代中不一定完全表现抽动秽语综合征，病症患者可只表露轻微抽动及强迫行为，也可能只将致病基因遗传给子代而不显示临床症状，其发病可能是遗传因素、神经生化代谢及环境因素在发育过程中相互作用的结果。

2. 中枢神经系统的损伤

约 50％的抽动秽语综合征患者伴有肌张力改变或精细运动缺损；脑电图可见非特异性的异常改变；患者围产期、婴幼儿期发生感染、中毒、外伤等造成的儿童器质性脑损伤，可能是导致抽动秽语综合征发病的危险因素。本病与基底核、前额叶、边缘系统等部位神经元功能紊乱有关。

3. 神经递质的活性过高

多数抽动秽语综合征患者的运动和发声抽动，对选择性中枢多巴胺 D2 受体拮抗药氟哌啶醇等治疗有较好的疗效，推测本综合征与大脑基底核及边缘系统的皮质多巴胺活动过度或是突触后多巴胺能受体超敏以及多巴胺更新率降低而致功能过盛有关。具有刺激突触前 α2 受体作用的可乐定小剂量可使抽动秽语综合征患者的症状减轻。突触前 α2 受体兴奋可反馈抑制中枢蓝斑区 NE 的合成释放，故认为本症的病理机制与去甲肾上腺素（NE）功能失调有关。

4. 社会心理因素

生活事件（如不良的家庭环境、不正确的教育方法、亲子不融洽）、精神过度紧张、应激或情绪波动可诱发或加重抽动症状，抽动可能是愿望被压抑和反抗心理的表现。

5. 感染及免疫因素

基底核或边缘系统的病毒感染可能与抽动秽语综合征的发生有关。链球菌感染后自体免疫过程可能与儿童抽动及强迫症状有关。

(二)特点

1. 阵发性的肌肉抽动

一般首发于面部，逐渐向上肢躯干或下肢发展。早期出现眨眼、挑眉、皱鼻、伸舌、舔唇、扮鬼脸、点头、摇头、耸肩等，症状加重出现肢体及躯干暴发性不自主运动，如用手划圈、旋转转圈、踢腿顿足、跳跃、挺身、躯干弯曲、扭转动作或不自主地伸手打人、打自己身体，用手指戳自己的嘴巴、鼻孔、眼睛等。抽动频繁者每天可达 10 余次甚至数百次。过度兴奋、疲劳、紧张或患病时，抽动症状加重；精神松弛时减轻，睡眠时消失。

2. 不自主的声音抽动

30％～40％的患儿因喉部肌肉抽搐发出重复暴发性无意义的单调异常喉音，如犬吠声、吼叫声、咂舌声及喉鸣声等；有的患儿无意识地说一些粗俗淫秽语言（秽语症）；有的患儿表现为模仿性语言、重复语言和模仿动作。轻度的声音抽动往往吭吭唧唧，不易为人们所发现。严重者大声尖叫，对周围产生干扰。

3. 其他行为障碍

约 85% 的患儿出现轻中度行为紊乱，如注意缺陷、多动、坐立不安、情绪不稳、猥亵行为、过度挑衅与攻击性行为等。有的患者有反复洗手和检查门锁或难以自控的触摸物体或他人等强迫行为；有的患者表现出咬舌、咬手指、拽头发、撞墙等自伤行为。

4. 心理障碍

容易发生焦虑、恐惧、紧张不安、烦躁、激怒，逐渐出现离群、沉默寡言、郁郁寡欢等问题。

(三)诊断标准

1. CCMD-3

A. 症状标准：表现为多种运动抽动和一种或多种发声抽动，多为复杂性抽动，二者多同时出现。抽动可在短时间内受意志控制，在应激下加剧，睡眠时消失。

B. 严重标准：日常生活和社会功能明显受损，患儿感到十分痛苦和烦恼。

C. 病程标准：18 岁前起病，症状可延续至成年，抽动几乎天天发生，一天多次；至少已持续一年以上，或间断发生，且一年中症状缓解不超过两个月。

D. 排除标准：不能用其他疾病来解释不自主抽动和发声。

2. DSM-IV

A. 在病期内出现多组肌肉抽动与一次以上声带抽动，二者不一定同时发生(抽动是指突然、快速、反复、刻板、非节律性的肌肉运动或声带发声)。

B. 抽动可以几乎天天发生，一天数次(往往阵发)，或在一年内间断出现但从无连续 3 个月以上没有抽动。

C. 此障碍导致明显的痛苦烦恼，或使社交、工作或其他方面遭受明显影响。

D. 起病于 18 岁以前。

E. 此障碍并非由于某种物质(如兴奋剂)的直接作用，也不是躯体疾病所致(如亨丁顿病或病毒性脑炎之后)。

(四)防治原则

加强儿童保健，减少各种疾病的发生；在医生的指导下使用药物治疗。近年来使用氟哌啶醇治疗本病，疗效显著，但易发生锥体外系副作用，故不应成为儿童用药的首选药。给予支持性心理治疗，减少抽动的发作；加强重症患儿的护理，保证安全；使用行为疗法，鼓励患儿发挥自身的潜力，控制抽动的次数；合理安排病儿日常的作息时间和活动内容，避免过度和紧张疲劳，可开展韵律性体育活动锻炼；家长、老师要正确对待、谅解、体贴患儿鼓励他们参加各种集体活动，与同学们和睦相处。

七、品行障碍

品行障碍是指在儿童青少年时期，出现反复持续性、反社会性、攻击性或对抗性的行为，并给他人带来不同程度的危害的一种违背相应年龄和社会期望的行为模式。

(一)病因

1. 生物学因素

双生子和寄养子的研究表明，该病与遗传因素有关。该病家庭成员中患精神障碍的比例也高于普通人群。还有研究表明雄性激素水平高的男性儿童出现攻击和破坏行为的倾向性增加；中枢 5-HT 水平降低的个体对冲动控制力下降，易于出现违抗和攻击行为。尚有研究报道该病患儿智商偏低(一般为 90 或低于 90)，有围生期损害、颅脑外伤、慢性躯体疾病(尤其是影响中枢神经系统的慢性躯体疾病)、脑电图异常等的比例均明显高于正常儿童。

2. 家庭因素

家庭中的不良因素与该病形成密切相关，这些因素包括：家庭严重不和睦；缺乏爱和温暖的亲子关系；双亲对孩子缺少监督或监督无效；双亲对孩子的管教过严或不当；不良的社会交往；家庭成员道德水平低，缺乏良好的行为榜样，如酗酒、性犯罪；家庭社会经济地位低等。

3. 社会因素

社会中的不良因素，如追求高消费、经常接触暴力或黄色文化、不良的社会交往(如同伴有敲诈、欺骗、偷窃等行为)、接受不正确的道德观、价值观等均对该病的形成起着重要作用。

4. 其他因素

学业成绩低、学习困难、注意障碍和多动、困难气质均与该病的形成有关。

(二)行为表现

1. 攻击性行为

对他人或其他目标采取攻击性行为，这种行为往往是基于愤怒、敌意、憎恨和不满情绪。如过分好斗或霸道、不正常的性行为、残害动物、过分频繁地大发雷霆、对抗性挑衅行为、长期的严重违拗、抢劫等。

2. 反社会行为

严重破坏财物、偷窃、逃学、纵火、离家出走、诈骗、聚赌、酗酒、暴力、吸毒等。

3. 其他不良行为

多动，注意力不集中，做事有始无终，易激惹，情绪变化无常。与人接触时表现为踌躇、害羞、内向或退缩，与人交往活动的减少。以自我为中心，好支配和指责他人，自私，缺乏同情心，不接受批评。

4. 伴随症状

可伴有构音不清、运动不协调、语言能力低、阅读困难、遗尿、智商偏低等。

(三)诊断标准

1. CCMD-3

CCMD-3 将品行障碍分为反社会性品行障碍和对立违抗性障碍。

(1)反社会性品行障碍

A. 症状标准：

①至少有下列 3 项。

a. 经常说谎(不是为了逃避惩罚)；b. 经常暴怒，好发脾气；c. 常怨恨他人，怀恨在心，或心存报复；d. 常拒绝或不理睬成人的要求或规定，长期严重的不服从；e. 常因自己的过失或不当行为而责怪他人；f. 常与成人争吵，常与父母或老师对抗；g. 经常故意干扰别人。

②至少有下列 2 项。

a. 在小学时期即经常逃学(一学期达 3 次以上)；b. 擅自离家出走或逃跑至少两次(不包括为避免责打或性虐待而出走)；c. 不顾父母的禁令，常在外过夜(开始于 13 岁前)；d. 参与社会上的不良团伙，一起干坏事；e. 故意损坏他人财产，或公共财物；f. 常常虐待动物；g. 常挑起或参与斗殴(不包括兄弟姐妹打架)；h. 反复欺负他人(包括采用打骂、折磨、骚扰及长期威胁等手段)。

③至少有下列 1 项。

a. 多次在家中或在外面偷窃贵重物品或大量钱财；b. 勒索或抢劫他人钱财，或入室抢劫；c. 强迫与他人发生性关系，或有猥亵行为；d. 对他人进行躯体虐待(如捆绑、刀割、针刺、烧烫等)；e. 持凶器(如刀、棍棒、砖、碎瓶子等)故意伤害他人；f. 故意纵火。

④必须同时符合以上第①、第②、第③项标准。

B. 严重标准：日常生活和社会功能(如社交、学习或职业功能)明显受损。

C. 病程标准：符合症状标准和严重标准至少已 6 个月。

D. 排除标准：排除反社会性人格障碍、躁狂发作、抑郁发作、广泛发育障碍或注意缺陷与多动障碍等。

(2)对立违抗性障碍

多见于 10 岁以下儿童，主要为明显不服从、违抗，或挑衅行为，但没有更严重的违法或冒犯他人权利的社会性紊乱或攻击行为。必须符合品行障碍的描述性定义，即品行已超过一般儿童的行为变异范围，只有严重的调皮捣蛋或淘气不能诊断本症。有人认为这是一种较轻的反社会性品行障碍，而不是性质不同的另一类型。采用本诊断(特别对年长儿童)需特别慎重。

A. 症状标准：

①至少有下列 3 项。

a. 经常说谎(不是为了逃避惩罚)；b. 经常暴怒，好发脾气；c. 常怨恨他人，怀恨在心，或心存报复；d. 常拒绝或不理睬成人的要求或规定，长期严重的不服从；e. 常因自己的过失或不当行为而责怪他人；f. 常与成人争吵，常与父母或老师对抗；g. 经常故意干扰别人。

②肯定没有下列任何 1 项。

a. 多次在家中或在外面偷窃贵重物品或大量钱财；b. 勒索或抢劫他人钱财，或入室抢劫；c. 强迫与他人发生性关系，或有猥亵行为；d. 对他人进行躯体虐待(如捆绑、刀割、针刺、烧烫等)；e. 持凶器(如刀、棍棒、砖、碎瓶子等)故意伤害他人；f. 故意纵火。

B. 严重标准：上述症状已形成适应不良，并与发育水平明显不一致。

C. 病程标准：符合症状标准和严重标准至少已 6 个月。

D. 排除标准：排除反社会性品行障碍、反社会性人格障碍、躁狂发作、抑郁发作、广泛发育障碍或注意缺陷与多动障碍等。

2. DSM-Ⅳ

A. 侵犯他人基本权利或违犯与年龄相称的主要社会准则的，持久反复发生的不良行为,具有下列标准之 3 项以上(在过去 12 个月内),其中至少 1 项发生在 6 个月之内。

①对人或动物的攻击行为。

a. 常威胁、恐吓他人;b. 常殴斗;c. 曾使用能使他人产生严重躯体损伤的武器(如短棍、砖块、刀子、枪);d. 曾使他人躯体受虐待;e. 曾使动物躯体受虐待;f. 曾经抢劫路人(如背后袭击、抢钱袋、勒索、武装抢劫);g. 曾胁迫对方进行性行为。

②损坏财物。

a. 故意纵火企图造成严重损失;b. 故意破坏他人财物(除纵火外)。

③欺诈或偷窃。

a. 破门进入他人的房屋或汽车;b. 常说谎以取得好处或者是为了逃避责任(骗子);c. 曾偷窃值钱财物(如并不是破门而入的偷窃、伪造赝品)。

④严重违犯准则。

a. 常在外过夜,即使父母禁止也是如此,起自 13 岁以前;b. 曾至少有两次晚上逃离家在外过夜(或 1 次长期不归);c. 常逃学,起自 13 岁以前。

B. 行为问题已明显影响社交、学业或工作。

C. 如年龄已超过 18 岁,尚不符合反社会人格障碍诊断标准。

(四)防治原则

积极开展家庭心理保健,协调家庭成员,特别是亲子之间的关系,建立一个互相关心、互相帮助、和睦相处的家庭;提高儿童少年的心理素质,培养儿童健全性格以及良好的社会适应能力;根据患者的具体情况在医生的指导下选择使用药物。例如,有癫痫的儿童首选抗癫痫药;有冲动、攻击行为的患者可服氟哌啶醇、舒必利等;多动或活动过度者口服利他林或匹莫林;焦虑不安、孤僻烦躁者口服安泰乐、阿普唑仑等。应用阳性强化法增强良性行为的发生;应用消退法减少不良行为的发生;阳性强化和消退法结合使用,效果更好。将那些违法犯罪的青少年送入工读学校或劳动教养院(所),使他们重新建立符合社会道德规范的行为,不断完善自我。

八、儿童焦虑障碍

焦虑障碍是指儿童少年出现的一种病理性焦虑情绪,表现为对同龄人不会引起焦虑反应的事物或情境产生焦虑情绪,焦虑时间过长或反复出现,焦虑程度过于严重,超过了同龄儿童的正常情绪反应范围,焦虑情绪明显影响了患者的社会功能。自知力良好,有社会适应的能力。本病预后良好,少数持续到成年人。

起病于儿童期的焦虑障碍有分离性焦虑障碍、恐惧性焦虑障碍、社交焦虑障碍。

(一)分离性焦虑障碍

分离性焦虑障碍指儿童与依恋对象分离后产生的过度焦虑情绪。依恋对象主要是母亲，其次是祖父母、父亲，或者其他抚养者。过度焦虑情绪影响了患者日常生活、人际交往和学习。

1. 病因

(1)遗传

分离性焦虑障碍具有家庭聚集性，12%患者有家族史。父母具有焦虑特质的儿童，从小就表现出内向、害羞、胆小等先天性气质特征，一般这类儿童分离性焦虑的概率明显增加。国外报道，如果父母患抑郁障碍或惊恐障碍则子女患分离性焦虑障碍的风险性显著增高。

(2)依恋

具有不安全型依恋模式和拒绝依恋模式的儿童更容易出现焦虑障碍。

(3)教养方式

分离性焦虑障碍患者较正常儿童的父母更多采用过度控制和过度保护的教养方式，对儿童的回避行为给予鼓励，从而给予儿童的自主权更少。

(4)生活事件

分离性焦虑障碍常起病于生活事件，尤其是在负性生活事件之后，此类事件包括上幼儿园、转学、母亲生病等。

2. 行为表现

(1)过分依恋父母

3岁以前与父母分离时出现焦虑是一种普遍的现象，并非障碍。4岁以后，随着儿童语言的发展，对依恋者的依赖减少。患儿3岁以上整天缠住依恋者，不愿与依恋者分离，要依恋者注意自己。在没有依恋者陪同时绝不外出，甚至拒绝独自上学。晚上如果没有依恋者在身旁，不愿意上床睡觉，要依恋者陪伴才能入睡。

(2)过度情绪和行为反应

在与依恋对象分离前后常表现各种各样的过度行为反应，如烦躁不安、哭闹、反抗、随意发脾气；痛苦、伤心、无助、失望；反复恳求与依恋对象对话，渴望他们回家；无动于衷、冷漠、拒绝任何人的亲近；担心自己会失去依恋对象或者再也见不到他们。有的患者会反复出现与离别有关的噩梦，以致夜间多次惊醒。

（3）躯体症状

如果预料自己即将分离，如要上学，患者常反复出现胃痛、头痛、恶心、呕吐等各种躯体症状，但并无相应的躯体疾病存在。

（4）共患疾病

部分分离性焦虑障碍患者同时患有其他精神障碍，其共病率约为：抑郁障碍30%，恐惧性焦虑障碍29%，强迫障碍10%。往往共病者的临床症状更重，预后更差。

3. 诊断标准

（1）CCMD-3

A. 症状标准：至少有下列3项。

①过分担心依恋对象可能遇到伤害，或害怕依恋对象一去不复返；②过分担心自己会走失、被绑架、被杀害，或住院，以致与依恋对象离别；③因不愿离开依恋对象而不想上学或拒绝上学；④非常害怕一人独处，或没有依恋对象陪同绝不外出，宁愿待在家里；⑤没有依恋对象在身边时不愿意或拒绝上床就寝；⑥反复做噩梦，内容与离别有关，以致夜间多次惊醒；⑦与依恋对象分离前过分担心，分离时或分离后出现过度的情绪反应，如烦躁不安、哭喊、发脾气、痛苦、淡漠，或退缩；⑧与依恋对象分离时反复出现头痛、恶心、呕吐等躯体症状，但无相应躯体疾病。

B. 严重标准：日常生活和社会功能受损。

C. 病程标准：起病于6岁前，符合症状标准和严重标准至少已1个月。

D. 排除标准：不是由于广泛发育障碍、精神分裂症、儿童恐惧症，及具有焦虑症状的其他疾病所致。

（2）ICD-10

诊断要点：针对与所依恋的人（通常是父母或其他家庭成员）离别而产生的过度焦虑，不单单是针对许多场合的广泛性焦虑的一部分。

焦虑可表现为以下形式：①不现实地、先占性地忧虑他的主要依恋之人可能遇到伤害，或害怕他们会一去不回；②不现实地、先占性地忧虑某种不幸事件，如儿童走失、被绑架、住院或被杀，会使得他（她）与主要依恋之人分离；③因害怕分离而总是不愿或拒不上学（不是由于其他原因如害怕学校里的事）；④没有主要依恋之人在则总是不愿或拒不就寝；⑤持久而不恰当地害怕独处，或白天没有主要依恋之人陪同就害怕待在家里；⑥反复出现与离别有关的噩梦；⑦当与主要依恋之人分手，如离家去上学时，反复出现躯体症状（恶心、胃痛、头痛、呕吐等）；⑧在与主要依恋之人分离前、分离中或分离后马上出现过度的、反复发作的苦恼(表现为焦虑、哭喊、发脾气、痛苦、淡漠或社会性退缩)。

不含：心境(情感)障碍，神经症性障碍，童年恐怖性焦虑障碍，童年社交焦虑障碍。

4. 防治原则

寻找引起分离性焦虑的家庭动力学原因，纠正过度投入和不投入父母与患儿之间的关系，鼓励父母强化患儿的自主行为；碰到困难，让孩子学会顺应；有的放矢地采取心理治疗；抗焦虑药只适宜短期用于严重焦虑的患儿，当心理治疗方法效果不佳时，在医生的指导下采用药物治疗。

(二)儿童恐怖症

儿童恐怖症指儿童持续性或反复发生的、对日常生活中某些客观事物和情境，如某种昆虫、黑暗环境，产生异常的恐惧情绪，并竭力回避这些事物和情境。患者的恐惧程度超过了与其心理发育水平相当的儿童对这些事物和情境的害怕程度，使患者的日常生活和社会功能严重受损。

1. 病因

(1)遗传及素质因素

家系遗传学研究发现，儿童恐惧障碍患者的一级亲属患病率是正常对照组一级亲属患病率的3~6倍。双生子研究显示单卵双生子同病率高于双卵双生子。许多患者存在性格胆怯、内向、脆弱等先天素质特征。

(2)生活事件和特殊生活经历

儿童经历创伤事件，如遭受动物攻击、经历地震灾害；目睹他人的创伤性恐惧反应；接触恐怖内容的信息，如听恐怖故事、看恐怖书籍或影视节目、玩恐怖性内容的电子游戏、父母反复强调某些动物的危险等。

(3)个性特征

具有胆怯、脆弱等性格特征的儿童对某些特定事物或场景产生异常恐惧而发病。

2. 行为表现

(1)过分恐惧

儿童过分恐惧日常生活中某些客观物体事物和情境，但实际上这些事物和情境并不具有危险性，或者虽有一定危险性但患者所表现的恐惧大大超过了客观存在的危险程度，或者超过了心理发育水平相当的儿童对这些事物和情境的害怕程度，部分儿童能够认识到自己的恐惧程度有些过分、不合理。患者恐惧的对象有自然环境中的动物，雷电等自然现象，高处、黑暗飞行等特殊场景，血液、受伤等事件。由于患者的回避和恐惧，正常的生活、学习和社交活动受到影响。

（2）自主神经功能紊乱

患者极力回避或逃离这些事物和情境，当不得不面对自己恐惧的对象时，立即出现极度恐惧情绪，如大声哭闹、发脾气、惊呆或紧紧拖住成人、全身发抖、并可伴有心跳加速、面色煞白、出汗、小便不能自主控制等自主神经功能紊乱的症状和体征。

3. 诊断标准

（1）CCMD-3

A. 症状标准：对日常生活中的一般客观事物和情境产生过分的恐惧情绪，出现回避、退缩行为。

B. 严重标准：日常生活和社会功能受损。

C. 病程标准：符合症状标准和严重标准至少已1个月。

D. 排除标准：不是由于广泛性焦虑障碍、精神分裂症、心境障碍、癫痫所致精神障碍、广泛发育障碍等所致。

（2）ICD-10

诊断要点：这一类别只能用于具有发育阶段特定性且符合以下附加标准的恐惧：①发病于特殊的发育年龄阶段；②焦虑达到临床异常的程度；③焦虑不是更广泛的障碍的一部分。

不含：广泛性焦虑障碍。

4. 治疗原则

轻度儿童恐怖症多随着年龄的增长不治而愈；父母的积极引导和保证是十分重要的；对较严重的儿童恐怖症，有意识地逐步升级接触患者所恐惧的事物，并同时给予鼓励；少数患者焦虑和恐惧情绪非常严重，可短暂辅以小剂量抗焦虑药物治疗。

（三）儿童社交恐惧症

在ICD-10中儿童社交焦虑仅指起病于6岁以下儿童的社交焦虑障碍，患者表现为过分害怕有陌生人或陌生伙伴的社交场合，在交往过程中持续性过分窘迫、害羞或关注自己，并竭力回避这些社交场合，焦虑程度超出了患者年龄所应有的正常界限，明显影响患者的社会功能。

1. 病因

（1）家庭因素

社交焦虑障碍多发生于父母采用抑制性或拒绝式教养方式、社会经济地位低、生活质量低的家庭。

（2）人格特点

具有说话少、安静、退缩、内向和怯懦等抑制行为的气质特征是发生社交焦虑障碍的重要危险因素。

（3）遗传

研究发现，社交焦虑障碍有明显的家族聚集性，先证者的一级亲属中社交焦虑障碍发生率明显高于对照组，女性社交焦虑障碍单卵双生者的同病率为24.4%，双卵双生者同病率为15.3%。

2. 行为表现

（1）过度焦虑

儿童患者在与陌生人，包括同龄伙伴交往过程中表现过度焦虑和恐惧（如紧张不安、害羞、不主动说话、独处，或者过分纠缠父母、尾随父母、与父母寸步不离，或表现哭泣、发脾气）。但是，患者与熟悉的亲友或同伴交往正常。患者常不能认识到自己的紧张恐惧是过分的和不合理的。年长儿童或少年则表现为在特定的社交场合中感觉非常紧张、恐惧。引起患者过分焦虑的社交场合包括有异性、特定同学、特定老师或陌生人等场合，也可是家庭以外的所有公共场合。

（2）回避行为

患者不愿或拒绝面对自己害怕的陌生人和社交场合。儿童可能拒绝上幼儿园或走亲访友，年长儿童或少年表现为在学校不参加抛头露面的活动，少数患者为了回避面对同学而完全拒绝上学。

（3）共患病

有的社交焦虑障碍患者同时患有其他精神疾病（如特定恐惧焦虑障碍、抑郁障碍等）。

3. 诊断标准

（1）CCMD-3

A. 症状标准：①与陌生人（包括同龄人）交往时，存在持久的焦虑，有社交回避行为；②与陌生人交往时，患儿对其行为有自我意识，表现出尴尬或过分关注；③对新环境感到痛苦、不适、哭闹、不语或退出；④患儿与家人或熟悉的人在一起时，社交关系良好。

B. 严重标准：显著影响社交（包括与同龄人）功能，导致交往受限。

C. 病程标准：符合症状标准和严重标准至少已1个月。

D. 排除标准：不是由于精神分裂症、心境障碍、癫痫所致精神障碍、广泛性焦虑障碍等所致。

(2)ICD-10

诊断要点：患此障碍的儿童表现出对陌生人的持久或反复的害怕和/或回避，这种害怕可主要针对成人或小伙伴，或两者兼有。同时伴有正常的选择性依恋父母或其他熟知的人。害怕或回避见人在程度上超出了患儿的年龄所应有的正常界限，并伴有具临床意义的社会功能失常。

包含：童年或少年回避性障碍。

4. 治疗原则

儿童少年社交焦虑障碍应首选认知行为治疗等心理治疗方法，认知行为治疗和团体形式的治疗效果确切，并具有长期疗效；年龄越小的患者，父母越需要参与心理治疗。帮助患者父母认识到过度保护会强化患者的社交焦虑和过度依赖行为，教会父母适当的采取奖励机制来强化患者的积极社交行为；病情严重且使用了心理治疗效果不佳者谨慎合并药物治疗；目前还没有充分的临床研究来证实药物对社交焦虑障碍的治疗效果。只有在心理治疗无效的情况下才酌情加用药物治疗。在使用药物的过程中，应密切监测和及时处理药物的不良反应，保证患者安全。

第四节　儿童精神疾病的治疗

精神疾病治疗的方法很多，主要有药物治疗、心理治疗、行为治疗、家庭治疗、环境治疗、特殊教育治疗等。

一、精神疾病治疗的基本原则

(一)综合治疗原则

精神疾病的发生和发展与具体的生物、心理、社会因素关系密切，因而在治疗上应采取综合考虑给予生物学治疗(如药物治疗和休克治疗等)、心理学治疗(如心理治疗和行为治疗等)、社会学治疗(如家庭治疗和环境治疗等)以及特殊教育治疗等，其目的在于改善患者对治疗的依从性、自觉性和主动性，提高药物治疗的效果；改善患者的家庭关系，提高家庭监护质量；预防复发和自杀，改善社会功能和更好提高患者生活质量。

(二)长期治疗原则

多数精神疾病是慢性疾病，他们的治疗和康复需要相当长的时间。治疗目标除缓解急性期症状外，还应坚持长期治疗原则以阻断反复发作。专业人士应在治疗开始前即向患者和家属明确交代长期治疗的重要性及实施办法，争取良好的依从性。长期治疗可分为 3 个治疗期。①急性治疗期。此期治疗目的是控制症状、缩短病程。②巩固治疗期。从急性症状完全缓解后即进入此期，其目的是防止症状复燃、促使社会功能的恢复。③维持治疗期。此期治疗目的在于防止复发，维持良好社会功能，提高患者生活质量。

(三)因人制宜原则

每个患者的生理情况不同，心理素质不一，所处的社会环境不一样，即使他们的疾病诊断相同，但是各人需要的帮助也有很大的差异。而且同一患者在不同的疾病阶段，也有不同的治疗需要，在治疗过程中，需要根据患者的病情和需要的变化及时调整治疗方案。例如，精神分裂症，在急性期，使用抗精神病药的生物治疗是重点；在急性症状基本控制之后，心理治疗的作用日益突出；回到社区，恢复日常社会生活时，社会学的治疗措施就显得更为重要了。

(四)家庭参与原则

医生应在治疗开始前即向患者和家属明确交代长期治疗的重要性及实施办法，争取良好的依从性。医生应就其疑虑和面临的问题与家长和患者进行充分的讨论，针对性的解决问题。对患者及家长的健康教育有助于改善医患关系，提高患者对治疗的依从性，增强预防复发的效果，提高患者生活质量。这种教育应是长期的、定期的或根据需要而安排。

二、精神疾病的药物治疗

(一)精神药物的分类与作用

广义的精神药物指影响精神活动的药物，包括镇静催眠、致幻剂和大脑代谢改善药等。狭义的精神药物指对病理心理综合征或精神疾病有治疗作用的药物，依临床应用分类有 5 种。

1. 抗精神病药

这类药物具有控制兴奋躁动、消除幻觉妄想和改善情绪与行为等作用，主要用来治疗儿童精神分裂症、儿童情感障碍、抽动症和抽动秽语综合征、儿童孤独症或治疗具有幻觉、妄想、兴奋躁动、吵闹不安等精神症状。常用药物有：氟哌啶醇、氯丙嗪、奋乃静、泰尔登、氯氮平等。

常见副作用有：头昏、无力、嗜睡、口干、视物模糊、食欲减退、心动过速、血压下降、过敏性皮炎、白细胞减少以及锥体外系副反应(如肌张力障碍、不自主运动、肌肉扭转痉挛、手震颤、表情呆板、动作迟缓等），少数患儿发生脑电图异常和癫痫发作。

2. 抗抑郁药

这类药物具有提高情绪、较少焦虑、增进食欲、改善睡眠和植物神经症状等作用，主要用于治疗情绪障碍以及各种原因引起的抑郁状态。常用药物有：丙米嗪、阿米替林、多虑平、氯丙米嗪等。

常见的副作用有：食欲减退、嗜睡或入睡困难、恶心、口干、视力模糊、头痛、震颤、便秘、排尿困难、迟钝、多汗、心律增加、血压升高等。

3. 抗焦虑药

这类药物具有消除紧张恐惧和焦虑、镇静催眠、抗痉挛以及松弛肌肉等作用，主要用于治疗焦虑、紧张、恐惧不安和睡眠障碍等。常用药物有：安定、利眠宁、氯硝安定、硝基安定、舒乐安定、阿普唑仑（佳静安定）等。

常见副作用有：头昏、疲乏无力、嗜睡等。少数患儿可发生视力模糊、口干、共济失调、便秘、排尿困难以及食欲减退等。

4. 心境稳定剂

这类药物对情绪不稳定、冲动、情绪恶劣等有治疗效果，主要应用于双向情感性精神障碍的治疗与预防和调整不良心境。心境稳定剂有下列 3 类：①锂盐（如碳酸锂）；②抗痉挛药，如卡马西平、丙戊酸盐、托吡酯（妥泰）、拉莫三嗪（利必通）等；③某些抗精神病药物（如氯丙嗪、氟哌啶醇、氯氮平、利培酮、匹莫齐特等）。心境稳定剂无论对于躁狂发作或抑郁发作都有一定的治疗效果，尤其对于反复发作的患者，是目前预防发作的主要用药。对于易冲动情绪、青少年适应不良者的情绪不稳、酒精依赖和吸毒者的不稳定情绪，精神病后残留的冲动控制障碍和情绪障碍，精神发育迟滞者的情绪波动和削弱的控制能力等，如果心境稳定剂应用得当，不仅能稳定患者的情绪，便于家庭和社会管理，而且可以减少犯罪发生，保障社会安定。

5. 中枢神经兴奋剂（精神振奋剂）

这类药物具有选择性作用于中枢神经系统，提高神经功能活动，增强皮层下部的兴奋性振奋庆申花队精神活动和情绪的作用，主要用于治疗注意缺陷多动障碍（儿童多动症）、发作性睡病和轻性抑郁状态。常用药物有：利他林（哌甲嗪）、匹莫林等。

常见的副作用有：食欲减退、腹痛、头昏和失眠等。少数患儿服药后出现恶心、口干、眩晕、易激动、心动过速、血压升高、焦虑、欣快、夜惊、震颤、便秘以及过敏反应等。

(二)精神药物的合理应用

(见第三章第四节)

三、心理治疗

心理治疗又称精神治疗,采用治疗者与患儿之间相互反应,以治疗患者的心理、情绪、认知与行为等有关问题。治疗的目的在于解决患儿所面对的心理困难,减少焦虑、忧郁、恐慌等精神症状,改善非适应性行为,并促进人格的成熟,能以有效的方式处理心理问题及适应生活。三四岁以上的儿童,具有较好的言语表达能力,能跟治疗者交谈,才能接受心理治疗。

(一)支持性心理治疗

支持性心理治疗是利用一切可能的条件调动患儿本人的主动性和积极性,建立信心,以达到治疗不良行为的一种方法。通过分析发病的原因和诱因,根据具体情况给予安慰、解释、鼓励、指导、疏通感情、调整环境等手段,加强患儿精神活动方面的防御能力,控制和恢复对环境的适应平衡。主要适用于焦虑症、抑郁症、强迫症、退缩行为、依赖行为等。

(二)行为治疗

行为治疗的基本原理是 20 世纪初巴甫洛夫建立的条件反射原理。认为人的行为,不管是功能性的或非功能性的,正常或病态的,都是通过学习而获得的,而且也能经过学习而更改、增加或消除。

(三)认知治疗

认知行为治疗(Cognitive-Behavioral Therapy,CBT)乃是基于一种假设:个人的看法与想法(认知)决定自己的心情以及行动。悲观的看法将导致悲观的情绪与消极的行动,乐观的看法将导致快乐的情绪与积极的行动。个人之所以感到情绪困扰,主要是由于他对事、对人、对己的不适当的看法。认知行为治疗的原理是:帮助当事人认识环境,了解自我,学习对事、对人、对己应有的想法、看法与应有的态度,纠正认知中存在错误的、不合理的、片面的或偏执的成分,避免钻牛角尖的行为。

(四)家庭治疗

家庭治疗不是以个人而是以整个家庭为心理治疗的对象。家庭是一个由婚姻关系和血缘关系的人员所组成的特殊小群体,通常由父母及不同年龄的孩子所构成,是私人性的、长久性的、发展性的。家庭是社会的细胞,是社会的最基本的单位，也是儿童心理发展最直接、最重要的环境因素。个人的行为影响家庭，而家庭也影响着个人的行为，一个人的病态行为，常因配合其他成员的心理需要而被维持。家庭治疗学者认为，要改变病态的现象与行为，不能单从治疗个人成员着手，而应以整个家庭系统为对象。

家庭治疗的基本原理是：帮助患者的家庭成员，找出使患者发病、症状持续加重的家庭因素，引导他们共同去克服或消除这些障碍，使患者的症状得到减轻或改善。

家庭治疗的方法是让患者和有关家属在一起，讨论他们当前存在的问题，并观察家庭成员间的人际交流情况。然后给予适当的解释、引导和指导，让他们对家庭的人际关系做一个适当的调整。治疗应有计划、有步骤地进行，一般是短期的。开始时，可以每周一次，目的是找出问题；以后每隔2～3周一次，以便他们有充分的时间尝试在家庭的实践中克服存在的障碍，并检验实践的结果。

现代家庭治疗方法基本是20世纪50年代以后问世的。随着社会的发展和家庭结构的变化，家庭因素在人类心身健康中的作用越来越受到人们的重视。在发达的国家，家庭治疗已成为相当普遍的治疗手段。从我国的国情来看，一是从客观条件方面讲，医疗机构和人员与人口的比值较低；二是从传统文化方面看，家庭成员在患者的诊治及照料方面，负着重要的责任，起着重要的作用；三是家庭治疗简单易行。因此，以家庭作为治疗与康复环境的家庭治疗是一种很好的方法。

第十二章 残疾预防

第一节 残疾预防的重要性

在人类历史的各个阶段，在每个国家、每个社会的各个阶层，都有残疾人存在。全世界残疾人约占世界总人口的 10％，共有 6 亿 5 千万人。我国 2006 年第二次残疾人抽样调查数据显示：各类残疾人口 8296 万人，约占全国人口总数的 6.34％；全国有残疾人家庭 7050 万户，占全国家庭户总户数的 17.80％；其中有两个以上残疾人的家庭户 875 万户，占残疾人家庭户的 12.43％。有残疾人的家庭户的总人口占全国总人口的 19.98％。有残疾人的家庭户户规模为 3.51 人。残疾人影响众多家庭，涉及全国 2.6 亿人。有关统计资料表明，我国残疾人的数量每年增加近百万，也就是说，平均每 40 秒增加 1 名，每天增加 2000 名新残疾人。

一、残疾预防的意义

(一)提高个人和家庭的生活质量

劳动者的本质是体力和智力的总合，以体力和智力表现出来的劳动能力称为劳动力。由于残疾的影响和外界的障碍，使残疾人体力与智力功能的发挥受到一定限制而处于某种不利的地位。第二次残疾人抽样调查数据显示残疾人社会经济问题依然突出：残疾人受教育程度低、文盲率高；残疾人就业比例低、家庭经济收入低；残疾人社会参与状况受到极大限制。受教育程度代表了一个人积极获取社会、心理和经济资源的能力和解决问题的能力；收入水平反映一个人的住房条件、营养状况和医疗保健状况；职业可以反映一个人的社会地位、体力活动情况和工作相关健康风险情况。一方面残疾致使残疾人的社会经济地位低下；另一方面低下的社会经济地位阻碍残疾人对社会资源的使用，即残疾使残疾人处于一个恶性循环圈中，严重影响个人和家庭的生活质量。因此，提高个人和家庭的生活质量，就要积极地预防残疾。

(二)促进社会发展与进步

疾病带来的经济损失又称为疾病的经济负担，包括疾病的直接经济损失（Direct losses of illness）、间接经济损失（Indirect losses of illness）和疾病无形损失（Intangible losses of illness）。直接经济损失指疾病的治疗费用以及患者接受医疗服务的营养、交通、差旅等费用的总和；间接经济损失指患者由于患病、残疾或早亡而耽误工作时间而不能为社会和家庭创造财富所引起的损失；疾病的无形损失指疾病期间以及残疾给患者和家庭带来的痛苦、忧虑、社会隔离、上学不便、就业不利、婚姻困难、家庭矛盾、精神负担等。我国是出生缺陷高发国家，全国每年有近 100 万出生缺陷儿发生，其中有 30％在出生前后死亡，40％造成终生残疾，只有 30％可以治愈或纠正。每年我国因出生缺陷和残疾儿童所造成的经济损失约 10 亿元人民币，如果要对所有存活的出生缺陷和先天残疾儿提供的手术、康复、治疗和福利，则每年全国要投入近 300 亿元人民币。

疾病可给人类带来早死和残疾（包括暂时的功能丧失和永久性残疾）的危害，其结果均可减少人类的健康生命。伤残调整生命年（Disability Adjusted Life Year，DALY）是指从发病到死亡所损失的全部健康年，包括因早死所致的寿命损失年和疾病所致伤残引起的健康寿命损失年两部分。1983 年，世界银行出版的《世界发展报告，投资与健康》中正式使用伤残生命调整年来测量全球和各地区的疾病负担。世界卫生组织在《2000 年世界卫生报告，改善卫生系统的绩效》中使用伤残生命调整年来评价各成员国居民的健康水平评价。伤残调整生命年将伤残所致的生命年损失转换成相当于死亡所致的生命年损失后，再与真实死亡所致的生命年损失相加，计算出某一伤残所造成的综合生命年损失。人群中的伤残现患率和各种伤残状况的严重性权重是计算伤残调整生命年的关键指标。一种疾病的伤残调整生命年，反映一种疾病的负担，即该病造成的健康寿命年的损失。各种疾病的伤残调整生命年，反映各种疾病造成的健康寿命年总的损失。据统计，残疾儿童的死亡率高于健全儿童。50～54 岁残疾人口的死亡率高于 75～85 岁健全人口的死亡率。2005 年我国因事故导致从业人员死亡和伤残的寿命损失至少有 3651862 人/年，折合成静态经济损失约 878 亿元，而且上述损失并没有计算因伤残导致的家庭负担和社会负担。

致残的疾病和各种危险因素严重威胁着人类的健康和生活质量，阻碍了社会的发展与进步，预防残疾是人类发展的一个重要主题。

二、残疾预防的可能性

残疾发生的原因众多，大致可分为遗传和发育致残、外伤和疾病致残以及环境和行为致残3大因素。残疾并不注定要发生，利用先进的科学技术和积极采取各种有效措施、途径，可以使50％以上的残疾得以防范、控制或延迟发生，即大多数残疾是可以预防的。而残疾预防，就是为减少残疾发生、减轻残疾程度、控制残疾发展所采取的一系列方针、策略、措施。

(一)国际的行动

1976年，世界卫生组织指出：单有残疾的康复是不够的，必须重视未残先防。并提出了残疾三级预防的概念。

1981年(国际残疾人年)12月，在英国前首相霍姆的主持下，在利兹堡召开了一次有多个国家的科学家、医生、卫生官员以及政治家参加的国际残疾预防会议，发表了著名的关于残疾预防的《利兹堡宣言》，明确地指出残疾是可预防的。

1982年12月3日，联合国大会第三十七届会议正式通过《残疾人十年工作的全球行动纲领》中提出了残疾预防的三大策略：①采取综合措施；②因时因地及时制订有效的计划；③早期干预与系统的三级预防相结合。

1992年在日内瓦举行的国际卫生大会上，世界卫生组织系统地总结了20世纪80年代世界范围内残疾预防的成绩，并强调把残疾预防作为促进人类基本的保健权利得以实现的一个组成部分，提出残疾预防的重点在一级和二级预防，强调国际的各国的保健和康复计划要围绕着残疾预防这个中心，协调行动，紧密合作，以争取出生残疾预防的更大成绩。

1993年，亚太经济及社会委员会通过《亚太残疾人十年行动纲领》，把残疾预防列为其中一项工作目标，并为此提出6大措施：①信息、教育；②保健、安全；③营养、饮食卫生；④早期干预；⑤流动医疗；⑥麻风致残预防。

1995年，世界卫生组织亚太区办事处在其发布的《健康新地平线》的纲领性卫生保健计划文件中，再次强调了残疾预防的任务，提出要加强环境卫生、预防致残疾病、减少工伤事故等重要预防环节。

2002年5月22日，联合国亚太经济社会委员会通过第58/4号决议："亚洲及太平洋残疾人十年(1993—2002年)再延长十年(2003—2012年)"，并将残疾预防与康复和提高残疾人地位联系起来。

(二)国内的举措

在我国残疾人事业中，残疾预防占有十分重要的地位。

中国残疾人事业五年工作纲要(1988—1992年)明确任务：积极开展预防残疾的工作，提高我国人口素质。要制定相应政策、法规和措施，动员社会力量，坚持优生优育，加强计划免疫，防治地方病，搞好环境保护，控制污染和公害，减少事故，改进保健服务，防止滥用药物，严禁生产低劣药品，以减少残疾的发生。同时，积极推广补救控制技术，减少二次损伤。

1980年9月10日第五届全国人民代表大会第三次会议通过和2001年4月28日第九届全国人民代表大会常务委员会第二十一次会议修订通过的《中华人民共和国婚姻法》，明确规定禁止近亲结婚，禁止患有医学上认为不应当结婚的疾病的人结婚，这对减少遗传性、先天性缺陷儿童有重要意义。

1994年我国正式颁布了《中华人民共和国母婴保健法》，国家计划生育委员会和卫生部联合颁发了《关于配合做好计划生育母婴保健工作的通知》，为提高出生人口素质、预防出生缺陷提供了法律依据。

1990年12月28日第七届全国人民代表大会常务委员会第十七次会议通过，2008年4月24日第十一届全国人民代表大会常务委员会第二次会议修订通过的《中华人民共和国残疾人保障法》明确规定：国家有计划地开展残疾预防工作，加强对残疾预防工作的领导，宣传、普及母婴保健和预防残疾的知识，建立健全出生缺陷预防和早期发现、早期治疗机制，针对遗传、疾病、药物、事故、灾害、环境污染和其他致残因素，组织和动员社会力量，采取措施，预防残疾的发生，减轻残疾程度。

1996年《中国残疾人事业"九五"计划纲要》提出：系统开展残疾预防，努力减少残疾发生。在配套实施方案中提出重点预防内容为：控制遗传因素致残，加强孕产期保健，使先天性残疾发生率降低1/3；计划免疫覆盖率达90%，消灭脊髓灰质炎，明显降低营养不良性疾病和脑血管疾病致残；加强耳毒药物管理，使药物致聋发生率降低1/3；控制环境缺碘危害，消除碘缺乏病及碘缺乏致残；大幅度减少区域性氟中毒致残和大骨节病发生率；减少工伤、交通事故等意外伤害致残。

2007年《中国残疾人事业"十一五"计划纲要》进一步提出：开展残疾预防，减少残疾发生。针对遗传、疾病、中毒、意外伤害、有害环境等主要致残因素，有重点地开展宣传教育，采取干预措施；倡导早期干预和早期康复训练，有效减轻和控制残疾程度。

2008年3月《中共中央国务院关于促进残疾人事业发展的意见》明确指出：建立健全残疾预防体系。制订和实施国家残疾预防行动计划，建立综合性、社会化预防和控制网络，形成信息准确、方法科学、管理完善、监控有效的残疾预防机制。

(三)残疾预防的成效

1. 传染病致残发生率下降

由于实行扩大预防接种，许多国家已经有效地控制一些传染病的致残率（如脊髓灰质炎、麻风已经得到控制、消灭或基本消灭）。我国在实行计划免疫后，脊髓灰质炎、麻疹、白喉、百日咳的发生率大幅度下降，从而大量减少相应传染病在儿童中的致残率。河盲病（又称盘尾丝虫病，是一种慢性寄生虫感染，可引起角膜和视网膜瘢痕及葡萄膜炎所致的眼内损害）曾经是非洲国家引起眼病和失明的第一大因素，如今河盲病已基本被消灭，大大减少了因该病致盲的人数。

2. 先天性残疾的发生率下降

做好婚前、孕前咨询；杜绝近亲婚配；加强孕期保健（尽量避免接触农药、工业毒药、射线、宠物、致畸药物，合理膳食，尽早和定期进行产前检查等）；提高产前筛查诊断水平，尤其是宫内诊断水平，可及时发现畸形，早期终止妊娠，从而有效地降低围产儿死亡率和围产儿先天性出生缺陷发生率，提高出生人口素质。

3. 营养不良的致残发生率下降

20世纪90年代，全世界大约一半的发展中国家采取直接分发维生素 A 胶囊和维生素 A 强化食品等措施改善国内维生素 A 缺乏。十年后，临床维生素 A 缺乏症由 3％下降到 1.5％，减少了因角膜软化症的致盲率。

缺碘可引起碘缺乏病或残疾，是引起智力残疾的重要因素之一。目前全世界 3/4 的发展中国家颁布了食用碘盐预防智力发育迟滞的法规。《中国残疾人事业"八五"计划纲要（1991—1995 年）》提出，我国全民食盐加碘率达 80％，新婚育龄妇女、0～2 岁婴幼儿等特需人群补碘率达 85％。《中国残疾人事业"十五"计划纲要（2001—2005 年）》配套实施方案之八指出，我国基本实现了消除碘缺乏病的阶段性目标，因碘缺乏导致的新生儿智力残疾得到控制。

在大骨节病流行地区采取改善谷物卫生质量的措施，可有效控制和消灭大骨关节病的发生和流行。

4. 康复医疗有效地减少或减轻残疾

通过预防和妥善处理中耳炎，可以预防 40％的听力障碍发生。2005 年中国残疾人事业发展统计公报显示：我国从 1988 年开始开展白内障复明、低视力康复、聋儿康复、精神病防治康复等一系列康复活动和项目，经过 15 年各部门配合和努力，我国大约有 1280 万残疾人得到不同程度的康复。

第二节　残疾预防的原则

在世界卫生组织和国际相关组织和团体的倡导和推动下，残疾预防工作已在世界范围内形成一个有影响的运动。参照世界卫生组织的残疾预防策略，结合中国残疾发生现状和致残原因特点，我国残疾预防的原则有以下几点。

一、立法保障，加强残疾预防的宏观规划

残疾预防是一项系统社会工程。必须从国家计划的高度上统筹规划全国性的残疾预防工作，并纳入全球性卫生保健发展计划中，在国务院残疾人工作协调委员会的领导下，由政府多部门的参与和合作实施。首先，从法律上肯定残疾预防工作应有的地位，保证某些预防措施的强制执行（如制定有关优生优育的法规、安全生产的法规、药品管理的法规、交通管理法规、环境保护的法规等）。残疾预防工作应结合国家计划中的优先事项一起进行，如儿童免疫接种计划、补碘计划、防盲计划、"三项康复"（白内障手术复明、小儿麻痹症矫治手术、聋儿听力语言训练）等都是全国推行的计划。从预防层次看，重点放在一级、二级预防，着眼于预防致残性伤病的发生，对于已发生的可能致残的伤病，则要早期发现，早期干预，采取根治性或矫治性措施，以免发生功能性障碍，甚至形成残疾或残障。

二、宣传教育，降低人群致残因素的暴露水平

残疾预防要从每个家庭、每个人做起。因此要广泛开展宣传教育工作，通过各种渠道和方式让广大人民群众掌握残疾预防的知识，降低人群致残因素的暴露水平。例如，优生优育优教的意义以及怎样进行优生优育优教，保护生态环境的重要性以及如何防止环境污染，不良生活方式的危害以及提倡健康的生活方式，安全的隐患以及安全防护等。当残疾预防知识变为每个公民的自觉行动，一定能够有效控制和减少残疾的发生，提高全民的健康水平。

三、尊重差异，加强高危人群的重点防控

根据预防目标，重点做好一些重点人群的防控工作，包括新婚夫妇、孕产期妇女、有害环境地区的居民、交通和矿山等行业职工、中小学生等。儿童残疾的重点预防是永恒的主题，多数儿童残疾能预防，对改善国家的人口素质有着根本性意义。不同时期、不同地区、不同人群的致残原因和残疾风险是不一

样的，因而残疾高危人群的防控重点也随之发生变化。

(一)致残风险的年龄差异

先天性残疾的预防主要是针对育龄人口进行重点防控，通过遗传咨询和产前诊断等手段早期发现残疾发生的高危人群，并采取积极的防治措施，防止或减少先天性残疾的发生率；儿童应加强传染病致残和意外伤害的防控；职业人口应重点防治职业性残疾和精神性残疾，减少因工致残的风险；老年人重点防治脑血管病致残。

(二)致残风险的地区差异

从残疾原因分析，先天性残疾在西北地区发生率较高，非传染病致残在沿海地区发生率较高。城市地区的非传染病和创伤及伤害致残的比例高于农村，农村地区的遗传性致残和传染病致残的比例高于城市。从残疾类型分析，相比而言，在长江中游地区和西南地区视力残疾所占的比例最高；东部沿海地区听力残疾所占的比例最高；大西北地区言语残疾所占的比例最高；东北地区肢体残疾所占的比例最高；南部沿海地区多重残疾所占的比例最高；南部沿海地区和东部沿海地区精神残疾所占的比例最高。城市地区的听力残疾、肢体残疾和精神残疾所占的比例高于农村地区；农村地区的智力残疾、视力残疾、言语残疾和多重残疾的比例高于城市。

(三)致残风险的性别差异

从残疾类型分析，男性残疾者中肢体残疾、听力残疾所占的比例远高于女性残疾者，女性残疾者中视力残疾、精神残疾和多重残疾所占的比例高于男性。从残疾原因分析，男性因创伤及伤害致残的比例远高于女性；出生缺陷的残疾婴儿中，男性比女性多。

四、终生预防，社区工作为基础

每个人都会经历不同的年龄阶段，不同的年龄阶段致残的原因和类别是不同的，因而残疾预防是贯穿每个人的一生，覆盖每一个家庭的。发展中国家的残疾人约占全球残疾人总人数的4/5，但由于缺乏资金、康复技术和康复专业人员，致使98%的残疾人得不到任何形式的康复服务。1976年，世界卫生组织提出了一种新的、有效的、经济的康复服务，即社区康复。1978年，阿拉木图国际初级卫生保健会议上，确定了在初级卫生保健中应包括残疾人的保健和康复，在社区层次上为包括残疾人在内的居民提供疾病的预防、治疗和康复服务。每个社区的自然环境、文化习俗、经济发展等不同因素，形成了各个社区人群的身体素质、文化素质、道德素质等健康观念的差异。残疾预防工作必须以社区为基础、为重点。社区康复以适应面广、简便易行、经济适用特点迅速推广。

五、以人为本，建立"非致残环境"

自然环境不利包括自然环境污染（污染的空气、水源、土壤中的有害化学物质和放射线以及噪声严重超标）和地质化学元素含量异常。这些因素可对人体造成严重的危害，导致疾病和残疾发生率明显升高。例如，核泄漏污染可诱发人体癌症和孕妇胎儿畸形；工业生产排放的有害化学物质铅、汞、苯可导致多发神经炎、脑血管硬化、再生障碍性贫血，并影响儿童体格发育；汞的排放导致水俣病和出生缺陷；镉污染导致痛痛病；室内煤气泄漏、烧木炭或煤而门窗紧闭可导致一氧化碳中毒，造成大脑缺氧损害，严重者可出现偏瘫、失语、失明和继发性癫痫；农药喷洒操作违规致有机磷中毒，可发生下肢麻痹，四肢肌肉萎缩；持续强烈的噪声、爆炸声均可造成暂时性和永久性耳聋；人体通过食物链摄取某种元素过量或不足可导致地方病，如砷中毒可导致皮肤癌、肺癌和肢端坏疽，氟中毒可导致氟骨症使骨骼变形等，碘缺乏可导致地方性克汀病等。切断污染源是防止环境污染的根本措施。因此，工农业生产工艺应严格按照国家有关规定，废水、废气经无害处理后再排放；生产管理部门对劳动者应进行严格保护，劳动者也应严格按照操作规程作业。改水降砷、改水降氟、食盐补碘是防止砷中毒、氟中毒碘缺乏病的有效措施。

随着生活方式的改变和生活节奏加快，人们长期处于紧张的学习或工作环境中，这是诱发心理精神疾病的重要因素，因而心理疏导非常重要。贫困环境不仅是残疾易造成的结果，也是促发残疾的原因，帮助贫困地区脱贫是摆脱残疾困扰的最有效方法。战争更是一个严重的致残环境，近年来因武装冲突而致残的儿童就有数以百万计，呼吁全世界爱好和平的人们共同努力，把地球建设成为人类和谐的家园。

第三节　残疾预防的措施

1976年，世界卫生组织指出：担忧残疾康复是很不够的，因为有了残疾进行康复，不仅花钱多，而且技术优先，其效果不够满意。必须重视未残先防，并提出了三级预防的概念。

一、一级预防

一级预防为病因学预防，其目的是减少预防各种致残伤害的发生。一级预防可以降低残疾发生率 70%，其效果是最为显著的。世界卫生组织专家委员会指出的："没有任何别的单项因素，在减轻残疾的冲击上，可以和一级预防相提并论。"一级预防的具体措施有：①严禁近亲结婚、婚前医学咨询、优生优育咨询、孕前、孕期及围产期保健，预防先天性残疾的发生；②有计划地实行免疫接种，预防某些传染病致残（如急性脊髓灰质炎、麻疹、风疹、乙型脑炎、结核、伤寒、百日咳、白喉等）；③营养均衡，预防非感染性慢性疾病；④实行健康的生活方式，预防心脑血管病、糖尿病等慢性疾病。⑤提倡合理行为及精神卫生，预防抑郁、焦虑和其他心身障碍性疾病；⑥安全防护照顾，预防意外伤害。

二、二级预防

二级预防的对象为发病前期和发病期的患者，其目的是防止或逆转由伤害造成的残疾。二级预防可以降低残疾发生率 10%～20%。二级预防的关键是早期发现、早期诊断、早期治疗。①开展早期筛查，及早发现致残性疾病。新生儿筛查是为了早诊断出早期缺乏症状、危害严重并且可以治疗的疾病，如苯丙酮尿征是常见的导致智力残疾的一种氨基酸代谢障碍疾病，如能在半岁内对苯丙酮尿征患儿采取饮食控制，患儿的智力发育可达到正常水平。②定期健康检查，早期发现某些多发性致残疾病并及时治疗。③早期医疗干预，促进伤病痊愈或好转，预防并发症的发生。④合理的使用药物是治病防残的重要手段，如抗结核的药物疗效显著，早期、规范用药可控制高血压病、糖尿病、儿童精神障碍等疾病的进展。⑤改变不良生活方式，实行合理饮食，适当运动，可控制脑血管疾病的发展。⑥控制危险因素，如烟酒、肥胖等，可控制心血管病、代谢性疾病的发展。⑦创伤、骨折等及时的手术治疗可预防后遗症的发生。⑧早期康复治疗，促进身心功能恢复，防止功能受限，预防残障。

三、三级预防

三级预防的对象为需要康复和长期照顾的患者，目的是防止残疾转化为残障，减少残疾残障给个人、家庭和社会所造成的影响。全面康复是三级预防的核心，包括医疗康复、教育康复、职业康复和社会康复。①医疗康复：通过运动治疗和作业治疗、语言治疗、心理治疗等康复功能训练以改善功能；使用假肢、矫形器及辅助功能用品用具，以预防畸形，改善功能和日常活动能力；康复咨询，提高自我康复能力，预防残疾进一步恶化；支持性医疗、护理，改善机体情况，预防继发性残疾；开展必要的矫形手术、替代性和补偿性手术（如髋和膝关节全置换术等），改善患肢的功能。②教育康复：通过教育与训练的手段，提高残疾人的素质和能力，包括智力、日常生活自理能力、社区活动能力、人际交往能力、心理调节能力、职业技能以及社会适应能力。特殊教育（包括学期去年特殊教育、义务阶段特殊教育、特殊职业教育、高等特殊教育等）是残疾儿童青少年教育康复的主渠道。③职业康复：指提供职业指导、职业训练，通过一系列措施，帮助他们适应和胜任某项工作，解决他们的就业问题，使残疾人获得独立的经济能力，自立于社会，承担家庭责任，做到"残而不废"。④社会康复：一方面，创设社会无障碍环境，包括物理环境的无障碍、人文环境的无障碍以及信息化无障碍；另一方面，鼓励残疾人自尊、自强、自立，面对现实，克服困难，奋力拼搏，使残疾人以健康的心态平等地参与社会，享有社会的权益，成为社会的主人。